超声规范化操作与疾病诊断

主编 刘 杰 计宏媛 黄程珍 任国鹏
　　　包明稳 李晓霞 任金霞

黑龙江科学技术出版社
HEILONGJIANG SCIENCE AND TECHNOLOGY PRESS

图书在版编目(CIP)数据

超声规范化操作与疾病诊断 / 刘杰等主编. -- 哈尔滨：黑龙江科学技术出版社, 2024.7. -- ISBN 978-7-5719-2499-7

Ⅰ. R445.1

中国国家版本馆CIP数据核字第202419VC40号

超声规范化操作与疾病诊断
CHAOSHENG GUIFANHUA CAOZUO YU JIBING ZHENDUAN

主　　编	刘　杰　计宏媛　黄程珍　任国鹏　包明稳　李晓霞　任金霞
责任编辑	陈兆红
封面设计	宗　宁
出　　版	黑龙江科学技术出版社
	地址：哈尔滨市南岗区公安街70-2号　邮编：150007
	电话：(0451) 53642106　传真：(0451) 53642143
	网址：www.1kcbs.cn
发　　行	全国新华书店
印　　刷	黑龙江龙江传媒有限责任公司
开　　本	787 mm×1092 mm　1/16
印　　张	23.25
字　　数	586千字
版　　次	2024年7月第1版
印　　次	2024年7月第1次印刷
书　　号	ISBN 978-7-5719-2499-7
定　　价	198.00元

【版权所有，请勿翻印、转载】

编委会

主　编

刘　杰　计宏媛　黄程珍　任国鹏

包明稳　李晓霞　任金霞

副主编

张　艳　郝丽丽　姜志海　田梅伶

王超民　闫　鑫　陈美琴　尹素芳

编　委（按姓氏笔画排序）

王超民（鹤山市人民医院）

计宏媛（广州医科大学附属中医医院）

尹素芳（邯郸市中心医院）

田梅伶（淄博世博高新医院）

包明稳（深圳市第三人民医院）

冯小琴（湖北省十堰市妇幼保健院）

任国鹏（冠县人民医院）

任金霞（山东省临清市老赵庄镇卫生院）

刘　杰（玲珑英诚医院）

闫　鑫（淄博市中心医院）

李晓霞（聊城市东昌府区妇幼保健院）

张　艳（泰安市妇幼保健院）

陈　寅（盐城市第三人民医院）

陈美琴（江山市人民医院）

郝丽丽（内蒙古自治区妇幼保健院）

姜志海（海阳市妇幼保健服务中心）

高小丽（山东中医药大学附属医院）

黄程珍（山东省泰安市夏张镇卫生院）

魏红霞（包头市眼科医院）

前言

随着现代医学技术的飞速发展，超声检查作为一种无创、安全、简便的影像诊断技术，已广泛应用于临床各科。超声技术以其独特的优势，为疾病的早期发现、准确诊断及治疗方案制订提供了强有力的支持。超声技术的精确性和可靠性高度依赖于操作人员的专业技能和规范化操作。因此，超声规范化操作在疾病诊断中具有举足轻重的地位。超声规范化操作不仅关乎医疗质量的提升，更是保障患者安全、维护医患关系和谐的重要举措。通过规范化的操作，可以确保超声检查的准确性、一致性和可重复性，从而为患者提供更加精准、可靠的诊断结果。同时，规范化的操作也有助于降低医疗风险，减少因操作不当导致的误诊、漏诊等问题，提高患者的满意度和信任度。

《超声规范化操作与疾病诊断》旨在为广大超声医师和临床医师提供一本系统、全面、实用的参考书籍。本书主要论述了超声医学在临床常见疾病诊断中的应用，包括超声检查方法、声像图特点、诊断与鉴别诊断要点、临床价值等内容。本书在编写过程中，注重理论与实践相结合，既有深入的理论阐述，又有丰富的实践经验。

编者希望通过本书，让超声医师不仅能够掌握超声技术的操作规范，还能够将其应用于实际的临床工作中，提高诊断的准确性。此外，编者也希望本书能够成为临床医师了解和学习超声技术的重要参考依据。超声技术作为一种跨学科的诊断手段，需要与其他临床科室紧密合作。通过了解超声技术的操作规范和诊断方法，临床医师能够更好地与超声医师沟通协作，共同为患者提供更加全面、精准的诊断和治疗。

尽管各位编者在编写本书过程中已经竭尽全力，但由于水平有限，书中难免存在疏漏和不足之处，希望广大读者提出宝贵意见和建议，共同促进临床超声医学的发展。

《超声规范化操作与疾病诊断》编委会

2024 年 3 月

目 录

第一章 浅表器官疾病的超声诊断 ······ (1)
  第一节 浅表淋巴结疾病 ······ (1)
  第二节 涎腺疾病 ······ (5)
  第三节 甲状腺疾病 ······ (10)
  第四节 乳腺疾病 ······ (40)
  第五节 阴囊与睾丸疾病 ······ (59)

第二章 周围血管疾病的超声诊断 ······ (67)
  第一节 颈部血管疾病 ······ (67)
  第二节 四肢动脉血管疾病 ······ (79)
  第三节 四肢静脉血管疾病 ······ (88)

第三章 消化科疾病的超声诊断 ······ (97)
  第一节 胃非肿瘤性疾病 ······ (97)
  第二节 胃肠肿瘤 ······ (103)
  第三节 肝囊性病变 ······ (112)
  第四节 肝弥漫性病变 ······ (116)
  第五节 肝血管瘤 ······ (132)
  第六节 原发性肝癌 ······ (135)
  第七节 肝内外胆道梗阻 ······ (141)
  第八节 先天性胆管囊状扩张症 ······ (145)
  第九节 胆囊炎 ······ (146)
  第十节 胆囊癌 ······ (148)
  第十一节 胰腺非肿瘤性囊性病变 ······ (149)
  第十二节 胰腺肿瘤 ······ (151)

第十三节　脾先天性异常……………………………………………………………(167)

　　第十四节　弥漫性脾大……………………………………………………………(169)

　　第十五节　脾囊性病变……………………………………………………………(172)

第四章　心血管科疾病的超声诊断………………………………………………………(174)

　　第一节　主动脉瓣疾病……………………………………………………………(174)

　　第二节　肺动脉疾病………………………………………………………………(184)

　　第三节　冠心病……………………………………………………………………(188)

　　第四节　扩张型心肌病……………………………………………………………(202)

　　第五节　肥厚型心肌病……………………………………………………………(205)

　　第六节　限制型心肌病……………………………………………………………(207)

　　第七节　其他心肌病………………………………………………………………(209)

　　第八节　感染性心内膜炎…………………………………………………………(210)

　　第九节　心包炎与心包积液………………………………………………………(217)

第五章　泌尿科疾病的超声诊断…………………………………………………………(221)

　　第一节　肾脏疾病…………………………………………………………………(221)

　　第二节　输尿管疾病………………………………………………………………(234)

　　第三节　膀胱疾病…………………………………………………………………(238)

　　第四节　前列腺疾病………………………………………………………………(243)

第六章　骨科疾病的超声诊断……………………………………………………………(250)

　　第一节　肌肉疾病…………………………………………………………………(250)

　　第二节　肌腱疾病…………………………………………………………………(252)

　　第三节　韧带疾病…………………………………………………………………(256)

　　第四节　骨、软骨与关节疾病……………………………………………………(258)

第七章　妇科疾病的超声诊断……………………………………………………………(263)

　　第一节　盆腔疾病…………………………………………………………………(263)

　　第二节　子宫疾病…………………………………………………………………(269)

　　第三节　卵巢疾病…………………………………………………………………(282)

第八章　产科疾病的超声诊断……………………………………………………………(295)

　　第一节　异位妊娠…………………………………………………………………(295)

　　第二节　多胎妊娠…………………………………………………………………(298)

　　第三节　胎盘异常…………………………………………………………………(308)

第四节　脐带异常 …………………………………………………………（314）

　　第五节　羊水异常 …………………………………………………………（321）

　　第六节　胎儿心功能异常 …………………………………………………（325）

　　第七节　胎儿二尖瓣发育不良 ……………………………………………（329）

　　第八节　胎儿三尖瓣发育不良 ……………………………………………（332）

　　第九节　胎儿法洛四联症 …………………………………………………（333）

　　第十节　胎儿心脏房间隔缺损 ……………………………………………（337）

　　第十一节　胎儿心脏室间隔缺损 …………………………………………（341）

　　第十二节　胎儿心脏房室间隔缺损 ………………………………………（346）

第九章　眼科疾病的超声诊断 …………………………………………………（349）

　　第一节　原发闭角型青光眼 ………………………………………………（349）

　　第二节　恶性青光眼 ………………………………………………………（353）

　　第三节　感染性眼内炎 ……………………………………………………（355）

参考文献 …………………………………………………………………………（359）

第一章 浅表器官疾病的超声诊断

第一节 浅表淋巴结疾病

一、超声检查技术

(一)患者准备

患者一般无须特殊准备。

(二)体位

患者取平卧位或其他体位,充分暴露受检部位。

(三)仪器

使用彩色多普勒超声诊断仪,选择线阵探头(8～14 MHz)。适当调节仪器内预设的浅表器官条件,包括频率、增益、聚焦、血流速度标尺、取样框、灵敏度、壁滤波等。

(四)检查方法

根据临床需求,重点检查相关区域的淋巴结。对于口腔、咽等疾病,应重点观察颈部Ⅰ区、Ⅱ区淋巴结;对于甲状腺疾病,应重点观察颈部Ⅵ区、Ⅲ区、Ⅳ区淋巴结;对于胸腔或腹腔疾病,应重点观察右侧或左侧锁骨上窝淋巴结;对于乳房疾病,应重点观察腋窝、锁骨上下窝及胸骨旁淋巴结;对于下肢、会阴部疾病,应重点观察腹股沟淋巴结。

观察淋巴结的分布、形态、大小、边界、内部结构及血流分布特征等,沿着淋巴结长轴和短轴分别进行纵切和横切,测量其上下径(长径)和前后径(厚径)。

二、正常超声表现与正常值

(1)浅表淋巴结纵切呈豆形、扁椭圆形或长条形,横切呈椭圆形,长径大多<3 cm,腋窝、腹股沟淋巴结的长径可超过 4 cm,前后径<5 mm,两者之比>2。

(2)淋巴结表面光滑,包膜呈线状高回声。皮质位于髓质周围,呈均匀低回声。髓质位于中央,呈条带状高回声,腋窝、腹股沟淋巴结髓质可几乎占据整个淋巴结(图 1-1～图 1-3)。大多数淋巴结门位于淋巴结凹陷的一侧,与髓质及包膜相延续。少数淋巴结门位于淋巴结的一端。

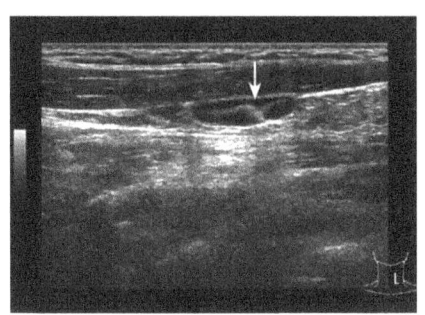

图 1-1 颈部淋巴结灰阶图

颈部淋巴结(箭头所示)纵切,皮质呈均匀低回声,髓质位于中央,呈条带状高回声

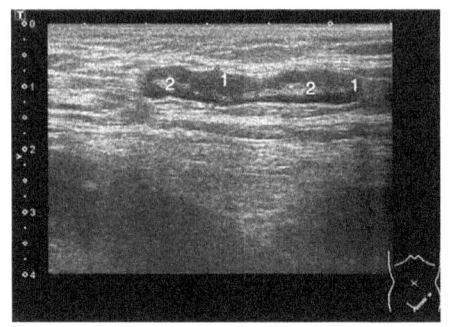

1.皮质,呈均匀低回声;2.髓质,呈条带状高回声

图 1-2 腹股沟淋巴结灰阶图

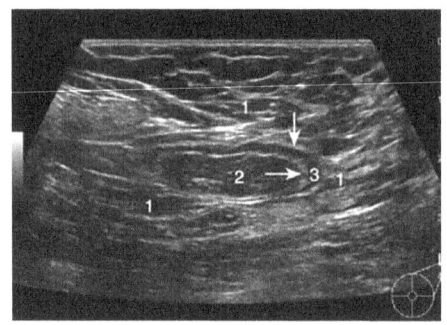

1.腋窝脂肪组织;2.髓质中的脂肪组织;
3.皮质;横箭头:髓质;竖箭头:包膜

图 1-3 腋窝淋巴结灰阶图

(3)淋巴结内血流信号呈稀疏点状或条状分布,部分淋巴结门部及髓质内可见到树杈状的血流信号。

三、常见疾病的超声诊断

(一)淋巴结炎

1.诊断要点

(1)急性炎症:淋巴结明显增大,长厚径之比＞2,包膜清楚,皮质髓质均匀增厚,血流信号明显增多,沿门部呈放射状分布(图1-4)。

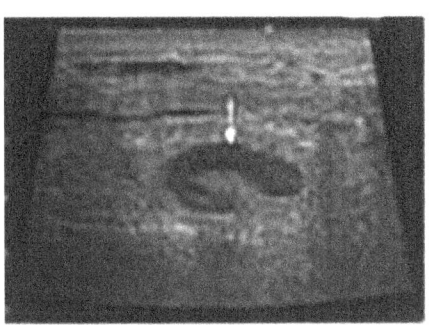

图 1-4　急性淋巴结炎灰阶图

淋巴结肿大(箭头所示),皮质髓质均匀增厚

(2)脓肿形成,出现不规则液性区,髓质显示不清,脓肿区则无血流信号显示。

(3)慢性炎症:淋巴结轻度增大,长径厚径之比＞2,包膜清楚,皮质均匀增厚,髓质显示清晰或不清,血流信号无明显增多。

2.鉴别诊断

化脓性淋巴结炎主要与淋巴结结核相区别,可根据病史及其他检查资料进行鉴别。必要时,进行细针穿刺细胞学或活检检查。

(二)淋巴结反应性增生

1.诊断要点

(1)淋巴结肿大,长径厚径之比＞2,有的可呈圆形,包膜完整。

(2)淋巴结皮质增厚,呈均匀低回声,髓质显示清晰或不清(图 1-5)。

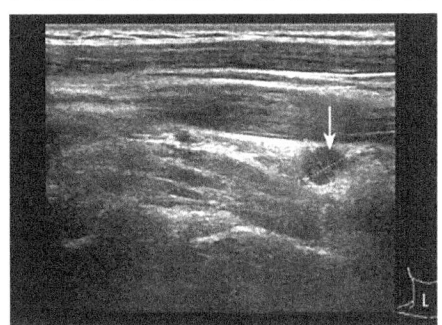

图 1-5　淋巴结反应性增生灰阶图

淋巴结肿大(箭头所示),呈圆形,髓质显示不清晰

(3)淋巴结内血供轻度增多,少数可明显增多,呈树杈状分布于门部、髓质。

2.鉴别诊断

淋巴结反应性增生要与淋巴结结核、恶性淋巴结肿大相鉴别。浅表组织器官免疫性疾病或受细菌、病毒等感染可导致相应区域的淋巴结发生免疫反应性增生。淋巴结皮质均匀增厚和树杈状血供分布疾病可作为鉴别要点,主要根据病史及其他检查资料进行鉴别。必要时,进行细针穿刺细胞学或活检检查。

(三)淋巴结结核

1.诊断要点

(1)淋巴结肿大,长径厚径之比＜2,包膜完整或不清楚或淋巴结融合。

(2)皮质回声不均匀,以低回声为主,或可见到钙化灶,髓质偏心、变形或显示不清(图1-6)。

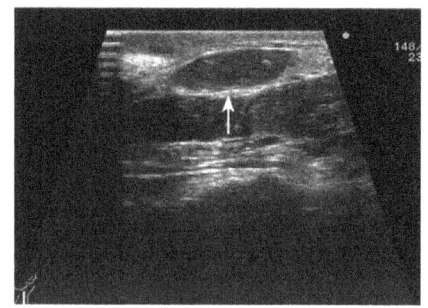

图1-6 淋巴结结核灰阶图

淋巴结肿大(箭头所示),不均匀低回声,可见到钙化灶,髓质显示不清

(3)脓肿形成,出现不规则液性区,含有细点状或絮状回声,可漂动。

(4)脓肿破溃,淋巴结与周围组织分界不清,后者可见到含有细点状或絮状回声的液性区。

(5)急性期:淋巴结内血流信号增多,分布杂乱。慢性期:血流信号稀少,干酪样坏死、脓肿区无血流信号显示。

2.鉴别诊断

淋巴结结核要注意与化脓性淋巴结炎、恶性淋巴结肿大等鉴别,相关临床资料有助于鉴别。必要时,进行细针穿刺细胞学或活检检查。

(四)恶性淋巴瘤

1.诊断要点

(1)淋巴结肿大,长径厚径之比＜2,形态呈椭圆形、圆形。边界清晰或不清晰或相互融合(图1-7)。

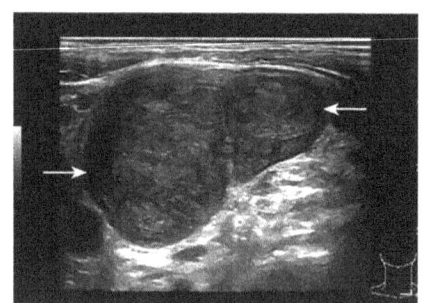

图1-7 恶性淋巴瘤灰阶图

淋巴结肿大(箭头所示),相互融合,呈不均匀低回声,髓质消失

(2)皮质明显增厚,呈不均匀低回声,髓质偏心、变形或显示不清,甚至消失。

(3)结内血流信号轻度或明显增多,分布杂乱,血流速度加快。

2.鉴别诊断

恶性淋巴瘤要注意与淋巴结结核、淋巴结转移癌相鉴别,相关临床资料有助于鉴别(见淋巴结结核、淋巴结转移癌)。

(五)淋巴结转移癌

1.诊断要点

(1)淋巴结肿大,多发为主,长径厚径之比＜2,形态呈椭圆形、圆形或融合成团。

(2)皮质局限性增厚、隆起或弥漫性增厚,髓质偏心、变形或消失(图1-8)。

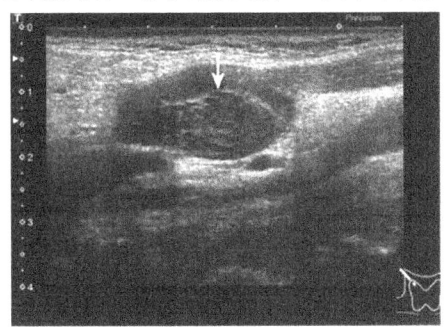

图1-8　淋巴结转移癌灰阶图

鼻咽癌颈部Ⅱ区淋巴结转移,皮质不对称增厚,髓质偏心(箭头所示)

(3)结内回声不均匀、杂乱,呈低至高回声,有钙化或液化(图1-9)。

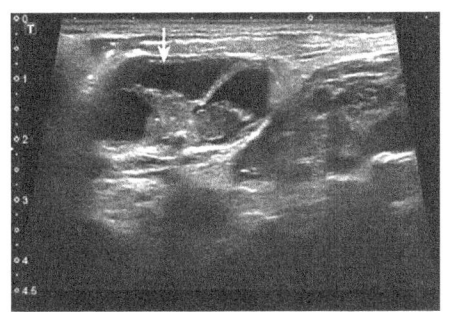

图1-9　淋巴结转移癌灰阶图

甲状腺乳头状癌颈部淋巴结转移,淋巴结内见液化、点状钙化等

(4)结内血流信号丰富,分布杂乱,血流速度加快。血流分布形式多呈边缘(局部)型、混合型。

2.鉴别诊断

淋巴结转移癌,淋巴结内可呈多种回声,也可见到钙化、液化等,血流分布杂乱;淋巴结内呈现簇状分布的点状强回声,提示甲状腺乳头状癌转移;恶性淋巴瘤,淋巴结皮质明显增厚,呈不均匀低回声,血流分布杂乱;淋巴结反应性增生,皮质呈均匀低回声,皮髓质分界清楚,血管走向清晰。

(黄程珍)

第二节　涎腺疾病

一、超声检查技术

(一)患者准备

在涎腺超声检查之前,患者不需要做特殊的准备。

(二)体位

检查腮腺时,患者取平卧位,头部偏向另一侧;检查颌下腺、舌下腺时,头部后仰,抬高下颌。

(三)仪器

常规使用高频线阵探头(8～14 MHz)的彩色多普勒超声仪对涎腺进行检查。必要时可采用凸阵探头(3～6 MHz)对深部的腺体进行观察。

(四)检查方法

检查腮腺、颌下腺时,对腺体进行纵切、横切及多方位扫查。平行于耳郭纵切腮腺,并取其最大切面,测量上下径(长径)和左右径(厚径)。取腮腺最大横切面,测量前后径(宽径)。平行于下颌骨纵切颌下腺,并取最大纵切面,测量长径和厚径。舌下腺位置深,检查时,声束朝向口底,尽可能多切面扫查。舌下腺长径和厚径不容易被完整地显示,可在最大斜冠状面,测其左右径(宽径)。

二、正常超声表现与正常值

(一)正常超声表现

腮腺纵切或横切的形态呈倒三角形(图 1-10),颌下腺纵切呈椭圆形或哑铃形。舌下腺呈椭圆形,两侧舌下腺相连时,其形态呈马蹄形(图 1-11)。涎腺实质回声均匀,与甲状腺实质的回声相似。涎腺的导管不易显示。大多数腮腺周缘可见到淋巴结,呈椭圆形或圆形低回声。涎腺实质内血流信号呈稀疏点状分布,腺体内动脉血流频谱呈高阻型。

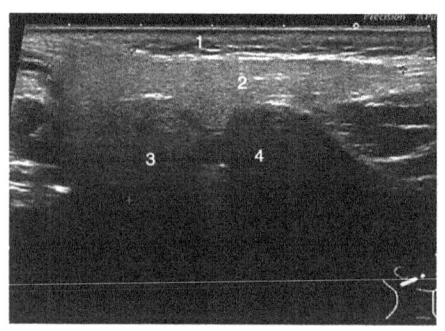

1.皮下脂肪组织;2.腮腺浅叶;3.腮腺深叶;4.下颌骨
图 1-10　正常腮腺灰阶图

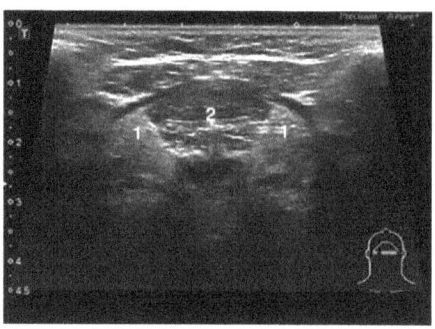

1.舌下腺;2.舌根
图 1-11　正常舌下腺灰阶图

(二)正常参考值

腮腺长径为 5～6 cm,宽径为 4～5 cm,厚径为 1.5～2 cm。颌下腺长径为 3～4 cm,厚径为 1.5～2 cm。舌下腺宽径为 1.5～2.5 cm。

三、常见疾病的超声诊断

(一)涎腺炎症

1.诊断要点

(1)急性细菌性炎症:以单侧多见,流行性腮腺炎多为双侧腺体发病,双侧同时发生或先后发生。

(2)急性炎症:涎腺腺体中至重度肿大,包膜不清晰,腺体实质回声不均匀,血供丰富。

(3)急性化脓性炎症:腺实质出现含有点状回声漂浮的液性区,边界不规则,脓腔后方见回声增强效应,腔内无血流信号显示(图1-12)。

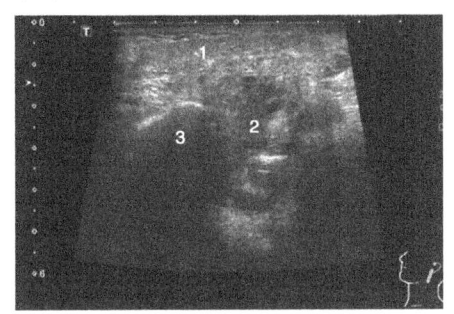

1.腮腺浅叶,回声不均匀;2.腮腺深叶,化脓区;3.下颌骨
图1-12 急性化脓性腮腺炎灰阶图

(4)慢性炎症:涎腺腺体包膜不光滑,腺体实质回声呈弥漫性增粗、不均匀,或表现为局灶性不均匀区、边界不清晰,腺体内血流信号轻至中度增多。

(5)慢性阻塞性炎症:可见到腺导管扩张,内可见到结石的回声。

2.鉴别诊断

(1)急性细菌性腮腺炎应与流行性腮腺炎相鉴别,流行病学、发病特征及血液检查能够帮助鉴别。

(2)慢性炎症应与良性淋巴上皮病相鉴别,相关的症状如眼、口、鼻部干燥等有助于鉴别。

(3)慢性局灶性炎症易与恶性肿瘤相混淆,病史及随访有助于鉴别。必要时,进行穿刺活检。

(二)涎腺结石

1.诊断要点

(1)涎腺结石以颌下腺多见。

(2)结石大多数为椭圆形,单发或多发。

(3)大多数的结石表现为强回声团,后方伴声影,近端腺导管扩张(图1-13)。

(4)伴发涎腺慢性炎症。

2.鉴别诊断

涎腺结石应与腺体内钙化灶区别,结石位于腺导管内、伴有导管扩张。结石阻塞时,唾液淤滞,引起局部胀痛,进餐时症状加重。钙化位于腺实质内或导管壁。

(三)涎腺肥大

1.诊断要点

(1)以中老年人多见,主要发生于腮腺。

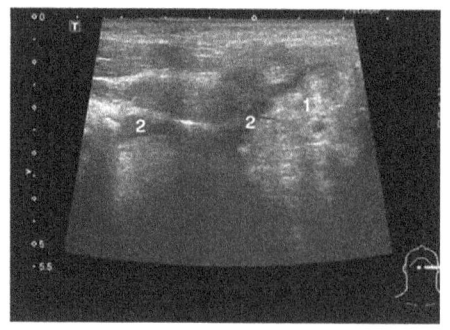

1.颌下腺回声不均匀；2.颌下腺导管扩张，末段结石

图 1-13　颌下腺结石灰阶图

(2)一般表现为腮腺双侧、对称性、无痛性肿大，偶伴有颌下腺肿大。

(3)腺体边界清楚，实质回声增强，分布均匀。

(4)腺体内可见少量稀疏、点状血流信号分布。

2.鉴别诊断

涎腺肥大应与涎腺慢性炎症相区别。

(四)涎腺良性淋巴上皮病

1.诊断要点

(1)多见于中老年女性，口干明显，可伴有眼、鼻部干燥等症状。

(2)双侧腮腺弥漫性肿大，腺体内回声不均匀，可见"网格"样、散在分布的小低回声区。

(3)少数病灶呈局灶性，边界不清晰，回声不均匀。

(4)大多数病灶内血流信号明显增多。

(5)部分病例颌下腺及舌下腺也可同时受累。

2.鉴别诊断

良性淋巴上皮病应注意与慢性腮腺炎相鉴别，病史、症状等能够帮助鉴别。

(五)涎腺囊肿

1.诊断要点

(1)涎腺囊肿形态大多数呈圆形，舌下腺囊肿可呈哑铃形。

(2)囊肿边界清楚，囊壁薄，后方伴有回声增强效应。

(3)囊内透声好，呈无回声。

(4)伴发感染或出血时，囊内出现细点状或絮状回声。

2.鉴别诊断

涎腺囊肿充满密集细点状回声时，要注意与肿瘤区别。腮腺囊肿要与第一鳃裂囊肿区别，后者可伴有鳃裂瘘；舌下腺囊肿要与口底皮样囊肿区别，后者位于口底。

(六)涎腺多形性腺瘤

1.诊断要点

(1)肿块多为单发，无痛、缓慢生长。

(2)瘤体大多数呈圆形或椭圆形，有的呈分叶状，边界清晰。

(3)瘤内回声呈均质或不均质低回声，可出现液性区或钙化灶。

(4)大多数瘤体内血流信号较丰富。

第一章 浅表器官疾病的超声诊断

2.鉴别诊断

多形性腺瘤要注意与恶性混合瘤、乳头状淋巴囊腺瘤相鉴别。恶性混合瘤,瘤内回声不均匀,伴有钙化点,边界不清楚,有浸润现象。乳头状淋巴囊腺瘤的特点是瘤体呈囊实性,可呈多发性、多个涎腺分布。

(七)乳头状淋巴囊腺瘤

1.诊断要点

(1)以中老年男性多见,肿块多为无痛性缓慢生长。

(2)肿瘤单发或多发,单个腺体或多个腺体分布。

(3)形态多呈圆形或椭圆形,少数呈分叶状,边界清晰。

(4)内部多呈囊实性或分隔多房性,可见乳头样结构,后方可伴有回声增强效应。

(5)有的瘤体呈实性低回声。

(6)瘤体实性部分可见到较丰富血流信号。

2.鉴别诊断

要注意与多形性腺瘤相鉴别。乳头状淋巴囊腺瘤多发生于腮腺后下极,也可同时见于多个涎腺中,其特点是瘤体呈多发性、囊实性、多个涎腺分布。

(八)涎腺恶性肿瘤

1.诊断要点

(1)涎腺恶性肿瘤以单发为主。

(2)形态多呈不规则,无明显包膜,边缘不清晰。

(3)黏液表皮样癌以不均匀低回声多见,内可含有液性区、呈囊实性,后方可出现回声增强(图1-14)。

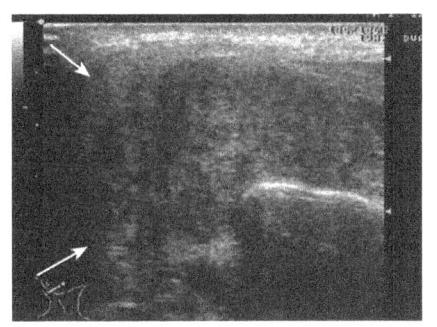

图1-14 腮腺黏液表皮样癌灰阶图
瘤体占据整个腮腺,形态不规则,边缘不清晰(箭头所示),内部呈不均匀低回声

(4)腺样囊性癌:内部为不均匀低回声,后方常伴声衰减。

(5)瘤体内可见到丰富血流信号。

(6)可伴有同侧颈上部淋巴结肿瘤转移。

2.鉴别诊断

涎腺恶性肿瘤中,黏液表皮样癌居首位,好发于腮腺;腺样囊性癌也较多见,好发于颌下腺。可根据其肿块的形态、边界、回声、血供及淋巴结是否肿大等,与良性肿瘤进行鉴别,但低度恶性肿瘤容易与良性肿瘤混淆。

(黄程珍)

第三节 甲状腺疾病

一、甲状腺炎症性疾病

(一)急性化脓性甲状腺炎

急性化脓性甲状腺炎是由细菌或真菌感染引起的甲状腺急性化脓性炎症,在无抗生素时期,急性化脓性甲状腺炎的发病率在外科疾病中占 0.1%,随着抗生素的使用,急性化脓性甲状腺炎变得较为罕见。

1.临床概述

(1)病因、易感因素、感染途径及病理。

1)病因、易感因素、感染途径:甲状腺的急性细菌感染较为罕见,这是由于甲状腺有包膜包裹,且甲状腺细胞内容物的过氧化氢和碘含量很高,使之对感染具有抵抗力。但是当患者存在基础疾病如甲状舌管未闭、甲状腺结节、腮腺囊肿以及存在某些解剖学异常时更容易发生急性化脓性甲状腺炎。机体免疫功能不全是急性化脓性甲状腺炎的一个重要发病因素。

在 20 岁以下的年轻患者中,梨状隐窝窦道是导致急性化脓性甲状腺炎的主要原因,通常认为梨状隐窝窦道是由第三或第四咽囊发育异常所致,表现为发自梨状隐窝的异常管道,其走行具特征性,发自梨状隐窝的顶(尖)部,向前下走行,穿过肌层,经过或是从甲状腺旁通过,进入甲状腺周围区域,这种先天性异常通常发生于小儿,90%位于左侧,因而梨状隐窝窦道引起的急性化脓性甲状腺炎多发生于左侧。

引起急性化脓性甲状腺炎的细菌多为革兰阳性菌,如葡萄球菌、肺炎链球菌,革兰阴性菌也可见到。急性化脓性甲状腺炎的感染途径包括:①由口腔、呼吸道等附近组织通过梨状隐窝窦道直接蔓延而来;②血源性播散;③淋巴道感染;④直接创伤途径。

2)病理:甲状腺组织呈现急性炎症特征性改变。病变可为局限性或广泛性分布。初期大量多形核细胞和淋巴细胞浸润,伴组织坏死和脓肿形成。脓液可以渗入深部组织。后期可见到大量纤维组织增生。脓肿以外的正常甲状腺组织的结构和功能是正常的。

(2)临床表现:急性化脓性甲状腺炎一般表现为甲状腺肿大和颈前部剧烈疼痛,触痛,畏寒,发热,心动过速,吞咽困难和吞咽时颈痛加重。

(3)实验室检查或其他检查:化脓性甲状腺炎时,血清甲状腺素水平正常,极少情况下可出现暂时性的甲状腺毒血症。外周血的涂片提示:白细胞计数升高,以中性粒细胞及多形核白细胞为主;血培养可能为阳性;红细胞沉降率加快。

2.超声表现

根据梨状隐窝窦道的走行不同,可造成甲状腺脓肿或颈部脓肿,而甲状腺脓肿和颈部脓肿又可以相互影响。因此,可以从 3 个方面对急性化脓性甲状腺炎的超声表现进行评估,即分别评估甲状腺的超声改变、颈部软组织的超声改变和梨状隐窝窦道的超声表现。不过需指出的是,3 个方面的超声表现可以同时出现而不是相互孤立的。

(1)甲状腺的超声改变。

1)发生部位及大小:急性化脓性甲状腺炎的发生部位通常与梨状隐窝窦道的走行有关,病变多发生在甲状腺中上部近颈前肌的包膜下区域。发病早期二维超声上的甲状腺仅表现为甲状腺单侧或双侧不对称性肿大,是由甲状腺组织严重的充血水肿引起的。疾病后期随着甲状腺充血水肿的减轻以及大量纤维组织增生,甲状腺形态亦发生改变,即腺体体积回缩,可恢复至原来大小。

2)边界和形态:由于急性甲状腺炎早期的甲状腺组织多有充血、水肿,故超声表现为病灶边缘不规则,边界不清晰。脓肿形成时,甲状腺内可见边缘不规则,边界模糊的混合型回声或无回声区,壁可增厚(图1-15)。当急性甲状腺炎症状较重并向周围软组织蔓延或由于急性颈部感染蔓延至甲状腺时,炎症可延伸至包膜或突破包膜蔓延至周围软组织,超声表现为与周围甲状腺组织分界不清,甚至分界消失。

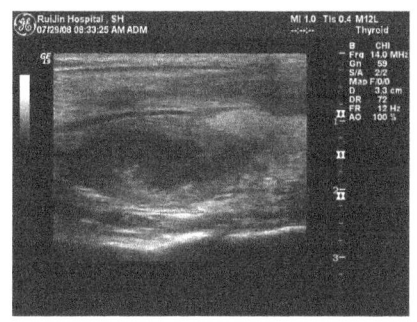

图1-15 急性化脓性甲状腺炎脓肿形成期灰阶图
超声显示脓肿位于甲状腺上极包膜下,壁厚,内部为弱回声

3)内部回声:发病期间甲状腺内部回声不均匀,有局灶性或弥漫性低回声区,大小不一,低回声与炎症严重程度有关,随着病程的进展低回声区逐步增多(图1-16)。严重时甲状腺内可呈大片低回声区,若有脓肿形成则可有局限性无回声区,其内透声多较差,可见多少不一的点状回声,以及出现类似气体的强回声且伴"彗星尾"征。病程后期由于炎症的减轻以及大量纤维组织的增生,超声可显示甲状腺内部回声增粗、分布不均,低回声区以及无回声区缩小甚至消失,恢复为正常甲状腺组织的中等回声,但仍可残留不规则低回声区。无论病变轻还是重,残余的甲状腺实质回声可保持正常。

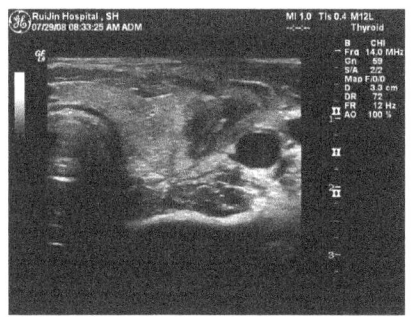

图1-16 急性化脓性甲状腺炎早期灰阶图
超声显示甲状腺上极包膜下低回声区,边缘不规则,边界模糊

彩色多普勒超声可显示甲状腺化脓性炎症的动态病理过程中血供状况的改变。在炎症早期,由于炎性充血可导致甲状腺炎症区域血供增加;脓肿形成后,脓肿内部血管受破坏,彩色多普

勒超声可显示脓肿内部血供基本消失,而脓肿周围组织因炎症充血血供增加;恢复期由于病变甲状腺修复过程中纤维组织的增生,病变区域依然血供稀少。

(2)颈部软组织的超声改变:梨状隐窝窦道感染累及颈部时,由于颈部软组织较为疏松,炎症将导致颈部肿胀明显。患侧颈部皮下脂肪层、肌层和甲状腺周围区域软组织明显增厚,回声减低,层次不清。受累区域皮下脂肪层除了增厚外,尚可见回声增强现象。脂肪层和肌层失去清晰分界。肌肉累及可发生于舌骨下肌群和胸锁乳突肌,表现为肌肉增厚,回声减低,肌纹理模糊(图1-17)。

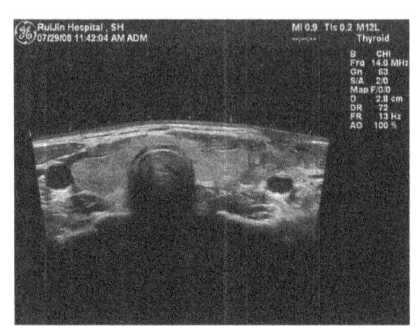

图1-17 颈部软组织肿胀灰阶图
超声显示左颈部舌骨下肌群和胸锁乳突肌肿胀,层次不清

脓肿常紧邻甲状腺而形成,脓肿除压迫甲状腺外,还可压迫颈部其他解剖结构,如颈动脉、气管或食管发生移位。脓肿边缘不规则,与周围软组织分界模糊。脓肿液化后可出现液性无回声区,内伴絮片状坏死物高回声,探头挤压后可见流动感。

恢复期:随着炎症消退,肿胀的颈部软组织、肌层可逐步恢复正常,但由于炎症破坏,各组织层次结构依然不清。

彩色多普勒超声可显示肿胀的颈部软组织和肌层血供增加,而脓肿内部血供基本消失,脓肿周围组织血供增加。恢复期,软组织和肌层的血供减少。

(3)梨状隐窝窦道的超声表现:梨状隐窝窦道是急性化脓性甲状腺炎的重要发病因素,发现梨状隐窝窦道的存在对于明确病因和制订治疗方案具有非常重要的意义。CT在探测窦道或窦道内的气体、显示甲状腺受累方面优于MR和超声,是评估窦道及其并发症的最佳手段。

梨状隐窝窦道的超声探测有相当的难度,可通过以下方法改善超声显示的效果。①嘱患者吹喇叭式鼓气(改良Valsalva呼吸):嘱患者紧闭嘴唇做呼气动作以扩张梨状隐窝;②在检查前嘱患者喝碳酸饮料:当患者仰卧位时,咽部气体进入窦道,从梨状隐窝顶(尖)部向前下走行,进入甲状腺,此时行超声检查可见气体勾画出窦道的存在。在进行上述检查前应进行抗生素治疗以消除炎症,否则由于炎症水肿导致的窦道关闭影响检查结果。

在取得患者配合后,超声就有可能直接观察到气体通过梨状隐窝进入颈部软组织或甲状腺病灶,这是由于其与梨状隐窝相交通所致;超声亦可显示窦道存在的间接征象,表现为原来没有气体的病灶内出现气体的强回声(图1-18)。

3.治疗原则

急性甲状腺炎的治疗包括脓液引流以及抗生素的联合应用,应根据致病菌的种类不同选择各自敏感的抗生素。急性甲状腺炎的易发因素为梨状隐窝窦道的存在,因此一些研究者建议行窦道完全切除术。

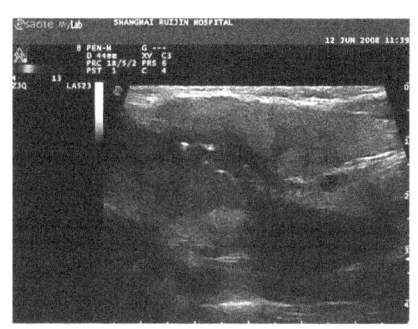

图 1-18　急性化脓性甲状腺炎灰阶图

超声显示脓肿病灶内气体强回声,后伴"彗星尾"征

(二)亚急性甲状腺炎

1.临床概述

亚急性甲状腺炎是一种自限性甲状腺炎,因不同于病程较短的急性甲状腺炎,也不同于病程较长的桥本甲状腺炎,故称亚急性甲状腺炎。

(1)流行病学、病因及病理。

1)流行病学:亚急性甲状腺炎是甲状腺疾病中较为少见的一种,发病率3‰~5‰,多见于20~60岁的女性,男女发病比例1:(2~6)。

2)病因:到目前为止亚急性甲状腺炎的病因仍未知,其可能的发病原因主要归纳为以下几点。①病毒感染:感染的病毒种类大多为腮腺炎病毒、柯萨奇病毒、流行性感冒病毒、麻疹病毒以及腺病毒等。②季节因素:有报道认为夏季为多发季节,原因在于一些肠道病毒在夏季活动较频繁。③遗传与免疫:目前对亚急性甲状腺炎是否为自身免疫性疾病意见不一,一般认为不属于自身免疫性疾病。④基因调控失常:HLA-B35阳性的人易患亚急性甲状腺炎。

3)病理:在疾病早期阶段表现为滤泡上皮的变性和退化,以及胶质的流失。紧接着发生炎症反应,甚至形成小脓肿。继而甲状腺滤泡大量破坏,形成肉芽肿性炎,周边有纤维组织细胞增生。病变后期异物巨细胞围绕滤泡破裂残留的类胶质,形成肉芽肿。病变进一步发展,炎性细胞减少,纤维组织增生,滤泡破坏处可见纤维瘢痕形成。

(2)临床表现:起病急,临床发病初期表现为咽痛,常有乏力,全身不适,不同程度的发热等上呼吸道感染的表现,可有声音嘶哑及吞咽困难。甲状腺肿块和局部疼痛是特征性的临床表现。本病大多仅持续数周或数月,可自行缓解,但可复发,少数患者可迁延1~2年,大多数均能完全恢复。

(3)实验室检查:本病实验室检查结果可随疾病的阶段而异。早期:红细胞沉降率明显增快,甲状腺摄^{131}I率明显降低,白细胞上升,血清T_3、T_4、AST、ALT、CRP、TSH、γ球蛋白等指标均有不同程度的增高,随后出现TSH降低。

2.超声表现

(1)灰阶超声。

1)病变区大小及部位:疾病早期炎症细胞的浸润可使甲状腺内出现低回声区或偏低回声区;疾病进展过程中,部分低回声区可互相融合成片状,范围进一步扩大;而在疾病的恢复期或后期,由于淋巴细胞、巨噬细胞、浆细胞浸润,纤维组织细胞增生,使得病变区减小甚至消失。亚急性甲状腺炎的病变区一般位于甲状腺中上部腹侧近包膜处(图1-19A),故病情严重时常可累及颈前肌。

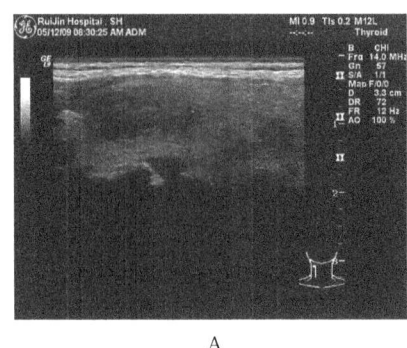 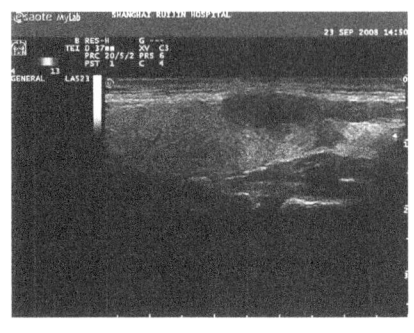

图1-19 亚急性甲状腺炎灰阶图
A.超声显示病变位于甲状腺近包膜处;B.超声显示甲状腺病灶从外向内回声逐渐降低

2)病变区边缘及边界:病变区大部分边缘不规则,表现为地图样或泼墨样。在疾病早期,病灶边界模糊,但病灶和颈前肌尚无明显粘连,嘱患者进行吞咽动作可发现甲状腺与颈前肌之间存在相对运动。随着病变发展,低回声区的边界可变得较为清晰,但在恢复期炎症逐步消退后,病灶可逐步缩小,和周围组织回声趋于一致。

在疾病的发展过程中,由于炎症的进一步发展,炎性细胞可突破甲状腺的包膜侵犯颈前肌群,出现甲状腺与其接近的颈前肌二者之间间隙消失的现象,表现为不同于癌性粘连的弥漫性轻度粘连。嘱患者进行吞咽动作可发现颈前肌与甲状腺的相对运动消失。

3)病变区内部回声:疾病早期甲状腺实质内可出现单发或多发、散在的异常回声区,超声表现为回声明显低于正常甲状腺组织的区域,部分低回声区可相互融合形成低回声带。在疾病发展过程中甲状腺的低回声还可以出现不均质改变,即呈从外向内逐渐降低的表现(图1-19B)。部分病例的甲状腺甚至会出现疑似囊肿的低回声或无回声区。

有研究者提出假性囊肿的出现可能与甲状腺的炎症、水肿以及由炎症引起的小脓肿有关。

随着病情的好转,纤维组织的增生使得甲状腺内部出现一定程度的纤维化增生,故超声可显示甲状腺内部回声增粗、分布不均,低回声区缩小甚至消失,恢复为正常甲状腺组织的中等回声。但也有部分亚急性甲状腺炎患者在疾病康复若干年后的超声复查中仍可探测到局灶性片状低回声区或无回声区,原因可能是亚急性甲状腺炎的后遗症,表明亚急性甲状腺炎康复患者的超声检查并非都表现为甲状腺的正常图像。另外,坏死的甲状腺组织钙化可表现为局灶性强回声和后方衰减现象。

4)病变区外的甲状腺:对亚急性甲状腺炎患者的甲状腺大小,普遍认为呈对称性或非对称性肿大。有文献报道甲状腺的体积甚至可达原体积的2倍大小。这种肿大是早期由于大量滤泡的破坏水肿、胶质释放引起甲状腺体积增大。疾病后期腺体体积明显回缩,可恢复至原来大小。病变外的甲状腺由于未受到炎症侵袭,故仍可表现为正常的甲状腺回声。

(2)多普勒超声:疾病的急性期由于滤泡破坏,大量甲状腺素释放入血,出现T_3、T_4的增高,引起甲状腺功能亢进,彩色/能量多普勒显像时可探及病灶周边丰富血流信号,而病灶区域内常呈低血供或无血供,原因在于病灶区域的滤泡破坏了,而正常甲状腺组织的滤泡未发生多大改变。在恢复期甲状腺功能减退时,因T_3、T_4降低,TSH持续增高而刺激甲状腺组织增生,引起甲状腺腺内血流增加。

3. 治疗原则

亚急性甲状腺炎的治疗方法尚未达成一致。轻症病例不须特殊处理，可适当休息，并给予非甾体抗炎药（阿司匹林、吲哚美辛等）。对全身症状较重、持续高热、甲状腺肿大、压痛明显等病情严重者，可给予糖皮质激素治疗，首选泼尼松。

（三）桥本甲状腺炎

1. 临床概述

桥本甲状腺炎是自身抗体针对特异靶器官产生损害而导致的疾病，病理上呈甲状腺弥漫性淋巴细胞浸润，滤泡上皮细胞嗜酸性变，因这类疾病血中自身抗体明显升高，所以归属于自身免疫性甲状腺炎。

(1) 流行病学、病因及病理。

1) 流行病学：桥本甲状腺炎好发于青中年女性，据文献报道男女比例 1∶(8～20)。常见于 30～50 岁年龄段。

2) 病因：桥本甲状腺炎通常是遗传因素与环境因素共同作用的结果，因此常在同一家族的几代人中发生。发病机制为以自身甲状腺组织为抗原的自身免疫性疾病。

3) 病理：桥本甲状腺炎的病理改变以广泛淋巴细胞或浆细胞浸润，形成淋巴滤泡为主要特征，后期伴有部分甲状腺上皮细胞增生及不同程度的结缔组织浸润与纤维化，导致甲状腺功能减退。由于桥本甲状腺炎是一个长期的缓慢发展的过程，因此随着病程不同，其淋巴细胞浸润程度、结缔组织浸润程度，以及纤维化程度都会有所变化。

(2) 临床表现：桥本甲状腺炎患者起病隐匿，初期大多没有自觉症状，早期病例的甲状腺功能尚能维持在正常范围内。当伴有甲状腺肿大时可有颈部不适感，极少数病例因腺体肿大明显而出现压迫症状，如呼吸或吞咽困难等。部分患者因抗体刺激导致的激素过量释放，可出现甲状腺功能亢进症状，但程度一般较轻。

(3) 实验室检查或其他检查：桥本甲状腺炎患者血清甲状腺微粒体（过氧化物酶）抗体（TPOAb）和血清甲状腺球蛋白抗体（TGAb）常明显增加，对本病有诊断意义。在病程早期，血清 T_3、T_4 常在正常范围内，但血清 TSH 可升高。病程后期甲状腺摄碘率可降低，注射 TSH 后也不能使之升高，说明甲状腺储备功能已明显下降。血清 T_4 降低，血清 T_3 尚保持在正常范围内，但最后降低，伴随临床甲状腺功能减退症状。

为了明确诊断，如能进行细针抽吸活检，在涂片镜下见到大量淋巴细胞时，是诊断本病的有力依据。

2. 超声表现

桥本甲状腺炎的超声表现较为复杂，均因淋巴细胞浸润范围、分布不同和纤维组织增生的程度不同而致声像图表现有所不同。桥本甲状腺炎合并其他疾病也很常见，经常需要与合并疾病相鉴别。

(1) 灰阶超声。

1) 形态和大小：典型的桥本甲状腺炎常累及整个甲状腺，腺体增大明显，呈弥漫性非均匀性肿大，多为前后径增大，有时呈分叶状。病变侵及范围广泛，可伴有峡部明显增厚（图 1-20）。病程后期可出现萎缩性改变，即表现为甲状腺缩小，边界清楚，由于逐步的纤维化进程而出现回声不均。

2) 内部回声：桥本甲状腺炎的腺体内部异常回声改变以低回声为主，其病理基础是腺体内弥漫性炎性细胞（淋巴细胞为主）浸润，甲状腺滤泡破坏萎缩，淋巴滤泡大量增生，甚至形成生发中心。

另一特征性超声改变是腺体内出现广泛分布的条状高回声分隔,使腺体内呈不规则网格样改变。

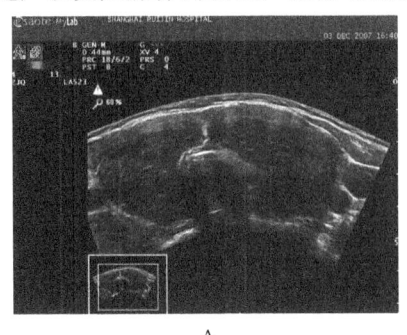 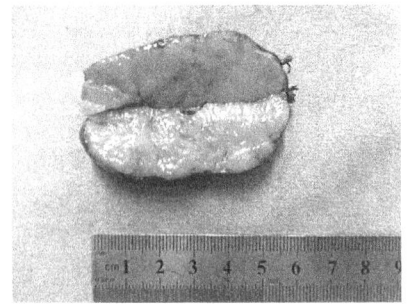

A   B

图1-20 桥本甲状腺炎

A.灰阶超声显示甲状腺呈弥漫性非均匀增大,峡部增厚,内部回声减低,不均,
但未见明显结节;B.手术标本切面示甲状腺质地较均匀,未见明显结节

根据经验并结合文献,目前倾向于把桥本甲状腺炎分为弥漫型、局限型和结节形成型。主要分型依据包括甲状腺内低回声的范围、分布以及结节形成状况。但病程发展过程中各型图像互相转化,各型难以截然区分。①弥漫型:桥本甲状腺炎最常见的类型,以腺体弥漫性肿大伴淋巴细胞浸润的低回声图像为主。回声减低程度与促甲状腺素(TSH)水平负相关,提示甲状腺滤泡萎缩及淋巴细胞浸润严重。HT病程中,甲状腺腺体弥漫性病变时,可出现广泛分布的纤维组织增生,超声显示实质内出现线状高回声。增生的纤维组织可相互分隔,超声上腺体内见不规则网格样改变是桥本甲状腺炎的特征性表现。其病理基础是小叶间隔不同程度的纤维组织增生,伴有玻璃样变,甲状腺滤泡大量消失。②局限型:病理上表现为甲状腺局部区域淋巴细胞浸润,也可能是相对于其他区域甲状腺某一部分的淋巴细胞浸润较为严重,超声上表现甲状腺局限性不均匀低回声区,形态不规则,呈"地图样"。如果两侧叶淋巴细胞浸润的程度不一,则可出现左右侧叶回声水平不一致的现象。局灶性浸润可能代表病情轻微,或是在疾病的早期阶段。③结节形成型:桥本甲状腺炎在发展过程中,由于甲状腺实质内纤维组织增生,将病变甲状腺分隔,形成结节。结节可呈单结节,但更多表现为多结节,明显者表现为双侧甲状腺可布满多个大小不等的结节样回声区,以低回声多见,结节可伴钙化或囊性变。结节形成型桥本甲状腺炎结节外甲状腺组织仍为弥漫型或局限型改变,即甲状腺实质回声呈不均匀减低。

3)边界。①腺体的边界:桥本甲状腺炎包括局灶性病变和累及整个腺体的弥漫性改变,但病变局限于腺体内,甲状腺边缘不规则,边界清晰。这一点与同是局灶性或弥漫性低回声表现的慢性侵袭性(纤维性)甲状腺炎有很大区别,后者往往突破包膜呈浸润性生长,与周围组织分界不清。②腺体内异常回声的边界:如上所述,典型的桥本甲状腺炎表现为腺体内广泛减低回声区,呈斑片状或小结节状居多。病理上这类病变并没有真正的包膜,而是以淋巴细胞为主的浸润性分布,因此不一定有清晰的边界。局灶性病变如果表现为边界欠清的低回声灶,仅仅凭形态学观察很难与恶性病变相鉴别。

然而,纤维组织增生是桥本甲状腺炎常见的病理变化,是甲状腺滤泡萎缩、结构破坏以后的修复反应而形成的。由于广泛的高回声纤维条索(或者说是纤维分隔)形成,使腺体实质呈现网状结构,同时构成了低回声"结节"的清晰边界。

(2)多普勒超声。

1)彩色/能量多普勒:桥本甲状腺炎的腺体实质内血流信号表现各异,多呈轻度或中等程度增多,部分患者血供呈明显增多,但也可以是正常范围,如果甲状腺伴有明显纤维化,则血供甚至减少。病程早期可合并甲亢表现,甲状腺弥漫性对称性肿大,腺体内部血流信号明显增多。这和甲亢时出现的甲状腺火海没有明显区别,但是其血流速度较慢,无论是在治疗前还是在治疗后。流速增加的程度一般低于原发性甲亢。腺体血流丰富程度与甲状腺的治疗状况(如自身抗体水平)及功能状态(血清激素水平)无相关,与TSH及甲状腺大小有正相关。后期则呈现甲状腺功能减退表现,甲状腺萎缩后血流信号可减少甚至完全消失。在局灶性病变时,结节的血供模式多变,可以是结节的边缘和中央皆见血流信号,也可以是以边缘血流信号为主。

2)频谱多普勒:血流多为平坦、持续的静脉血流和低阻抗的动脉血流频谱,伴甲亢时流速偏高,随着病程发展、腺体组织破坏而流速逐渐减慢,伴甲减时更低,但收缩期峰值流速(PSV)仍高于正常人。甲状腺动脉的流速明显低于甲亢为其特点,有学者报道甲状腺下动脉的峰值血流速度在甲亢患者常超过150 cm/s,而桥本甲状腺炎通常不超过65 cm/s。

也有研究观察到自身免疫性甲状腺炎的甲状腺上动脉RI显著增高,对本病的诊断有意义,并可能有助于判断甲减预后,但尚未有定论。

3.治疗原则

临床上,甲状腺较小又无明显压迫症状者一般不需要特别治疗。当甲状腺肿大明显并伴有压迫症状者,用左甲状腺素治疗可使甲状腺肿缩小。发生甲减时,应给予甲状腺素替代治疗。桥本甲亢可用抗甲状腺药物控制症状,一般不用[131]I治疗及手术治疗。由于桥本甲状腺炎归属于自身免疫性疾病,因此也有尝试免疫制剂治疗的,但目前尚未有定论。

(四)侵袭性甲状腺炎

1.临床概述

侵袭性甲状腺炎又称纤维性甲状腺炎,是一种少见的甲状腺慢性炎性疾病。它是甲状腺的炎性纤维组织增殖病变,病变组织替代了正常甲状腺组织,并且常穿透甲状腺包膜向周围组织侵犯。早在1883年由Bernard Riedel首先描述,因此得名Riedel甲状腺炎(Riedel's thyroiditis, RT)。病变甲状腺触感坚硬如木,甚至硬如石头,故又称木样甲状腺炎。

(1)流行病学、病因及病理。

1)流行病学、病因:Riedel甲状腺炎是一种少见疾病。据国外文献报道,根据手术结果估算的发病率为0.05%~0.4%。男女发病率比例1:(3~4),年龄以30~50岁好发。病程较长,数月至数年。预后取决于病变侵犯的范围、并发症状、或其他身体部位类似纤维病变的情况。Riedel甲状腺炎本身罕见致死病例,但合并的其他部位的纤维性病变(纵隔、肺)或严重的压迫症状可能导致死亡。

Riedel甲状腺炎病因和发病机制仍不明确,可能和自身免疫机制异常,感染或肿瘤(特别是甲状腺本身的病变)等有关。

2)病理:病灶切面灰白色,与周围组织广泛粘连,触之坚硬如木,甚至硬如石块。甲状腺滤泡萎缩或破坏,被广泛玻璃样变的纤维组织替代,同时浸润到包膜外甚至与邻近骨骼肌粘连。纤维化结节主要由淋巴细胞、胚芽中心、浆细胞、嗜酸性转化的滤泡上皮细胞构成。无巨细胞存在。有时可见成纤维细胞和小血管。Riedel甲状腺炎的纤维变性区域还有一种比较特征性的改变,即大小静脉血管常有炎性表现,随着病变发展逐渐呈浸润、栓塞甚至硬化表现,管腔逐渐消失。

(2)临床表现:Riedel甲状腺炎可以没有自觉症状,多数患者因发生炎性甲状腺肿、颈前质硬肿块,或肿大明显造成压迫症状而就诊,如窒息感、呼吸困难(压迫气管)、吞咽困难(压迫食管)、声音嘶哑(侵犯喉返神经)等,甚至可由于小血管阻塞性炎症导致无菌性脓肿形成。

由于Riedel甲状腺炎常伴有全身性多灶纤维病变,因此同时具有伴发部位症状。临床可触及坚硬的甲状腺,如有结节则位置固定,边界不清,通常无压痛。

(3)实验室检查或其他检查:实验室检查无特异。甲状腺功能可以是正常或减低,少数亢进。约67%的患者可出现自身抗体(TG-Ab和TPO-Ab),但自身抗体水平比桥本甲状腺炎低。细针穿刺活检(FNAB)对治疗前的明确诊断有一定意义,细胞学发现纤维组织片段中含有梭状细胞为其特征性改变,可为与另一些类型的甲状腺炎,包括桥本的纤维化病程,亚甲炎,肉芽肿性炎等的鉴别提供线索。最终的诊断还是要依靠手术病理。

2.超声表现

(1)灰阶超声。①形态和大小:由于Riedel甲状腺炎有类似恶性的侵袭性生长特性,病变腺体往往体积明显增大,不但前后径和左右径增大,更由于突破包膜的浸润性生长而呈各种形态。甲状腺肿大可对周围器官产生压迫,如气管、食管等,但压迫症状与肿大的程度不成比例。②边界:病变腺体轮廓模糊,表面不光滑。如为局灶性病变,则界限不清。病变通常突破甲状腺包膜向周围组织侵袭性生长,最常侵犯周围肌肉组织,以及气管、食管等,并进一步产生相应的压迫症状(图1-21)。③内部回声:Riedel甲状腺炎病变区域回声明显减低,不均匀,或间以网格状中等回声。但低回声不能作为Riedel甲状腺炎的特征性表现,因为其他甲状腺炎性疾病普遍呈减低回声表现,与淋巴细胞的出现有关。因此仅凭腺体内部回声水平也很难将它与其他甲状腺炎症相鉴别。④其他:由于病变腺体的纤维化改变,常导致结节性病灶形成。结节性表现伴类似恶性的浸润表现,与恶性肿瘤难以鉴别。但Riedel甲状腺炎虽然病灶肿块体积巨大,却没有明确的淋巴结病变,而恶性肿瘤常伴有淋巴结累及,这一点有所区别(图1-22)。

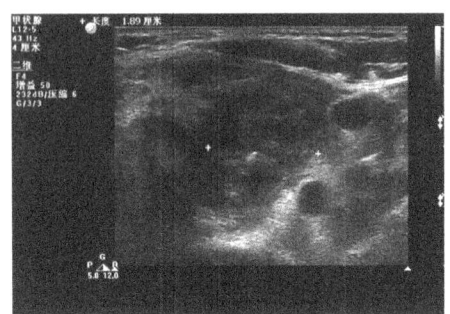

图1-21 木样甲状腺炎

甲状腺左叶下极病变,轮廓模糊,边界不清,病理证实为木样甲状腺炎(局部纤维组织增生伴胶原化,滤泡萎缩、消失),并浸润至邻近横纹肌组织

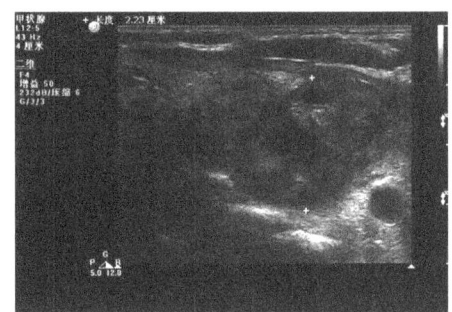

图1-22 木样甲状腺炎病变

腺体呈结节性甲状腺肿图像,回声减低,不均质

(2)多普勒超声:彩色多普勒成像显示病变部分实质内血流信号稀少,甚至完全没有血供。主要原因是大量纤维组织完全替代了正常腺体组织。

由于Riedel甲状腺炎血供稀少甚至没有血供,且病变范围广泛、呈侵袭性生长并浸润周围组织,正常解剖结构完全破坏。因此频谱多普勒超声鲜有报道,无明显特异表现。

3.治疗原则

Riedel甲状腺炎是一种自限性疾病,如能明确诊断,非手术治疗应为首选。临床常用药物为糖皮质激素和他莫昔芬。他莫昔芬能够抑制Riedel甲状腺炎特征性的成纤维细胞的增殖,缓解患者的主观症状和客观体征。糖皮质激素主要用于术前有明显呼吸道压迫的病例,以及手术后减少组织水肿和纤维增生,但不宜长期使用。

当出现明显压迫症状时则需要手术干预。

(五)甲状腺结核

1.临床概述

甲状腺结核又称结核性甲状腺炎,是一种罕见的非特异性甲状腺疾病,多由体内其他部位的结核分枝杆菌经血行播散至甲状腺所致,为全身性结核的一部分。多数伴有肺结核,单独出现甲状腺结核更为少见。

(1)流行病学、病因及病理。

1)流行病学、病因:甲状腺结核非常罕见,分为原发与继发两种,发病率仅0.1%～1%。尸检得到的疾病发生率相对更高,2%～7%。女性多见,男女比例约1:3。在诊断上受临床诊断的困难性限制。

甲状腺结核多数是全身性结核的一部分,但结核侵犯甲状腺很少见,即使是患有肺结核的患者,也不如侵犯其他器官多见。结核感染甲状腺的途径一般有两种:一为血行感染,原发灶多为粟粒性结核;二为淋巴途径感染。或者直接由喉或颈部结核性淋巴结炎直接累及。

2)病理学:结核侵犯甲状腺可有表现为以下3种。①粟粒型播散型:作为全身播散的一部分,甲状腺不大,病灶大小、密度不一,局部症状不明显。②局灶性干酪样坏死型:病程较长,表现为局部肿大,多为孤立性,与甲状腺癌表现相似。可以仅表现为结节性改变或结节伴囊性成分,也可发展为冷脓肿,偶见急性脓肿形成。甲状腺组织纤维化形成脓肿壁,且与周围组织多有粘连。③纤维增生型:甲状腺肿大明显,表面不光滑,呈结节状,质地较硬,由结核肉芽肿组成,周围纤维组织增生。

(2)临床表现:通常多无结核病的临床症状,术前诊断困难,多以甲状腺包块就诊,容易被误诊为甲状腺癌、结节性甲状腺肿、桥本甲状腺炎、甲状腺腺瘤等而行手术治疗。

(3)实验室检查或其他检查:诊断甲状腺结核的辅助检查(如核素扫描、吸碘率、B超检查)缺乏特异性表现,甲状腺功能一般无异常。具有重要诊断价值的是穿刺细胞学检查。细针穿刺细胞学检查如能找到朗汉斯巨细胞、干酪样物质及间质细胞可确诊,脓液抗酸染色如能找到抗酸杆菌亦可确诊。此外,有时可出现红细胞沉降率加快等结核中毒症状。

2.超声表现

(1)二维灰阶图。

1)形态和大小:甲状腺结核因病理分型的不同或病程发展的时期而表现略有差异。可表现为甲状腺单个结节(伴有或不伴甲状腺肿大)或弥漫性结节性肿大。结节性病灶早期与腺瘤图像很相似,多为局灶性包块样改变,体积大小不等。随着病变发展,如引起周围组织水肿粘连,则病变区域扩大,形态不规则。粟粒型病变时,可能没有任何特异性表现,甲状腺不肿大,局部变化也不明显,只有依靠病理方可明确诊断。

2)边界:以甲状腺结节为表现的病变类型中,早期与腺瘤图像相似,边界较清晰。随着病变发展,表面结节形成,质地变硬,边界可变得模糊,如炎性改变引起周围组织水肿粘连,则表现为边界不清的弥漫性团块。急性期冷脓肿形成时,由于病灶边缘纤维组织增生而形成较厚的脓肿壁,为其特征性的表现。

而在粟粒型病变中,甲状腺不大,局部也没有明显表现,病变区域难以界定边界,很难得出确切的诊断。

3)内部回声:主要表现为不均质团块,内部回声不均匀,有时有后方增强效应。超声能分辨囊性或实质性,但不能确定肿块的性质。

当病程发展为冷脓肿时,可表现为类似急性化脓性炎症的表现,呈现有厚壁的类圆形囊实性不均质回声区,周边厚壁回声增强,内部回声较囊肿略高,其内有时可见散在的絮状、点状回声,容易与急性化脓性甲状腺炎相混淆(图 1-23)。但与急性甲状腺炎不同的是,结核性冷脓肿内可出现钙化灶,较有特异性,两者的病史也有明显差异,结合临床有助于鉴别。

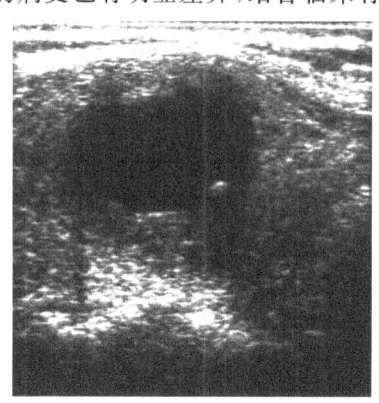

图 1-23　甲状腺结核冷脓肿灰阶图
超声可见周边厚壁回声及内部钙化灶强回声

粟粒型结核病变中,甲状腺内部回声缺乏特异性表现。由于结核病变容易出现钙化灶,推测部分患者在结核病变控制或轻微炎症自愈以后可能会在甲状腺实质中残留散在钙化灶。但非发作性疾病很少在病理检查中留下证据,因此仅仅是猜测而已。

(2)多普勒超声:甲状腺结核是一种少见病,文献以病例报道多见。据观测病变区域血供多不丰富。考虑到结核病变以干酪样坏死多见,可伴纤维组织增生、坏死液化的脓肿、瘢痕愈合的肉芽肿,缺乏血管结构和正常甲状腺实质。血供减少这一现象与病理基础相符合。

3.治疗原则

如能确诊,甲状腺结核的治疗原则是全身抗结核治疗,同时以外科切除受累的部分甲状腺组织,必要时进行病变部位引流。

(1)药物治疗:对诊断明确的甲状腺结核,应进行正规的抗结核治疗,并加强全身营养支持治疗,严格随访。

(2)外科治疗:甲状腺组织血供丰富,抗结核药物容易到达。药物对肺外结核治疗的有效性也使手术指征明显减少。极少数弥漫性肿大造成局部压迫症状者可进行峡部切除以缓解症状。如果甲状腺冷脓肿形成,也可考虑局部抽脓并注入药物,有一定治疗效果。

二、甲状腺增生性疾病

(一)毒性弥漫性甲状腺肿

1.临床概述

毒性弥漫性甲状腺肿即突眼性甲状腺肿(exophthalmic goiter,EG),又称 Graves 病(简称

GD)或 Basedow 甲状腺肿(Basedow 病),是一种伴甲状腺激素分泌增多的器官特异性自身免疫病。

(1)流行病学:发病率仅次于单纯性结节居第二位,约为 31/10 万。多数甲亢起病缓慢,亦有急性发病,其流行病学与不同的因素相关,如每天碘摄取量和遗传背景等。女性多见,男女比为 1:(4～6)。各年龄组均可发病,以 30～40 岁多见。

(2)病因:免疫学说认为 Graves 病是一种自身免疫性疾病。近代研究证明,本病是在遗传的基础上,因感染、精神创伤等应激因素而诱发,属于抑制性 T 淋巴细胞功能缺陷所致的一种器官特异性自身免疫病。其发病机制尚未完全阐明。

(3)病理解剖:甲状腺常呈弥漫性、对称性肿大,或伴峡部肿大,其大小一般不超过正常甲状腺的 3 倍,重量增加。质软至韧,包膜表面光滑、透亮,也可不平或呈分叶状,红褐色,结构致密而均匀,质实如肌肉。镜下显示滤泡细胞呈弥漫性增生,滤泡数增多、上皮呈高柱状,排列紧密,细胞大小、形态略有不同。滤泡间质血管丰富、充血和弥漫性淋巴细胞浸润,且伴有淋巴滤泡形成。

(4)临床表现:免疫功能障碍可以引起体内产生多种淋巴因子和甲状腺自身抗体,致使甲状腺肿大、甲状腺激素分泌亢进,随之出现一系列甲亢的症状和体征。本病的主要临床表现为心慌、怕热、多汗、食欲亢进、大便次数增加、消瘦、情绪激动等。绝大多数患者有甲状腺肿大,为双侧弥漫性肿大,质地较软,表面光滑,少数伴有结节。少数患者无甲状腺肿大。除以上甲状腺肿大和高代谢综合征外,尚有突眼以及较少见的胫前黏液性水肿或指端粗厚等上述表现可序贯出现或单独出现。

(5)实验室检查:血清 T_3、T_4 水平增高,血清促甲状腺素降低,甲状腺 ^{131}I 吸收率增高,血清甲状腺刺激性抗体阳性。

2.超声表现

(1)灰阶超声。①甲状腺大小:甲状腺多有不同程度肿大,因甲状腺滤泡细胞呈弥漫性增生,滤泡数增多,滤泡间质血管丰富、充血和弥漫性淋巴细胞浸润。肿大程度与细胞增生,以及淋巴细胞浸润程度相关,与甲亢轻重无明显关系。肿大严重的可压迫颈动脉鞘,使血管移位。肿大可均匀,也可呈不均匀。②甲状腺包膜和边界:甲状腺边缘往往相对不规则,可呈分叶状,包膜欠平滑,边界欠清晰,与周围无粘连。因广泛的淋巴细胞浸润,实质内有大量较大的血管引起。③甲状腺内部回声:与周围肌肉组织比较,65%～80%的甲状腺实质呈弥漫性低回声,多见于年轻患者,因广泛的淋巴细胞浸润,甲状腺实质细胞的增加、胶质的减少、细胞-胶质界面的减少,以及内部血管数目的增加所致。低回声表现多样,因以上病理改变程度而异,或是均匀性减低,或是局限性不规则斑片状减低,或是弥漫性细小减低回声,构成"筛孔状"结构。低回声和血清 TSH 高水平之间存在相关性,TSH 水平越高,回声减低越明显,其原因可能为 TSH 水平越高,细胞增多和淋巴细胞浸润越明显。即使甲亢治愈后,部分患者甲状腺可能仍为低回声。也有部分表现为中等回声,内部回声分布均匀或不均匀,可以伴有弥漫性细小回声减低区,甲亢治愈后回声可逐渐减低或高低相间,分布不均。部分病例因形成纤维分隔而伴有细线状、线状中高回声,乃至表现为"网状"结构(图 1-24A、B)。④甲状腺内部结节:结节的回声可分为实质性、囊实混合性和囊性(图 1-24C、D)。可因实质局部的出血、囊变而出现低弱回声、无回声结节,结节境界多较模糊,内回声稍显不均,此类结节超声随访,可发现结节逐渐吸收消失。⑤甲状腺上动脉:由于甲状腺激素 TH 分泌增多,其直接作用于外周血管,使甲状腺血管扩张,因而甲状腺上动脉内径增宽,部分走行迂曲,内径一般≥2 mm。

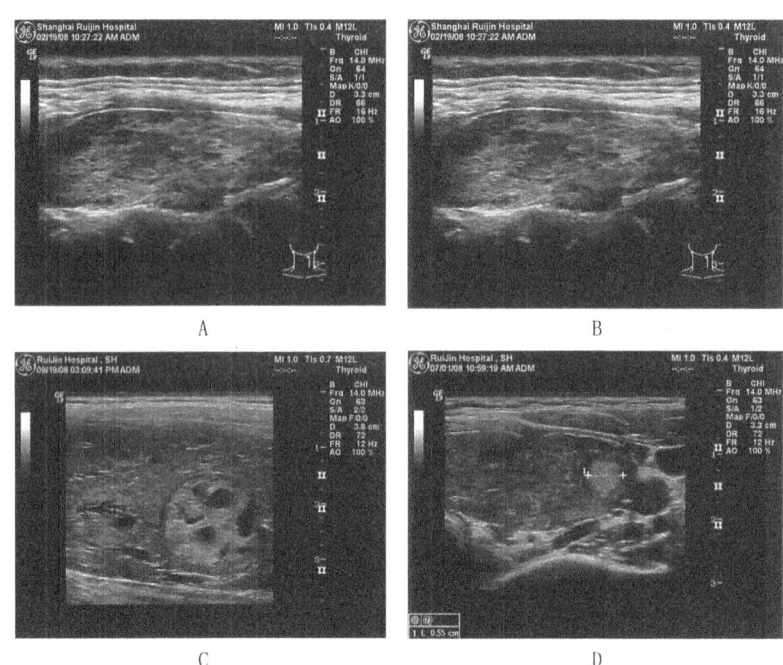

图 1-24 甲状腺功能亢进灰阶图
A.超声显示甲状腺实质内线条状高回声;B.超声显示甲状腺实质略呈网格状,网格内部呈低回声;C.超声显示甲状腺实质内多发结节形成,部分结节伴囊性变;D.超声显示甲状腺实质内高回声结节

甲状腺弥漫性肿大的基础上反复增生和不均匀的复原反应,形成增生性结节,类似于结节性甲状腺肿的表现,部分结节可出现钙化。结节可发生恶变,但非常少见,发病率 1.65%～3.5%。

(2)多普勒超声。

1)彩色/能量多普勒超声。①实质内血流信号:甲状腺内彩色/能量血流显像血流模式的分级各种意见不一,尚无统一的标准。在大多数未治疗的 Graves 病患者中多见的超声表现为甲状腺周边和实质内弥漫性分布点状、分支状和斑片状血流信号,呈搏动性闪烁,Ralls 等称为"甲状腺火海"征。"火海"征为 Graves 病典型表现,但非其所特有,也可见于其他甲状腺疾病,如亚甲状腺功能减退症,桥本甲状腺炎甲亢期等。"火海"征的产生机制是由于甲状腺激素直接作用于外周血管,使甲状腺血管扩张,甲状腺充血,甲状腺内血管出现动静脉短路,引起湍流或引起甲状腺组织的震颤所致,其组织学基础可能是甲状腺实质可出现明显的毛细血管化,实质内出现纤维分隔,分隔内小动脉增生。部分可表现为实质内见斑片状、条束状以及斑点状彩色血流信号,血流间有一定未充填空间。如血流信号增多的分布范围较局限,称为"海岛"征。部分血流信号亦明显增多,呈棒状或枝状,但尚未达到"火海"征或"海岛"征的程度。极少见的病例甲状腺血流信号可完全正常,见散在稀疏的星点或斑点状血流信号,时隐时现,甚至部分实质内无血流信号。②结节内血流信号:当结节因实质局部的出血、囊变形成或是伴发增生性结节时,结节内未见明显血流信号。当结节发生恶变时,因新生小血管的形成,结节内可有少量血流信号或丰富血流信号,依血管增生程度而异。③甲状腺上、下动脉:甲状腺激素 TH 直接作用于外周血管,使甲状腺上、下动脉扩张,流速加快,血流量明显增加,因而甲状腺上、下动脉血流可呈喷火样。治疗后可恢复正常血流信号。

2)频谱多普勒超声。①实质内动脉频谱:实质内动脉为低阻抗的高速动脉频谱,血流峰值速度为50~120 cm/s,还可见较高速的静脉宽带频谱。Graves病患者甲状腺实质内动脉和周边动脉的PSV高于桥本甲状腺炎和结节性甲状腺肿患者,可以鉴别部分彩色血流显像表现重叠的Graves病和桥本甲状腺炎患者。②甲状腺上动脉频谱:甲状腺上动脉 V_{max} 增高反映甲状腺血流量增多,是高代谢的表现。甲状腺上动脉的 V_{min} 能反映甲状腺组织的血流灌注状态,故在甲状腺处于高血流动力状态时,可呈现较高水平。甲状腺上动脉呈高速血流频谱,PSV、EDV、V_{mean} 都较正常明显增高,舒张期波幅明显增高。甲状腺上动脉的流速不仅对其诊断较为敏感,而且对治疗效果的评定也具有重要意义。③甲状腺下动脉频谱:甲状腺下动脉频谱准确性较甲状腺上动脉高。治愈后常可发现甲状腺下动脉血流速度的明显下降,这通常和游离甲状腺素水平的下降直接成比例。有学者认为甲状腺下动脉的峰值流速是预测甲亢复发的最佳指标,其流速>40 cm/s往往预示复发。

3.并发症

(1)甲状腺相关性眼病。

1)临床概述:甲状腺相关性眼病(thyroid associated ophthalmopathy,TAO)又称恶性突眼病、Graves眼病、内分泌眼病或眼Graves病等,是一种器官特异性自身免疫性疾病,为细胞免疫和体液免疫在遗传因素、环境因素条件下共同作用的结果。

甲状腺相关性眼病的主要临床表现有眼睑退缩、上睑迟落、睑裂增大、瞬目反射减少、球结膜充血、水肿、眼球突出、视神经病变(thyroid optic neuropathy,TON)、色觉减弱、传入性瞳孔阻滞等。

甲状腺相关性眼病时眼外肌增粗,僵硬如象皮样,体积可为正常的2~3倍。

2)灰阶超声:超声检查甲亢突眼有特征性表现,其中以眼直肌的改变最为明显。单眼或双眼的眼直肌呈对称性肥大、增厚、增粗,厚度>4 mm,以下直肌最多见,其次为上直肌和内直肌,外直肌侵犯比较少见。球后组织饱满,肌圆锥增宽增长,回声强。这是因为球后组织发生水肿,脂肪堆积,细胞浸润,纤维组织增生,球后组织体积增大,同时由于甲状腺的毒性作用,眼外肌中毒变性,肌细胞水肿增大,眼外肌无力,使得眼球向前突出的张力更加增大。甲亢伴突眼症的患者眼轴长度与正常人对比并没有变长,所以说,甲亢患者的眼球突出并非眼轴长度的增加,而是由于球后软组织体积增大和眼外肌的无力共同作用的结果。急性期球结膜囊高度水肿时,球后筋膜囊积液,出现球后弧形暗区。

3)多普勒超声:眶内彩色血流丰富,动脉收缩期峰值流速均明显增高,舒张期流速减低,阻力指数增高,动脉搏动速度快。其影响因素可能由于过多的甲状腺激素影响心肌,兴奋交感神经、肾上腺系统而引起心动过速,心搏增强,循环加速,收缩压增高而舒张压正常或稍低,脉压增大,循环时间缩短。正常人眼动脉血流频谱特点是收缩期呈三峰二谷型,舒张期呈低速血流,多数男性波峰较女性明显,随着年龄增长,波峰有减低趋势。

4)超声表现:表现为局限性的皮肤和皮下组织明显增厚,较周围组织回声增强,可能与黏多糖及黏蛋白浸润,胶原增多有关,但与周围正常组织的分界较明显。内部结构紊乱呈分布不均带状回声,其内另见散在的条状低回声区与皮肤相垂直,部分后方伴轻度声衰减,可能与水肿引起的局部组织炎性改变有关。另外由于后期皮肤粗厚,皱褶形成,若明显时,可以看到许多深沟样结构,超声检查时表现为V形的图像。

所有患者同时行甲状腺检查都可得到甲亢的甲状腺超声表现。征组舒张末期流速,与正常组比较较低,其机制可能是由于软组织肿胀对血管的压迫,眼压升高,眼动脉血管弹性降低等因素所致。

(2)胫前黏液水肿:胫前黏液性水肿(PTM)是Graves病的一种皮肤损害,约占Graves病的5%。

目前认为胫前黏液性水肿是自身免疫性疾病的一种表现,发病机制和浸润性突眼相似,引起突眼的一组抗体或因子参与激活淋巴细胞和刺激成纤维细胞,产生过多黏多糖,后者沉积于真皮层形成病变。

胫前黏液性水肿多发生在胫骨前下1/3部位,一般表现为胫前和足背大小不等、边界清晰之结节和肿瘤或者胫前和足背弥漫坚硬非凹陷型。

4.治疗原则

甲亢初期宜适当休息。低碘、高热量、高蛋白、高糖、高维生素饮食。在药物治疗方面,主要药物有甲巯咪唑(MM)和丙硫氧嘧啶(PTU),但有粒细胞减少或缺乏和药疹等不良反应。对于符合条件的患者,可行^{131}I治疗。甲状腺大部切除术对中度以上的甲亢仍是目前有效的疗法,能使90%～95%的患者获得痊愈,手术病死率低于1%。手术治疗的缺点是有一定的并发症和4%～5%的患者术后甲亢复发,也有少数患者术后发生甲状腺功能减退。

(二)甲状腺功能减退症

1.临床概述

甲状腺功能减退症(简称甲减)是由于多种原因引起的甲状腺素合成、分泌或生物效应不足所致的一组内分泌疾病。

按发病年龄甲状腺功能减退症可分为三型:起病于胎儿或新生儿者,称呆小病、克汀病或先天性甲减,可分为地方性和散发性;起病于儿童者,称幼年型甲减;起病于成年者为成年型甲减。按临床表现和实验室检查分为临床型甲减和亚临床型甲减(简称亚甲减)。按发病原因有两种分类方法,分别为先天性甲减和后天性甲减以及原发性甲减和继发性甲减。

(1)流行病学:幼年型甲减和成年型甲减占甲减的90%以上。其中又以成年型甲减多见。成年型甲减多见于中年女性,男女之比1:(5～10)。幼年型甲减一般于3岁发病,6岁后增多,青春期达到高峰,女孩多于男孩。

(2)病因学。①先天性原因:甲状腺不发育或发育不良;合成甲状腺激素的一些酶的缺乏;组织的甲状腺激素受体缺陷。②后天性原因:长期缺碘;手术时甲状腺全部切除,或切除的甲状腺组织过多;放射性^{131}I治疗时,甲状腺组织破坏过多;各种甲状腺炎造成甲状腺组织的破坏;抑制甲状腺激素生成的药物;下丘脑-垂体病变,促甲状腺激素不足。

(3)病理学。①原发性甲减:炎症引起者如慢性淋巴细胞性甲状腺炎、亚急性甲状腺炎、产后甲状腺炎等,早期腺体有大量淋巴细胞、浆细胞浸润,久之滤泡破坏代以纤维组织,残余滤泡上皮细胞矮小,滤泡内胶质减少,也可伴有结节。放射性^{131}I、手术引起者,因甲状腺素合成或分泌不足,垂体分泌TSH增多,在它的刺激下,早期腺体增生和肥大,血管增多,管腔扩张充血,后期TH分泌不足以代偿,因而甲状腺也明显萎缩。缺碘或药物所致者,因甲状腺素合成或分泌不足,垂体分泌TSH增多,甲状腺呈代偿性弥漫性肿大,缺碘所致者还可伴大小不等结节;先天性原因引起者除由于激素合成障碍导致滤泡增生肥大外,一般均呈萎缩性改变,甚至发育不全或缺如。②继发性甲减:因TSH分泌不足,TH分泌减少,腺体缩小,滤泡萎缩,上皮细胞扁平,但滤泡腔充满胶质。

(4)临床表现：一般取决于起病年龄。成年型甲减主要影响代谢及脏器功能，多数起病隐匿，发展缓慢，有时长达10年后始有典型表现，表现为一系列低代谢的表现。呆小病初生时体重较重，不活泼，不主动吸奶，逐渐发展为典型呆小病，起病越早病情越重。患儿体格、智力发育迟缓。幼年型甲状腺功能减退症介于成人型与呆小病之间，幼儿多表现为呆小病，较大儿童则与成年型相似。

(5)实验室检查：原发性甲减 T_3、T_4 降低，TSH增高，促甲状腺激素释放激素（TRH）刺激试验呈过度反应。亚甲减 T_4 正常或降低，T_3 正常，TSH增高。继发性甲减TSH水平低下，T_3、T_4 降低，病变在下丘脑者TRH刺激试验呈延迟反应，病变在垂体者TRH刺激试验无反应。

2.超声表现

(1)二维灰阶图。①甲状腺大小和体积：甲状腺大小随不同的病因及方法有所不同。甲状腺发育不良者甲状腺体积明显缩小；缺碘或药物所致者，因甲状腺素合成或分泌不足，垂体分泌TSH增多，甲状腺呈代偿性弥漫性肿大；炎症引起者如桥本甲状腺炎引起者，早期因淋巴细胞浸润，可有甲状腺肿大，后期滤泡破坏，代替以纤维组织，体积减小，表面凹凸不平。^{131}I治疗或继发性甲减因腺体破坏，或TH分泌减少，腺体缩小，滤泡萎缩，上皮细胞扁平，体积也可减小。手术后因部分或全部切除可见残留腺体，左右叶体积不同。亚急性甲状腺炎急性期后6个月有5%~9%发生甲减，急性期甲状腺体积增加，随访可减少72%。②甲状腺位置或结构：一般来说甲状腺的位置正常。64%的呆小病患儿有异位甲状腺，超声仅能显示所有异位甲状腺的21%，敏感性明显比核素扫描低。但也有学者报道灰阶超声探测异位甲状灰阶超声显示甲状腺体积明显缩小腺的敏感性可达70%。超声发现的异位甲状腺可位于舌、舌下或舌骨与甲状软骨之间的喉前。异位甲状腺组织可能不止一处，也可为两处。15%的病例为无甲状腺。在甲状腺异位或甲状腺缺如的病例，在气管两侧有所谓的"甲状腺空缺区"。部分患儿甲状腺空缺区可见囊肿，大小2~8mm，长条形或圆形，单发或多发，内部为无回声或低回声。囊肿在甲状腺空缺区靠近中线分布。这些囊肿可能是胚胎发育过程中后腮体的存留。③边界和包膜：表面包膜欠清晰，不光滑，规则，边界欠清，因腺体内有大量淋巴细胞、浆细胞等炎症细胞浸润，滤泡腔内充满胶质，血管增生所致。④内部回声：如果甲减是由桥本甲状腺炎引起，甲状腺实质内部回声有不同程度的减低，较甲亢减低更为明显，多数低于周围肌肉组织回声，部分可呈网络状改变，其产生的病理基础是晚期腺体内出现不同程度的纤维组织增生所致。后期因纤维组织增生也可伴有结节。碘缺乏者个别有单发或散发少数小结节，大者8~12mm。多数结节边界清晰，形态规则。

(2)多普勒超声。

1)彩色/能量多普勒超声：甲减和亚甲减的多普勒超声表现有很多不同之处。

甲减：Schulz SL等将甲状腺内血流丰富程度分为0~Ⅲ级。0级：甲状腺实质内无血流信号，仅较大血管分支可见彩色血流显示；Ⅰ级：甲状腺实质内散布点状、条状和小斑片状彩色信号，多无融合，彩色面积<1/3；Ⅱ级：甲状腺实质内散布斑片状血流信号，部分融合成大片彩色镶嵌状，彩色面积为1/3~2/3；Ⅲ级：甲状腺内布满彩色血流信号，成大片融合五彩镶嵌状，彩色面积>2/3，包括"火海"征。他们报道甲减有63%表现为0级血供。18%表现为Ⅰ级血供，12%表现为Ⅱ级血供，7%表现为Ⅲ级血供。彩色血流信号的多少和患者TGAb和TPOAb水平呈密切相关，随着抗体水平的增加，血流密度也逐渐增加。彩色血流信号的多少还与TSH值和甲状腺体积正相关，与甲减的持续时间负相关，如Schulz SL等报道0级血供者TSH 3.1 mE/mL，体积9.2 mL，甲减持续时间43个月，而Ⅲ级血供者TSH 38.2 mE/mL，体积34.3 mL，甲减持续时间 10 个月。在新发病例、未经治疗的病例和刚经过短期治疗的病例彩色血流信号较多。可能是与此类患者 TSH 水平较高,甲减持续时间不长有关。在异位甲状腺的患儿,彩色血流显像可在病灶的内部或边缘或是舌的内部和边缘或周围探及血流信号(正常新生儿舌不能探及血流信号),其机制尚不明了,可能是在 TSH 刺激下,异位甲状腺呈高功能状态(尽管全身仍呈甲状腺功能减退状态)而刺激局部血供增加。经替代治疗后,血流信号将减少。这种征象也见于甲状腺激素生成障碍和抗甲状腺治疗后甲状腺功能减退的患儿。

亚甲减:甲状腺内部血流分布较丰富,血流束增粗,并呈搏动性闪烁,部分可片状融合,重者可融合成大片五彩镶嵌状,几乎布满整个腺体,部分病例亦可呈"甲状腺火海"征。

2)频谱多普勒。实质内动脉:Schulz SL 等报道甲状腺实质内动脉的峰值流速,0 级血供者为 22 cm/s,Ⅰ级血供者为 39 cm/s,Ⅱ级血供者为 58 cm/s,Ⅲ级血供者为 68 cm/s。甲状腺上动脉频谱:①收缩期峰值流速 V_{max}、最低流速 V_{min}:甲状腺上动脉的 V_{max} 与 V_{min} 与正常组相比均增高,但没有甲亢明显。②阻力指数 RI:亚甲减阻力指数范围较大,RI 介于 0.61 ± 0.19,部分患者舒张期血流速度较快,下降缓慢,阻力指数较低,但与正常甲状腺和甲亢之间没有明显差别。

3.治疗原则

无论何种甲减,均须用甲状腺素(TH)替代治疗,永久性甲减则须终身服用。临床上常用的有干甲状腺片、左甲状腺素(L-T4)。治疗宜从小剂量开始,逐渐加量,长期维持量一般为每天 60~120 mg 干甲状腺片。原发性甲低的疗效可用血 TSH 水平来衡量。黏液性水肿昏迷者可用 T_3 或 T_4 鼻饲或静脉注射来治疗。

有病因可去除者应进行病因治疗。如缺碘性甲减给予补碘;高碘化物引起的甲减应停用碘化物;药物导致的甲减,减量或停用后,甲减可自行消失;锂盐治疗精神病有 3%~4% 发生甲减,停药可好转;下丘脑或垂体有大肿瘤,行肿瘤切除术后,甲减有可能得到不同程度的改善;亚甲炎、无痛性甲状腺炎、一过性甲减,随原发病治愈后,甲减也会消失。

(三)单纯性甲状腺肿

1.临床概述

单纯性甲状腺肿(simple goiter,SG)又称胶样甲状腺肿(colloid goiter,CG),是由非炎症和非肿瘤因素阻碍甲状腺激素合成而导致的甲状腺代偿性肿大。一般不伴有明显的甲状腺功能改变。病变早期,甲状腺为单纯弥漫性肿大,至后期呈多结节性肿大。

(1)流行病学:单纯性甲状腺肿可呈地方性分布,也可散发分布。甲状腺肿患病率随年龄增长而直线上升,在流行地区,甲状腺肿的尸检率近 100%。女性发病率高于男性,为男性的 3~5 倍。

(2)病因及发病机制:单纯性甲状腺肿的病因多样复杂,有些患者找不出确切的原因。碘缺乏是单纯性甲状腺肿的主要原因。但碘摄入量过高也会引起甲状腺肿。除了碘可致甲状腺肿,环境和食物中的一些其他物质也可以引起单纯性甲状腺肿,如某些食物中含有氰葡萄糖苷,在人体内经消化、吸收,可转化为硫氰酸盐,如黄豆、白菜、萝卜类、坚果、木薯、玉米、竹笋、甜薯、扁白豆等。药物中的硫脲类、磺胺类、硫氰酸盐、秋水仙碱、锂盐、钴盐及高氯酸盐等,可抑制碘离子的浓缩或碘离子的有机化。微量元素过多,如饮用水中含氟过多或含钙过多(如牛奶)或微量元素缺乏,如缺乏锌、硒等都可诱发地方性甲状腺肿。甲状腺激素合成中酶的遗传性缺乏是造成家族性甲状腺肿的原因。另外自身免疫反应也可能引起甲状腺肿。基因调控失常也是导致甲状腺肿的原因。

(3)病理过程:单纯性甲状腺肿的发生发展有呈多中心序贯发生和治疗复旧导致病理过程反复的特点,其过程大致分为3个阶段。①滤泡上皮增生期(弥漫性增生性甲状腺肿):甲状腺呈Ⅰ度以上弥漫性肿大,两叶对称、质软略有饱满感,表面光滑。镜下见滤泡内胶质稀少。②滤泡内胶质储积期(弥漫性胶样甲状腺肿):甲状腺对称性弥漫性肿大达Ⅱ度,触诊饱满有弹性。大体颜色较深,呈琥珀色或半透明胶陈样。镜下见滤泡普遍扩大,腔内富含胶质。③结节状增生期(结节性甲状腺肿):单纯性甲状腺肿的晚期阶段,甲状腺肿大呈非对称性,表面凹凸不平,触诊质硬或局部软硬不一。镜下见大小不一的结节状结构,各结节滤泡密度及胶质含量不一。发病时间长的患者,结节可发生出血囊性变或形成钙化等退行性变。

(4)临床表现:单纯弥漫性甲状腺肿一般是整个甲状腺无痛性弥漫性增大,患者常因脖颈变粗或衣领发紧而就诊,触诊甲状腺质软,表面光滑,吞咽时可随喉上下活动,局部无血管杂音及震颤。

结节性甲状腺肿甲状腺两侧叶不对称的肿大,患者自感颈部增粗,因发现颈部肿块,或因结节压迫出现症状而就诊,较单纯弥漫性甲状腺肿更易出现压迫症状。甲状腺肿一般无疼痛,结节内出血则可出现疼痛。触诊可及甲状腺表面凹凸不平,有结节感。结节一般质韧,活动度好,可随吞咽上下活动。

(5)实验室检查:实验室检查 T_3、T_4、TSH 在正常范围。尿碘中位数可能过高(>300 U/L),也可能降低(<100 U/L),因为缺碘与高碘都是甲状腺肿的病因。

2.超声表现

(1)单纯性弥漫性甲状腺肿是单纯性甲状腺肿的早期阶段,甲状腺两叶呈对称性弥漫性肿大,重量可达 40 g。轻者只有触诊或超声检查才能发现,重者可见颈前突出甚至出现压迫症状。

正常甲状腺每叶长 3～6 cm、宽 1～2 cm、厚 1～2 cm。峡部通常厚约 2 mm。单纯弥漫性甲状腺肿早期仅表现为滤泡上皮的增生肥大,从而导致甲状腺弥漫性均匀性增大,腺体内无结节样结构,超声最主要的征象是甲状腺不同程度的增大,呈对称性、均匀弥漫性肿大,常较甲亢增大为明显。一般临床工作中常用甲状腺前后径线来简易评估甲状腺的大小,因为这个径线和甲状腺的体积相关性最佳。

单纯弥漫性甲状腺肿的早期内部回声可类似正常,无明显变化。随着甲状腺肿的增大,则回声较正常甲状腺回声高,其内部结构粗糙,实质回声变得很不均匀。这是因为在甲状腺,声界主要由细胞和胶质反射形成。正常甲状腺含胶质量较多,含细胞成分相应较少,显示为均质的超声图像,回声较周围的肌肉组织为低。当细胞成分占优势,胶质较少时,超声波显示弥散的减低回声,提示声波反射少。

单纯弥漫性甲状腺肿继续发展呈弥漫性胶样甲状腺肿的改变,大多数声波遇上细胞-胶质分界面时成直角声波反射而无任何分散,显示回声较高。进一步可使滤泡内充满胶质而高度扩张,形成多个薄壁的液性暗区,正常甲状腺组织显示不清,甲状腺后方边界变得不清楚。缺碘和高碘引起甲状腺肿大两者有一定的差别:高碘甲状腺肿边缘清晰,有不均匀的回声,低碘甲状腺肿边缘模糊,有均匀的回声。

彩色多普勒超声示腺体内可见散在性点状和少许分支状血流信号(因仪器不同而已),较正常甲状腺血流信号无明显增多。甲状腺上动脉内径正常或稍增宽,频谱多普勒示甲状腺上动脉血流可以表现为增加,但与甲状腺增生的程度无相关性。脉冲多普勒 PWD,频谱参数与正常组接近,频带稍增宽,收缩期峰值后为一平缓斜坡,与甲亢的表现有明显的不同。也有学者对碘缺乏地区甲状腺肿患儿的甲状腺血流进行了定量及半定量研究,发现患儿甲状腺血管峰值流速SPV增高,阻力指数RI降低。

(2)单纯性结节性甲状腺肿是单纯性甲状腺肿发展至后期的表现。甲状腺在弥漫性肿大的基础上,不同部位的滤泡上皮细胞反复增生和不均匀的复旧,形成增生性结节,亦称腺瘤样甲状腺肿,其结节并非真正腺瘤。结节一般多发,巨大的结节形成,可使甲状腺变形而更为肿大,可达数百克,甚至数千克以上,又称多发性结节性甲状腺肿。

1)灰阶超声下的结节外的甲状腺和甲状腺结节。结节外的甲状腺:①甲状腺形态及大小,以往认为结节性甲状腺肿的典型声像图表现是甲状腺两叶不规则增大伴多发性结节。甲状腺呈不同程度增大,多为非对称性肿大,表面凹凸不光整。但随着高分辨率彩色多普勒超声普遍用于甲状腺检查,不少病例的甲状腺大小在正常范围,仅发现甲状腺结节。②甲状腺回声:甲状腺实质的腺体回声通常稍增粗,回声增高,分布尚均匀或均匀的,有时可不均匀,并可见散在点状或条状回声,这种实质回声的表现是由于甲状腺组织在弥漫性增生基础上的不均匀修复,反复的增生复旧致结节形成,而结节间组织的纤维化所致。

甲状腺结节:①结节形态一般规则,多呈圆形或椭圆形,也有的欠规则。大小不一,几毫米的微小结节至数十毫米的巨大结节均有报道,巨大的结节重达数千克。超声对1 cm以下的结节敏感性较CT和核素扫描高,但对胸骨后甲状腺肿的结节扫查受限。②边界清晰或欠清晰,当结节布满整个甲状腺时,各结节间界限变得模糊不清。绝大多数无晕环回声,文献报道有11.76%的结节性甲状腺肿患者可出现晕环。时间长的结节或比较大的结节由于挤压周围组织而形成包膜,这并非结节自身真正的包膜,故一般不完整,较粗糙。有学者研究也表明,结节性甲状腺肿的结节边界一般欠清,占82.3%,结节边界不清的也占15.6%,有时需与甲状腺癌作鉴别。③结节性甲状腺肿的增生结节占甲状腺所有结节的80%~85%。多发结节占大多数,其数目变化很大,可为一侧叶多个结节或两侧叶多个结节,甚至可以布满整个甲状腺。文献报道的单发结节绝不鲜见,可占22%~30%,需与腺瘤和癌作鉴别。根据结节数目可将结节性甲状腺肿分为孤立性结节型、多发性结节型及弥漫性结节型。孤立性结节型:超声检查甲状腺内见单发性的结节,大小不等,呈圆形或椭圆形。体积较大者见其内有多个结节组成,局部甲状腺组织增大、隆起。大部分结节边界清晰,也有的欠清晰。结节性甲状腺肿是一个慢性的病理发展过程,所谓的孤立性结节,只是一个超声上的分类,甲状腺实质内可能还存在其他微小结节,只是超声分辨率不足以将其显示。多发性结节型:占绝大多数,甲状腺内出现两个以上结节,大小不等。可以是一侧叶多个结节或两侧叶多个结节,实性、囊性、囊实混合性结节均可见,回声多为中等偏强也可呈低回声,结节形态特征与孤立性结节型相同,结节内可出现不同性质的退行性变。结节有多形性和多源性的特点,所以同一甲状腺内不同结节的大小、形态、内部回声等可呈不同表现。弥漫性结节型:甲状腺体积明显不对称肿大,表面凹凸不平,内布满大小不等的结节,结节间界限不清,结节内、外回声相似,看不到正常甲状腺回声,此型更容易出现退行性变,如散在不规则液化区和钙化斑。有的结节融合呈大片状钙化,结节边界不清,无完整包膜。这种弥漫性结节型的甲状腺肿,要与甲状腺弥漫性病变区分。④结节内部回声与病理改变的不同阶段有联系,多为无回声或混合性回声,低回声、等回声以及高回声也均可见。病变早期,以"海绵"样的低回声多见,此期结节内滤泡增大,胶质聚集。此期患者多采取内科治疗,故手术送检病理较少,占3.8%~7%。病变发展程度不一时,则表现为由低回声、无回声及强回声共同形成的混合性回声。无回声和混合性回声结节是病变发展过程中结节继发出血,囊性变和钙化等变性的表现。实性结节或混合性结节中的实性部分多为中等偏高回声,占53.8%,回声大多欠均匀或不均匀,亦可比较均匀。

甲状腺肿结节的钙化表现为典型的弧线状、环状或斑块状,较粗糙,声像图上表现为大而致密的钙化区后伴声影。这与甲状腺乳头状癌的微钙化不同。根据超声表现的内部回声大致分为实性结节、实性为主结节、囊性为主结节三类。

囊性变结节按液体的成分不同可分为胶质性囊肿、浆液性囊肿和出血性囊肿。胶质性囊性变多见于胶质结节,主要由于甲状腺滤泡过度复旧,破裂融合所致。结节内可见典型的"彗星尾"伪像。浆液性囊性变多由于间质水肿,液体聚集,扩张膨胀形成,结节呈一致性无回声。出血性囊性变是由于动脉管壁变性,导致滤泡内和间质内的出血所致,无回声内可出现细小点状回声或液平。

2)多普勒超声:CDFI显示腺体内散在点状和分支状血流信号,与正常甲状腺血流信号相比,无明显增多。腺体血流信号也可增多,此时可见粗大纤囊性结节,边界清,结节内部可见细小点状回声漂浮,结节内通常表现为常无血供或少血供(但是年轻患者生长迅速的增生结节除外),结节内无明显的中央血流,原因可能是增生的结节压迫结节间血管、结节内小动脉壁增厚及管腔闭锁,结节供血不足所致。液化的结节也无血流可见。有学者认为直径大于10 cm的实性结节当多切面扫查,内部仍无血流信号时,结甲可能性大。然而,由于现代能量彩色多普勒技术的进展,对低速血流的敏感性提高,大量的甲状腺结节同样可见病灶内血流信号,因而将"单独的病灶周边血流信号"作为良性病变的特征已经不再合适。结节周边可有也可无环形血流。

3.治疗原则

(1)单纯性甲状腺肿的治疗原则:缺碘是弥漫性甲状腺肿大的主要原因,全球实行食用盐加碘(USI)措施后,发病率较以往大大下降,防治作用显著。但同时也出现了碘过量而造成甲状腺肿的情况。故补碘不能一概而论,应当结合地方实际情况实施并对人群尿碘及甲状腺肿情况进行随访。青春期的弥漫性甲状腺肿是甲状腺激素需要量激增的结果,多数在青春期过后自行缩小,无须治疗。对于早期轻中度甲状腺肿无须外科手术,服用碘化钾或甲状腺素片即可。高碘甲状腺肿与缺碘甲状腺肿发病机制不同,补充甲状腺素无效。

当弥漫性甲状腺肿出现呼吸困难、声音嘶哑等压迫症状应手术治疗,若无症状但X线检查气管有变形或移位或喉镜检查已确定一例声带麻痹,也应采取手术治疗。胸骨后的甲状腺肿也应手术治疗。巨大的单纯性甲状腺肿,虽未引起压迫症状,但影响生活和劳动,也应予以手术切除。

(2)结节性甲状腺肿的治疗原则:以预防为主,因结节性甲状腺肿是病变的晚期表现,可能出现自主性高功能病灶,在排除高功能结节可能后,可采用甲状腺素治疗,剂量亦偏小,但其疗效不大,只有20%~40%的结节可缩小,且不能治愈。[131]I核素治疗剂量难以控制,且有发生结节突然增大的可能,故一般不采取。由于结节性甲状腺肿以多发结节为主,手术摘除甲状腺后需长期服甲状腺素以维持甲状腺功能,剂量常难以调节,故手术的指征是甲状腺内有直径大于2 cm的结节,出现压迫症状或结节性甲状腺肿继发功能亢进或结节疑有恶变。

三、甲状腺结节性疾病

(一)甲状腺腺瘤

1.流行病学、病因及病理

甲状腺腺瘤起源于甲状腺滤泡(上皮)组织,是甲状腺最常见的良性肿瘤。甲状腺腺瘤的确切病因尚不清楚,可能与放射性有关,并发现在地方性甲状腺肿的流行地区甲状腺腺瘤的发病率明显增高。临床上难以确定甲状腺结节的性质,即使病理活检,有时甲状腺腺瘤与结节性甲状腺肿、滤泡性腺瘤与滤泡性甲状腺癌也不易明确辨认。因此,甲状腺腺瘤确切的发病率难以精确统计。

根据甲状腺腺瘤的组织形态可分为滤泡性腺瘤和非滤泡性腺瘤,其中滤泡性腺瘤最常见,又可分为胶样腺瘤、单纯性腺瘤、胎儿型腺瘤、胚胎型腺瘤、嗜酸性腺瘤(又称 Hürthle 细胞腺瘤)、非典型腺瘤、毒性(功能亢进)腺瘤等亚型。

2.临床表现

病程缓慢,病变早期临床表现往往不明显,一般无自觉症状,多数在数月到数年甚至更长时间,因稍有不适或肿块达到1 cm甚至更大而发现。多为单发,少数为多发性,可发生于正常甲状腺和异位甲状腺,呈圆形或椭圆形,表面光滑,边界清楚,质地坚实,与周围组织无粘连,无压痛,可随吞咽上下移动。巨大瘤体可产生邻近器官受压征象,但不侵犯这些器官,如压迫气管,使器官移位。有少数患者因瘤内出血可引起颈部局部不适或疼痛,出现颈部肿块或原有肿块近期增大。病史较长者,往往因钙化而使瘤体坚硬;毒性(功能亢进)甲状腺腺瘤患者往往有长期甲状腺结节的病史,早期多无症状或仅有轻度的心慌、消瘦、乏力,随病情发展,患者表现为不同程度的甲状腺功能亢进症状,个别可以发生甲亢危象。

3.实验室检查或其他检查

除毒性(功能亢进)腺瘤外,甲状腺各项功能、甲状腺吸^{131}I率多为正常,功能自主性甲状腺腺瘤可以偏高。在核素显像中,甲状腺腺瘤有不同的功能,甲状腺腺瘤可表现为"热结节""温结节"或"凉、冷结节",其中以"凉、冷结节"为主。

4.超声表现

Hegedus 等认为超声声像图特征的综合分析比单一声像图作为诊断依据的准确性高,但是,良恶性特征交叉明显。造成以上问题的因素包括超声仪器不同、影像医师或内科医师的经验和超声诊断良恶性结节的标准不同等。为避免超声检查过程中不同观察者间不必要的误差,必须不断完善甲状腺结节特征的非标准化问题。以下结合文献和经验分析甲状腺腺瘤灰阶超声和彩色多普勒超声等各项特征,希望对临床的诊断工作提供一定的指导意义。

(1)灰阶超声。

1)结节位置和大小:甲状腺腺瘤多为单发,多见于女性,左、右侧叶的发生率无明显差异,发生于峡部者及双侧叶少见,极少部分可以异位。后方回声不衰减,随吞咽上下活动度好,甲状腺腺瘤不伴周围浸润及颈部淋巴结肿大。Deveci 等依据超声测量将肿块大小分为5组:A组为1 cm以下,B组为1.1~2 cm,C组为2.1~3 cm,D组为3.1~5 cm,E组为5 cm以上,大多数甲状腺腺瘤的大小为B组和C组,并认为除了大小≤1.0 cm的肿块测量一致性为78.5%,超声对良恶性甲状腺结节的测量与术后大体标本的一致性≤50%。

2)结节形状:甲状腺腺瘤瘤体呈圆形、卵圆形或椭圆形,瘤体的形状与肿瘤所处位置及大小有关,位于峡部及较大的肿块多呈椭圆形,较小,而位于两侧叶的结节则多呈圆球形。另外,瘤内出血的肿块也多趋圆球形。Moon 等的研究发现大多数腺瘤的 A/T 小于1,证明了良性结节平行于正常组织平面生长的事实。这里所讲的横径并不单纯指横断面上的内外径,其也可指纵断面上的上下径。

3)结节边界、边缘和声晕:一般认为甲状腺腺瘤边界清楚,绝大部分有包膜,较完整,边缘可见特征性的声晕,等回声的腺瘤可通过声晕发现之。典型的声晕薄而光滑。声晕的检出率各家报道差别非常大,可能与对声晕的判定标准不一有关。Solbiati 等发现结节周围无回声声晕可见于 36% 的甲状腺结节内,且在良性病灶中出现的频率远多于恶性(86% vs 14%);等回声病灶伴声晕很容易判断为良性病灶,据 Solbiati 等报道恶性肿瘤伴有声晕的比率也很高(53%),因此虽然声晕的检出对腺瘤的诊断有较大意义,但发现声晕并不一定就能确诊腺瘤,已发现甲状腺乳头状癌也可出现声晕,少数结节性甲状腺肿的结节亦可有声晕。目前认为声晕是由于小血管围绕或周边水肿、黏液性变等原因所致。有学者认为声晕在不同病例可有不同的病理改变。除血管外,包膜外甲状腺组织的受压萎缩,周围组织的炎性渗出,间质水肿,黏液性变,包膜与周围甲状腺组织的粘连及包膜本身等病理变化均与晕环的产生有关,这可解释临床上部分晕环检测不到环形血流信号的现象。

4)结节内部回声:从超声声像图上,甲状腺腺瘤可分为实性、囊实性及囊性;相对于周围正常甲状腺实质和肌肉回声可将实质回声分成极低回声、低回声、等回声和高回声。文献报道甲状腺腺瘤以实质性等回声和实质性高回声为主,并认为等回声图像对诊断很重要,73% 的等回声结节被手术和病理证实是腺瘤或腺癌。回声图像和病理表现间的关系可以解释它与正常的腺体非常相似的原因,不同病理类型腺瘤的声像图差异性主要表现在内部回声,有研究指出腺瘤回声的强弱、均匀程度与其病理组织学特征有关:细胞和滤泡较大、胞质较丰富、排列疏松的腺瘤,其回声较低;细胞和滤泡较小、排列紧密者,其回声较高;间质含较丰富的血管和纤维组织者,回声较高。

较大腺瘤可发生退行性变,包括囊性变、出血、坏死、钙化或乳头状增生。当发生囊性变或出血时,内部出现不规则无回声,呈混合性。囊性变区域范围不一,囊性变区域较小时表现为腺瘤内小片状无回声区,囊性变区域较大时囊腔可占据整个肿瘤,部分形成分隔状或囊壁处残存少量实性回声,部分囊壁可见乳头状或团块形突起。囊内出血常导致结节内无回声区透声较差,囊腔内见悬浮状态的细小斑片状或片絮状增强回声。

5)结节钙化:12%~27% 滤泡状腺瘤可出现钙化,甲状腺良性病变内的钙化为血肿吸收后在结节的壁上出现粗糙钙化或者少数患者出现血肿内部纤维充填。文献报道显示钙化在男女之间无明显差异,说明不同性别的钙化发生机制是相同的。而且,Kakkos 等以 40 岁为界,小于 40 岁的患者甲状腺内钙化的发生率明显高于 40 岁以上的患者。由于样本不同、仪器不同、对钙化的分类方法不同以及不同观察者对同一钙化类型认识和理解的不同,甲状腺腺瘤的超声钙化发现率各家报道不一。目前还没有统一的钙化大小的标准,Moon 等将甲状腺内的钙化分为微钙化、粗钙化和边缘钙化 3 种类型,其中强回声 >1 mm 称为粗钙化,并将沿结节周围呈弧形或蛋壳样钙化称为边缘钙化(图 1-25)。而这种粗钙化和边缘钙化多见于良性结节。虽然多数学者同意微钙化在甲状腺癌中的发生率明显高于腺瘤等良性结节,但是粗钙化也同样可见于恶性结节中。

(2)多普勒超声:甲状腺是血供丰富的内分泌腺体,甲状腺上皮细胞能产生血管生成因子如血管内皮生长因子(VEGF)、胎盘生长因子或成纤维生长因子,这些因子在炎症和肿瘤状态下可引起相应的血流改变,利用彩色多普勒及能量多普勒超声能清晰反映甲状腺结节的血流变化。Fukunari 等利用彩色多普勒超声将甲状腺结节的血流情况分成 Ⅰ、Ⅱ、Ⅲ、Ⅳ 级。Ⅰ 级:结节内没有血流;Ⅱ 级:彩色血流仅可见于结节的周边;Ⅲ 级:血流穿入肿瘤,血供中等;Ⅳ 级:多支血流穿入肿瘤,血流供应丰富,并将 Ⅰ 级和 Ⅱ 级认为是良性的,Ⅲ 级和 Ⅳ 级认为是恶性的,其敏感性为 88.9%,特异性为 74.2%,准确率 81.0%。Varverakis 等发现对于有血流信号的结节来说,周边血流常见于良性结节($P<0.01$,特异性 $=0.77$,敏感性 $=0.46$),并认为结节无血流信号不能排除

恶性的可能性,因为血流信号主要取决于结节的大小而不是组织学特征。而 Foschini 等利用彩色多普勒超声将甲状腺结节的血流情况分成结节内没有血流信号、结节周围见血流信号以及结节内见血流信号等三种类型,并发现正常甲状腺、胶样甲状腺肿、甲状腺滤泡性肿瘤、甲状腺乳头状癌等具有各自不同的血流分布特点,发现彩色多普勒超声结合三维立体显微镜检查可以反映各种不同病理状态下的甲状腺血流变化,虽然滤泡性肿瘤内部多见粗大血管,但是没有发现彩色多普勒超声血流类型上滤泡性腺瘤和滤泡状癌之间有何差异。

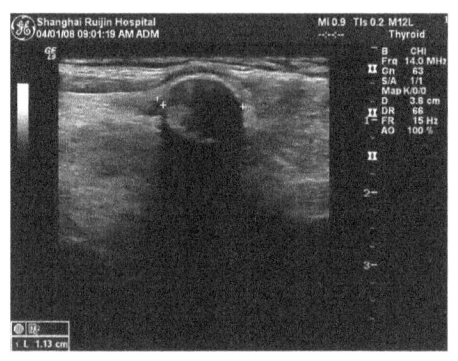

图 1-25 结节性甲状腺肿灰阶图

超声纵断面显示结节边缘蛋壳样钙化

Fukunari 等发现腺瘤样增生和滤泡性腺瘤、滤泡状癌的搏动指数存在显著差异($P<0.01$)。De Nicola等认为以甲状腺结节内血流信号阻力指数(RI)0.75 为临界值,准确性、特异性和阴性预测值很高,分别是 91%、97%、92%,而敏感性和阳性预测值较低,分别是 40% 和 67%,腺瘤样增生结节内 RI 为 0.588、腺瘤为 0.662 和恶性结节为 0.763($P<0.001$),但是 Yazici 等分析 123 位 7~17 岁健康儿童甲状腺上动脉的 PI、PSV 与年龄、身高及体重等因素正相关,而 RI 与年龄、身高及体重等因素负相关,因此甲状腺结节内的血流信号包括血流速度及阻力指数等脉冲多普勒参数对鉴别诊断的意义有待进一步大样本研究。

5.治疗原则

长期以来,甲状腺腺瘤的治疗以开放性外科手术为主,包括单纯腺瘤摘除、甲状腺叶次全切除术、甲状腺叶全切术和甲状腺全切术或亚全切术。但是近年来,内镜手术法也成为一种被患者普遍接受的新型的甲状腺腺瘤手术方法。而超声引导穿刺注入硬化剂治疗甲状腺腺瘤方法简便,可重复治疗,术中创伤小,痛苦少,患者易接受,是一种安全有效的治疗方法,其机制是无水乙醇可使细胞脱水,蛋白质发生凝固性坏死,进一步纤维化钙化。

毒性(功能亢进)腺瘤治疗方面要根据患者是否有甲亢,若患者血中 T_3、T_4 均正常又无甲亢症状,且腺瘤又无压迫症状,可以留待观察;当患者有甲亢症状,血中 T_3、T_4 升高或患者因腺瘤较大有压迫症状和体征时可考虑外科手术摘除或服 ^{131}I 治疗。患者若甲亢症状明显,术前应认真准备,手术操作中应避免过多挤压腺瘤,使血液循环中甲状腺激素浓度突然升高,引起甲亢危象,或原有心脏病者引起心律失常。

(二)甲状腺癌

甲状腺癌是最常见的内分泌系统恶性肿瘤,按细胞来源可分为滤泡上皮细胞源性甲状腺癌和 C 细胞源性甲状腺癌两类。滤泡上皮细胞来源甲状腺癌又有分化型甲状腺癌和未分化型甲状腺癌之分,前者包括乳头状癌和滤泡状癌。发生于神经内分泌 C 细胞的称髓样癌。

1.临床概述

甲状腺癌占所有恶性肿瘤的1%,占男性癌症的0.5%,女性癌症的1.5%。94%为分化型甲状腺癌,5%为甲状腺髓样癌,属神经内分泌肿瘤,其余的1%为未分化型甲状腺癌,通常由分化型癌去分化而形成。

甲状腺癌的发病机制至今尚未完全明了,缺碘、辐射、家族因素、遗传和基因缺陷皆是甲状腺癌的发病因素。其他甲状腺病变,如结节性甲状腺肿、甲状腺功能亢进、桥本甲状腺炎也可能和甲状腺癌有关。另外,家族性腺瘤性息肉病、乳腺癌、Cowden病和甲状腺癌也有密切关系。

不同类型甲状腺癌的病理特点、人群分布、临床表现、恶性程度、转移规律及预后有较大差别。同一类型甲状腺癌在不同人群的表现也不尽相同。

(1)乳头状癌。①流行病学:乳头状癌占甲状腺癌的75.5%~87.3%,女性多于男性,(2.6~4):1,发病年龄10~88岁,平均41.3岁,在30~40岁女性比例明显增加。②病理:肿瘤切面呈灰白色,实性,中心部分可见纤维化,大肿瘤可见囊性结构。光镜下可见复杂分支状乳头,含纤维血管轴心。40%~50%的乳头状癌可见砂粒体。根据不同的组织学特点,乳头状癌可分为几种亚型,包括滤泡型、弥漫硬化型、柱状细胞癌、高细胞癌、嗜酸性细胞乳头状癌、Warthin瘤样肿瘤、伴有结节性筋膜炎样间质的乳头状癌、筛状乳头状癌及辐射引起的儿童甲状腺癌。③临床表现:临床上大多数乳头状癌首先表现为甲状腺结节,常在体检时或由他人发现。首先发现颈部淋巴结肿大的患者也不在少数。肿大淋巴结常出现在病变甲状腺的同侧颈部,也可出现在上纵隔。还可出现对侧颈部淋巴结转移。据Carcangiu等报道,乳头状癌98.7%首先表现为颈部异常,67.2%位于甲状腺内,13%为甲状腺和颈部淋巴结异常,19.7%仅出现颈部淋巴结异常。

(2)滤泡状癌。①流行病学:滤泡状癌的发病率居甲状腺癌的第二位,占9.9%~16.9%,女性发病率高于男性,(2.3~4.7):1,从青春期到45~49岁,滤泡状癌的发病率稳定上升,60~70岁出现发病率再次上升。本病好发于地方性甲状腺肿患者,碘缺乏或继发性TSH刺激可能和肿瘤的发病有关。②病理:滤泡状癌恶性程度较乳头状癌高,血行转移率高,淋巴结转移少。可分为包裹性血管浸润型和浸润型,前者肉眼观类似甲状腺滤泡性腺瘤,后者可侵占大部分甲状腺组织,并蔓延至包膜外,与周围组织粘连。两型皆可有出血、坏死、囊性变、纤维化和钙化。镜下变化较大,从分化极好如正常甲状腺滤泡到明显恶性的癌,其间有过渡型。③临床表现:临床上大多数滤泡状癌表现为单发的无痛性甲状腺结节,仅极少数患者出现声嘶、吞咽困难或颈部压迫感。颈部淋巴结累及少见,但有10%~20%的患者首先表现为肺或骨转移。

(3)甲状腺髓样癌。①流行病学:占甲状腺癌的2.8%~3.3%,女性稍多于男性,随年龄增大,发病率缓慢上升,在70~74岁达高峰。②病理:由于甲状腺髓样癌源于滤泡旁C细胞,故多数位于甲状腺上半部,包膜可有可无,切面灰白,质地实性,可因钙化而有沙砾感。镜下肿瘤可呈典型内分泌肿瘤样结构,或形成实性片状、细胞巢、乳头或滤泡样结构。间质常有淀粉样物质沉着。③临床表现:约80%为散发性,其余约20%为遗传性肿瘤,见于3种类型:多发性内分泌肿瘤综合征MEN-ⅡA型、MEN-ⅡB型及家族性甲状腺髓样癌。51.8%在初诊时肿瘤局限于甲状腺,31%出现局部淋巴结转移,13.6%出现远处转移。少数患者出现吞咽困难、淋巴结转移或喉返神经侵犯表现,尚可出现和降钙素、促肾上腺皮质激素、肠血管活性多肽或5-羟色胺释放相关的临床效应。

(4)未分化癌。①流行病学:未分化癌占甲状腺癌的1.6%,女性男性比例1.5:1,60岁之后发病率上升,并随年龄增大呈不断增加,平均年龄67岁。②病理:未分化癌肿块巨大,呈广泛浸润性生长,浸润至周围软组织,无包膜,质硬而实,灰红或暗红,出血坏死常见。镜下肿瘤的一部分或全部由未分化细胞组成,可找到分化较好的甲状腺癌如滤泡状或乳头状癌成分。③临床表现:未分化癌约75%首先表现为颈部迅速增大肿块,常出现颈部和纵隔淋巴结肿大,导致上呼吸消化道压迫或阻塞症状,36%出现呼吸困难,30%出现吞咽困难,28%出现声嘶,26%出现咳嗽,17%出现颈部疼痛。初诊时即有15%～20%出现远处转移,常见转移部位是肺和胸膜。

2.超声表现

(1)甲状腺乳头状癌。

1)单纯乳头状癌:根据不同的组织学特点,乳头状癌可分为多种亚型,这里所讲的单纯乳头状癌特指弥漫硬化型之外的其他类型乳头状癌。

甲状腺乳头状癌可以是单灶性也可以是多灶性,根据手术发现,多灶性乳头状癌的患病率为28.7%～46%,多灶性微小乳头状癌的患病率为20%～28.7%。超声上A/T≥1是诊断单纯乳头状癌较具特异度的指标,特异度可达92.5%,敏感度为15%～74.1%。51%～79.2%癌灶边界模糊,21.5%乳头状微小癌边界模糊。边界模糊是生物学上具侵袭性乳头状癌的重要超声特征,超声显示边界模糊诊断肿瘤侵犯的敏感度为84%,特异度31%,对于这些病例需仔细随访。边界模糊的乳头状微小癌41.9%超声可探及颈侧区淋巴结转移,而边界清晰者仅3.7%。边缘不规则可能也代表了肿瘤的侵袭性,63%～92.9%乳头状癌边缘不规则,但Chan等报道有高达93%的乳头状癌边缘规则,这可能是由于在定义边缘规则或不规则时标准不一、评判时有较大主观性所导致。7%～26%的病灶可发现低回声声晕,声晕常不完整,厚度不均,据Jeh等的数据,乳头状癌近半数的声晕为厚声晕。声晕的形成和肿瘤的包膜有关,超声显示声晕诊断肿瘤具备包膜的敏感度为42%,特异度为88%。根据资料,乳头状癌29.8%A/T≥1,51.2%边界模糊,85.1%边缘不规则,23.8%出现声晕,这些声晕的85%不完整,85%厚度不均匀。

85%～98.4%的乳头状癌表现为实性结节,0.8%～10%为实性为主结节,0～6%为囊性为主结节。病理上乳头状癌约1/3可出现囊性变,但超声显示的数量明显要少,这可能和囊性变区域太小超声无法显示有关。乳头状癌结节中超声仅检出3.7%的结节伴有囊性变。文献报道超声显示的囊性变诊断病理上囊性变的敏感度为42%,特异度79%。部分囊性为主的乳头状癌表现为不规则实性成分凸向囊腔,在实性部分有点状钙化强回声,此即"囊内钙化结节"征,这一征象是诊断囊性乳头状癌非常特异的指标。

和邻近甲状腺组织回声相比,单纯乳头状癌86%～89%表现为低回声,如果和颈长肌相比较,则12%的乳头状癌表现为极低回声,高回声甲状腺乳头状癌罕见,仅占0～2%。52%～100%结节回声不均匀。

在显微镜下评估乳头状癌时,常可发现钙的沉积,这可能是因为砂粒体或粗糙的颗粒状不规则钙化沉积所致。超声上点状强回声诊断微钙化敏感度为50%,特异度52%。乳头状癌30%～42%显示微钙化,4%～28%显示粗钙化,1.6%～2%显示边缘钙化。乳头状微小癌的微钙化发生率小于较大的乳头状癌,超声上20.8%～25.2%乳头状微小癌出现微钙化,38.7%出现粗钙化。超声上甲状腺乳头状癌80.4%出现钙化,76.2%的结节出现微钙化,20.2%的结节出现粗钙化,和文献报道不同,有学者的研究显示乳头状微小癌结节的钙化发生率高于乳头状临床癌(指直径大于1 cm的乳头状癌)。

甲状腺乳头状癌中的滤泡型亚型的超声表现须引起关注,部分滤泡型乳头状癌具备甲状腺乳头状癌的典型超声表现,但也有部分滤泡型乳头状癌和滤泡状腺瘤或腺瘤样结节性甲状腺肿的超声表现相似,Komatsu等认为当术前FNA提示乳头状癌而超声提示滤泡状肿瘤时,要考虑滤泡型乳头状癌的可能。

Chan等发现78%的乳头状癌在彩色多普勒超声显示为中央血管为主型血管模式,22%表现为边缘血管为主型血管模式,Cerbone等的研究证实乳头状癌95%出现中央血管,而Yuan等的研究发现84%的乳头状癌呈中央血管和边缘血管同时出现的混合型血供。从以上研究者的结果似乎可得出这么一种结论,即中央血管是乳头状癌的重要血供特点。然而根据对乳头状癌结节的分析,甲状腺乳头状癌50.6%呈单纯边缘型血管,12.5%呈边缘为主型血管,33.9%呈边缘血管和中央血管丰富程度相似的混合型血管。

2)弥漫硬化型乳头状癌:甲状腺乳头状癌的一种罕见变型,约占甲状腺乳头状癌的1.8%。在组织学上,特征性地表现为甲状腺被弥漫性累及,出现广泛纤维化、鳞状上皮化生、严重淋巴细胞浸润和多发砂粒体。43.4%弥漫硬化型甲状腺乳头状癌合并甲状腺炎,而单纯性甲状腺乳头状癌仅10.7%。年龄10~57岁,平均27岁,60%小于30岁,好发于女性。患者颈部常可触及肿块,可出现声嘶、压迫感,80%~100%出现颈部淋巴结转移。行甲状腺全切治疗,术后放射碘治疗,术后复发率较高,但预后和单纯乳头状癌相似。

超声上表现为甲状腺弥漫性散在微钙化,并大多可见边界模糊可疑肿块,但也可无肿块形成,仅出现微钙化。也可表现为甲状腺内多发可疑低回声或混合回声团块,团块内出现微钙化。超声上的微钙化及不均匀低回声和病理上的砂粒体、广泛纤维化和淋巴细胞浸润相对应。多数患者甲状腺实质表现为不均匀低回声,这可能是由于合并甲状腺炎所致。

由于弥漫硬化型乳头状癌有非常高的颈部淋巴结转移发生率,故对该类患者应行颈部淋巴结超声检查。

当甲状腺呈弥漫性不均匀低回声,散在微钙化,应考虑到弥漫硬化型乳头状癌的可能。但并不是所有这种表现的病变皆为弥漫硬化型乳头状癌,单纯乳头状癌也可出现这种超声征象。

(2)甲状腺滤泡状癌:有关滤泡状癌的超声特征研究目前尚不充分。一方面可能是由于滤泡状癌的数量相对较少;另一方面可能是由于滤泡状癌和滤泡状腺瘤的超声特征基本相似,且FNA也无法作出鉴别,从而对研究造成了诸多障碍。根据韩国学者的报道,和乳头状癌相比较,滤泡状癌在形态方面更趋向于呈扁平状,73.9%A/T<1,26.1%A/T≥1。由于不均匀浸润型生长,60.9%滤泡状癌边缘呈微小分叶状或不规则。大部分的肿瘤A/T<1,说明其平行于组织平面生长,这种生长方式对正常组织会产生压迫,因而86.6%滤泡状癌出现声晕(薄声晕39.1%,厚声晕47.8%)。82.6%滤泡状癌呈实质性,17.4%呈实性为主,17.4%呈囊性为主。在回声方面,滤泡状癌69.6%回声不均;和颈长肌相比较,65.2%滤泡状癌为等回声或高回声,另34.8%为低回声。滤泡状肿瘤形成多个小滤泡巢,和正常甲状腺相似,滤泡内含有不同数量的胶样物质,肿瘤的回声可能取决于肿瘤内胶质的数量。滤泡状癌17%出现钙化,但未发现微钙化,这是由于滤泡状癌无砂粒体,这点和乳头状癌有明显差异。

显然,滤泡状癌的超声表现和其他甲状腺恶性肿瘤的超声表现不同,许多滤泡状癌可能被当成非恶性病灶。最可能和滤泡状癌混淆的是滤泡状腺瘤,两者的超声表现相似,在声像图上的表现皆可类似于正常睾丸。有报道认为滤泡状癌可在短期内增大,而滤泡状腺瘤则常出现结节内囊性变,这在滤泡状癌罕见,然而,鉴别诊断微小浸润型滤泡状癌和滤泡状腺瘤非常困难,需要组织学发现包膜和血管侵犯来诊断滤泡状腺癌。

但彩色/能量多普勒超声可能会对滤泡状癌和腺瘤的鉴别提供有益的信息。Miyakawa等观察到80%滤泡状癌表现为结节中央血管为主型血供,而84%的滤泡状腺瘤显示为肿瘤边缘血管为主型血供,能量多普勒超声鉴别两者的敏感度为87.5%,特异度为92%。Fukunari等报道滤泡状癌0%为无血管型,13.6%为边缘血管为主型血供,45.5%显示血流穿入肿瘤,40.9%高速血流穿入肿瘤,而滤泡状腺瘤相应的百分比为16.9%、49.4%、30.3%和3.4%。将无血管及边缘血管判断为良性,将穿入肿瘤血管判断为恶性,则诊断的敏感度为88.9%,特异度为74.2%,准确性为81.0%,有学者认为高速搏动血流穿入肿瘤可作为滤泡状甲状腺癌的新诊断标准。

在频谱多普勒方面,可通过测量肿瘤的收缩期峰值流速PSV、舒张期末流速EDV及PI、RI对两者进行鉴别。滤泡状癌的PSV(41.3±18.5)cm/s,PSV/EDV 5.1±2.5,滤泡状腺瘤分别为(24.7±16.5)cm/s、2.7±0.9,两者差异有显著统计学意义;滤泡状癌PI 1.7±0.6,滤泡状腺瘤为0.9±0.5,两者差异有显著统计学意义;滤泡状癌RI 0.8±0.1,滤泡状腺瘤为0.6±0.2,两者差异有显著统计学意义。PI>1.35,RI>0.78,PSV/EDV>3.79可达到最好的鉴别诊断滤泡状癌和滤泡状腺瘤效果。

然而,有学者通过对7例滤泡状甲状腺癌结节血供特征的观察,未能观察到上述文献报道的彩色/能量多普勒血流信号特征,观察到6/7的结节呈混合型血管模式,结节血流RI和PI也低于文献报道的测量值,仅2/7个结节的PI>1.3,RI>0.7。对于导致这种结果的原因,尚有待进一步探讨。

(3)甲状腺髓样癌是源于滤泡旁C细胞的恶性肿瘤,较为罕见。由于其是C细胞来源,故多数位于甲状腺上半部,肿瘤多为单发,也可多发。超声上肿瘤边界相对清晰,边缘不规则,所有的肿瘤皆未出现声晕,且皆表现为低回声,0～5.3%结节出现囊性变,83%～95%肿瘤内可见钙化强回声。这些钙化强回声中44.4%属于微钙化,55.5%属于粗钙化,粗钙化中的一半呈多发致密粗钙化。和乳头状癌相比较,髓样癌钙化更趋向于位于肿块中心位置。低回声结节,结节内钙化,结节无声晕这三项特征相结合对诊断髓样癌的敏感度为89%,将髓样癌和良性结节鉴别的特异度大于90%。髓样癌79%表现为结节内高血供,50%出现边缘血供,但肿瘤过小时可不显示血流信号。根据经验,髓样癌也可不出现钙化,也可出现明显的声晕,彩色/能量多普勒上常表现为混合型高血供。甲状腺髓样癌淋巴结转移的发生率很高,75%患者的转移性淋巴结内可见点状钙化强回声。

由于分化型甲状腺癌的超声特征和髓样癌有较多相似之处,故超声常难以鉴别髓样癌和非髓样甲状腺癌。如果出现髓样癌的可疑超声特征,应进行降钙素测量。超声可明确甲状腺内病灶,在术前可应用于髓样癌的分期,对于术后颈部复发,超声是最有效的检查手段,可显示97%的颈部复发,优于CT的72%,PET的55%。

(4)甲状腺未分化癌:未分化癌占甲状腺癌的1.6%,对于这种罕见的甲状腺恶性肿瘤,目前尚没有系统的超声研究报道。超声上表现为边界不清的不均匀团块,常累及整个腺叶或腺体,78%出现坏死区,1/3的患者出现包膜外和血管侵犯,80%出现淋巴结或远处转移,累及的淋巴结50%出现坏死。

3.治疗和预后

(1)甲状腺癌的治疗:对于分化型甲状腺癌,目前的治疗主要依据患者相关因子和肿瘤相关因子的危险分层,其中包括肿瘤大小、肿瘤组织学、淋巴结转移和远处转移以及患者的性别和年龄。

低危患者和低危肿瘤通常进行甲状腺叶切除术,随后终生使用甲状腺素替代治疗,以抑制甲状腺刺激素 TSH 的分泌。抑制 TSH 可以显著降低复发,降低远处转移。发生高危肿瘤的高危患者最好的治疗是甲状腺全切术加中央组淋巴结清扫。外科手术后使用[131]I 消融治疗,清除残余的甲状腺组织,发现和治疗转移灶,随后终生使用甲状腺素抑制甲状腺刺激素 TSH。对于低危患者出现的高危肿瘤,或是高危患者出现的低危肿瘤,目前在治疗上尚有争论。

甲状腺未分化癌尚没有有效的治疗方法。通常行着眼于减轻症状的姑息治疗,但也有建议对无颈部以外侵犯或肿瘤尚能切除者行手术切除,辅以放射治疗(简称放疗)。18%~24%肿瘤局限于颈部可完整切除者,彻底的手术切除辅以放化学治疗(简称化疗)2年生存率可达到75%~80%。

(2)甲状腺癌的预后:分化型甲状腺癌预后颇佳,髓样癌也有较好的预后,但未分化癌预后凶险,多在确诊后数月死亡。根据美国资料,经过年龄和性别校正后,甲状腺乳头状癌10年生存率为98%,滤泡状癌为92%,髓样癌80%,未分化癌13%。

(三)甲状腺转移性肿瘤

甲状腺转移性肿瘤是指原发于甲状腺外的恶性肿瘤,通过血行、淋巴等途径转移至甲状腺继续生长形成的肿瘤。甲状腺转移性肿瘤较为罕见,其占甲状腺所有恶性肿瘤的2%~3%。

1.临床概况

在非选择性尸检研究中,甲状腺转移性肿瘤总的发病率为1.25%,在广泛扩散恶性肿瘤人群尸检中,则其发病率可达24%。和原发性甲状腺癌相似,转移性甲状腺肿瘤也是女性多见,女性男性之比为4.25∶1,发病年龄12~94岁,平均55岁,半数50~70岁,约10%小于40岁。甲状腺转移性肿瘤81%为癌,通常是广泛转移性病变的组成部分之一。肾脏、肺、乳腺、消化道和子宫是常见的原发肿瘤部位,但对于何种肿瘤最容易转移至甲状腺尚有争论。

病理上常表现为甲状腺实质性团块,转移病灶常为单发,或为多发,也可弥漫性。肿瘤甲状腺球蛋白免疫组化染色阴性。临床上转移性甲状腺肿瘤和原发性甲状腺癌相似,大多数患者无症状,在少数患者病情发展迅速,可出现局部肿瘤生长表现,如声嘶、喘鸣、吞咽或呼吸困难,颈部可触及肿块。在一些患者,甲状腺转移是原发肿瘤的始发表现。从发现原发肿瘤到甲状腺出现转移的间隔时间不同报道相差较大,平均潜伏期9个月至8.9年,但也有长达26年的。

在有明确肿瘤病史的患者,如出现甲状腺肿块应考虑到甲状腺转移性肿瘤的可能。超声是一种有效的初步检查工具,有助于病变的评估,显示邻近的淋巴结转移和血管累及,监测肿瘤的生长,并可引导进行活检。超声引导 FNA 是有效的诊断手段,但最后的诊断有赖于手术活检。

2.超声表现

尽管甲状腺转移性肿瘤占甲状腺所有恶性肿瘤的2%~3%,然而根据检索,有关甲状腺转移性肿瘤超声表现的英文文献非常匮乏,且多为小样本或个例报道。综合文献报道,有学者拟从甲状腺的改变,肿瘤的位置、数目、大小、边界清晰度、内部回声及血供特征,周围淋巴结和血管的改变等方面对甲状腺转移性肿瘤的超声表现进行总结和分析。

(1)甲状腺的超声改变:超声上常出现单侧或双侧甲状腺肿大。由于在甲状腺肿、腺瘤或甲状腺炎等甲状腺病变时原发肿瘤较易转移至甲状腺,故超声常可显示转移瘤之外的甲状腺组织出现各种病理性回声改变,如桥本甲状腺炎时出现回声减低、分布不均匀,血供增加;在结节型甲状腺肿时出现相应的回声改变。也可能因出现转移导致的低回声区,导致甲状腺回声弥漫性不均匀。无上述改变时则甲状腺实质回声正常。

(2)甲状腺转移性肿瘤的超声表现。①肿瘤位置:肿瘤可累及整个腺叶或主要累及下极。肿瘤易于出现在甲状腺下极的机制文献未予阐明。②肿瘤数目：肿瘤多为单发，也可多发，这和甲状腺原发性肿瘤相似。③肿瘤大小：根据 Ahuja 等的一组资料，75% 的肿瘤大于 6 cm。相信随着超声在甲状腺应用的日益广泛，可以发现较小的转移瘤。④肿瘤边界：Chung 等报道 8/10 的肿瘤结节边界模糊，但其余文献基本认为肿瘤边界清晰。这可能是由于边界清晰与否的判定标准不一，判定时主观性较强所致。⑤肿瘤回声：肿瘤皆表现为低回声或极低回声，分布均匀或不均匀。肿瘤边缘无声晕，囊性变和钙化少见。仅 Chung 等报道了 2 个结节出现囊性变，另有 1 例肺燕麦细胞癌转移、1 例肾细胞癌转移出现钙化灶。⑥肿瘤血供：肿瘤内部呈混乱血流信号，和甲状腺实质相比，肿瘤可表现为高血供，也可表现为低血供。

（3）周围淋巴结和血管改变：甲状腺转移性肿瘤患者可在双侧颈部探及多发转移性淋巴结，这些淋巴结在超声上可出现转移性淋巴结的相应特征。罕见情况下，肿瘤可通过扩张的甲状腺静脉，蔓延至颈内静脉，在颈内静脉形成肿块，出现相应的超声表现。

通过以上超声特征分析，可以发现甲状腺转移性结节的超声表现无特异性。和甲状腺原发性恶性肿瘤相比，转移性肿瘤有一个最显著的特点，即肿瘤内钙化少见，发生率仅 8.3%。转移瘤囊性变少见（8.3%）的特征则和原发性甲状腺恶性肿瘤相似。有明确非甲状腺原发恶性肿瘤患者，当出现单侧或双侧单发或多发可疑结节而无钙化时，应考虑转移性肿瘤可能。

3.治疗和预后

出现甲状腺转移往往提示病变进展，患者常随之死亡，大多数病例在诊断明确后 9 个月内死亡。尽管预后不良，但对一些患者行积极的手术和药物治疗可能行之有效。手术治疗可行单侧腺叶切除术或甲状腺全切术，手术可能减轻或缓和颈部复发可能造成的致残，延长患者生存期。

（四）甲状腺淋巴瘤

甲状腺淋巴瘤有原发性和继发性之分，原发性甲状腺淋巴瘤是原发于甲状腺的淋巴瘤，较为罕见，占甲状腺恶性肿瘤的 1%～5%，在结外淋巴瘤中所占比例不到 2%。继发性甲状腺淋巴瘤是指播散性淋巴瘤累及甲状腺者，约 20% 的全身淋巴系统恶性肿瘤可发生甲状腺累及。

1.临床概述

原发性甲状腺淋巴瘤好发于女性，女男比为（3～4）:1，大多发生于 60～70 岁，少数患者小于 40 岁，部分患者年龄可达 90 余岁。桥本甲状腺炎是已知的唯一危险因子，甲状腺淋巴瘤患者 90% 伴有桥本甲状腺炎，桥本甲状腺炎患者发生甲状腺淋巴瘤的危险是普通人群的 60 倍。目前提出两种假设来试图说明两者的联系：一种假说认为慢性甲状腺炎出现的浸润淋巴细胞提供了发展成淋巴瘤的细胞来源，另一种假说指出甲状腺炎的慢性刺激诱发了淋巴细胞的恶性转化。

大部分原发性甲状腺淋巴瘤为 B 细胞来源的非霍奇金淋巴瘤，霍奇金和 T 细胞甲状腺淋巴瘤罕见。根据一项大样本研究，甲状腺淋巴瘤最大径 0.5～19.5 cm，平均 6.9 cm，46.2% 累及双叶，31.7% 累及右叶，22.1% 累及左叶。切面上常可见出血和坏死。38% 为不伴有边缘区 B 细胞淋巴瘤的弥漫性大 B 细胞淋巴瘤，33% 为伴有边缘区 B 细胞淋巴瘤的弥漫性大 B 细胞淋巴瘤（混合型），28% 为黏膜相关淋巴组织结外边缘区 B 细胞淋巴瘤，滤泡性淋巴瘤则不到 1%。

临床上原发性甲状腺淋巴瘤表现为迅速增大的颈部肿块，30%～50% 的患者有压迫导致的症状，包括吞咽困难、喘鸣、声嘶和颈部压迫感。10% 的甲状腺 B 细胞淋巴瘤患者出现典型的 B 细胞症状，包括发热、盗汗和体重减轻。大多数患者甲状腺功能正常，但 10% 出现甲状腺功能减退。

细针抽吸活检联合细胞形态学、免疫表型和分子技术有较高的诊断准确性，但需要细胞病理学的专业知识。虽然 FNB 技术不断取得进展,开放外科活检依然在甲状腺淋巴瘤发挥作用,特别是须根据不同组织学亚型确定治疗策略或诊断不明确时。影像学手段,如 CT 和超声可用于甲状腺淋巴瘤的初步评估和分期,CT 在探测淋巴瘤胸内和喉部累及方面较有优势,而超声则可在甲状腺淋巴瘤的非手术治疗随访中发挥更大作用。

2.超声表现

(1)灰阶超声:根据甲状腺淋巴瘤的内部回声和边界状况可将肿瘤分为结节型、弥漫型和混合型。

1)结节型:甲状腺淋巴瘤 47%～90%超声上表现为结节型,该类型中 73%～86%为单结节。甲状腺肿大常局限于一侧叶,但肿瘤也可越过峡部累及对侧甲状腺。临床触诊和滤泡状腺瘤及腺瘤样结节相似。肿瘤和周围甲状腺组织常分界清晰,仅 3%边界模糊。90%边缘不规则,可呈椰菜样或海岸线样。6%的结节可出现声晕。内部为低回声,分布均匀或不均匀,可间有高回声带。尽管为实质性,但部分肿瘤回声极低可呈假囊肿样。残余的甲状腺实质常因桥本甲状腺炎而呈现不均匀低回声,但其回声水平还是高于肿瘤。但在少数情况下,可出现肿瘤和甲状腺的回声和内部结构相似的情况,此时超声可能无法将肿瘤从桥本甲状腺炎的甲状腺实质识别出来。少数甲状腺淋巴瘤超声可发现钙化,发生率为 6%～10%。肿瘤后方出现回声增强。结节型的超声阳性预测值为 64.9%。

2)弥漫型:10%～40%表现为弥漫型。超声常表现为双侧甲状腺肿大,内部回声极低,和结节型不同,该型肿瘤和甲状腺组织的分界无法识别。部分肿瘤内部呈细网状结构。弥漫型淋巴瘤和严重慢性甲状腺炎在超声上常较难鉴别,尽管可凭是否出现后方回声增强作为最重要的鉴别点,但弥漫型的超声阳性预测值仍只有 33.7%。

3)混合型:混合型超声表现的淋巴瘤较少,约占 15%。混合型淋巴瘤表现为多个低回声病灶,不均匀分布在甲状腺内,这些病灶可能是结节型也可能是弥漫型淋巴瘤。尽管混合型淋巴瘤和腺瘤样甲状腺肿超声表现相似,但淋巴瘤后方出现回声增强可成为诊断的关键点。混合型的超声阳性预测值为 63.2%。

甲状腺淋巴瘤上述 3 型有两个共同特点,即和残余甲状腺组织相比,肿瘤呈显著低回声;肿瘤后方出现回声增强。这是由淋巴瘤的病理学特点所决定的。淋巴瘤时淋巴细胞分布密集,呈均匀增殖,而反射和吸收超声波的纤维结构罕见,因而,肿瘤的回声信号较弱,易于透过超声而导致后方回声增强。

除了甲状腺本身的表现外,甲状腺淋巴瘤尚可累及颈部淋巴结,发生率 12%～44%,受累淋巴结表现为极低回声。

(2)彩色/能量多普勒超声:有关甲状腺淋巴瘤的血供特征文献尚鲜有报道。根据观察和周围甲状腺实质相比较,彩色/能量多普勒上甲状腺淋巴瘤既可表现为高血供,也可表现为中等血供或低血供。

尽管桥本甲状腺炎和淋巴瘤的病原学关系已经得到证实,但尚没有满意的影像学手段能有助于识别从桥本甲状腺炎到淋巴瘤的早期转变。当桥本甲状腺炎患者出现甲状腺迅速增大,超声上呈显著低回声时要警惕淋巴瘤。所有超声怀疑淋巴瘤的患者应仔细随访,即便 FNA 为阴性结果,这是由于 FNA 有较高的假阴性结果。因此,如果超声上有典型淋巴瘤表现或临床上出现甲状腺短期内增大等可疑淋巴瘤征象,但 FNA 为阴性结果时,应进行手术探查,手术获取的细胞数量要明显大于 FNA。

3.治疗和预后

手术治疗曾经在原发性甲状腺淋巴瘤的治疗中扮演重要角色,但现在仅起较次要作用。目前的治疗包括化疗和外线束照射。和单纯化疗或放疗患者相比,接受联合治疗的患者复发率显著降低。ⅠE期的5年生存率为80%,ⅡE期为50%,ⅢE和ⅣE期小于36%。

和弥漫性大B细胞型或混合型相比,单纯MALT淋巴瘤表现出较明显的惰性过程,预后较好,这种亚型当局限于甲状腺时(ⅠE期),对甲状腺全切或放疗反应良好,可获90%以上完全有效率,一些学者由此推荐手术治疗局限性MALT淋巴瘤,手术可完全切除,致残率较低。但最常见的类型(达70%)是弥漫性大B细胞淋巴瘤,该亚类临床侵袭性较强,约60%呈弥漫性。这类肿瘤的治疗包括化疗和放疗,5年生存率小于50%。

尽管手术的角色已经发生改变,但仍发挥重要作用,特别是在明确诊断时常须手术切开活检。在淋巴瘤惰性亚型,手术可起局部控制作用。在淋巴瘤引起梗阻症状时手术可缓和症状,但也有观点不推荐为解决气道梗阻而行外科姑息性手术。

(黄程珍)

第四节 乳 腺 疾 病

一、乳腺增生症

乳腺增生症是女性最常见的乳房疾病,在临床上约有50%妇女有乳腺增生的表现,多见于20~50岁的妇女;其基本病理表现为乳腺上皮和纤维组织增生,乳腺组织导管和乳腺小叶在结构上的退行性病变及进行性结缔组织生长的非炎症、非肿瘤性病变;其发病原因主要是内分泌激素失调。

由于乳腺增生症的组织形态复杂,所以其组织学分类方法也多种多样。如有学者依乳腺结构在数量和形态上的异常将其分为乳腺组织增生、乳腺腺病(又分为小叶增生期、纤维腺病期及纤维化期)、乳腺囊肿病三大类;也有的学者依乳腺增生的基本组织改变将其分为小叶增生、纤维化、炎性、囊肿、上皮增生、腺病6种类型。也正是由于其组织形态学上的复杂性,所以才造成了本病命名上的混乱,目前最多见的病理分类为乳腺小叶增生、乳腺囊性增生症、乳腺腺病等。

乳腺增生症按导管上皮增生的形态可将其分为四级。Ⅰ级:不伴有导管上皮增生,此级发生率为70%;Ⅱ级:伴有导管上皮增生,但上皮细胞不呈异型性,其发生率为20%;Ⅲa级:伴有导管上皮增生,上皮细胞呈轻度异型性,发生率为5%;Ⅲb级:伴有导管上皮增生,上皮细胞呈重度异型性,发生率为5%,此级恶变率最高,恶变率为75%~100%。

(一)乳腺囊性增生症

1.临床概述

乳腺囊性增生症是乳腺增生症中的一种,又名乳腺结构不良症、纤维囊性乳腺病等;多发生于30~50岁的妇女,占乳腺专科门诊患者的50%~70%。发病原因与卵巢功能失调有关,主要是黄体素与雌激素比例失调,即黄体素分泌减少、雌激素相对增加,雌激素刺激了乳管上皮增生,促使导管形成囊肿。临床表现为乳腺内肿块,一侧或两侧乳腺,单发或多发,边界可清楚或不清楚,可有乳房疼痛,且与月经周期关系不密切,患者在忧虑、心情不畅时,肿块变大变硬,疼痛加重;月经来潮后或情绪好转后,肿块变软变小。乳腺可有黄绿色、棕色或淡血性乳头溢液。

该病是女性乳腺常见的一类非肿瘤、非炎症性疾病,包括了病因和临床经过均不相同的多种病变。病理改变除了有乳管上皮及腺泡上皮增生,乳腺中、小导管或末梢导管上皮不同程度的增生和乳腺导管管腔不同程度的扩张,还常伴发结缔组织改变的多种形态变化的综合病变。

乳腺囊性增生症与乳腺癌的关系尚不明确。流行病学研究提示乳腺囊性增生症患者以后发生乳腺癌的机会为正常人群的2~4倍。乳腺囊性增生症本身是否会恶变与其导管上皮增生程度有关。单纯性的乳腺囊性增生症很少有恶变,如果伴有上皮不典型增生,特别是重度者,则恶变的可能较大,属于癌前期病变。

2.超声表现

乳腺囊性增生症的声像图特点具有多样性。

(1)腺体回声增强,结构紊乱,腺体内散在分布多个囊性肿块,可为圆形、椭圆形、长条形,内部回声可为无回声、中等回声、混合回声等,囊壁上可有乳头状突起(图1-26A、B)。囊壁上有乳头状突起的常被认为是癌前病变,应注意观察或取病理活检。

(2)多发性囊肿与实质性低回声小肿块并存,应与纤维腺病相鉴别。

(3)极少数乳腺囊性增生症表现为实质低回声肿块,边界不清,形态不规则(图1-26C、D),甚至可见钙化点。上述表现应注意与乳腺癌鉴别,超声检查需注意肿块内有无血流及高阻频谱改变,观察腋窝有无肿大的淋巴结等;声像图上不能鉴别时建议病理活检。

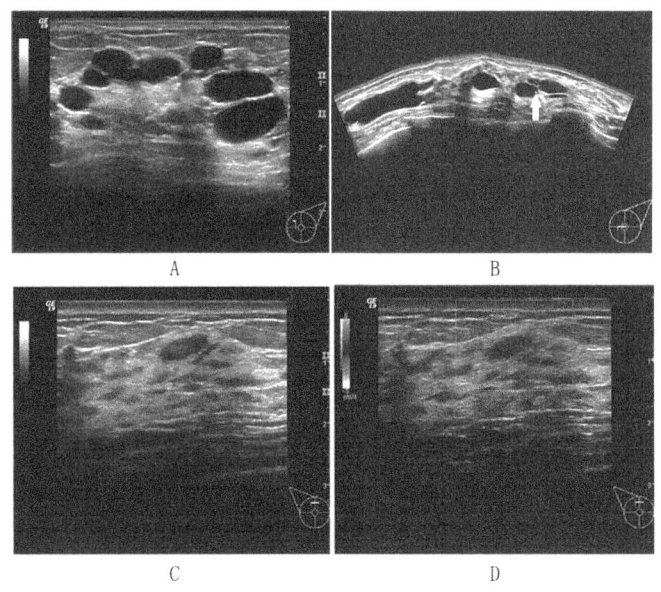

图1-26 乳腺囊性增生症

A.腺体内多个囊肿,囊肿内呈无回声,后方回声增强;B.腺体内囊肿内呈无回声,箭头指示部分囊壁可见点状突起;C.乳腺实质低回声结节,边界不清,形态不规则;D.CDFI示肿块内及其周边未见明显彩流信号

(4)表现为实质低回声肿块的乳腺囊性增生症,85%的肿块内部无明显血流信号,少数肿块内可见少量血流信号,极少数肿块内可测得低速、高阻血流信号。

(5)本病常与其他乳腺疾病并发(图1-27)。

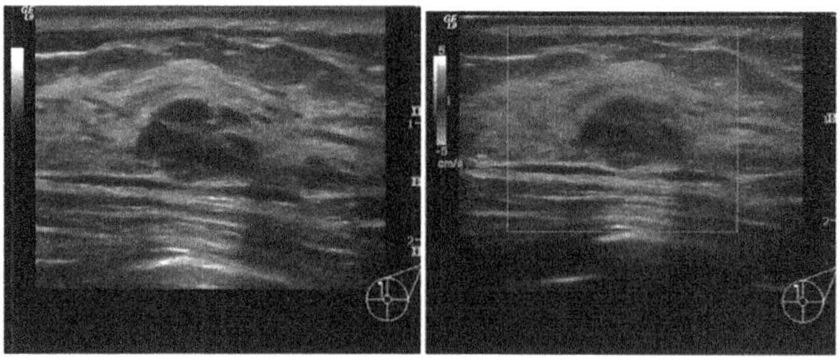

图 1-27 乳腺囊性增生症并导管内乳头状瘤形成

乳腺内实质低回声结节,边界不清,形态不规则,CDFI 示结节内未见明显彩流信号。术后病理提示为乳腺囊性增生症并导管内乳头状瘤形成

3.鉴别诊断及比较影像分析

乳腺囊性增生症最需要鉴别的就是单纯性乳腺上皮增生症,临床上最易混淆。单纯性乳腺上皮增生症妇女年龄在 25 岁左右,突出的症状是乳腺的间歇性疼痛,疼痛具有明显的周期性,一般在月经前开始加重,乳腺腺体也随之肿胀,而在月经来潮过后即减轻或消失。

本病囊壁上有乳头状突起时应与导管内乳头状瘤鉴别。

乳腺囊性增生症患者若临床表现不典型或没有明显的经前乳房胀痛,仅表现为乳房肿块者,特别是单侧单个、质硬的肿块,应与乳腺纤维腺瘤及乳腺癌相鉴别。

(1)与乳腺纤维腺瘤相鉴别:两者均可见到乳房肿块,单发或多发,质地韧实。乳腺囊性增生症的乳房肿块大多为双侧多发,肿块大小不一,呈结节状、片块状或颗粒状,质地一般较软,亦可呈硬韧,偶有单侧单发者,但多伴有经前乳房胀痛,触之亦感疼痛,且乳房肿块的大小性状可随月经而发生周期性的变化,发病年龄以中青年为多。乳腺纤维腺瘤的乳房肿块大多为单侧单发,肿块多为圆形或卵圆形,边界清楚,活动度大,质地一般韧实,亦有多发者,但一般无乳房胀痛,或仅有轻度经期乳房不适感,无触痛,乳房肿块的大小性状不因月经周期而发生变化,患者年龄多在 30 岁以下,以 20~25 岁最多见。乳腺囊性增生症与乳腺纤维腺瘤的彩色多普勒超声也有所不同,乳腺增生结节常无血流信号,而乳腺纤维腺瘤肿块内可有较丰富、低阻力血流信号。此外,在乳房的钼靶 X 线片上,乳腺纤维腺瘤常表现为圆形或卵圆形密度均匀的阴影及其特有的环形透明晕,亦可作为鉴别诊断的一个重要依据。

(2)与乳腺癌相鉴别:两者均可见到乳房肿块。但乳腺囊性增生症的乳房肿块质地一般较软,或中等硬度,肿块多为双侧多发,大小不一,可为结节状、片块状或颗粒状,活动,与皮肤及周围组织无粘连,肿块的大小性状常随月经周期及情绪变化而发生变化,且肿块生长缓慢,好发于中青年女性;乳腺癌的乳房肿块质地一般较硬,有的坚硬如石,肿块大多为单侧单发,肿块可呈圆形、卵圆形或不规则形,可长到很大,活动度差,易与皮肤及周围组织发生粘连,肿块与月经周期及情绪变化无关,可在短时间内迅速增大,好发于中老年女性。乳腺增生结节彩色多普勒一般无血供,而乳腺癌常血供丰富,呈高阻力型血流频谱。此外,在乳房的钼靶 X 线片上,乳腺癌常表现为肿块影、细小钙化点、异常血管影及毛刺等,也可以帮助诊断。最终诊断需以组织病理检查结果为准。

(二)乳腺腺病

1.临床概述

乳腺腺病属于乳腺增生症,本病占全部乳腺疾病的 2%。乳腺腺病是乳腺小叶内末梢导管或腺泡数目增多伴小叶内间质纤维组织增生而形成的一种良性增生性病变,可单独发生,亦可与乳腺囊性增生症伴发;与乳腺囊性增生症一样均在乳腺小叶增生的基础上发生。

乳腺腺病多见于30~40岁女性,发生病因不明确,一般认为与卵巢内分泌紊乱有关,即孕激素减少、雌激素水平过高,或二者比例失调,作用于乳腺组织使其增生而形成,可与乳腺其他上皮性肿瘤混合存在。临床表现常有乳腺局限性肿块或与月经周期相关的乳房疼痛等。

依其不同的发展阶段,病理可分为2期。①腺泡型腺病期:腺病的早期阶段,乳腺小叶内末梢导管数目明显增多,乳腺小叶扩大、融合成片,边界模糊。末梢导管上皮细胞可正常或增生,但排列规则,无异型,肌上皮存在。乳腺小叶内间质纤维组织增生,失去原有疏松状态。增生的纤维组织围绕末梢导管分布。②纤维化期(硬化性腺病):腺病的晚期表现,一般是由上期发展而来;间质内纤维组织过度增生,管泡萎缩以致消失,小叶体积缩小,甚至轮廓消失,残留少量萎缩的导管,纤维组织可围绕萎缩的导管形成瘤样肿块。WHO乳腺肿瘤组织学分类中将乳腺腺病分为硬化腺病、大汗腺腺病、盲管腺病、微腺病及腺肌上皮腺病5型。

2.超声表现

乳腺腺病的声像图依其不同的病理阶段各异,超声表现为:①发病早期通常表现为低回声,边界不规则、与周围正常高回声的乳腺组织界限分明,无包膜。随着纤维组织不断增生及硬化,回声逐渐增强,此时与周围乳腺组织的界限多欠清晰,如有纤维组织的围绕可致边界逐渐清晰,甚或形成有包膜样回声的椭圆形肿块,类似乳腺纤维腺瘤声像图,少数病例后期可形成钙化。②肿块体积通常较小,随着病理分期的进展并无明显增大,直径多小于2 cm。③肿块后方回声可有轻度增强。④单发或多发。⑤肿块纵横比多小于1。⑥肿块好发于乳腺的外上象限。⑦CDFI:结节内常无血流信号(图1-28、图1-29)。

3.鉴别诊断及比较影像分析

该部分病例由于病变较大,X线及二维超声缺乏特异性表现,该病主要应与乳腺癌做鉴别,特别是在硬化性腺病型时,乳腺出现质硬、边缘不清的无痛性肿块时容易误诊为乳腺癌,彩色多普勒及超声弹性成像在鉴别诊断中具有一定的价值。但与纤维腺瘤、叶状瘤、特殊类型乳腺癌(如髓样癌、黏液腺癌)等鉴别诊断存在较大困难,特别是上述疾病肿块内无明显彩流信号显示且弹性系数与上述疾病相近时,诊断更加困难。对于难以鉴别的结节,组织病理学活检是必要的检查和鉴别手段。

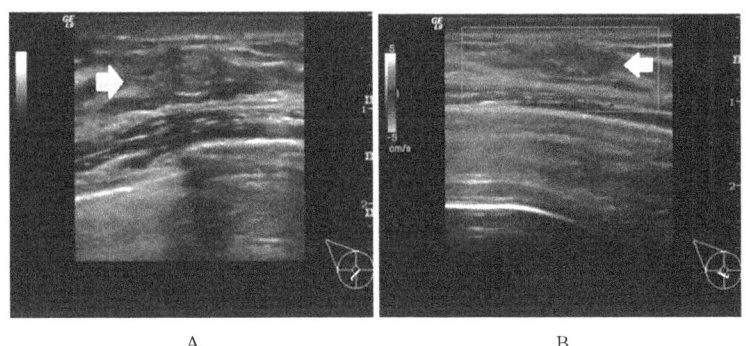

图1-28 乳腺腺病

乳腺内低回声结节(A指示部分),边界不规则、与周围组织界限分明,无
包膜,肿块后方回声增强。CDFI其内及其周边未见明显彩流信号

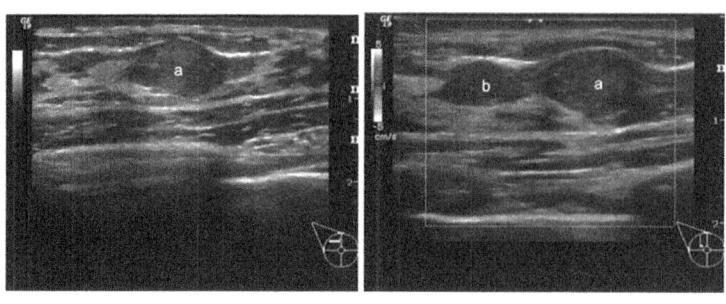

图 1-29 硬化性腺病

乳腺内相连的两个低回声肿块,为边界欠清的实性低回声肿块,与周围组织界限分明,CDFI 示肿块内及其周边未见明显彩流信号。术后病理:硬化性腺病(肿块 b)、硬化性腺病并纤维腺瘤(肿块 a)

(三)乳腺放射状瘢痕

1.临床概述

乳腺放射状瘢痕是指女性乳腺组织中,由于放射状增生的导管系统围绕弹力纤维组织核心而形成的一种独特性病变;是一种少见的上皮增生性病变,因硬化性病变使小叶的结构扭曲,导致影像学上、病理诊断中极易与乳腺癌混淆;多以腺病为主,并伴其他良性病变,肉眼观察呈不规则硬块,可见由弹性纤维构成的黄色条索样间质。镜下观察病变呈星芒状,中心区可见透明变性的致密胶原纤维,有时存在明显的弹力纤维变性及小而不规则的导管,其细胞无异型、导管周围基底膜完整,间质中缺乏反应性成纤维细胞增生。

2.超声表现

部分学者的研究发现超声可以发现 68% 的乳腺放射状瘢痕,多表现为低回声的肿物或团块,约 22% 表现为结构不良。

病变部边界不清,形态不规则,边缘部不规则,呈毛刺状,类似乳腺浸润性癌超声改变;多数病变直径较小,超声短期随访病变体积变化不明显。彩色多普勒超声病变内常无明显血流信号显示,病变周边可检出彩流信号。

3.鉴别诊断及比较影像分析

本病常与乳腺癌难以鉴别,均表现为边界不清、形态不规则的低回声肿块,钼靶 X 线及 MRI 对本病鉴别困难,常需病理学检查方可进行鉴别诊断。

本病需与乳腺术后瘢痕及纤维瘤病相鉴别。

二、乳腺恶性肿瘤

(一)乳腺癌

1.临床概述

乳腺癌是常见的乳腺疾病。目前正以每年 3% 的速度增长,且近年来有年轻化趋势。本病高发于在 40~50 岁女性,临床工作中 30 岁以上发病率逐渐增多,20 岁以前女性发病稀少。

尽管绝大多数乳腺癌的病因尚未明确,但该病的许多危险因素已被确定,这些危险因素包括性别、年龄增大、家族中有年轻时患乳腺癌的情况、月经初潮早、绝经晚、生育第一胎的年龄过大、长期的激素替代治疗、既往接受过胸壁放疗、良性增生性乳腺疾病和诸如 BRCA1/2 等基因的突变。不过除了性别因素和年龄增大外,其余危险因素只与少数乳腺癌有关。对于有明确乳腺癌家族史的女性,应当根据《NCCN 遗传性/家族性高危评估指南》进行评估。对于乳腺癌患病风险增高的女性可考虑采用降低风险的措施。

乳腺的增生异常限于小叶和导管上皮。小叶或导管上皮的增生性病变包括多种形式,包括增生、非典型增生、原位癌和浸润癌;85%~90%的浸润性癌起源于导管。浸润性导管癌中包括几类不常见的乳腺癌类型,如黏液癌、腺样囊性癌和小管癌等,这些癌症具有较好的自然病程。

临床上多数就诊患者为自己无意中发现或者乳房体检时发现。乳房单发性无痛性结节是本病重要的临床表现。触诊肿物质地较硬,边界不清,多为单发,活动性差。癌灶逐渐长大时,可浸润浅筋膜或Cooper韧带,肿块处皮肤出现凹陷,继而皮肤有橘皮样改变及乳头凹陷。早期乳腺癌也可以侵犯同侧腋窝淋巴结及锁骨下淋巴结,通过血液循环转移,侵犯肝脏、肺及骨骼。

乳腺癌早期发现、早诊断、早期治疗是提高生存率和降低死亡率的关键。早期乳腺癌癌灶小,临床常触及不到肿块,因此早期乳腺癌诊断主要依靠仪器检查发现。国内超声仪器普及率远远超过钼靶及 MRI,且超声检查更适用于致密型乳腺,因此成为临床医师首选的乳腺检查方法。

2.乳腺癌共有超声表现

(1)大小:可由数毫米到侵及全部乳房。肿块大小与患者自己或体检发现乳房肿物而就医时间有关。

(2)形态:多呈不规则形,表面凹凸不平,不同切面会呈现不同形态(图 1-30A)。极少数仅表现为临床触诊肿物处无明确边界团块,需通过彩色血流检查发现异常走行血管确诊。

(3)内部回声:癌灶内部呈极低回声。当合并出血坏死时呈不规则无回声(图 1-30B)。

(4)边缘:癌灶生长一般呈浸润性生长,其周围无包膜。直径<10 mm,癌灶边缘可见毛刺样改变(图 1-30C)。直径>10 mm,癌灶边缘多出现"恶性晕",表现为癌灶与周围组织无明显区别,出现高回声过渡带(图 1-30C)。肿块周围"恶性晕"是乳腺癌肿块的超声特征。当癌灶浸润脂肪层时会出现上述结构连续性中断声像(图 1-30C)。

(5)后方回声:多数无后方回声改变,少数出现弱声影。

(6)方位(纵横比):纵横比在小乳腺癌中有较高诊断价值,其理论依据是恶性肿瘤生长脱离正常组织平面而导致前后径增大,并有病灶越小,比值越大趋势(图 1-30D)。

(7)钙化:癌灶内典型改变表现为微钙化,几乎 50%~55%的乳腺癌伴有微小钙化,微钙化直径多小于 1 mm,呈簇状分布,数目较多且相对集中。也可以表现为癌灶内稀疏、散在针尖样钙化或仅见钙化而无明显肿块(图 1-30E)。

(8)周围组织改变:①侵及皮肤时可出现皮肤弥漫性、局限性增厚(正常皮肤厚度<2 mm)。②癌灶可以超出腺体层,侵入脂肪层或者胸肌。③结构扭曲:癌灶周围解剖平面破坏、消失。④Cooper韧带变直、增厚。⑤癌灶周围出现乳管扩张。

(9)淋巴结转移:因引流区域不同,淋巴结转移位置不同。可以出现同侧腋窝、锁骨上及胸廓内动脉旁。转移淋巴结多数增大,呈类圆形。淋巴结门偏心或者消失。彩色血流检查淋巴结内血流增多乃至丰富,动脉性为主,阻力指数可大于 0.7。

(10)血流走行方式:随着超声仪器对血流探测敏感性提高,血流丰富与否对乳腺癌诊断缺乏特异性。因癌灶内血流速度常常大于 20 cm/s,其内血流呈红蓝色镶嵌"马赛克"现象具有一定特征性。此外,癌灶内血管增粗、走行扭曲、杂乱分布及直接插入癌灶等特点有别于良性肿瘤。癌灶内血流走行方式可表现为以下方式。①中央型:血管走行癌灶中央。②边缘型:血管走行癌灶周边。③中央丰富杂乱型:血管位于癌灶中央,走行杂乱。④中央边缘混合型:血管在癌灶中央及边缘均存在,表现为由边缘进入中央。

(11)频谱多普勒:有学者认为 RI>0.7 有助于乳腺癌诊断与鉴别诊断,少部分癌灶内 RI 有时可达 1(图 1-30F);动脉收缩期最大流速 PSV>20 cm/s 是恶性肿瘤的特征。也有学者认为 RI 和 PSV 并非鉴别乳腺良恶性肿瘤的有效指标。

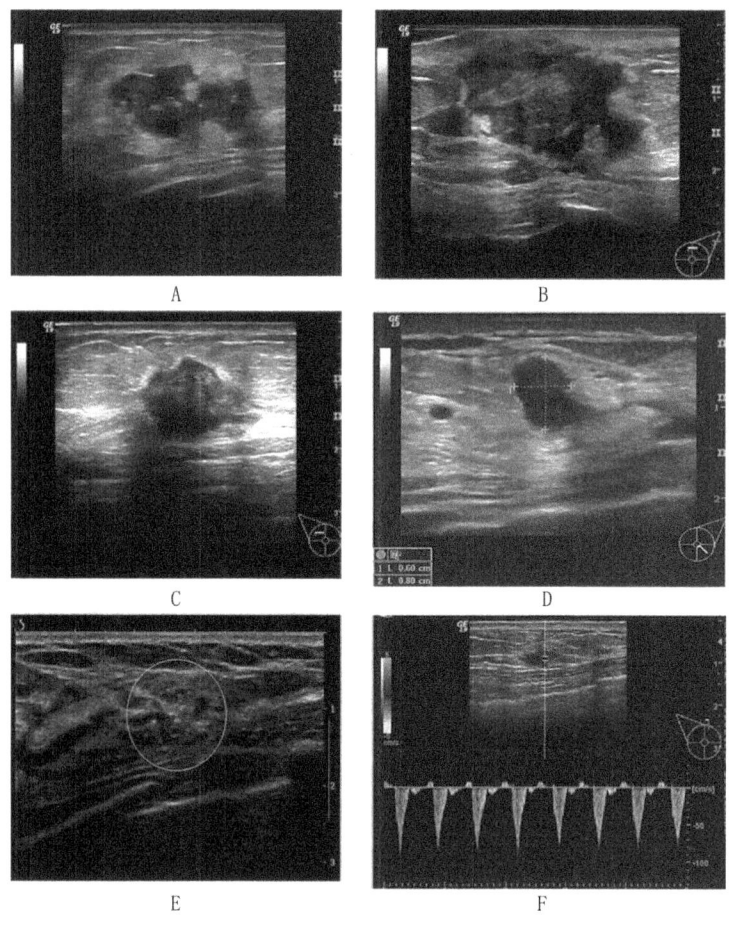

图 1-30 乳腺癌超声表现

A.乳腺内不规则形、表面凹凸不平肿块,肿块内部呈极低回声,病理:乳腺浸润性导管癌;B.肿块内出现坏死时可见不规则无回声(指示部分),病理:乳腺浸润性导管癌;C.肿块边缘部可见高回声晕,有毛刺感,后方回声衰减。箭头指示部局部高回声晕连续性中断。病理:乳腺浸润性导管癌;D.肿块纵横比大于 1,病理:乳腺浸润性导管癌;E.病变处仅见点状高回声,无明显肿块(标识处),病理:乳腺导管内癌;F.肿块内动脉阻力指数明显增高,RI=1.0

(12)生长速度:乳腺癌生长速度一般较快,而乳腺纤维瘤等良性肿瘤可存在多年无明显变化。

(13)癌块的硬度:既往癌块硬度主要通过触诊进行检查。近年来乳腺超声弹性成像逐渐被应用,癌灶大都表现为高硬度。

(14)肿块内微血管分布:近年来,超声造影的应用使超声观察乳腺癌肿块微血管分布成为可能。肿瘤血管生成是无序和不可控制的,部分学者研究显示乳腺癌的内部微血管多为不均匀分布,局部可见灌注缺损区,终末细小血管增多,分支紊乱,走行不规则,扭曲,并略增粗。病灶周围可见到毛刺样、放射状走行及多条扭曲、增粗的血管。有学者显示肿瘤血管存在着空间分布的不平衡,一般肿瘤周边的微血管密度大于中心,非坏死囊变区大于坏死、囊变区。

3.乳腺癌诊断中需注意的问题

乳腺癌的诊断需要对病灶进行多角度、多切面扫查,综合以上各个方面考虑;同时,必须与其影像学表现相似的良性病变相鉴别。在诊断过程中,如果能抓住任何一点特征性改变,诊断思维定向就能确立。

在乳腺癌诊断过程中,不同的影像检查具有各自的特点,综合参考多种影像检查可弥补各自的缺点,凸显各自的优点,有利于得出正确的结论;因此,超声诊断医师也需了解各自影像特点,取长补短进行综合分析。

疾病的发生发展是一个渐进的过程;在发生进展过程中,病变的病理学特征逐渐体现,同时也可能存在不同阶段同时并存的可能;病变组成成分的不同而具有不同的病理学特征;因此在分析超声图像时应全面,检查时应注意对细节的观察。

(二)乳腺非浸润性癌及早期浸润性癌

1.乳腺导管原位癌

(1)临床概述:乳腺导管原位癌又称导管内癌,占乳腺癌的3.66%,预后极好,10年生存率达83.7%。DCIS是指病变累及乳腺导管,癌细胞局限于导管内,基底膜完整,无间质浸润。

DCIS具有各种不同的临床表现,可表现为伴有或不伴有肿块的病理性乳头溢液,或在为治疗或诊断其他方面异常而进行的乳腺活检中偶尔发现。乳房X线检查异常是DCIS最常见的表现,通常DCIS表现为簇状的微小钙化。在190例DCIS女性的连续回顾性分析中,62%病例具有钙化,22%病例具有软组织改变,15%病例无乳房X线异常发现。

在大多数患者中,DCIS累及乳腺为区域性分布,真正多中心病变并不常见。DCIS肿瘤在乳腺内的分布、是否浸润和发生腋淋巴结转移都是DCIS患者选择恰当治疗时需要考虑的重要问题。

DCIS可进一步发展为早期浸润癌,是浸润性癌的一个前驱病变,可较好地提示浸润性癌的发生,但不是必须出现的前驱病变。

(2)超声表现:乳腺导管原位癌的超声声像图表现除微钙化征象外,76%的乳腺导管原位癌还表现为乳腺内低回声的肿块或导管增生性结节,一方面,该低回声病灶的形态、边界、包膜、后方回声等征象为医师进行良恶性判断提供了重要依据,另一方面,病灶的低回声背景也有助于显示其中的微小钙化。

根据其声像图表现可归纳为以下三型。①肿块型(伴或不伴微小钙化):声像图上有明显均匀或不均匀低回声肿块病灶(图1-31)。②导管型(伴或不伴微小钙化):声像图上可见局部导管扩张,上皮增生形成的低回声结节,多呈扁平状(图1-32)。③单纯微钙化型:声像图上仅见细小钙化点,局部腺体组织未见明显异常改变(图1-33)。

范围较大的病灶,彩色多普勒血流显像显示该区域有中等程度或丰富的血流信号,可有乳腺固有血管扩张,或有穿入血流;病灶区域可检出动脉血流频谱,血流速度常常大于20 cm/s,阻力指数常大于0.7。如果在超声扫查时未能正确认识该种征象,则往往容易漏诊。

结构紊乱型的DCIS往往是低分化的DCIS(粉刺癌),因此对可疑患者应进一步行X线检查以避免漏诊。

导管内癌病变内部的硬度分布有一定的特征,即DCIS病变内可见高硬度区域呈团状分布,其内杂的质地较软的正常组织,该现象称为"沙滩鹅卵石"征。

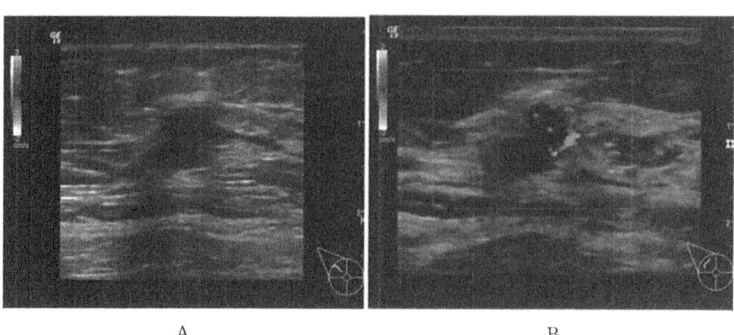

图 1-31　乳腺导管原位癌肿块型

声像图上有明显均匀或不均匀低回声肿块病灶(A);肿块内及周边可见较丰富彩流信号(B)。病理:导管内癌

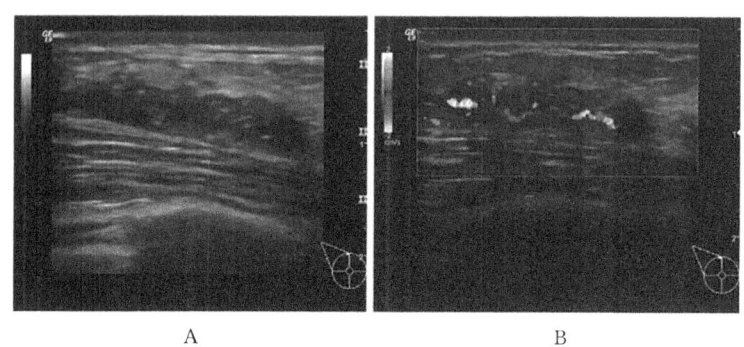

图 1-32　乳腺导管原位癌导管型

声像图可见局部导管扩张,上皮增生形成的低回声结节,呈扁平状,内伴多个点状高回声(A);低回声结节内可见较丰富彩流信号(B)。病理:导管内癌

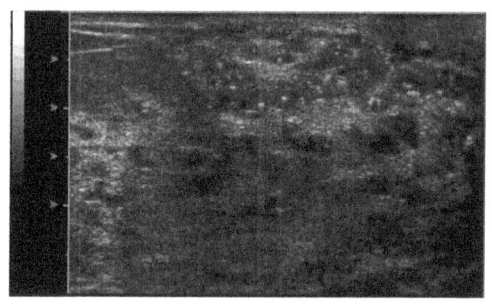

图 1-33　乳腺导管原位癌单纯微钙化型

声像图上仅见细小钙化点,局部腺体组织未见明显异常改变。病理:导管内癌

(3)鉴别诊断及比较影像分析:研究表明,70%左右的乳腺导管原位癌的检出归功于钼靶片上微钙化灶的发现;因此,钼靶检查被公认为乳腺导管原位癌的主要诊断方法,而超声检查由于对微小钙化灶的低敏感性,对乳腺导管原位癌的诊断意义颇有争议。超声检查的优势在于其对肿块或结节极高的敏感性。与超声相反,钼靶检查由于受乳腺致密或者病灶与周围组织密度相近等因素的影响,对肿块或结节不敏感,可能存在漏诊,尤其对 50 岁以下腺体相对较致密的女性。对于无微小钙化、以肿块为主的乳腺导管原位癌病例,超声检查具有重要的诊断价值,弥补了钼靶的不足。

虽然,微小钙化是乳腺导管原位癌的主要征象,但是并非所有的钼靶片上的微小钙化灶都是恶性的,文献报道其特异性低,仅29%～45.6%。因此,高频超声检查所显示的肿块或结节的征象为其良恶性判断提供了重要的信息,有助于提高钼靶诊断特异性,从而避免一些不必要的手术。

2.乳腺Paget病

(1)临床概述:乳腺Paget病是乳腺癌的一种少见形式,占全部乳腺癌的1.0%～4.3%,表现为乳头乳晕复合体表皮出现肿瘤细胞,其最常见的症状为乳晕湿疹、出血、溃疡和乳头瘙痒,由于疾病罕见以及易与其他皮肤疾病混淆,诊断经常延误。

WHO对乳腺Paget病的定义为乳头鳞状上皮内出现恶性腺上皮细胞,并和乳腺深处导管内癌相关,通常累及1条以上的输乳管以及若干节段导管,伴有或不伴有浸润性成分。80%～90%的患者伴有乳腺其他部位的肿瘤,伴发的肿瘤不一定发生在乳头乳晕复合体附近,可以是DCIS或浸润癌,伴有DCIS的Paget病属原位癌的范畴,伴浸润癌的Paget病已属于浸润性乳腺癌。

大体表现为乳头下导管和(或)乳腺深部导管均有癌灶存在,并可追踪观察到乳腺实质的癌沿乳腺导管及乳头下导管向乳头表皮内蔓延的连续改变。组织学表现为乳头表皮内有散在、成巢或呈腺管样结构的Paget细胞。

(2)超声表现。乳腺Paget病超声表现主要为:①乳头乳晕局部皮肤增厚,皮下层增厚、回声减低(图1-34A),可出现线状液性暗区。②增厚皮肤层后方一般无明显的肿块回声。③增厚皮肤层后方结构紊乱,回声减低,边界不清,解剖层次不清;血流信号增多,可出现高速高阻动脉血流频谱。④增厚皮肤层内可见较丰富血流显示(图1-34B)。⑤乳头凹陷:部分可见伴有乳头后或深部乳腺内的实性低回声或混合回声肿块,肿块内可见丰富血流信号(图1-34C);少部分病例乳头部可出现钙化灶。⑥大多伴有腋下淋巴结肿大。

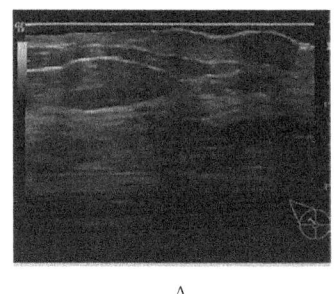 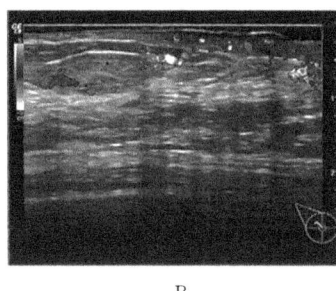 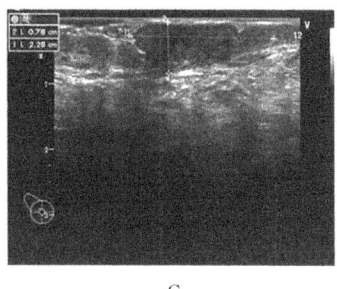

A　　　　　　　　　　　B　　　　　　　　　　　C

图1-34　乳腺Paget病

A.乳头旁局部皮肤层明显增厚;B.彩色多普勒示增厚皮肤层内血流信号明显丰富;C.乳头后方可见明显实性低回声肿块

(3)鉴别诊断及比较影像分析:乳腺Paget病需与如下疾病相鉴别。①与乳头皮肤湿疹鉴别:该病多见于中青年女性,有奇痒,皮肤损害较轻,边缘不硬,渗出黄色液体,病变皮肤与正常皮肤界限不清。②与鳞状细胞癌鉴别:两者临床均无明显特点,鉴别主要靠病理检查。

(三)乳腺浸润性非特殊型癌

1.乳腺浸润性导管癌(非特殊类型)

(1)临床概述:浸润性导管癌发病率随年龄增长而增加,多见于40岁以上女性,非特殊类型浸润性导管癌占浸润性乳腺癌的40%～70%。直径大于20 mm的癌块容易被患者或临床医师查到。直径小于10 mm(小乳腺癌)时,结合临床触诊及超声所见,诊断率明显提高。

浸润性导管癌代表着最大的一组浸润性乳腺癌,这类肿瘤常以单一的形式出现,少数混合其他组织类型。部分肿瘤主要由浸润性导管癌组成,伴有一种或多种其他组织类型为构成的次要成分。部分学者将其归为浸润性导管癌(非特殊型的浸润性癌)并简单注明其他类型的存在,其他学者则将其归为"混合癌"。

大体病理:IDC没有明显特征,肿瘤大小不等,可以小于5 mm,也可以大于100 mm;外形不规则,常常有星状或者结节状边缘;质地较硬,有沙粒感;切面一般呈灰白、灰黄色。常见癌组织呈树根状侵入邻近组织内,大者可深达筋膜。如癌组织侵及乳头又伴有大量纤维组织增生时,由于癌周增生的纤维组织收缩,而导致乳头下陷。如癌组织阻塞真皮内淋巴管,可致皮肤水肿,而毛囊汗腺处皮肤相对下陷,呈橘皮样外观。晚期乳腺癌形成巨大肿块,肿瘤向癌周蔓延,形成多个卫星结节。如癌组织穿破皮肤,可形成溃疡。

组织病理:肿瘤细胞呈腺管状、巢状、条索状、大小不一的梁状或实性片状排列,部分病例伴有小管结构;核分裂象多少不一;间质增生不明显或略有,有些则显示出明显的间质纤维化。

(2)超声表现:非特殊类型浸润性导管癌超声表现如下。

1)浸润性导管癌典型表现:①腺体层内可清晰显示的肿块。②垂直性生长方式:肿块生长方向垂直乳腺平面,肿块越小越明显(图1-35A);当肿块体积超过20 mm时肿块一般形态趋于类圆形,而边缘成角改变(图1-35B)。③极低内部回声:肿块内部几乎都表现为低回声,大多不均匀,有些肿瘤回声太低似无回声暗区,此时需要提高增益来鉴别(图1-35B)。④不规则形态:肿块形态一般均不规则,呈分叶状、蟹足状、毛刺状等,为肿块浸润性生长侵蚀周边正常组织所致(图1-35C)。⑤微钙化常见:低回声肿块内出现簇状针尖样钙化要高度警惕浸润性导管癌,有时微钙化是发现癌灶的唯一线索(图1-35D)。⑥浸润性边缘:肿块边缘呈浸润性,无包膜,肿块可浸润脂肪层及后方胸肌,侵入其内部,导致组织结构连续性中断(图1-35E)。⑦周围高回声晕:肿块周边常有高回声晕环绕;一般认为是癌细胞穿破导管向间质浸润引起结缔反应,炎性渗出或组织水肿及血管新生而形成边界模糊的浸润混合带(图1-35F)。⑧后方回声减低:目前多认为肿块后方回声减低是因癌组织内间质含量高于实质,导致声能的吸收衰减(图1-35G)。⑨特异性血流信号:肿块边缘、内部出现增粗、扭曲及"马赛克"血管走行(图1-35G);PW显示肿块内动脉收缩期最大流速PSV>20 cm/s及RI>0.7对肿块恶性诊断具有一定价值(图1-35H)。⑩腋窝淋巴结转移:无论肿块大小,均可出现腋窝淋巴结转移;大多数转移性淋巴结表现为体积增大,呈类圆形,内部呈低回声,淋巴结门偏心或者消失;多发肿大时,淋巴结之间可见融合;彩色血流检查淋巴结内血供丰富。

2)浸润性导管癌不典型表现:①小乳腺癌一般指直径6~10 mm的乳腺癌,多为患者自己发现后就诊,临床触诊包块质地较硬,有如黄豆覆盖于皮革之后的触感。尽管病变有一定移动度但范围不大。其诊断要点为触诊质硬结节是诊断的重要线索;二维可能出现典型浸润性导管癌声像特点,肿块内部极低回声,垂直性生长,跨越两个解剖平面,内部微钙化灶,多普勒检查中央性穿心型血供,高阻力血流频谱,具备上述特征诊断乳腺浸润性导管癌比较容易;类圆形或者不规则癌灶者,毛刺状边缘是诊断的关键。②无明确边界类型乳腺癌多为临床触诊发现质硬包块,乳房腺体层仅见片状极低回声,境界不清晰。彩色血流检查可见极低回声内粗大扭曲血管穿行,血流花彩样呈"马赛克"现象。频谱多普勒检查检出高速高阻力动脉性血流频谱,RI>0.7,甚至1。此型诊断主要依靠高敏感彩色血流及频谱多普勒检查。

第一章 浅表器官疾病的超声诊断

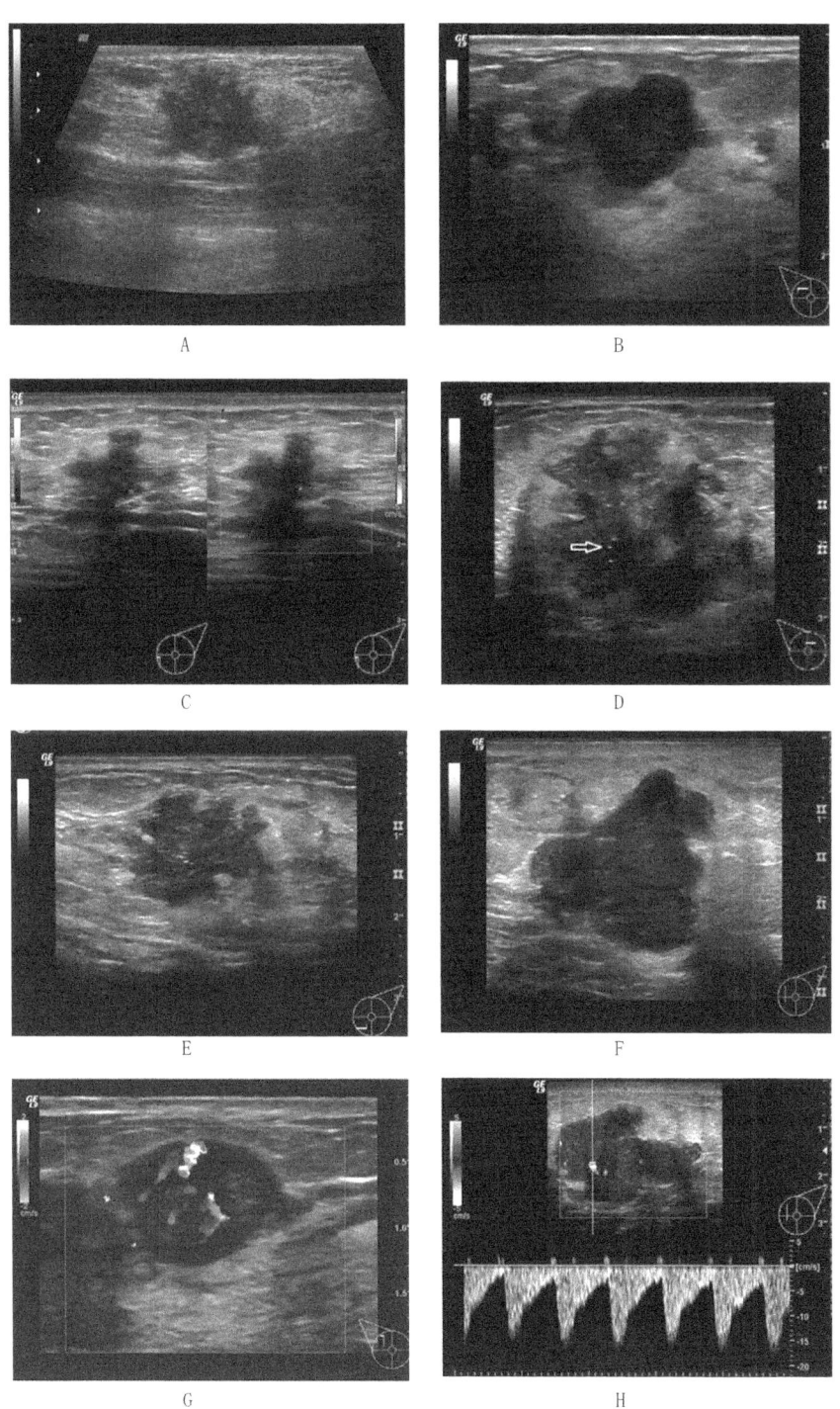

图 1-35 浸润性导管癌典型表现

A.肿块生长方向垂直乳腺平面及边缘呈蟹足样改变;B.二维表现:较大肿块形态趋于类圆形,边缘成角改变;C.肿块呈蟹足样生长,并肿块后方回声衰减;D.肿块内可见点状高回声(箭头指示部分);E.肿块形态不规则,向周边浸润;F.肿块周边常有高回声晕环绕;G.浸润性导管癌彩色多普勒血流表现;H.浸润性导管癌频谱多普勒,RI大于0.7

非特殊类型浸润性导管癌的特殊检查:①超声弹性成像,非特殊类型浸润性导管癌肿块硬度常明显高于正常组织,肿块周边因肿瘤侵犯而硬度明显增高,肿块内部因肿瘤坏死等常表现为硬度分布不均匀,定量弹性成像可清晰显示弹性系数的这种不均匀分布(图1-36)。②三维及全容积成像,肿瘤的三维成像可清晰显示肿瘤冠状面影像和空间状况,三维血流成像时可显示肿块内及其周边血管的空间分布。③超声造影,非特殊类型浸润性导管癌肿块内及周边常具有丰富血供,因肿瘤的生长,瘤内血管分布常不均匀。超声造影时,瘤内及周边常表现为明显不均匀强化(图1-37)。

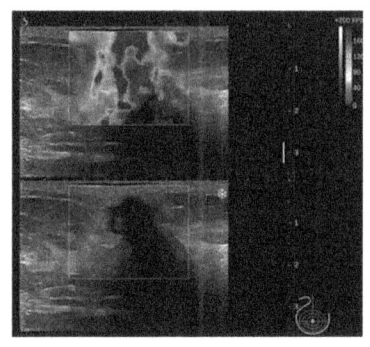

图1-36 浸润性导管癌超声弹性成像

定量弹性成像可显示肿块内及周边弹性系数的不均匀分布

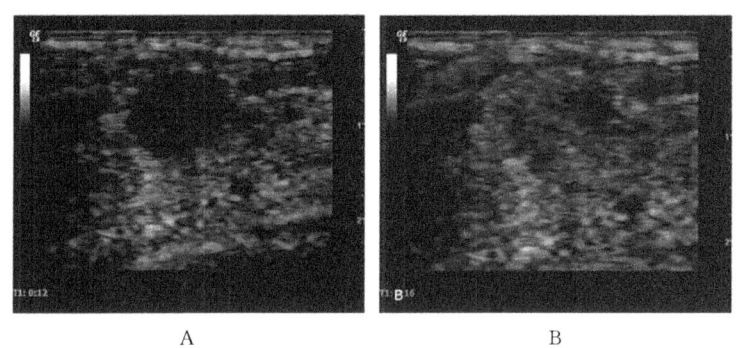

A　　　　　　　　　　　　B

图1-37 浸润性导管癌超声造影

浸润性导管癌开始强化前(A)低回声肿块内无造影剂信号,强化后(B)
肿块内明显不均匀强化,强化范围大于无增强时肿块范围

(3)鉴别诊断及比较影像分析:需与浸润性小叶癌进行鉴别,同时也需与乳腺腺病或纤维腺瘤等相鉴别。

2.乳腺浸润性小叶癌

(1)临床概述:乳腺浸润性小叶癌(invasive lobular carcinoma,ILC)是一种具有特殊生长方式的浸润性乳腺癌。ILC是乳腺癌的第二大常见类型。据文献报道ILC的发病率差别较大,占浸润性乳腺癌的1%~20%。大多数研究显示,ILC发病年龄高峰在45~67岁,75岁以上患者多于35岁以下者。与其他浸润性乳腺癌相比,浸润性小叶癌以同侧多灶性为特征,且双侧乳腺发病较常见。淋巴结阳性的ILC比淋巴结阴性者更容易发展为对侧乳腺癌。

ILC常表现为乳腺内可触及界限不清的肿块,一些病例仅能触到不确切的细小的或者弥漫的小结节,有的病例则感觉不到有异常改变。由于ILC钙化少见,常缺乏特征性影像学改变。

大体病理:典型病例可见不规则形肿块,常没有明显的界线,病变区质地硬,切面多呈灰色或白色,硬化区呈纤维性外观,通常无肉眼所能见到的囊性变、出血、坏死和钙化。部分病例没有明显肿物。

组织学上是由一致的、类似于小叶原位癌的细胞组成的浸润性癌,癌细胞常呈单行线状排列,浸润于乳腺小叶外的纤维间质中,围绕乳腺导管呈靶环状排列;亦可单个散在弥漫浸润于纤维间质中;有时可见残存的小叶原位癌成分。本型又称小细胞癌,预后极差,10年生存率仅 34.7%。

(2)超声所见:ILC 组织学的特殊性是影响超声影像改变的根本原因,由于 ILC 的癌细胞之间散布着大量正常乳腺组织,因此形成影像中绝大多数肿物边界模糊不清,后方回声衰减多见,且肿物内大多为不均质低回声。文献报道超声诊断 ILC 的敏感度为 78%~95%。①二维超声:肿块内部呈极低回声,形态不规则,边界较浸润性导管癌模糊不清,周围组织结构扭曲常见,后方衰减明显;肿块内部微钙化少见(图 1-38A)。②彩色多普勒:多数肿块内部呈少血供,少数表现为血供丰富,RI>0.7,呈高阻力频谱(图 1-38B)。③少数病例呈现多中心病灶,表现为同一乳房见多个类似结节存在。

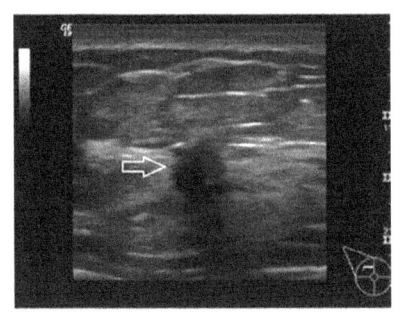 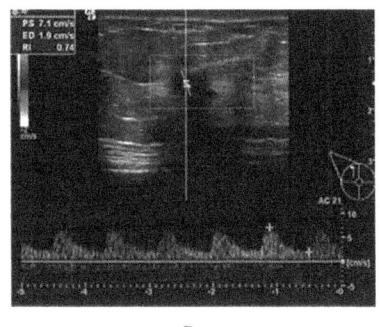

A B

图 1-38 乳腺浸润性小叶癌

A.肿块内呈极低回声(箭头指示部分),形态不规则,边界模糊不清,组织结构扭曲常见,后方衰减明显;B.肿块内 RI>0.7,呈高阻力频谱

(3)鉴别诊断及比较影像分析。①浸润性导管癌与浸润性小叶癌鉴别:通过超声对两者进行鉴别很困难。当同一乳腺出现多个癌灶时,提示浸润性小叶癌可能性大。②乳腺病或纤维腺瘤与浸润性小叶癌鉴别:对于声像不典型的病例常鉴别困难,但超声依然是判断乳腺肿块良恶性的较好的影像学检查方法。

3.乳腺髓样癌

(1)临床概述:乳腺髓样癌是一种合体细胞生长方式,缺乏腺管结构,伴有明显淋巴细胞及浆细胞浸润,界限清楚的癌;占全部浸润性乳腺癌的 5%~7%。

发病年龄 21~95 岁,与浸润导管癌比较,其患者相对年轻,至少有 10% 的患者在 35 岁以下,有 40%~60% 的患者小于 50 岁。老年患者不常见,男性则更罕见。通常在一侧乳腺触到肿物,一般为单个,界清质实,临床和影像学容易误诊为纤维腺瘤。

大体病理:肿物 2~3 cm,呈结节状,界限清楚。切面灰白、灰黄到红褐色,鼓胀饱满,与浸润性导管癌相比,其质地较软,肿瘤组织缺乏皱缩纠集感;尤其是较大肿瘤者,其内常见出血坏死,亦可出现囊性变。

组织学上癌实质成分占 2/3 以上,间质成分少。癌细胞较大,形状大小不一,异型性明显,核分裂较多见;常排列成密集的不规则片状或粗条索状,相互吻合,由少量纤维间质分隔,可见腺体结构和导管内癌成分;癌巢中央部常见成片状坏死,间质缺乏淋巴细胞浸润。

乳腺髓样癌在乳腺癌中被认为相对预后较好,其 10 年生存率远高于浸润性导管癌。

(2)超声表现。乳腺髓样癌的主要超声表现为:①二维超声,肿物呈膨胀式生长,内部呈低或极低回声,边界清晰规则,无包膜;后方回声增强或无变化;内部一般微钙化极少见,可以出现同侧腋窝淋巴结肿大(图 1-39A)。②由于肿瘤内细胞数多,间质纤维少,故肿物大而质软,易发生坏死而发生破溃。③有时,肿块内部可见散在不均的强回声点伴无回声区,后方回声一般不减弱,如后方衰减,则恶性程度大(图 1-39A)。④彩色多普勒检查,肿物内部血供丰富,血管走行杂乱扭曲,以中央性血流为主,血流因流速低一般无"马赛克"现象;频谱多普勒检出高阻力血流频谱,RI>0.7(图 1-39B)。

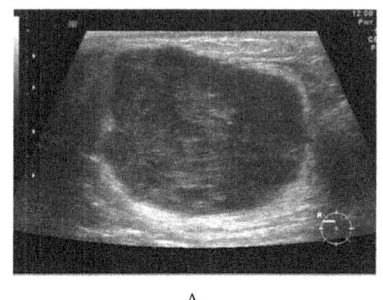 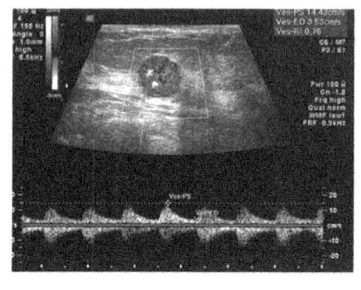

图 1-39 **乳腺髓样癌**
A.肿块较大时边界依然清晰,肿块内伴无回声区;B.肿块内呈高阻血流频谱

(3)鉴别诊断及比较影像分析:乳腺髓样癌在诊断中需与如下疾病相鉴别。

1)与乳腺纤维腺瘤鉴别:①乳腺髓样癌呈膨胀性生长,虽然边界清楚,但无包膜;纤维瘤常有包膜。②乳腺髓样癌回声多低于纤维瘤,可为极低回声,大者内部可出现坏死、囊性变,肿物内钙化极少见。③乳腺髓样癌血供丰富,为中央性血流,多为Ⅱ级和Ⅲ级血流;而纤维瘤血供为边缘性,相对不丰富,多为 0 级。

2)与浸润性导管癌鉴别:①浸润性导管癌呈垂直性生长,边缘浸润性改变;髓样癌呈膨胀式生长,边缘清晰规则。②浸润性导管癌内部微钙化常见,髓样癌则极少见。③浸润性导管癌内部血供以中央性粗大血管为主,血流呈典型"马赛克"现象;髓样癌内部血流丰富,血流为纯蓝或纯红。

3)与浸润性小叶癌相鉴别:浸润性小叶癌为第二常见的原发乳腺癌,由于其病理上的特殊生长方式,而致临床及影像早期诊断困难,如 X 线片有显示,则其最常见征象为星芒状边缘肿块和结构扭曲。

4)与黏液腺癌相鉴别:黏液腺癌 X 线片上最类似髓样癌表现,但其常见于绝经后老年妇女;而髓样癌在年轻患者中有较高比例,年龄因素形成两者鉴别的基础。

4.乳腺大汗腺癌

(1)临床概述:乳腺大汗腺癌是一种 90% 以上的肿瘤细胞显示大汗腺细胞形态学特点和免疫表型的乳腺浸润癌,是乳腺癌浸润性特殊型癌中的一种,较少见,占乳腺癌的 0.4%~4%,患者多为中老年人。常发生在乳腺外上象限,组织学结构特征为肿瘤由具有顶浆分泌特征的大汗腺样细胞组成,瘤细胞体积较大,胞质丰富;细胞核较小,呈圆形或椭圆形。肿瘤生长缓慢,预后较好,较晚发生淋巴结转移。

(2)超声表现:超声图像上与其他类型乳腺癌不易区分,但有报道肿块内部见双线样管壁结构回声时,应高度怀疑大汗腺癌,可能是腺管阻塞所致(图1-40)。

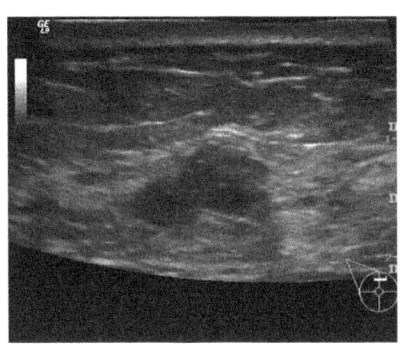

图1-40 乳腺大汗腺癌二维超声表现

(四)乳腺浸润性特殊型癌

1.乳腺黏液癌

(1)临床概述:乳腺黏液腺癌也称黏液样癌或胶样癌,是原发于乳腺的一种很少见的特殊类型的乳腺癌,占所有乳腺癌的1%~4%。通常肿瘤生长缓慢,转移较少见,预后比其他类型乳腺癌好。患者的发病年龄分布广泛(21~94岁),中位年龄为70岁,其平均年龄或中位年龄比浸润性导管癌偏大,以绝经后妇女常见。75岁以上乳腺癌患者7%为黏液癌。

多数黏液癌患者的首发症状是发现可以推动的乳腺包块,触诊为软至中等硬度。由于黏稠液体被纤维分隔,触诊时可有捻发音。好发于外上象限,其次为外下象限。

大体病理:肿瘤直径从10 mm以下至200 mm,平均28 mm。典型黏液癌具有凝胶样外观,似胶冻状,伴有突出的、清楚的边界,可推动;肿瘤缺乏真正的包膜;囊性变在体积较大的病例出现。

乳腺黏液癌是由细胞学相对温和的肿瘤细胞团巢漂浮于细胞外黏液湖中形成的癌。可以分为单纯型和混合型。黏液腺癌病理表现为大量细胞外黏液中漂浮有实性团状、条索状、腺管状、筛状等结构癌组织灶,癌细胞大小相似,异型性明显,核分裂象易见;混合型还伴有浸润性导管癌等成分。黏液湖被纤维组织分隔,肿瘤周边也有纤维组织间隔,这可能是阻止癌细胞扩散的一个因素。黏液是癌细胞变性崩解产物,为酸性或中性黏液。黏液腺癌被认为系来源于导管内癌或浸润性导管癌。乳腺肿瘤中出现黏液或黏液变性者较多,因此,黏液腺癌须与其他肿瘤进行鉴别:①印戒细胞癌具有印戒细胞,呈单个纵列或弥漫浸润于纤维组织中,癌细胞胞质内出现黏液空泡,将核挤向一侧呈"印戒状"等特征,其生长方式也呈弥漫性。②纤维腺瘤、乳头状瘤、导管增生等良性疾病均可伴有局灶性或广泛性黏液样变,但细胞缺乏异型性,纤维腺瘤有真正胞膜等可资鉴别。③转移性黏液腺癌应进行B超、X线、CT、纤维胃镜等检查,可排除消化道、生殖道等其他各部位肿瘤。

(2)超声表现。乳腺黏液癌的超声特征与病理分型密切相关:①单纯性乳腺黏液癌表现为低回声肿块,有包膜,边界清楚,形态规则,内部回声均匀,后方回声增强(图1-41A),酷似纤维腺瘤。②混合型黏液腺癌表现为不均质回声的低回声肿块,肿块部分或全部边界不清,形态不规则

(图 1-42A);肿块内可伴等回声区、液性暗区或强回声钙化灶伴后方声影(图 1-42B)。③CDFI:肿块内可见少量血流信号,部分呈较丰富彩流信号,RI 常大于 0.7(图 1-41B)。

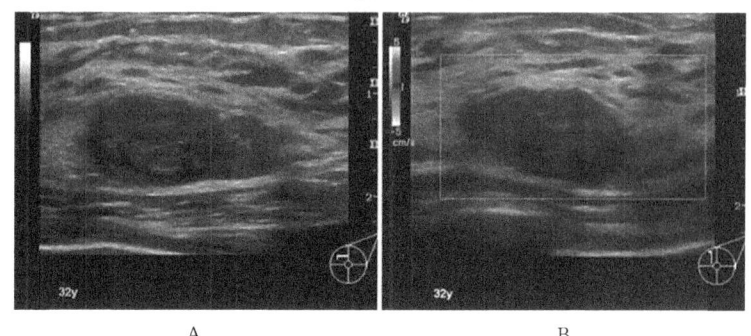

图 1-41　单纯性乳腺黏液癌

A.低回声肿块,有包膜,边界清楚,形态规则,内部回声均匀,后方回声增强;B.CDFI:肿块内未见明显血流显示

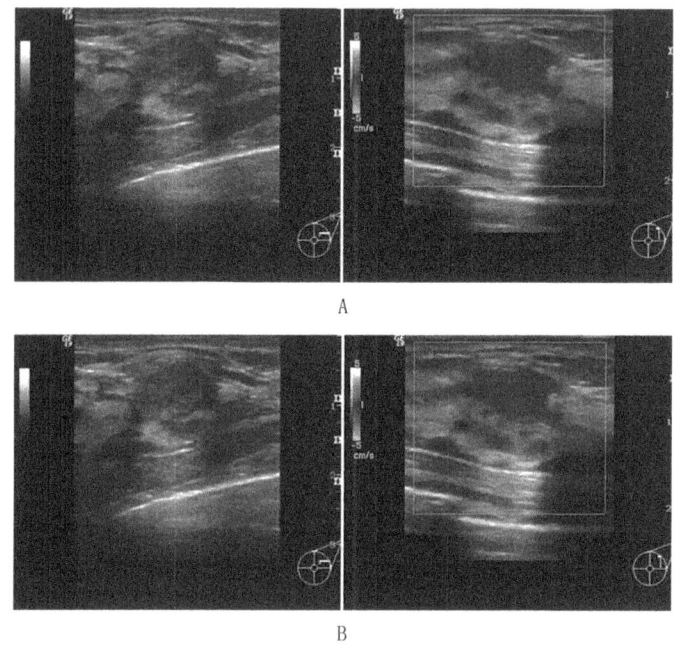

图 1-42　混合型乳腺黏液癌

A.不均质低回声肿块,肿块边界不清,形态不规则,肿块内未见明显血流显示;B.肿块内呈混合回声,可见等回声区和液性暗区

(3)鉴别诊断及比较影像分析:单纯型乳腺黏液癌超声表现为边缘光滑的较低回声肿块,因此常需与腺瘤等良性病变鉴别,但存在一定难度;可以从临床发病特征上考虑,腺瘤常有多发征象,且病史长,变化不显著。

混合型乳腺黏液癌超声表现常为一些典型的恶性征象,又与浸润性导管癌或浸润性小叶癌不易鉴别,但浸润性导管癌钼靶 X 线常表现为毛刺性肿块,其次为钙化;浸润性小叶癌常表现为腺体扭曲和不对称密度。

2.导管内乳头状癌

(1)临床概述:导管内乳头状癌为一种特殊型乳腺癌,占全部乳腺癌的2%~8%,多发生于乳腺中央区的大导管,常有乳头溢血,50岁以上老人多见。肿块直径约3 cm,预后较一般乳腺癌好,10年存活率达63.9%。

大体表现:肿瘤由管壁向腔内突出生长,形似乳头状,富于薄壁血管,极易出血。

病理检查:乳头状癌常见有纤维脉管束,乳头表面被覆异型癌细胞,细胞可单层或复层,排列极其紊乱,可见核分裂象,肌上皮消失,在乳头基底部与囊壁交界处可见癌组织浸润。

(2)超声表现:超声表现为乳腺的中央导管扩张,内有实性中低回声团,形态不规则,呈"蟹足"样(图1-43A),内有微粒样钙化点,后壁常呈衰减暗区。CDFI示癌瘤内血流信号增多(图1-43B)。

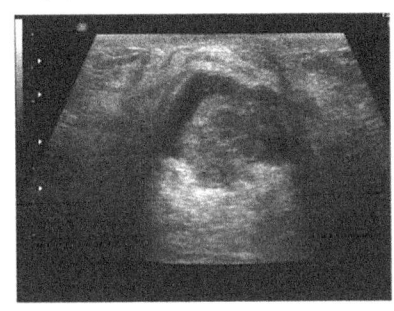 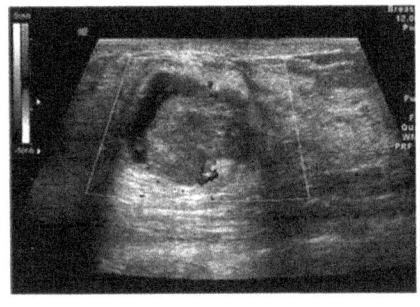

A B

图 1-43 导管内乳头状癌

A.局部导管扩张,内见实性中低回声团块,形态不规则;B.肿块内血流信号增多

(3)鉴别诊断及比较影像分析:导管内乳头状癌需与如下疾病相鉴别。

1)与导管内乳头状瘤鉴别:①两者均可见到自发的、无痛性乳头血性溢液;均可扪及乳晕部肿块,且按压该肿块时可自乳管开口处溢出血性液体;由于两者的临床表现及形态学特征都非常相似,故两者的鉴别诊断十分困难。一般认为,乳腺导管内乳头状瘤的溢液可为血性,亦可为浆液血性或浆液性;而乳头状癌的溢液则以血性者为多见,且多为单侧单孔。②乳头状瘤的肿块多位于乳晕区,质地较软,肿块一般不大于1 cm,同侧腋窝淋巴结无肿大;而乳头状癌的肿块多位于乳晕区以外,质地硬,表面不光滑,活动度差,易与皮肤粘连,肿块一般大于1 cm,同侧腋窝可见肿大的淋巴结。③乳腺导管造影显示导管突然中断,断端呈光滑杯口状,近侧导管显示明显扩张,有时为圆形或卵圆形充盈缺损,导管柔软、光整者,多为导管内乳头状瘤;若断端不整齐,近侧导管轻度扩张,扭曲,排列紊乱,充盈缺损或完全性阻塞,导管失去自然柔软度而变得僵硬等,则多为导管内乳头状癌。④溢液涂片细胞学检查乳头状癌可找到癌细胞;最终确诊则以病理诊断为准,而且应做石蜡切片,避免因冷冻切片的局限性造成假阴性或假阳性结果。

2)与乳腺导管扩张症鉴别:①乳腺导管扩张症溢液期均可以乳头溢液为主要症状,常伴有先天性乳头凹陷,溢液多为双侧多孔,性状可呈水样、乳汁样、浆液样、脓血性或血性。②导管扩张症的肿块期可见到乳晕下肿块,肿块形状可不规则,质地硬韧,并可与皮肤粘连,常发生红肿疼痛,后期可发生溃破而流脓;还可见患侧腋窝淋巴结肿大、压痛。③若较大导管呈明显扩张,导管粗细不均匀,失去正常规则的树枝状外形者,而无明显充盈缺损者,则多为导管扩张。④必要时可行肿块针吸细胞学检查或活组织病理检查。

(五)乳腺其他罕见癌

1.乳腺化生性癌

(1)临床概述:乳腺癌常伴有各种类型的化生,如鳞状上皮化生、梭形细胞化生、软骨化生或骨化生,故称其为化生性癌。

(2)超声表现:声像图表现与黏液癌相似,单纯应用超声很难对乳腺癌的病理类型做出诊断(图1-44)。

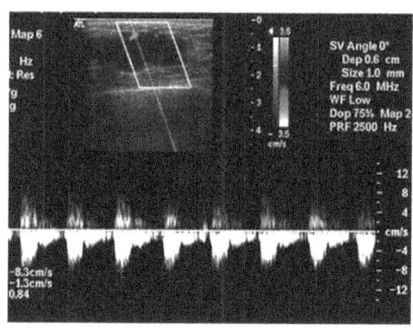

图1-44 乳腺化生性癌多普勒频谱表现

(3)相关影像学表现:钼靶X线表现无特殊性。多数边界较清楚,无钙化,有些患者中表现为良性征象,一些患者同时表现为部分边界清楚,部分呈毛刺状。

2.乳腺神经内分泌癌

(1)临床概述:乳腺神经内分泌癌较罕见,占乳腺癌的2%~5%,其肿瘤细胞中往往含有亲银和(或)嗜银颗粒,神经内分泌指标呈阳性表达。1977年,Cubilla和Woodruff首先报道了发生于乳腺的神经内分泌癌。世界卫生组织(WHO)乳腺及女性生殖器官肿瘤组织分类将乳腺神经内分泌癌正式命名,并将其分为实体型神经内分泌癌、小细胞/燕麦细胞癌及大细胞神经内分泌癌3个亚类。

本病多见于老年人,主要发生于60~70岁。但临床上多缺乏神经内分泌综合征的表现。

大体形态表现为浸润性或膨胀性生长的肿块,切面呈实性、灰粉或灰白,质硬,大部分边界清晰,部分与周围组织分界欠清。按细胞类型、分级、分化程度和产生黏液的情况可将其分为不同的亚型:实性神经内分泌癌、不典型类癌、小细胞/燕麦细胞癌和大细胞神经内分泌癌。神经内分泌癌癌组织由密集的细胞构成,形成孤立的、界限清楚的小叶状肿块,或呈实性巢状、片状、小梁状;亦可由密集富染色质、细胞质稀少的细胞或由密集的细胞质丰富的大细胞团块组成。

(2)超声表现:乳腺神经内分泌癌的声像图表现多为不均质低回声实性肿块,形态不规则,边界清晰或部分边界不清(图1-45A)。肿瘤内伴部分黏液癌成分时,瘤内可部分表现为低、无回声;伴浸润性导管癌时,超声表现与浸润性导管癌相似(图1-45B)。

彩色多普勒血流显像显示大部分乳腺神经内分泌癌血流丰富(图1-45C),考虑与肿瘤细胞密集、实性癌巢中新生血管丰富有密切关系。少部分肿块内血流稀少。

(3)鉴别诊断及比较影像分析。①与常见的乳腺浸润性导管癌鉴别:乳腺神经内分泌癌的超声表现与其病理组织学特征有密切关系。乳腺神经内分泌癌的4个病理学亚型均由密集的细胞构成,可呈实性巢状、片状、小梁状,形成孤立的、界限清楚的肿块,使其在超声检查中可表现为边界清晰的实性肿块。乳腺浸润性导管癌实质向周围组织浸润明显,并伴有不同程度的间质反应,成纤维反应多，超声表现为毛刺及强回声晕。肿瘤间质的胶原纤维成分增多，排列紊乱形成后方回声衰减；而乳腺神经内分泌癌细胞成分丰富，间质成分少，以膨胀性生长为主，故多为实性肿块，边界清晰，无毛刺，后方回声无明显衰减，可据此加以鉴别。但乳腺神经内分泌癌呈浸润性生长时，则难以与乳腺浸润性导管癌相鉴别。②与乳腺其他良性肿瘤相鉴别：乳腺神经内分泌癌呈膨胀性生长时，因其边界清楚而难以与其他乳腺良性肿瘤相鉴别，但肿块内血流丰富而提示恶性肿瘤可能。而肿块表现为部分边界不清，形态不规则并肿块内血流丰富，常提示乳腺恶性肿瘤。

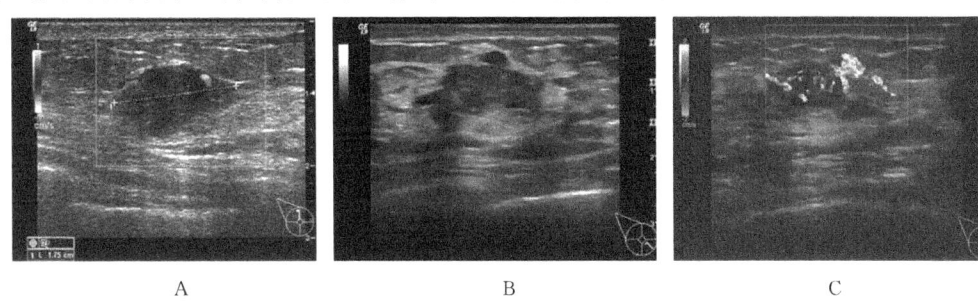

图1-45　乳腺神经内分泌癌

A.不均质低回声实性肿块，形态不规则，部分边界不清。病理：乳腺实性神经内分泌癌；B.肿块边界不清，形态不规则，内部回声不均匀，局部呈低无回声。病理：乳腺实性神经内分泌癌，伴部分黏液癌成分及广泛性导管内癌成分（神经内分泌性导管内癌）；C.彩色多普勒示肿块内及边缘部可见明显丰富彩流信号

（任金霞）

第五节　阴囊与睾丸疾病

一、鞘膜积液

鞘膜积液是临床上比较常见的疾病，常见原因有感染、损伤、肿瘤及心、肾等全身性疾病。根据发病的部位不同可分为几种，睾丸鞘膜积液是指超过正常量的积液分布在睾丸周围的鞘膜内。精索鞘膜积液是指精索鞘状突部分局限性积液。

(一)声像图表现

(1)睾丸鞘膜积液表现为阴囊内可见无回声区围绕在睾丸周边，睾丸形态大小尚正常，无回声区内部可以较清晰的显示附睾头部。婴儿时期的鞘膜积液双侧性的多见，随着小儿生长动态观察可逐渐消退。

(2)精索鞘膜积液表现为精索所在处出现椭圆形无回声区，边缘光滑，内未见光团或光点回声。

(3)交通性鞘膜积液显示鞘膜积液无回声区向上与腹腔相通，向下与睾丸鞘膜相通。如果积液变混浊、血性、乳糜状往往表明睾丸、附睾或精索有病变，多属继发性积液。

(二)临床意义

超声很容易显示增大的阴囊内的液体，容易区别于睾丸肿大或疝内容物所致的阴囊肿大。

二、隐睾

睾丸在胎儿期由腹膜后下降入阴囊,若在下降过程中停留在任何不正常的部位称为隐睾。常见部位腹股沟管及其内、外环、腹膜后等。新生儿有3%～14%睾丸未下降,但多在1周岁内自然下降至阴囊内。青春期睾丸尚未下降者则无自然下降的可能,未下降的睾丸常发育不全,体积小而软。隐睾患者睾丸肿瘤发病率比正常睾丸者高10～40倍。

声像图表现:隐睾随睾丸所在的位置不同,其声像图表现也有不同。腹股沟型隐睾主要表现在患侧阴囊内未见睾丸图像,而在腹股沟管或其内、外环处可见一椭圆的低回声区,边界清楚、边缘光滑,内部回声均匀,加压时有酸痛感区别于淋巴结大。还要注意小儿睾丸在寒冷、恐怖刺激时提睾肌收缩将睾丸自阴囊内上提,不要误为隐睾,同时当隐睾合并斜疝时不要漏掉隐睾。

腹腔型隐睾由于其位置较深易受气体干扰影响检查效果。检查时应充盈膀胱,在其周围尤其膀胱上后方处扫查显示隐睾,其次在肾脏下方、腰大肌前方等处均要仔细扫查。隐睾为一低回声区,边界尚清,内部低回声均匀,不活动,图像稳定存在(图1-46)。

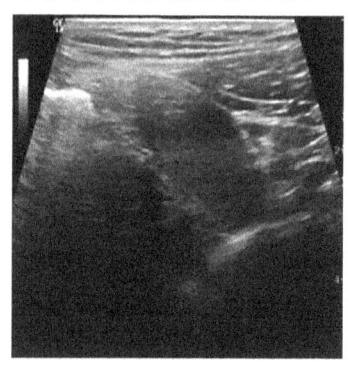

图1-46 隐睾声像图
可见睾丸位于髂动脉周边

三、附睾淤积症

精液囊肿多发于中年人,发病原因可能与输精管部分阻塞精液积聚所形成,是阴囊常见的囊性病变。附睾淤积症为男性输精管阻断术后附睾管扩张淤滞的结果,较少见,较轻,由于管壁常有肉芽组织增生所以壁较厚。

声像图表现:精液囊肿为附睾头部有卵圆形小无回声区,边界清晰,内壁光滑,后方回声增强。附睾淤积症表现为附睾增大,尾部出现内壁不光滑的无回声区,壁稍厚。

四、睾丸肿瘤

(一)分型

睾丸肿瘤分生殖细胞性和非生殖细胞性两大类,其中绝大多数为生殖细胞性肿瘤。恶性睾丸肿瘤占男性恶性肿瘤的1%,每年每10万人中有0.9～1.8人发病,好发年龄在20～40岁年龄组。

1.生殖细胞性睾丸肿瘤

约95%为恶性,主要见于青壮年,以精原细胞瘤最多见占47.7%,胚胎癌占20%～25%,绒毛膜上皮癌占1%～3%,畸胎瘤占5%～9%和其他混合性肿瘤。睾丸肿瘤可以经淋巴管和血行转移至腹膜后区及肝、肾、肺、骨骼。

2.非生殖细胞性肿瘤

少见,包括纤维瘤及肉瘤、平滑肌瘤及肉瘤、横纹肌瘤及肉瘤、淋巴瘤、血管瘤等。如果双侧睾丸同时发生肿瘤可以由白血病累及睾丸所致。

(二)临床症状与体征

(1)睾丸无痛性肿物,睾丸结节大多数为偶然发病,触诊睾丸质地硬,如果内有出血或梗阻时则有疼痛。

(2)由于精子原因的不孕症,有男性乳房发育症。

(3)腰背疼痛和其他相应症状如咳嗽、胸痛。

(4)急性疼痛,如睾丸扭转。

(三)声像图表现

1.精原细胞瘤

二维超声显示睾丸增大,边界规则或不规则,睾丸内部肿块可以呈局限性病变或弥散性病变,局限性病变多见。睾丸内可见局限性低回声或等回声区结节,边界欠规则,光点分布欠均,周围还可见正常睾丸组织回声(图1-47);弥漫性者睾丸体积增大,内部回声强弱不均,光点粗大(图1-48)。腹膜后区及腹股沟区可见淋巴结肿大,呈单个或多个低回声区,圆形或类圆形,边界尚清,部分可融合成块状,内部回声尚均匀,内未见光斑回声。

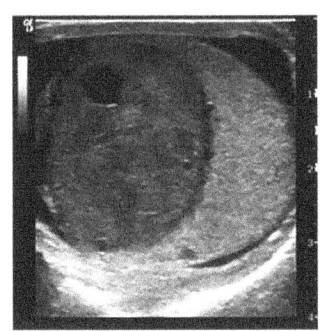

图1-47 睾丸精元细胞瘤灰阶图像
肿瘤呈圆形低回声区

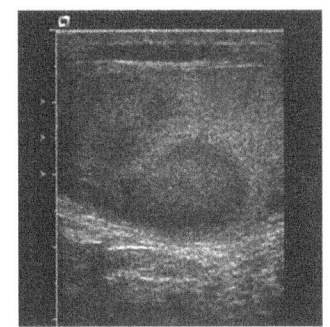

图1-48 多发性睾丸精原细胞瘤灰阶图像
病灶呈低回声区

彩色多普勒超声检查见睾丸内肿块内部血流信号丰富,可呈分支状或呈短线状,血管分支多,粗细不均,未见明显静脉伴行。频谱多普勒显示肿块周边及内部丰富的血流信号绝大多数为动脉血流频谱,血流速度快。

2.胚胎癌

睾丸形态失常呈不规则增大或呈分叶状,表面不平、内部回声不均匀,低回声和稍强回声混合存在。彩色多普勒显示肿块内部血流信号丰富,呈动脉频谱。腹膜后区及腹股沟区可见淋巴结肿大,呈单个或多个低回声区,圆形或类圆形,边界尚清,部分可融合成块状,内部回声尚均匀,内未见光斑回声。

3.畸胎瘤

睾丸内部回声强弱不均,有不规则强光团,后伴声影,内部是由骨骼、牙齿、毛发混合而成,其周边还可见不规则无回声区(图1-49)。值得注意的是睾丸内的囊肿,如其周围有实质性成分则应警惕畸胎癌或胚胎癌。

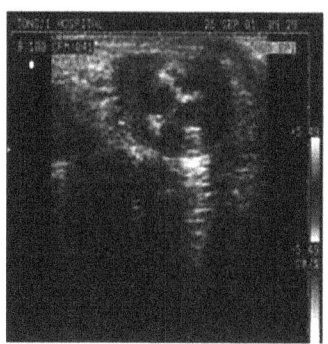

图1-49 睾丸畸胎瘤灰阶图像
瘤内可见不规则强回声及无回声区

4.其他肿瘤

(1)畸胎癌:睾丸内部表现实质性肿块,回声强弱不均,并可侵犯周围阴囊壁。

(2)绒毛膜上皮癌:睾丸内部弥漫分布的点状回声,与残存的睾丸实质或周围组织回声分界不清楚,彩色多普勒显示血流信号丰富。

(3)淋巴瘤:睾丸内部回声明显减低尚均匀,边界可以规则或不规则,彩色多普勒血流信号不丰富。白血病侵犯睾丸可以侵犯到双侧睾丸致双侧睾丸回声减低、体积增大,弥漫性分布不均匀,不能分辨残存睾丸组织。腹膜后区及腹股沟区可见淋巴结肿大,呈单个或多个低回声区,圆形或类圆形,边界清楚,部分可融合成块状,内部回声均匀,内未见光斑回声。

(四)诊断与鉴别诊断

超声显示睾丸肿大,内部可见实质性肿块,呈低回声、等回声或强回声,腹膜后区及腹股沟区可见淋巴结肿大,就要考虑睾丸肿瘤。若肿块呈实质性低回声,较均匀,界限清楚,应首先考虑为精原细胞瘤。而淋巴瘤回声更低,可多发,边界不规则。睾丸肿块形态不规则、回声稍强者以胚胎癌更多见,畸胎瘤或畸胎癌多以混合回声为主。睾丸肿瘤患者检测血中微量激素可以帮助诊断,常用有甲胎蛋白(AFP)、绒毛膜促性腺激素(HCG),帮助早期诊断及鉴别诊断。

五、急性睾丸炎

急性睾丸炎可以是急性非特异性睾丸炎和急性腮腺炎睾丸炎。前者为一般性细菌性感染,而后者是病毒引起,临床表现为急性感染症状,发热、睾丸疼痛和触痛明显,化验血白细胞增多。

声像图表现:睾丸体积增大,内部回声密集、回声减低,可见小片状甚至大片状更低回声区,形态不规则,边缘可清晰或不清晰,周边可见少量无回声区围绕。彩色多普勒显示睾丸内血流信号丰富,表现为血管内径增宽,数目增多,彩色血流明亮,动静脉血流伴行,动脉血流速度提高甚至达50 cm/s。在临床工作中也发现并非所有的炎症血流速度会加快,有时也可显示血流减少的现象。其可能的原因为睾丸内部炎性肿胀导致睾丸内部张力增大压迫睾丸动静脉血流,以及肿大的附睾和水肿的精索压迫睾丸动脉也造成睾丸内血流减少。

六、睾丸扭转

睾丸扭转又称为精索扭转而致睾丸血液循环障碍,引起睾丸缺血或坏死,在临床上并非罕见,但其诊断有一定困难。在睾丸扭转后4~6小时内得到治疗,几乎全部睾丸可以存活,6~

12小时得到治疗的尚有72%睾丸可以存活,10~12小时得到治疗的,仅能存活10%~20%。睾丸扭转24小时后均发生坏死,所及时明确诊断后手术治疗是本病的关键。临床有急性剧烈疼痛,阴囊肿胀,单纯依靠病史及其体检往往不能明确诊断,需要阴囊探查术。在二维声像图上睾丸扭转与急性睾丸炎表现类似,需要结合CDFI对睾丸内血流的观察作出诊断。

声像图表现:早期睾丸肿大,后期因缺血可致睾丸缩小,内部回声增强、不均匀、光点粗大,睾丸周边可见少量无回声区。睾丸上极的上方可见扭转的蒂形成的异常回声区,表现为形态不规则,内部回声杂乱,形容呈"麻花征"(图1-50~图1-53)。彩色多普勒显示睾丸内血流根据扭转的不同病理阶段具有以下几种表现:早期扭转或不完全扭转(<360°)时,由于静脉回流受阻而动脉轻度受挤压血供未完全中断,此时主要是血流信号明显减少;以后睾丸内部动、静脉血流信号完全消失,慢性扭转者同时睾丸体积也缩小,实质呈低回声、不均匀,可伴有钙化点;如果睾丸扭转后松解,缺血的睾丸血供突然增多,血流信号明显增加,频谱多普勒显示为舒张期血流增加,血流阻力降低;此外还可见到一种情况表现为睾丸内部无血流信号,而睾丸周边组织有血流信号增多,它来自提睾肌动脉的分支扩张形成的侧支循环供应睾丸周围组织。

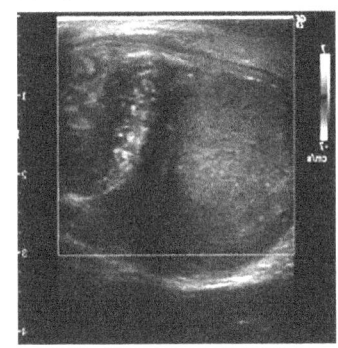

图1-50 睾丸扭转彩色多普勒血流图

睾丸实质及其上方可见扭转的蒂,睾丸内部未见血流信号

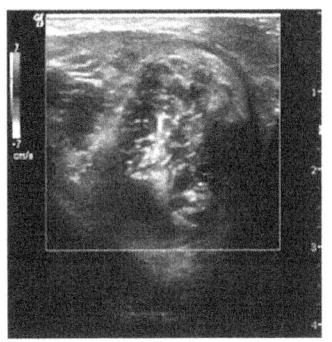

图1-51 睾丸扭转灰阶图像

上方蒂的横断面呈明显不均的回声

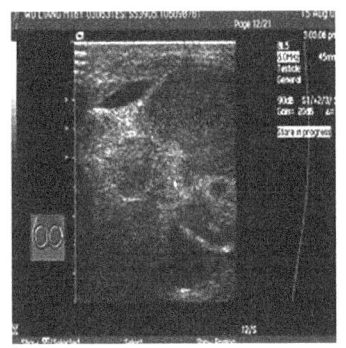

图1-52 睾丸扭转灰阶图像

睾丸内部回声不均及其上方蒂的回声

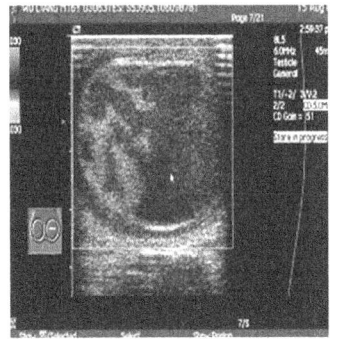

图1-53 睾丸扭转致睾丸坏死灰阶图像

睾丸内部回声明显强弱不均

睾丸扭转的超声诊断需要二维声像图结合CDFI及脉冲多普勒,才能使睾丸扭转诊断率大大提高。国外文献报道超声诊断睾丸扭转的灵敏度为88%,特异性为100%。但是睾丸扭转要与急性睾丸炎区别,首先睾丸扭转发生更快更急,其次CDFI检查其血流信号消失或先减少后消失,而睾丸炎则是血流信号增加。在诊断睾丸扭转时尤其是在进行CDFI检查时为了避免出现假阴性要注意以下几点:检查时要将阴囊适当撑托,避免血液灌注量的增加;检查者手法要轻柔,

要左右对比扫查;注意双侧睾丸对比扫查,避免仪器调节不当造成假阴性。

七、睾丸裂伤

一般发生在外伤以后,血流积聚在睾丸内疼痛剧烈,阴囊表面重者青紫、肿大。声像图表现为睾丸形态欠正常,睾丸裂伤表面光带不连续、回声中断甚至局限性缺损。睾丸内部回声不均匀,出现不规则无回声区,内有细小光点,睾丸周边可见无回声区。睾丸血肿则表现在睾丸内部可见圆形或不规则的无回声区,内可有细小光点回声(图1-54)。

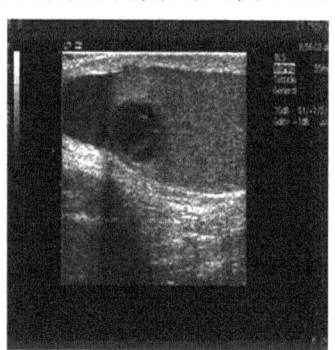

图1-54 睾丸外伤致内部血肿形成灰阶图像
睾丸内可见无回声区

八、附睾炎

附睾炎是阴囊内常见的一种炎症,多发生在青年人,常继发于后尿道感染,如尿道器械检查、持续导尿管,尿道狭窄等原因。急性附睾炎常伴有急性睾丸炎。临床主要表现为阴囊疼痛、坠胀感、附睾肿大、触痛,急性期治疗不及时、不彻底演变成慢性。症状持续时间长,附睾肿胀,表面不平甚至有硬结。声像图表现如下。

(一)急性附睾炎

常单侧或双侧附睾体积增大呈长条状,边缘不光滑,内部回声减低,不均匀。若脓肿形成则局部可见一无回声区,形态不规则,边缘不光滑,内部有细小光点回声。附睾尾部正常时不易显示,但附睾炎时尾部增大易显示。合并鞘膜积液时无回声区围绕在睾丸、附睾周围。彩色多普勒显示附睾周边及内部有较多的点状或短线状血流信号,以动脉血流信号为主,血流速度加快。

(二)慢性附睾炎

附睾体积肿大或缩小,内部回声不均匀,增强间有低回声区,边界不清晰,彩色血流显示增多不明显。

九、急性精索炎

精索由附睾尾部移行而来,通过腹股沟管进入腹腔内,阴囊内这一段长约40 mm,内含输精管、精索内动脉和精索静脉。急性附睾炎时精索常伴有炎症,表现为精索明显增粗,其内回声明显不均匀,血管明显扩张迂曲。CDFI显示为彩色血流丰富以静脉为主,精索内动脉血流加快,频谱为低阻频谱。

十、附睾结核

附睾结核多由前列腺、精囊结核蔓延所致,可以是全身性结核的一部分,也是附睾常见的疾病。当结核杆菌侵犯附睾以后,随着病情的进展和转归不同,继而形成结核结节、纤维化、干酪样坏死及钙质沉积钙化甚至骨化,以上病变为超声检查提供了诊断基础。

声像图表现:附睾体积增大,尾部较明显,形态欠规则,内部回声强弱不均,病灶区域纤维化形成点、线状强回声,干酪样坏死及钙化灶形成边界不规则的局限性结节,内部有强回声光斑后方伴有声影。

诊断附睾结核需要声像图结合临床综合分析判断,并要注意和慢性附睾炎鉴别。前者可以有泌尿系结核病史如肾结核、前列腺结核、精囊结核等,一般病程较长,触诊输精管上出现串珠样结节,后者可以有急性睾丸炎或附睾炎病史。此外附睾结核还要与附睾精液囊肿及附睾精子肉芽肿区别,精液囊肿为一圆形无回声暗区,精子肉芽肿虽呈低回声但无结核病史且多发于阴囊外伤后。

十一、腹股沟斜疝

腹股沟斜疝是从腹股沟管内环突出,向前内下斜行经过腹股沟管再经外环进入阴囊内,不同于直疝,后者不进入阴囊。临床以男性占大多数,男女发病率之比为1.5∶1,表现患处局限性隆起、胀痛可回纳、嵌顿后则不能回纳、有压痛,疝内容物以小肠多见,其次还有结肠、盲肠、阑尾、大网膜等。

(一)声像图表现

疝内容物经内环、腹股沟管、皮下环至阴囊局部形成异常回声区,纵切呈条状,横切呈圆形,边界尚清。内部回声若为肠管则可见肠内容物气体、肠腔液体并可见肠管活动,若为大网膜则呈强回声混杂不均匀,疝囊内多可见液性无回声区。

(二)鉴别诊断

1.睾丸鞘膜积液

阴囊内可见边界清晰、内部回声均匀的睾丸图像,周围有无回声围绕而不是杂乱回声区。

2.睾丸肿瘤

睾丸肿瘤病变侵犯广泛时,内部回声杂乱不均,但一般尚能找到病变与睾丸的联系,而且睾丸肿块不能向上呈条状延续。

十二、精索静脉曲张

精索静脉曲张是男性不育症的常见病因之一。以往该病诊断主要依赖一般物理检查及X线造影检查,后者具有一定的创伤性。由于男性外生殖器官位居浅表,利用高频探头可以清晰显示病变图像,同时利用彩色多普勒检查又能观察血流状态,提高了诊断的准确性。

正常精索静脉的声像图表现:正常情况下精索静脉内径小于2 mm,沿精索走行,较平直,CDFI可以显示蓝色或红色血流或显示不清晰,Valsalva动作时无反流出现,频谱多普勒有持续低平充填式频谱。当有精索静脉曲张时表现为睾丸和附睾上方精索周围有多个条索状或圆形管状暗区即为扩张迂曲的精索静脉。扩张的静脉管径多数在2.5~4 mm,迂曲扩张的静脉呈团状与周围阴囊、睾丸等组织界限欠清晰,站立位时部分病例迂曲扩张静脉丛下垂达睾丸下方呈团状。彩色多普勒观察曲张静脉走行迂曲、管径增宽,彩色血流为间断红、蓝色交替的血流信号,站立位和 Valsalva 动作时反流加重,反流持续时间较长,≥800 毫秒可作为亚临床型或临床型精索静脉曲张的诊断标准。

根据 CDFI 表现,精索静脉曲张可分为 3 级。Ⅰ级:静脉轻度迂曲,内径稍增宽,平卧位,站立位平静呼吸时无反流,Valsalva 试验有反流;Ⅱ级:静脉迂曲加重,内径更宽,平卧时无反流,站立位平静呼吸时有反流;Ⅲ级:静脉迂曲更明显,内径更宽,平卧位平静呼吸时有反流。CDFI 诊断精索静脉曲张程度的标准与临床分级标准的诊断结果基本相似。

亚临床精索静脉曲张通常是指精索静脉检测有血液反流,而手法检查不能发现曲张静脉丛,它在男性不育症中发病率20%～80%,是继发性不育的重要因素。诊断可以依据超声检测 3 支以上的精索静脉,其中一支内径>3 mm 或腹压增高时静脉内径>3 mm,伴有自发性或 Valsalva 动作时有反流,可作出超声诊断。

十三、阳痿的多普勒分析

阳痿又称勃起功能障碍,是临床男性中比较常见的疾病,形成的原因是多方面的,可以是心理的、神经的,也可以是药物、炎症、外伤或手术后发生,还可以是血管性病变等原因。影像检查主要用在对血管性阳痿的检查,以往主要依赖海绵体造影和阴部内动脉造影来观察阴茎血管的结构和功能,但也存在着一定的问题,应用彩色多普勒超声检查阴茎血管可取得重要的结果。

(一)检查方法

将探头置于阴茎背侧根部作横切和纵切扫查,在横切面图上阴茎海绵体周围有一圈回声较强的包膜为阴茎白膜,由白膜延伸的阴茎隔将左、右阴茎海绵体隔开,海绵体动脉位于阴茎海绵体中央或稍偏于阴茎隔。纵切面上,阴茎海绵体呈一低回声或中等回声的结构,分布均匀,周边为回声较强的白膜。阴茎勃起时,阴茎海绵体的回声降低、分布均匀、两侧对称。阴茎背动脉位于阴茎背侧,走行于深筋膜与阴茎海绵体白膜之间,紧靠正中的阴背深静脉,左右对称分布。

近几年,国内外学者将罂粟碱注射到阴茎海绵体内并进行超声多普勒研究,认为较之阴茎松软时的单纯多普勒分析有两大优点:第一,罂粟碱引起阴茎海绵体窦和动脉平滑肌扩张,排除了在阴茎海绵体松软状态下测量阴茎血流所固有的许多可变因素;第二,由于阴茎海绵体动脉在松软时处于弯曲状态,多普勒信号受血流角度的影响,在勃起状态时,这些影响减小。有学者曾用硝酸甘油制成的软膏涂搽在阴茎表面观察阴茎海绵体血管,取得较好效果。

(二)评价阴茎血管功能的观察指标

(1)动脉收缩期峰值血流速度(PS):阴茎勃起时,海绵体动脉扩张、充血,海绵体间隙增大,阴茎静脉回流减少,这是阴茎正常勃起的血流动力学基础。有阴茎动脉功能不全的阳痿患者 PS 均比正常对照组要低,一般正常 PS 各家有不同报道,多数认为 PS<35 cm/s 即认为海绵体动脉异常。

(2)舒张末期血流速度增加(ED):正常勃起情况下,海绵体动脉持续充血呈高阻力型血流,ED 应很低,多数认为应<5 cm/s。当 ED>5 cm/s,通过造影检查显示阴茎海绵体动脉充盈良好,而阴茎背静脉存在静脉瘘,此时患者虽有勃起,但勃起不硬或不能持久。

(3)阻力指数,正常人阴茎海绵体动脉呈高阻力血流,RI 平均值为 0.99,RI 值下降(<0.8)时应考虑静脉瘘的诊断。

(刘 杰)

第二章 周围血管疾病的超声诊断

第一节 颈部血管疾病

一、颈部血管解剖

(一)颈动脉与椎动脉解剖

虽然脑的重量仅占体重的2%,但是在基础状态下,脑的血流量占心排血量的15%,整个脑的氧耗量占全身氧耗量的20%。

1.正常解剖

脑的血供主要来源于双侧颈内动脉和椎动脉这4根动脉及其近心端动脉,因为这些血管的阻塞性疾病、溃疡性斑块、血管瘤或其他异常都可能引起脑卒中或血管功能不全的症状。

头臂干、左颈总动脉(CCA)和左锁骨下动脉三根大血管发自位于上纵隔的主动脉弓。无名动脉发自主动脉弓并向右后外侧上行至右颈部,在右胸锁关节的上缘发出右颈总动脉和右锁骨下动脉,无名动脉长约3.5 cm,内径3 cm。左颈总动脉从主动脉弓发出。两侧颈总动脉近心端无分支,均在甲状软骨上缘水平分为颈内动脉和颈外动脉。

颈内动脉(ICA)是大脑的主要供血动脉。颈内动脉颈段相对较直、无分支,而颅内段走行迂曲。正常情况下,颈外动脉(ECA)主要供应颅外颜面部组织,不向颅内脑组织供血。

脑后部血液循环主要是由锁骨下动脉的分支椎动脉供应。椎动脉上行至C_6时,走行于颈椎的横突孔内,蜿蜒上行,在寰椎-枕骨交界水平进入颅内。

2.重要的旁路供血途径

当颈动脉或椎动脉狭窄或闭塞时,是否会产生脑缺血及其严重程度,在很大程度上取决于颅内侧支循环的有效性。颅内侧支循环可分为3类:颅内大动脉交通(Wilis环)、颅内外动脉之间的交通和颅内小动脉之间的交通。颈内动脉颅内分支(双侧大脑中动脉、大脑前动脉和后交通动脉)和基底动脉颅内分支(双侧大脑后动脉)在大脑基底部连接为动脉环,即 Wilis环。在正常情况下,Wilis交通动脉内很少发生血液混合,在颈动脉或椎-基底动脉发生闭塞时,Wilis环将开放形成重要的侧支循环通路。

(二)颈静脉解剖

颈静脉分为深、浅静脉两个系统。颈部深静脉为颈内静脉及其颅内、外属支,浅静脉为颈外静脉及其属支。

1. 颈内静脉

颈内静脉包括颅内属支和颅外属支,颈内静脉为颈部最宽的静脉干,左右对称,平均宽度1.3 cm。颈内静脉伴随颈内动脉下行,向下行并与同侧的锁骨下静脉汇合成头臂静脉。颈内静脉与锁骨下静脉汇合处可有阻止血液逆流的1~2对静脉瓣膜,多数为双叶瓣,少数为单叶瓣或三叶瓣。

2. 颈外静脉

颈外静脉是颈部最大的浅静脉,在耳垂下由下颌后静脉的后支、耳后静脉和枕静脉汇合而成,主要引流头皮、面部以及部分深层组织的静脉血液。颈外静脉引流入锁骨下静脉。

二、超声检查方法

(一)颈动脉与椎动脉

1. 仪器条件

通常选用4~10 MHz的线阵探头。对于相对浅表的血管也可以使用7.5~12 MHz的高频线阵探头检查。颈内动脉远段、CCA起始部及右锁骨下动脉位置较深,特别是肥胖患者,也可使用凸阵探头(如2~5 MHz)检查,且效果较好。颈动脉超声检查时选择颈动脉超声检查条件,检查过程中可随时调整。检查者可以根据自己的检查习惯,建立预设条件。

2. 患者体位与探头方向

检查床一般放在检查者右侧,患者取仰卧位,双臂自然平放于身体两侧。颈部或头部后方可以放一个低枕头,充分暴露颈部,同时头部偏向检查部位的对侧。嘱患者尽量放松颈部肌肉,这一点非常重要。一般纵切面检查时探头示标朝向患者头部,横切面检查时探头示标朝向患者右侧。

3. 颈动脉检查方法

进行颈动脉纵切面检查时,有几种探头置放方法。一般后侧位和超后侧位是显示颈动脉分叉处及ICA最常用的位置,当然有些时候在前位或侧位检查效果最佳。颈部动脉超声检查包括纵切面和横切面检查。

(1)纵切面检查:观察彩色多普勒血流和采集多普勒频谱。

(2)横切面检查:自CCA近端开始向上进行横切面扫查血管,直至ICA远端,有助于帮助了解动脉解剖、探头定位、显示偏心性斑块及管腔内径(血管无明显钙化时)。

4. 椎动脉检查方法

由于椎动脉的解剖特点,只采用纵切面扫描。椎动脉的检查包括3部分:①椎前段,从锁骨下动脉发出到进入C_6横突孔部分。因为大多数椎动脉狭窄发生在其起始部,所以该段是重点检查部位。②横突段,$C_{2\sim6}$横突孔的椎动脉的椎间段部分。③寰椎部分的椎动脉为远段。

通过正前后位获得良好的颈总动脉中段的纵切面图像,然后稍稍地向外侧摆动探头就会看到椎动脉横突段,颈椎横突表现为强回声线伴声影(图2-1),声影间的矩形无回声区内有一个无回声带,此即椎动脉。彩色多普勒显示椎动脉血流具有搏动性,在彩色多普勒引导下采集多普勒频谱。从解剖学上讲,近1/3的患者检查椎动脉起始段困难,这段位置较深,并可能受锁骨遮挡妨碍探头摆放。

第二章 周围血管疾病的超声诊断

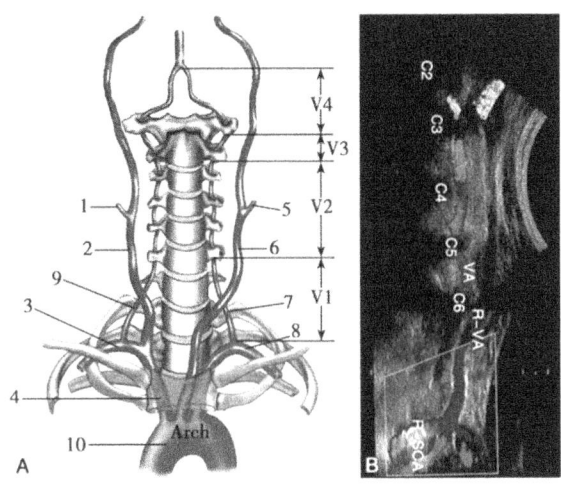

图 2-1 椎动脉解剖示意图及彩色多普勒血流图像

A.椎动脉解剖示意图(1.右侧颈外动脉;2.右侧颈总动脉;3.右侧锁骨下动脉;4.无名动脉;5.左侧颈外动脉;6.左侧颈总动脉;7.左侧椎动脉;8.左侧锁骨下动脉;9.右侧椎动脉;10.主动脉;V1.近段或称椎前段;V2.中间部分为中段或横突段;V3.椎动脉为远段或寰椎段;V4.椎动脉颅内段至基底动脉起始端);B.椎动脉彩色多普勒血流图像,显示椎动脉的近段及横突段

(二)颈部静脉

由于颈静脉位置表浅,超声探测时通常选用7~11 MHz高频线阵探头。检测深度设置在3~5 cm范围;启动彩色多普勒血流图像时,彩色量程设置在9~15 cm/s,调整探头声束方向,使之与血流方向夹角小于60°;分别获取颈静脉血管长轴和短轴切面的二维和彩色多普勒血流图像,并在彩色多普勒血流图像的引导下对感兴趣区域进行脉冲多普勒检查。

观察内容应包括:通过灰阶超声图像,可了解血管走行、内径、腔内有无异常回声及瓣膜情况。在灰阶超声清晰的基础上,观察彩色血流的方向、性质、走行、彩色充盈情况及狭窄阻塞部位。最后进行脉冲多普勒频谱检测,观察频谱形态和流速。

三、正常超声表现

(一)颈动脉

1.灰阶超声表现

(1)颈动脉结构:超声图像能显示动脉壁的3层结构。在典型的CCA灰阶超声图像,正常血管壁呈双线征(图2-2);第一条线(图2-2,箭头1所指)代表血液与管壁内膜之间的界面,回声厚度要超过内膜实际厚度;第二条稍亮的线(图2-2,箭头3所指)代表中层与外膜之间的界线,两条线相平行;两条线之间的低回声带(图2-2,箭头2所指)为中膜。当声束与血管壁直角时,双线征最清晰;在CCA很容易看到双线征,正常颈动脉窦、ICA和ECA近段有时也可看到双线征。

(2)内中膜厚度:一般将内膜和中层的厚度称为内中膜厚度(IMT)。通常在颈动脉短轴切面测量(图2-3)。目前我国尚无公认的IMT正常值标准。根据国内外研究,以IMT<0.9 mm为正常值标准似乎较为合理。正常人颈总动脉IMT随年龄呈线性增加。

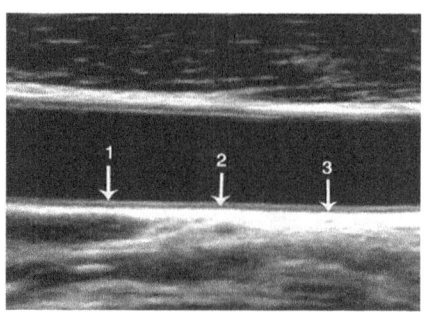

1.内膜；2.中膜；3.外膜

图2-2 CCA灰阶超声，正常血管壁呈双线征

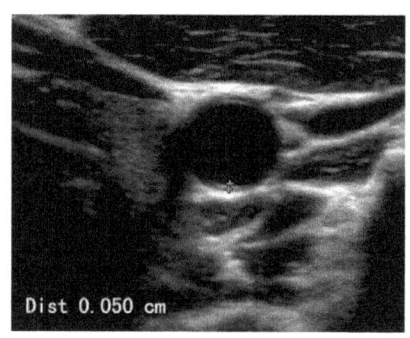

图2-3 在颈动脉短轴切面测量内中膜厚度(IMT)

2.彩色多普勒表现

一般来讲，颈总动脉中段的血流近似于层流状态(图2-4A)。层流时血细胞平行运动，血流为层流，近血管壁处流速较慢，血管中心流速较快，彩色多普勒显示血液呈相同的色彩。CCA近端和远端、颈动脉窦、ICA近端和远端迂曲段、血管接近分叉处及走行迂曲处，均有血流紊乱现象，彩色多普勒可以观察到五彩镶嵌样血流。颈动脉窦处的血流紊乱是一种正常表现(图2-4B)。

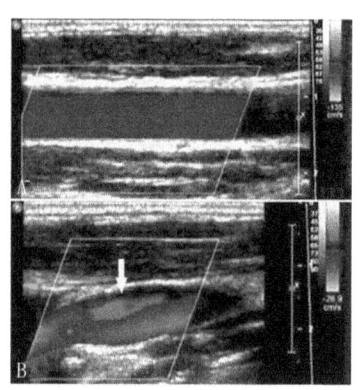

图2-4 颈动脉窦处的彩色多普勒血流图像

A.颈总动脉中段的血流近似于层流状态；
B.颈动脉窦处外侧收缩期有反向血流

3.多普勒频谱表现

(1)颈内动脉多普勒频谱特点：颈内动脉多普勒频谱为典型低阻血流，舒张末期流速大于0(图2-5A)。颈内动脉远段通常位置较深，走行弯曲，显像角度不理想，灰阶超声显像多不佳，故

彩色多普勒非常有价值,可以帮助显示、追查迂曲走行的颈内动脉远段。

(2)颈外动脉多普勒频谱特点:ECA为脸部及头皮供血,并非大脑栓子的来源血管,因此从临床角度看,ECA并不是一支很重要的动脉。ECA多普勒频谱为高阻力型,舒张末期速度接近或等于零(图2-5B)。

(3)颈总动脉多普勒频谱特点:约70%的CCA血流进入ICA,所以CCA频谱表现为典型的低阻波形,舒张末期(EDV)位于基线上方(图2-5C)。两侧的CCA频谱形状应该对称,颈动脉超声检查时应双侧对照进行。

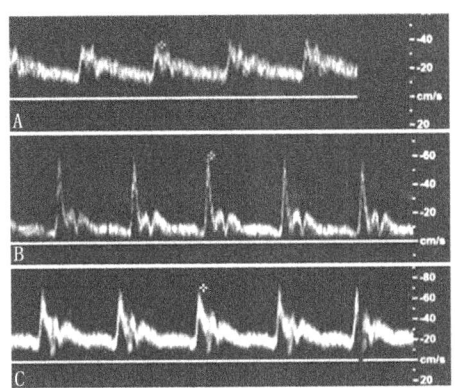

图2-5 颈动脉脉冲多普勒频谱特点

A.颈内动脉;B.颈外动脉;C.颈总动脉

(4)颈动脉窦多普勒频谱特点:因局部膨大和血管分叉的存在,颈动脉窦的多普勒频谱波形很复杂,当取样容积在颈动脉窦横截面不同位置移动时,可以看到复杂、典型的颈动脉窦多普勒频谱波形变化(图2-6)。

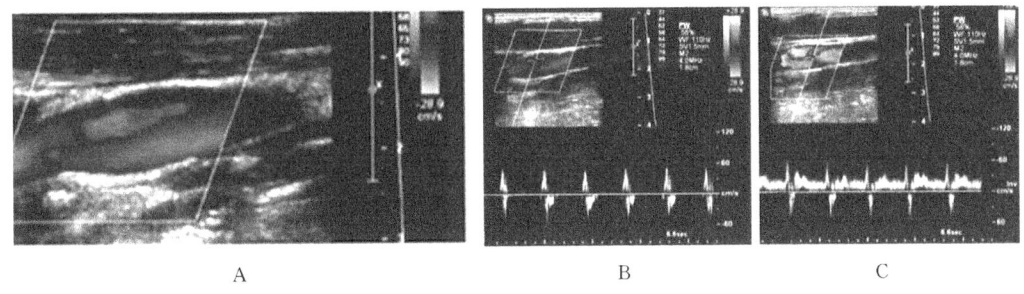

图2-6 颈动脉窦不同部位脉冲多普勒频谱特点不同

A.颈动脉窦彩色多普勒血流图;B.取样容积置于近颈动脉窦外后侧壁脉冲多普勒频谱特点;C.取样容积置于颈动脉窦中央位置脉冲多普勒频谱特点

血流速度正常值:国外研究及临床经验提示CCA或ICA收缩期峰值流速>100 cm/s时通常有异常;ECA收缩期峰值流速最高不应超过115 cm/s。但是,ICA狭窄时PSVECA可能明显增高。

关于CCA、ICA和ECA正常血流速度,国内不少学者做了大量的工作(表2-1)。

4.颈内动脉和颈外动脉的鉴别

正确区分ICA和ECA极其重要。表2-2列举了ICA和ECA的鉴别要点。

颞浅动脉敲击试验:用指尖轻轻叩击颞浅动脉,同时观察ECA多普勒频谱,可见频谱呈锯齿样改变(图 2-7C 图中箭头所指),即颞浅动脉敲击试验。多普勒频谱锯齿样改变在舒张期频谱显示更加清晰,而 ICA 频谱无锯齿样改变。

表 2-1 正常人颈总、颈内、颈外动脉血流参数测定值

	PSV(cm/s)	EDV(cm/s)	RI
颈总动脉	91.3±20.7	27.1±6.4	0.7±0.005
颈内动脉	67.7±14.3	27.3±6.4	0.59±0.06
颈外动脉	70.9±16.1	18.1±5.1	0.74±0.09

表 2-2 颈内动脉和颈外动脉的鉴别

鉴别指标	颈外动脉	颈内动脉
解剖位置	位于前内侧,朝向面部	位于后外侧,朝向乳突
起始部内径	一般较小	一般较大
颈部有无分支	有	无
多普勒频谱特征	高阻	低阻
颞浅动脉敲击试验	波形锯齿样震荡	无

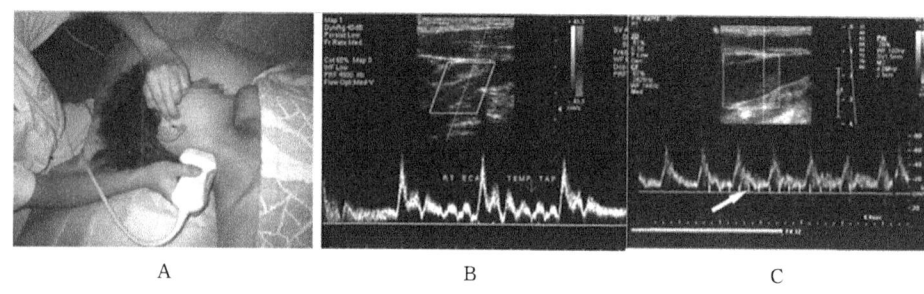

图 2-7 颞浅动脉敲击试验

A.颞浅动脉敲击试验手法;B.颈外动脉,敲击颞浅动脉时,波形呈锯齿状波动;C.颈内动脉,敲击颞浅动脉时,箭头所指基线上方的信号,心电图上心脏起搏器信号,但是波形无锯齿样改变

(二)椎动脉

1.正常灰阶超声

从长轴切面上,可以清楚显示出从锁骨下动脉的起始部至 C_6 的椎动脉的近段,左侧椎动脉起始段显示率约 66%,右侧椎动脉起始段显示率约 80%;椎动脉的中段走行在椎体的横突孔内,呈现强弱交替的、有规律的椎体横突和椎间隙的回声,在每个椎间隙处有椎动脉和椎静脉呈平行的无回声纵切面图像;椎动脉的远段随寰椎略有弯曲。两侧椎动脉内径不一定相同,内膜光滑,壁呈弱回声或等回声,腔内为无回声。

2.正常彩色多普勒表现

椎动脉近、中段血流颜色应与同侧颈总动脉相同,中段椎动脉血流为节段性规则出现的血流图像;远段椎动脉随寰椎略有弯曲,多呈两种不同的颜色。

3.正常脉冲多普勒表现

动脉多普勒频谱呈低阻力型动脉频谱,即收缩期为缓慢上升血流频谱,双峰但切迹不明显,该频谱下有一无血流信号的频窗,其后有较高、持续舒张期正向血流(图 2-8)。

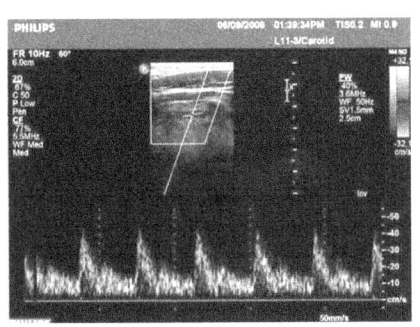

图 2-8 椎动脉中段的正常脉冲多普勒血流图像

收缩峰边界清楚,整个心动周期中表现为持续的前向血流,类似于正常颈内动脉的血流

在正常情况下,椎动脉收缩期峰值的绝对流速变化范围很大,20~60 cm/s,表 2-3 为正常椎动脉内径和血流速度。1/3~1/2 的患者一侧椎动脉较粗,即一侧椎动脉优势,多见于左侧,并且流速较高。在这些病例中,解剖学上非优势的较细椎动脉阻力一般较高,并且收缩期峰值和整个舒张期流速较低。

表 2-3 椎动脉内径和血流速度等指标的测定结果($\bar{X}\pm s$)

指标	D(mm)	PSV(cm/s)	EDV(cm/s)	PI	RI
正常值	3.7±0.45	52.1±14.0	19.2±5.8	0.97±0.30	0.62±0.05

注:D,椎动脉内径;PSV,椎动脉收缩期峰值流速;EDV,椎动脉舒张末期流速;PI,搏动指数;RI,阻力指数。

(三)颈静脉

1.灰阶超声

颈内静脉与颈总动脉伴行,位于颈总动脉前外方。纵切面扫查显示前、后管壁呈两条平行的较薄、清晰、强回声线状结构,受压时两条管壁距离变小甚至完全闭合(图 2-9);在近心端可见到静脉瓣回声,并可观察到瓣膜随呼吸动态启闭。横切扫查其短轴切面显示管腔呈椭圆形或长椭圆形,若探头加压管腔可变形甚至闭合。

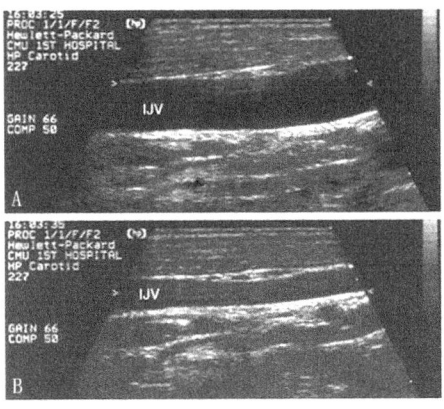

图 2-9 正常颈内静脉灰阶图像长轴切面

A.探头加压前管壁无受压;B.探头加压后管壁受压。IJV:颈内静脉

2.彩色多普勒

颈内静脉血流方向与颈总动脉血流方向相反,一般为无明显动脉周期样搏动的蓝色血流信号,并随呼吸而呈亮暗交替样变化;由于流速较低,颈静脉血流颜色较动脉暗(图2-10)。

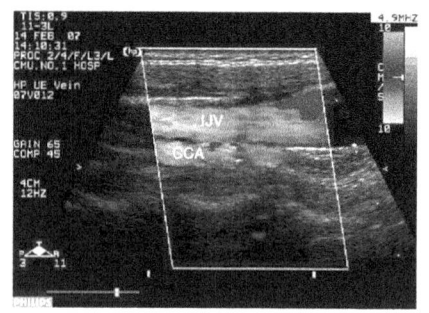

CCA:颈总动脉;IJV:颈内静脉

图2-10 正常颈内静脉彩色多普勒血流成像

长轴切面可见颈内静脉血流颜色与颈总动脉相反

3.脉冲多普勒

正常人仰卧位静息状态时,颈内静脉血流频谱形态主要随心动周期变化,仰卧位静息状态时,颈部静脉频谱受呼吸影响较大。吸气时,胸腔压力减低,颈部静脉回流入心脏增加。呼气时,胸腔内压增高,回流减少,在深呼气时由于胸腔压力明显升高可导致回心血流停止(图2-11)。

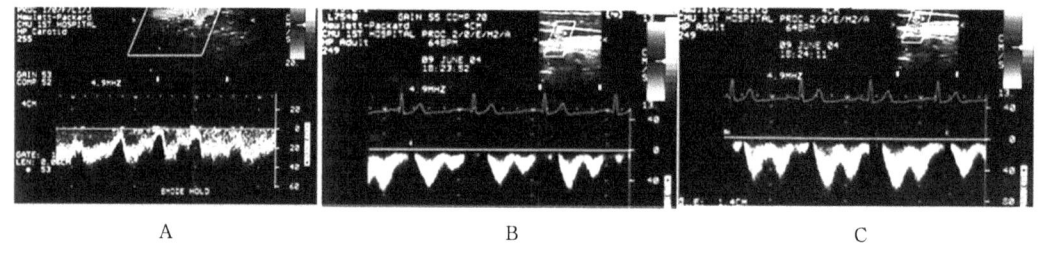

图2-11 正常颈内静脉脉冲多普勒频谱

A.正常颈内静脉频谱;B.正常呼气时颈内静脉频谱;C.正常吸气时颈内静脉频谱。IJV:颈内静脉

四、常见疾病

(一)颈动脉粥样硬化

1.病理与临床

颈动脉粥样硬化好发于颈总动脉分叉处和主动脉弓的分支部位。这些部位发病率约占颅内、颅外动脉闭塞性病变的80%。颈内动脉颅外段一般无血管分支,一旦发生病变,随着病程的进展,可以使整条颈内动脉闭塞。本病病理变化主要是动脉内膜类脂质的沉积,逐渐出现内膜增厚、钙化、血栓形成,致使管腔狭窄、闭塞。动脉粥样硬化斑块分为两大类:单纯型和复合型。单纯型斑块的大部分结构成分均一,表面内膜下覆盖有纤维帽。复合型斑块的内部结构不均质。单纯性斑块在慢性炎症、斑块坏死和出血等损伤过程中,可能转化为复合型斑块。

2.声像图表现

(1)颈动脉壁:通常表现为管壁增厚、内膜毛糙。早期动脉硬化仅表现为内膜增厚,少量类脂质沉积于内膜形成脂肪条带,呈线状低回声。

(2)粥样硬化斑块形成:多发生在颈总动脉近分叉处,其次为颈内动脉起始段,颈外动脉起始段则较少见。斑块形态多不规则,可以为局限性或弥漫性分布。斑块呈低回声或等回声者为软斑(图2-12A);斑块纤维化、钙化,内部回声增强,后方伴声影者为硬斑(图2-12B)。

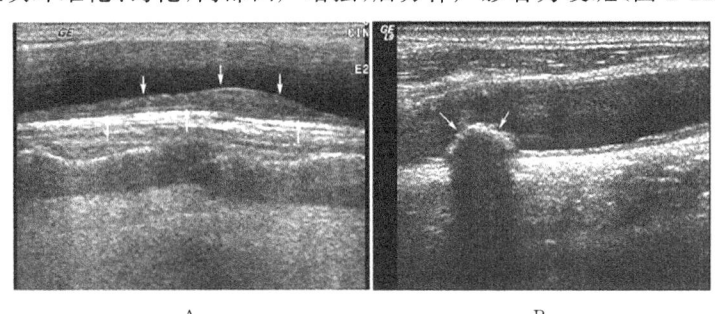

图2-12 颈动脉粥样硬化斑块

A.颈动脉壁上见低回声斑块(箭头所指处);B.颈动脉壁上斑块纤维化、钙化,回声增强,后方衰减(箭头所指)

(3)狭窄程度的判断:轻度狭窄可无明显湍流;中度狭窄或重度狭窄表现为血流束明显变细,且在狭窄处和狭窄远端呈现色彩镶嵌的血流信号,峰值与舒张末期流速加快;完全闭塞者则闭塞段管腔内无血流信号,在颈总动脉闭塞或者重度狭窄,可致同侧颈外动脉血流逆流入颈内动脉。对于颈动脉狭窄程度评估的血流参数,可参考北美放射年会超声会议的检测标准(表2-4),该标准将颈动脉狭窄病变程度分为4级。Ⅰ级:正常或小于50%(轻度);Ⅱ级:50%~69%(中度);Ⅲ级70%~99%(重度);Ⅳ级:血管闭塞。

表2-4 北美放射年会超声会议公布的标准

狭窄程度	PSV(cm/s)	EDV(cm/s)	PSV颈内动脉/PSV颈总动脉
正常或<50%	<125	<40	<2.0
50%~69%	≥125,<230	≥40,<100	≥2.0,<4.0
70%~99%	≥230	≥100	≥4.0
闭塞	无血流信号	无血流信号	无血流信号

3.报告书写举例

右侧颈总动脉内-中膜厚0.16 cm,膨大处为0.21 cm;左侧颈总动脉内-中膜厚0.12 cm,膨大处为0.21 cm。双侧颈总动脉和颈内动脉内壁可见多个强回声斑块,右侧最大者长0.38 cm、厚0.2 cm,位于颈总动脉膨大处后壁,左侧最大者长0.32 cm、厚0.35 cm,位于颈内动脉起始部后壁。右颈总动脉管腔内充满低回声,无血流信号显示,右侧颈内动脉血流信号充盈满意,峰值流速为45 cm/s,右侧颈外动脉血流方向逆转,并供给颈内动脉血液。左颈内动脉起始部血流束明显变细,呈杂色血流信号,峰值流速为50 cm/s,左侧颈总动脉血流频谱为高阻型,舒张期可见反向波,峰值流速为3 cm/s。

超声提示:①双侧颈动脉粥样硬化伴多发斑块形成。②左颈内动脉起始部极严重狭窄,内径减少大于90%。③右颈总动脉血栓形成并闭塞,同侧颈外动脉血流逆转供给颈内动脉。

(二)颈动脉体瘤

1.病理与临床

正常颈动脉体是一个细小的卵圆形或不规则形的粉红色组织,平均体积为 6 mm×4 mm×2 mm 左右,位于颈总动脉分叉处的外鞘内,其血供主要来自颈外动脉。颈动脉体瘤根据形态可分为两种:一种是局限型,肿瘤位于颈总动脉分叉的外鞘内;另一种是包裹型,较多见,肿瘤位于颈总动脉分叉处,围绕颈总、颈内及颈外动脉生长,有丰富的滋养血管。除颈部肿块外,大多无其他症状,少数患者有晕厥、耳鸣、视力模糊等脑组织血供障碍的表现。当肿瘤增大时可累及第Ⅸ、Ⅹ、Ⅺ及Ⅻ对脑神经,引起吞咽困难、声音嘶哑、霍纳综合征等。

2.声像图表现

(1)肿瘤常位于下颌角下方,胸锁乳突肌内侧的深部,恰在颈动脉分叉处。

(2)多表现为实性低回声,边界清晰,边缘规则或呈分叶状。肿瘤较小时,多位于颈动脉分叉处的外鞘内,可使颈内与颈外动脉的间距拉大。肿物较大时,常围绕颈总动脉、颈内动脉与颈外动脉生长,将这些血管包裹(图 2-13A)。当用手推挤时,可观察到肿瘤在垂直方向活动受限,但常可向侧方推动。

(3)肿物内部可探及较丰富的动脉与静脉血流信号,并可见颈外动脉的分支直接进入肿瘤内部(图 2-13B、C)。肿瘤一般不侵犯颈动脉内膜与中层,管腔无明显狭窄,少数可由于肿瘤的挤压、包裹或侵犯造成颈动脉狭窄甚至闭塞,呈现相应的彩色多普勒超声表现。

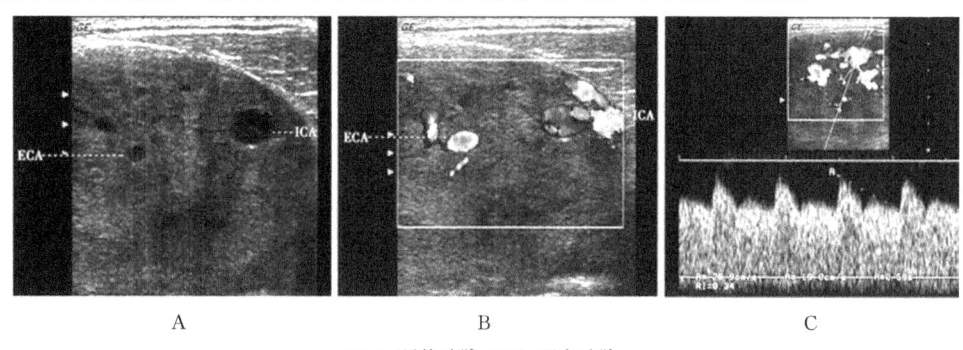

ECA:颈外动脉;ICA:颈内动脉

图 2-13 颈动脉体瘤

A.颈内外动脉周边可见低回声,包绕动脉生长;B.CDFI:低回声可见颈外动脉供血;C.CDFI:低回声可见丰富血流信号,RI 0.34

3.报告书写举例

左颈动脉分叉处可见一大小 2.5 cm×1.8 cm×1.5 cm 的不均质低回声区,形态欠规则,边界清晰。肿物将颈内、颈外动脉明显推使其间隔增大,并部分包裹颈内动脉。颈外动脉有许多分支供给肿物,肿物内部可见丰富的动、静脉血流信号,多数动脉血流频谱为高阻型,PSV 35 cm/s,RI 0.88。同侧颈内、颈外动脉内膜平整,未见明显狭窄。

超声提示:左颈动脉分叉处实性占位,颈动脉体瘤可能性大。

4.鉴别诊断

本病主要应与颈交感神经鞘瘤、颈神经鞘瘤、颈神经纤维瘤和颈动脉瘤相鉴别,其次应与颈部其他肿物如鳃裂囊肿、腮腺肿瘤等鉴别。

(1)颈动脉体瘤与颈交感神经鞘瘤、颈神经鞘瘤、颈神经纤维瘤的鉴别:后者均为实质性肿物,边界光滑,位于颈总动脉后方,将颈内、颈外动脉推向前方,与颈动脉分叉无黏附关系,一般不包裹颈动脉。

(2)颈动脉体瘤与颈动脉瘤的鉴别:后者为颈动脉局限性扩张或动脉旁有一囊实性肿物,瘤体内可见血栓回声并充满紊乱的血流信号,易与颈动脉体瘤鉴别。

(3)颈动脉体瘤与鳃裂囊肿、腮腺肿瘤的鉴别:鳃裂囊肿为一无回声囊性肿物,腮腺肿瘤位于耳下的腮腺内,一般两者均与颈动脉无密切关系。

(三)颈动脉夹层动脉瘤

1. 病理与临床

各种原因引起动脉管壁内膜撕裂后,受血流的冲击,使内膜分离,血液注入形成假性管腔或血栓形成,导致真性血管腔狭窄或闭塞,引发缺血性脑血管病。根据假腔破裂口的位置与真假腔血液流动的方向不同,血流动力学变化有所不同。临床上的主要表现与病变引起的脑缺血程度相关。

2. 声像图表现

(1)二维超声:假腔破裂出、入口均与真腔相通者,二维超声纵断、横断切面均显示真、假双腔结构,血管腔内可见线状中等回声随血管搏动而摆动。假腔只有单一入口无出口时,血管腔外径明显增宽,真腔内径相对减小,假腔内径增宽,内可探及低回声或不均回声(血栓)。

(2)彩色血流显像:若假腔入口位于近心段、出口位于远心段时,假腔内的血流方向与真腔一致,但假腔内血流无中心亮带,真腔管径减小出现血流加速五彩镶嵌样特征。若假腔入口位于远心段,假腔内血流方向与真腔相反,真、假腔内血流色彩不同。若假腔只有入口(单一破裂口)时,病变早期可探及双腔结构,假腔内单向收缩期低速血流信号。若假腔内血栓形成,血管腔内膜状结构消失,撕脱的内膜附着于假腔内的血栓表面,真腔管径减小,出现血管狭窄血流动力学改变。若假腔内血栓形成迅速可导致真腔闭塞。

(3)频谱多普勒:当存在真假双腔结构时,真腔内血流速度升高,血流频谱与血管狭窄相同。假腔内血流频谱异常,收缩与舒张期流速不对称,血管阻力相对升高。

3. 报告书写举例

右侧颈总动脉管腔未见扩张,内可见条状中等回声,与近心段血管壁相延续,随血管搏动而有规律地摆动,CDFI可见该条状中等回声两侧血流频谱形态明显不同,一侧 PSV 54 cm/s,另一侧可探及花色血流信号,PSV 165 cm/s。

超声提示:右侧劲总动脉夹层动脉瘤可能性大。

4. 鉴别诊断

颈动脉夹层动脉瘤主要与以下疾病鉴别。

(1)颈动脉真性动脉瘤:超声表现为血管壁结构完整,血管腔呈瘤样扩张,病变管腔内探及低速涡流血流信号。

(2)假性动脉瘤:病变与外伤或医源性诊疗操作等相关。超声表现为动脉周边组织间隙形成无血管壁结构的搏动性包块,内可见涡流血流信号,其后方或侧方与邻近动脉之间形成细小管状或针孔样通道,CDFI显示红蓝交替的血流信号,频谱多普勒显示双向振荡型血流频谱。

(四)椎动脉闭塞性疾病

1. 病理与临床

大多由于动脉粥样硬化或多发性大动脉炎所致,好发部位为椎动脉起始部。狭窄可导致椎-基底动脉供血不足症状。

2.声像图表现

(1)椎动脉管壁增厚,内膜毛糙,可伴有斑块形成。

(2)管腔明显狭窄,同时可见狭窄处血流束变细,彩色血流紊乱,峰值流速局限性加快,频带增宽。完全闭塞则闭塞段管腔内无血流信号。狭窄或闭塞远端椎动脉呈狭窄下游频谱改变。对侧椎动脉可呈现代偿性改变,表现为内径增宽、流速加快和血流量增加。

3.报告书写举例

双侧椎动脉管壁增厚,内膜毛糙,壁上可见强回声斑块。右侧椎动脉起始段管腔内血流信号明显紊乱,频谱呈毛刺样,峰值流速明显加快达 180 cm/s,其远段血流呈狭窄下游频谱改变。左侧椎动脉起始处至第四颈椎横突管腔内充满低回声,无明显血流信号,其周围可见侧支循环。

超声提示:①右侧椎动脉起始段狭窄。②左侧椎动脉近段闭塞。

4.鉴别诊断

(1)椎动脉狭窄与椎动脉不对称的鉴别:一般情况下,双侧椎动脉的粗细差异无临床意义。但当一侧椎动脉很细小(内径<2 mm),可引起椎-基底动脉供血不足。一侧椎动脉发育不全表现为管腔普遍细小,但血流充盈满意,频谱形态正常,对侧椎动脉可增宽。而椎动脉狭窄表现为某段管腔血流束变细,流速局部加快。应该说两者较容易鉴别。

(2)椎动脉完全闭塞与椎动脉缺如的鉴别:前者二维图像仍然可见椎动脉管壁,而后者在椎静脉后方不能发现椎动脉样结构,有时两者难以鉴别。诊断椎动脉缺如尚需排除椎动脉走行变异。

(3)椎动脉起始部狭窄与锁骨下动脉狭窄的鉴别:对于单独的椎动脉起始部狭窄与锁骨下动脉椎动脉开口后狭窄的鉴别,仅依据在椎动脉远端或上肢动脉分别探及狭窄下游血流频谱,两者比较容易鉴别。而对于锁骨下动脉椎动脉开口前的狭窄,同侧远端椎动脉和上肢动脉同时呈现狭窄下游的频谱改变。如在自然状态下或行束臂试验时,同侧椎动脉出现逆向血流,则支持锁骨下动脉椎动脉开口前的狭窄。但锁骨下动脉椎动脉开口前狭窄所致射流,可同时引起同侧椎动脉起始段血流紊乱和流速加快,此时,判断是否合并椎动脉起始段狭窄存在一定困难。

(4)锁骨下动脉、颈动脉和对侧椎动脉闭塞性疾病,可引起椎动脉流速代偿性升高,应与椎动脉狭窄鉴别:前者为整条椎动脉流速均升高,而后者为椎动脉狭窄处流速加快,且其远端呈狭窄后的紊乱血流。

(5)椎动脉流速降低与椎动脉狭窄下游血流的鉴别:远端椎动脉或基底动脉闭塞可引起近端椎动脉流速减低,但多普勒频谱收缩期上升陡直,而椎动脉狭窄下游的频谱表现为收缩期上升倾斜,两者可以鉴别。另外,严重心功能不全也可导致椎动脉流速减低,甚至呈现类似狭窄下游的频谱改变,但这种波型改变一般都是双侧的,而椎动脉狭窄引起的狭窄下游频谱改变一般为单侧。

五、临床意义

颈动脉疾病常常引起脑供血不足,甚至引起脑卒中,过去应用创伤性动脉造影进行诊断,彩色多普勒超声能够较准确地定性、定量诊断颈部动脉疾病,不仅能无创地诊断血管闭塞狭窄的程度和范围,还可以判断斑块的性质和形态,对神经内科、血管外科治疗方案的选择和疗效的判断都有重要的临床价值。

(高小丽)

第二节 四肢动脉血管疾病

一、解剖和侧支循环

(一) 上肢动脉

上肢动脉的主干包括锁骨下动脉、腋动脉、肱动脉、桡动脉和尺动脉(图 2-14)。

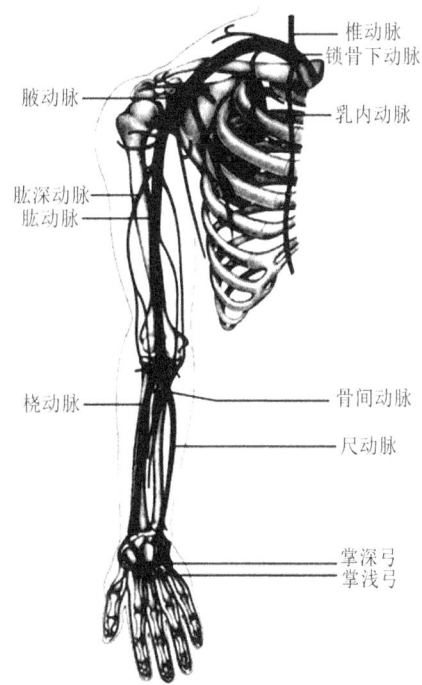

图 2-14 上肢动脉解剖示意图

左锁骨下动脉从主动脉弓直接发出,而右锁骨下动脉则发自无名动脉(头臂干)。锁骨下动脉最重要的分支包括椎动脉和乳内动脉。前者与颅脑供血有关,后者则常用作心脏冠状动脉旁路手术的移植物。甲状颈干和肋颈干也是锁骨下动脉的分支,在超声检查时应避免两者与椎动脉混淆。

锁骨下动脉穿过锁骨和第一肋之间的间隙成为腋动脉。腋动脉在越过大圆肌外下缘后成为肱动脉。肱动脉的主要分支为肱深动脉。

肱动脉在肘部分成桡动脉和尺动脉。桡动脉走行于前臂的外侧至腕部并与掌深弓相连接,尺动脉则走行于前臂的内侧至腕部并与掌浅弓相连接。

(二) 下肢动脉

下肢动脉的主干包括股总动脉、股浅动脉、腘动脉、胫前动脉、胫腓干以及胫后动脉和腓动脉。下肢动脉的主要分支包括股深动脉和膝关节动脉(图 2-15)。

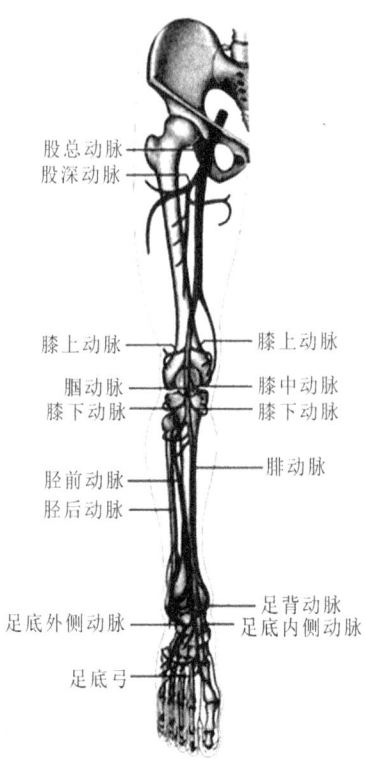

图 2-15 下肢动脉解剖示意图

股总动脉在腹股沟韧带水平续于髂外动脉。股总动脉在腹股沟分叉成股深动脉和股浅动脉。股深动脉位于股浅动脉的外侧,较股浅动脉为深,其分支通常为大腿肌肉供血。股深动脉的分支与盆腔动脉及腘动脉均有交通,是髂股动脉闭塞后的重要侧支循环动脉。

股浅动脉走行于大腿内侧进入腘窝成为腘动脉。股浅动脉在大腿段无重要分支。腘动脉经膝关节后方下行,并发出膝上内、膝上外、膝下内、膝下外动脉。当股浅动脉及腘动脉闭塞时,膝动脉成为重要的侧支循环动脉。

胫前动脉在膝下从腘动脉分出,向前外侧穿过骨间膜后沿小腿前外侧沿下行至足背成为足背动脉。足背动脉走行于拇长伸肌腱和趾长伸肌腱之间,位置较浅,可触及其搏动。

腘动脉分出胫前动脉后成为胫腓干。后者分叉为胫后动脉和腓动脉。胫后动脉沿小腿浅、深屈肌之间下行,经内踝后方转入足底并分成足底内侧动脉和足底外侧动脉。足底外侧动脉与足背动脉的足底深支吻合,形成足底弓。足底弓发出数支趾足底动脉,再分支分布于足趾。腓动脉沿腓骨的内侧下行,至外踝上方浅出,分布于外踝和跟骨的外侧面。

二、检查方法

(一)超声探头选择

超声探头的选择原则是在保证超声穿透能力的前提下,尽量选用频率较高的探头以提高超声显像的分辨力。上肢动脉通常采用5～10 MHz线阵探头。从锁骨上窝扫描锁骨下动脉的近端时,凸阵探头效果较好,如频率为5～7 MHz或2～5 MHz凸阵探头。下肢动脉通常采用5～7 MHz线阵探头。股浅动脉的远段和胫腓干的部位较深,必要时可用2～5 MHz凸阵探头。

选用相应的预设置条件,在检查过程中,根据被检者的具体情况,如肢体的粗细、被检动脉内的血流速度等,随时对超声仪器做出相应的调节。

(二)体位和检查要点

1.体位

(1)上肢动脉:一般采用平卧位,被检肢体外展、外旋,掌心向上。

(2)下肢动脉:一般采用平卧位,被检肢体略外展、外旋,膝关节略为弯曲,有人将此体位称为蛙腿位。采用这一体位可以扫描股总动脉、股浅动脉、䐃动脉、胫前动脉的起始部、胫后动脉及腓动脉。从小腿前外侧扫描胫前动脉或从小腿后外侧扫描腓动脉时,则需让被检肢体伸直,必要时略为内旋。

2.检查要点

四肢动脉超声检查包括:①采用灰阶超声显示动脉,观察动脉内壁和管腔结构,测量动脉内径。②观察动脉彩色多普勒,包括血流方向、流速分布以及流速增高引起的彩色混叠。③对被检动脉分段进行脉冲多普勒采样并对所记录多普勒频谱进行频谱分析。多普勒采样时应尽量采用较小的多普勒取样容积(1.5～2.0 mm)以测得被检动脉特定部位的流速,并避免出现由于取样容积过大而产生的频带增宽。同时应将多普勒角度,即超声波入射与动脉血流的夹角校正到60°以下,以减少多普勒角度校正误差引起的流速值误差。当动脉内存在不规则斑块时,动脉血流方向和动脉纵轴方向可能不一致,多普勒角度的调节应根据动脉血流方向而不是动脉纵轴方向。动脉狭窄的超声诊断主要根据动脉腔内多普勒流速变化。

三、正常超声表现

(一)灰阶超声

正常肢体动脉管腔清晰,无局限性狭窄或扩张;管壁规则,无斑块或血栓形成。正常肢体动脉的内径见表2-5、表2-6。在灰阶超声图像上,动脉壁的内膜和中层结构分别表现为偏强回声和低回声的匀质条带,可见于口径较大且较为浅表的动脉,如腋动脉、肱动脉、股总动脉、股浅动脉的近段以及䐃动脉(图2-16)。当动脉处于较深的部位和(或)动脉口径较小,动脉管腔和管壁结构的分辨度会受到限制,利用彩色多普勒显示血管甚为重要。

表2-5 正常上肢动脉内径

上肢动脉	平均内径(mm)
锁骨下动脉	5.6(4.8～7.5)
腋动脉	4.6(3.9～6.1)
肱动脉	3.4(2.9～4.0)

表2-6 正常下肢动脉内径

下肢动脉	平均内径±标准差(mm)
股总动脉	8.2±1.4
股浅动脉的上段	6.0±1.2
股浅动脉的远心段	5.4±1.1
䐃动脉	5.2±1.1

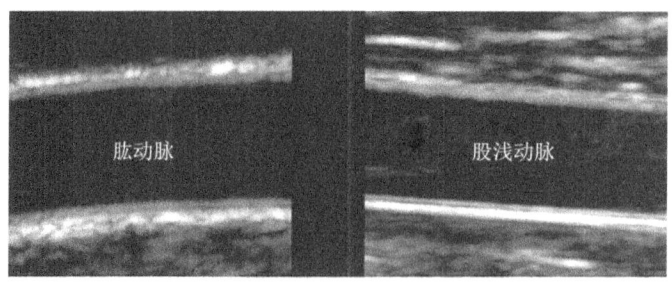

图 2-16　正常肱动脉和股浅动脉的灰阶超声图像

(二)彩色多普勒

正常肢体动脉的腔内可见充盈良好的色彩,通常为红色和蓝色。直行的动脉段内的血流呈层流,表现为动脉管腔的中央流速较快,色彩较为浅亮;管腔的边缘流速较慢,色彩较深暗(图 2-17)。动脉内的彩色血流具有搏动性,表现为与心动周期内动脉流速变化相一致的周期性彩色亮度变化。在正常肢体动脉,彩色多普勒还可显示红蓝相间的色彩变化。红蓝二色分别代表收缩期的前进血流和舒张期的短暂反流。图 2-18 所示为股浅动脉内出现与股浅静脉血流方向一致的舒张期反流(呈蓝色)。

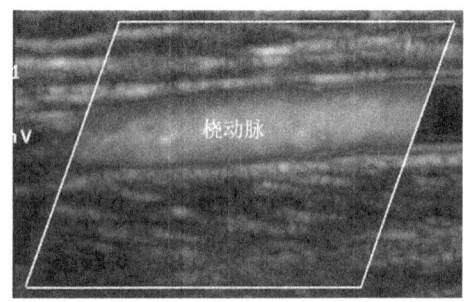

图 2-17　正常桡动脉的彩色多普勒血流图像

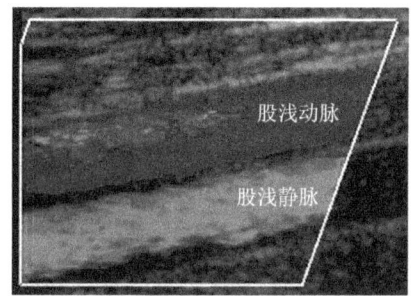

图 2-18　股浅动脉内舒张期反流

(三)脉冲多普勒

肢体动脉循环属于高阻循环系统。静息状态下,正常肢体动脉的典型脉冲多普勒频谱为三相型,即收缩期的高速上升波,舒张早期的短暂反流波和舒张晚期的低流速上升波(图 2-19)。在老年或心脏输出功能较差的患者,脉冲多普勒频谱可呈双相型,甚至单相型。当肢体运动、感染或温度升高而出现血管扩张时,外周阻力下降,舒张早期的反向血流消失,在收缩期和舒张期均为正向血流。

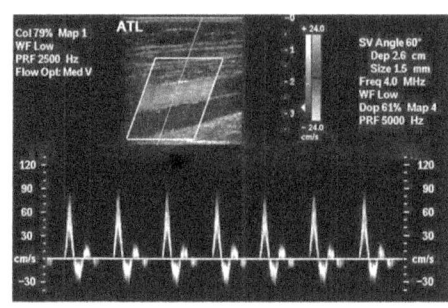

图 2-19　正常股浅动脉的脉冲多普勒频谱

正常动脉内无湍流,脉冲多普勒频谱波形呈现清晰的频窗。肢体动脉的血流速度从近端到远端逐渐下降。下表所列为正常肢体动脉的流速值(表 2-7、表 2-8)。

表 2-7　正常上肢动脉的血流速度

	收缩期峰值流速(cm/s)	舒张期反向峰值流速(cm/s)
锁骨下动脉	66~131	30~50
腋动脉	54~125	25~45
肱动脉	53~109	20~40
桡动脉	38~67	—

表 2-8　正常下肢动脉的血流速度

	收缩期峰值流速(cm/s)	舒张期反向峰值流速(cm/s)
股总动脉	90~140	30~50
股浅动脉	70~110	25~45
腘动脉	50~80	20~40

应用脉冲多普勒检测动脉内的血流速度对诊断动脉狭窄甚为重要,临床上一般采用狭窄处收缩期峰值流速以及该值与其相邻的近侧动脉内收缩期峰值流速之比诊断动脉狭窄的程度。

四、常见疾病

(一)锁骨下动脉窃血综合征

1.病理与临床

锁骨下动脉窃血综合征通常是由于动脉粥样硬化或大动脉炎,使锁骨下动脉起始段或无名动脉狭窄或闭塞,导致脑血流经 Willis 动脉环,再经同侧椎动脉"虹吸"引流,使部分脑血流逆行灌入患侧上肢,从而引起脑局部缺血。

患者可以无明显症状,有症状者主要是椎-基底动脉供血不足和患侧上肢缺血两大类。椎-基底动脉供血不足表现为头晕、头痛、耳鸣、视物模糊、共济失调。上肢供血不足表现为患侧上肢运动不灵活、麻木、乏力、发冷。患肢桡动脉搏动减弱或消失,血压较健侧低 2.7 kPa(20 mmHg)以上。

2.声像图表现

(1)病因的声像图表现:①显示无名动脉、椎动脉开口前锁骨下动脉或主动脉弓等动脉的狭窄或闭塞,以致引起同侧锁骨下动脉窃血综合征。必须注意,窃血可抑制狭窄处射流,从而导致血流速度与狭窄程度不成正比。②显示主动脉缩窄或主动脉弓离断,依据其发生阻塞的部位不同而引起左侧、右侧或双侧锁骨下动脉窃血综合征。③显示上肢动静脉瘘。发生于较大动静脉之间的动静脉瘘可以引起同侧锁骨下动脉窃血综合征,而上肢前臂人工桡动脉与头静脉瘘常不引起本病。

(2)椎动脉血流改变:①患侧椎动脉血流频谱随病变程度的加重而变化。病变较轻者表现为收缩早期血流频谱上升过程中突然下降并形成切迹,第一波峰上升陡直,第二波峰圆钝;随着窃血加重,血流动力学改变更显著,表现为收缩期切迹加深,第二波峰逐渐减小,渐渐地该切迹抵达基线,并进而转变为反向血流;病变严重者整个心动周期血流方向逆转。②患侧椎动脉血流频谱分型。参考国外文献,患侧椎动脉血流频谱形态的改变可分为两类(部分窃血和完全窃血)四型。部分窃血:Ⅰ型,收缩期切迹最低流速大于舒张末期流速(此型也可见于正常人群)。如果受检者束臂试验后从Ⅰ型转为Ⅱ型,则是病理性的。Ⅱ型,收缩期切迹最低流速低于舒张末期流速,但未逆转越过基线。Ⅲ型,收缩期血流逆转越过基线,但舒张期血流仍为正向。完全窃血(Ⅳ型),整个心动周期的血流方向都逆转(图2-20),常见于锁骨下动脉近心段狭窄或无名动脉闭塞。③健侧椎动脉流速。患者健侧椎动脉流速可代偿性升高。

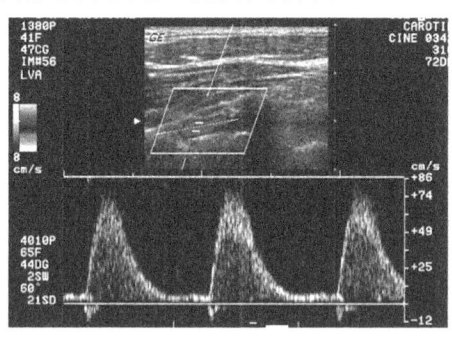

图2-20 锁骨下动脉窃血综合征完全窃血型的患侧椎动脉频谱

整个心动周期血流方向逆转,均位于基线上方

(3)上肢动脉血流改变:由于无名动脉或锁骨下动脉近心段的狭窄或闭塞,尽管同侧椎动脉血液可逆流入锁骨下动脉供给上肢动脉,但患侧锁骨下动脉远心段或上肢动脉,如腋动脉、肱动脉、尺动脉及桡动脉常表现收缩期频谱上升倾斜,峰值流速减低,舒张期反向波消失,舒张末期流速常升高,阻力减低。值得注意的是,有时锁骨下动脉窃血综合征患者的患侧上肢动脉仍可见反向波,这可能是由于近端动脉狭窄程度不严重所致。

3.鉴别诊断

(1)锁骨下动脉窃血综合征与锁骨下动脉椎动脉开口后狭窄的鉴别:前者为锁骨下动脉椎动脉开口前狭窄或无名动脉狭窄,并可引起同侧椎动脉逆流,健侧椎动脉流速代偿性升高,而后者锁骨下动脉狭窄部位位于椎动脉开口后,不管狭窄程度多么严重,都不引起椎动脉逆流。

(2)锁骨下动脉窃血综合征与胸廓出口综合征累及锁骨下动脉的鉴别:后者在上肢过度外展的情况下,锁骨下动脉压迫处峰值流速大于或等于自然状态下的二倍或管腔内无血流信号;也可同时合并同侧锁骨下静脉内无血流信号,或波型失去随心脏搏动及呼吸而改变的现象。

(3)右锁骨下动脉起始部与右颈总动脉起始部或无名动脉狭窄的鉴别:由于无名动脉分出右颈总动脉和右锁骨下动脉这一解剖关系,分叉处也可以位于胸骨后,给探查带来困难,如不注意,可将这三者的定位混淆。右颈总动脉狭窄不影响右锁骨下动脉血流;若同时在右颈总动脉和右锁骨下动脉内探及射流和紊乱血流,则一般是无名动脉狭窄;若右上肢动脉呈现狭窄下游血流改变,同时发现同侧椎动脉逆向血流,而右颈总动脉血流正常,则是右锁骨下动脉起始段狭窄。

(4)锁骨下动脉窃血综合征与椎动脉循环阻力增大出现反向波的鉴别:锁骨下动脉窃血综合征患者,部分窃血表现为椎动脉收缩期出现逆流,完全性窃血可表现为收缩期和舒张期均出现逆流;而后者是由于椎动脉血液循环阻力增大所致,反向波出现在舒张早期,而且持续时间很短。

(二)四肢动脉粥样硬化

1.病理与临床

在周围动脉疾病中,动脉的狭窄、闭塞性病变几乎都是由动脉硬化所引起。其主要病理变化是动脉内膜或中层发生的退行性变和增生过程,最后导致动脉失去弹性,管壁增厚变硬,管腔狭窄缩小。可导致肢体的供血发生障碍,临床表现为发冷、麻木、疼痛、间歇性跛行,以及趾或足发生溃疡或坏疽。

2.声像图表现

(1)二维声像图:动脉内膜增厚、毛糙,内壁可见大小不等、形态各异的斑块,较大的强回声斑块后方常伴声影(图2-21)。若管腔内有血栓形成,则一般呈低回声或中强回声,后方常无声影。

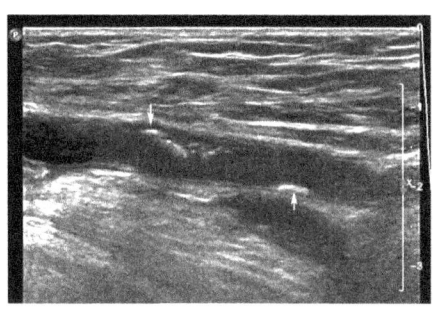

图 2-21　股浅动脉粥样硬化斑块(箭头所示强回声)

(2)彩色血流成像:狭窄处可见血流束变细,狭窄处和靠近狭窄下游可见杂色血流信号(图2-22A)。若为闭塞,则闭塞段管腔内无血流信号。狭窄或闭塞的动脉周围可见侧支血管,病变常呈节段性,好发于动脉分叉处,一处或多处动脉主干的弯曲区域。

(3)频谱多普勒:狭窄处峰值流速加快,频带增宽,舒张期反向波峰速降低或消失(图2-22B)。闭塞段动脉管腔内不能引出多普勒频谱。狭窄或闭塞远端动脉血流阻力减低,收缩期加速时间延长,加速度减小。

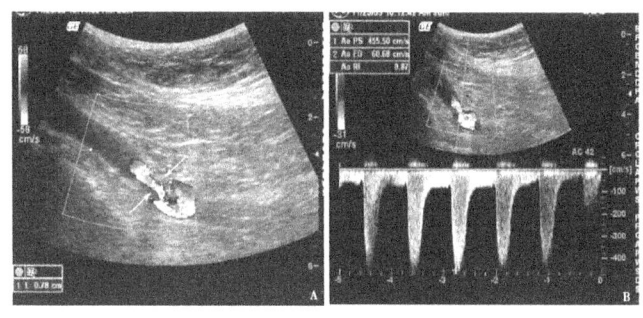

图 2-22　髂外动脉狭窄

A.箭头所指处为狭窄段血流明显变细,狭窄段及其下游血流表现为杂色血流信号;B.狭窄处频谱的反向波消失,流速明显增高,PSV 为 456 cm/s

3.鉴别诊断

(1)四肢动脉硬化性闭塞症与多发性大动脉炎的鉴别:前者老年人多见,累及肢体大动脉、中动脉的中层和内膜,多处管壁可见钙化斑块;而后者青年女性多见,主要侵犯主动脉及其分支的起始部,很少累及髂、股动脉。早期是动脉周围炎及动脉外膜炎,以后向血管中层及内膜发展。因而疾病的后期表现为整个管壁弥漫性增厚,但很少出现钙化斑块。另外,病变活动期有低热和血沉增高等现象。

(2)四肢动脉硬化性闭塞症与血栓闭塞性脉管炎的鉴别:血栓闭塞性脉管炎是一种进行缓慢的动脉和静脉节段性炎症病变,其与四肢动脉硬化性闭塞症的鉴别,见表2-9。

表 2-9　四肢动脉硬化性闭塞症与血栓闭塞性脉管炎的鉴别要点

项目	四肢动脉硬化性闭塞症	血栓闭塞性脉管炎
发病年龄	老年人多见	青壮年多见
血栓性浅静脉炎	无	发病早期或发病过程中常存在
冠心病	常伴有	无
血脂	常升高	大都不升高
受累血管	大、中动脉	中、小动静脉
伴有其他部位动脉硬化	常有	无
钙化斑块	病变后期常有	无
管壁	内、中膜增厚	全层增厚、外膜模糊
管腔	广泛不规则狭窄和节段性闭塞,硬化动脉常扩张,迂曲	节段性狭窄或闭塞,病变上、下段血管内壁平整

(三)假性动脉瘤

1.病理与临床

外伤或感染导致动脉壁破裂,并在周围软组织内形成局限性血肿,以后周围被纤维组织包围而形成瘤壁,瘤壁无全层动脉结构,仅有内膜及纤维结缔组织。其内血流通过破裂口与动脉相通,由此而形成假性动脉瘤。最主要的症状是发现渐增性肿块,多伴有搏动。其次是疼痛,为胀痛及跳痛。

2.声像图表现

(1)动脉旁可见一无回声或混合性回声肿物,肿物内可有呈低或中强回声的附壁血栓,位于瘤体的周边部或某侧。附壁血栓也可能脱落而造成远端动脉栓塞。

(2)瘤壁缺乏动脉壁的各层结构,因为它是由动脉内膜或周围纤维组织构成。

(3)瘤腔内血流缓慢,或呈涡流,或呈旋转的血流信号,并且表现为一半为红色另一半为蓝色。若能清晰显示破裂口,则可见收缩期血液从来源动脉进入瘤体内,舒张期则瘤体内血液通过瘤颈部返回来源动脉(图 2-23A)。瘤颈长短不一,有的不明显,有的可较长。压迫瘤体近侧来源动脉时,瘤体可缩小,瘤体的搏动性也明显减弱,瘤颈部和瘤腔内血流速度减低。有时,假性动脉瘤可引起其来源动脉狭窄。

(4)破裂口或瘤颈部探及典型的"双期双向"频谱(图 2-23B)。在同一心动周期内,这两个血流方向相反的频谱分别持续于收缩期和舒张期,收缩期流速明显高于舒张期流速。

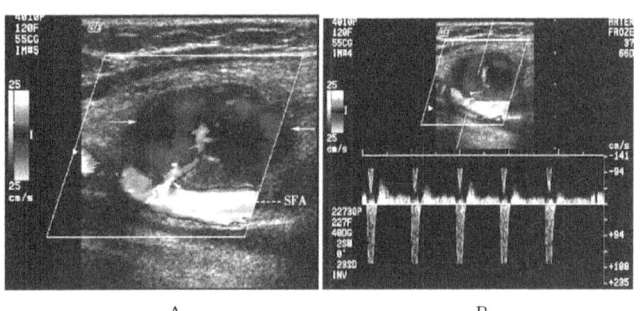

图 2-23　**股浅动脉假性动脉瘤**

A.横向箭头指向瘤体,下方箭头指向股浅动脉破裂口处;B.破裂口处的"双期双向"频谱(SFA:股浅动脉)

(5)压迫瘤体近侧来源动脉时,瘤体可缩小,瘤体的搏动性也明显减弱,瘤颈部或瘤腔内血液流速减低。

3.鉴别诊断

(1)与真性动脉瘤相鉴别:两者均表现为搏动性肿块,可触及震颤并闻及杂音,临床上可对两者引起混淆,但彩色多普勒超声对两者的鉴别很有帮助。

(2)与位于动脉上的肿瘤或紧贴动脉壁的脓肿、血肿及肿瘤相鉴别:前者为囊性或囊实性肿物,内可见涡流或旋流,并与动脉相通;而后者为实性或囊实性肿物,内部无血流信号或具有肿瘤的血供。一般两者很好鉴别。

(四)后天性动静脉瘘

1.病理与临床

动脉与静脉之间存在的异常通道称为动静脉瘘(arteriove nous fistula,AVF)。损伤是造成后天性动静脉瘘最常见的原因,大都是穿透性损伤,其次是医源性血管损伤如肱动、静脉和股动、静脉穿刺或插管。分为3种基本类型:①洞口型,即受伤的动、静脉紧密粘连,通过瘘而直接交通。②导管型,动、静脉之间形成一条管道,一般约0.5 cm长。③囊瘤型,即在瘘口部位伴有外伤性动脉瘤。常见的症状有患肢肿胀、疼痛、麻木、乏力。严重者可有心力衰竭的症状。在瘘口的部位,可扪及明显的持续性震颤和听到粗糙的"机器滚动样"杂音。

2.声像图表现

(1)瘘口的营养动脉:与瘘口相连的近端动脉内径增宽或呈瘤样扩张,血流频谱一般呈低阻型,流速可以加快;而瘘口远心段动脉内径正常或变细,多数患者血流方向正常,阻力指数>1,频谱形态呈三相波或二相波,少数患者血流方向逆转,也参与瘘口的血液供应。

(2)瘘口远端的静脉:由于动脉血流通过瘘口直接分流到静脉内,造成静脉明显扩张,甚至呈瘤样扩张,且有搏动性。有时可探及血栓,呈低回声或中强回声。瘘口远端的静脉内呈现紊乱血流,并可探及动脉样血流频谱,出现静脉血流动脉化。

(3)瘘口:如瘘口较大,二维图像可显示动脉与附近的静脉之间有一无回声的管道结构。相应地,彩色血流显像呈现动脉与静脉之间有一瘘口,有时瘘口呈瘤样扩张,血流方向从动脉流向静脉,并可大致测量瘘口的内径及长度。而瘘口处血流为动脉样频谱,流速较快且紊乱。瘘口周围组织振动也产生五彩镶嵌的彩色信号。

(4)合并假性动脉瘤:动脉瘤可逐渐粘连、腐蚀最后穿破伴行的静脉形成动静脉瘘。外伤也可造成假性动脉瘤与动静脉瘘合并存在。有学者曾遇见一例受枪伤的患者,形成同侧假性股浅动脉瘤与股浅动静脉瘘。彩色多普勒超声探查时,应注意两者的同时存在。若合并假性动脉瘤,则具有相应的彩色多普勒超声表现。

3.鉴别诊断

(1)周围动静脉瘘与动脉瘤的鉴别:临床上症状不明显的损伤性动静脉瘘易与损伤性动脉瘤混淆,应予以鉴别。

(2)四肢动静脉瘘与血栓性深静脉炎的鉴别:动静脉瘘患者由于肢体肿胀和静脉曲张,有时需与血栓性深静脉炎鉴别。血栓性深静脉炎患者一般肢体静脉曲张比较轻,局部没有震颤和杂音,动静脉之间无异常通道,静脉内无动脉样血流信号,邻近动脉也无高速低阻血流。应该说,采用彩色多普勒超声,两者很容易鉴别。

(刘 杰)

第三节　四肢静脉血管疾病

一、四肢静脉解剖

(一)上肢静脉解剖

上肢静脉可分为深、浅两类。深静脉多走行于深筋膜的深面并与同名动脉相伴而行,因而也常称为并行静脉。桡静脉、尺静脉、肱静脉、腋静脉和锁骨下静脉构成了上肢的深静脉系统,桡静脉、尺静脉及肱静脉常成对,分别伴行于桡、尺及肱动脉的两侧,腋静脉与锁骨下静脉一般为单根,少数人可见成对(图 2-24)。

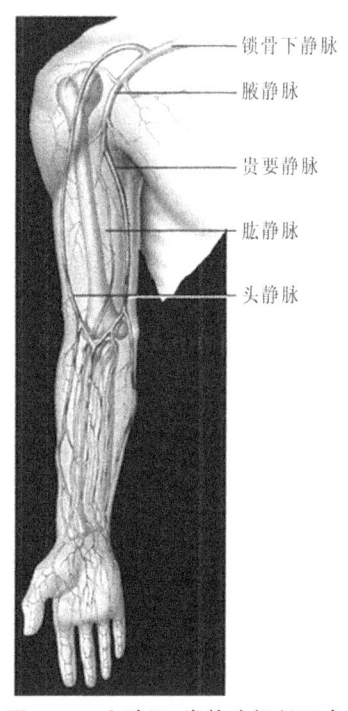

图 2-24　上肢深、浅静脉解剖示意图

浅静脉走行于皮下组织内,一般称为皮下静脉。头静脉、贵要静脉、肘正中静脉和前臂正中静脉构成了上肢的浅静脉系统。浅静脉不与动脉伴行而有其特殊的行径和名称。深浅静脉之间常通过穿静脉相互交通。上肢的深、浅静脉都具有重要的临床意义,因此均须检查。

上肢静脉除了管腔较大、管壁薄和属支较多以外,深、浅静脉都有一些静脉瓣,而深静脉的瓣膜更为丰富,在浅静脉汇入深静脉处常有瓣膜。静脉瓣对保障上肢静脉血流返回心脏起着重要作用。静脉瓣叶通常成对排列,但瓣叶数目也可为 1~3 个。从上肢的近心端到远心端,静脉瓣分布的密度增大。

(二)下肢静脉解剖

同上肢静脉一样,下肢静脉也分为深浅两大类。由于下肢静脉的回流要克服较大的地心引力,因此静脉瓣的配布要比上肢静脉更为密集。

下肢深静脉系统包括小腿的胫前静脉、胫后静脉、腓静脉、胫腓静脉干;腘窝处的腘静脉;大腿的股浅静脉、股深静脉和股总静脉。特别强调的是,股浅静脉属于深静脉系统。此外,部分教材亦将盆腔的髂外静脉和髂总静脉归入下肢静脉范畴(图 2-25)。深静脉与同名动脉相伴,胫前静脉、胫后静脉、腓静脉一般呈双支,25%的入股浅静脉和腘静脉为双支。

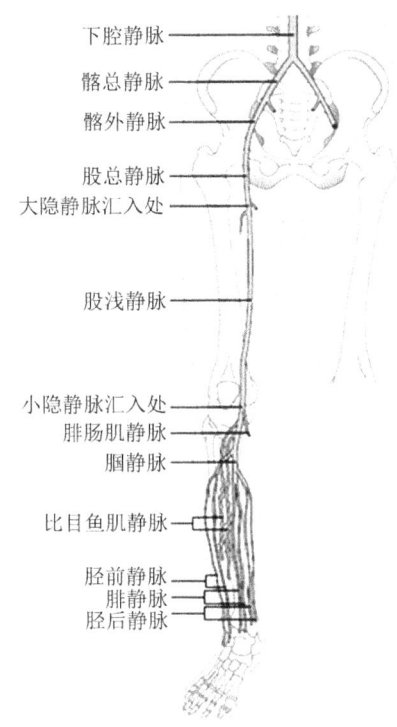

图 2-25　下肢深静脉解剖示意图

二、四肢静脉检查方法

(一)超声仪条件

1.仪器

用于肢体静脉检查的超声仪器应具备以下的特征:极好的空间分辨力,超声频率在 5～15 MHz;极好的灰阶分辨力(动态范围);多普勒对检测低速静脉血流信号敏感;具有彩色多普勒或能量多普勒,有助于确定小静脉及显示血流。

2.探头类型及频率

上肢其他静脉比较表浅,则使用 7.5～10 MHz 的线阵探头,有时更高频率的探头效果更好。下肢静脉一般使用 5～7 MHz 线阵探头。锁骨下静脉、肢体粗大者、位置深在的静脉(如股浅静脉远心段)需使用 3.5 MHz 的凸阵探头。

3.预设条件

选用仪器内设的静脉检查条件,可迅速进入合适的检查条件。检查过程中根据不同静脉和目的随时调节。

下肢浅静脉系统主要由大隐静脉和小隐静脉构成。浅静脉位于两层筋膜之间(图 2-26)。

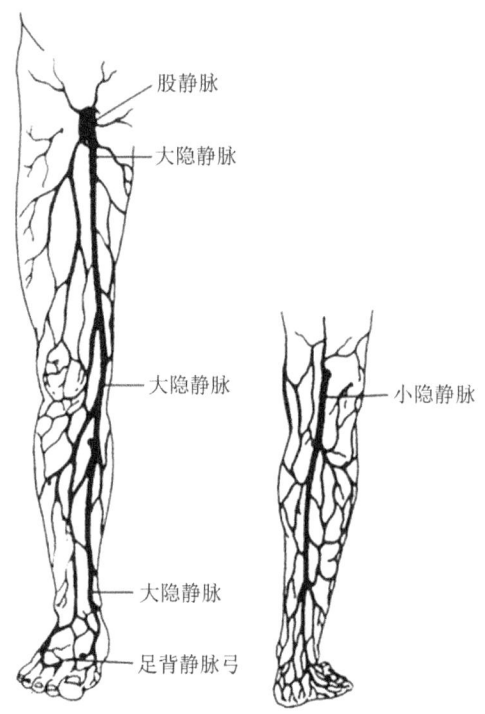

图 2-26　大、小隐静脉及其属支解剖示意图

深静脉和浅静脉之间的交通是通过穿静脉实现的。相对于上肢,下肢的穿静脉临床意义重大。

(二)四肢静脉检查体位

1.上肢静脉检查体位

取仰卧位,也可取半坐卧位使静脉扩张而易于观察。上肢呈外展和外旋姿势,掌心向上。受检上肢外展角度以与躯干呈 60°为宜,应注意避免过度外展,因为过度外展也会阻止正常血流并影响波形和波幅。

上肢浅静脉系统位置表浅,多位于皮下,一定要注意探头轻压,否则静脉会被压瘪而不能被探及。可利用探头加压横切扫查来观察上肢浅静脉有无血栓。

2.下肢静脉检查体位

下肢静脉足够膨胀是清晰显示的前提。一般来说,站立位较卧位更适合下肢静脉的检查,尤其对静脉反流、管壁结构和细小血栓的观察。也可取卧位(头高脚低)或坐位检查。所有的静脉超声检查时,检查室和患者应足够温暖以防止外周血管收缩而致静脉变细,导致超声检查困难。

(三)四肢静脉的探测步骤和观察要点

四肢静脉疾病主要包括静脉血栓和功能不全。每条(段)静脉的探测步骤和观察内容大致相同,不过,上肢静脉很少要求检查瓣膜功能。具体的探测步骤和观察内容如下。

(1)观察静脉变异、内膜、管腔内回声情况:卧位检查如有困难,可站立位检查,由于站立位静脉膨胀,容易观察这些情况,特别适用于大部分或完全再通的血栓形成后综合征患者内膜和残存小血栓的观察。

(2)进行压迫试验:灰阶图像上横切扫查应用间断按压法或持续按压法,观察静脉腔被压瘪的程度。间断按压法是指探头横切按压血管,尽量使静脉腔被压瘪,然后放松,按顺序每隔1~2 cm反复进行,以完整扫查整条血管。持续按压法是指探头横切滑行时持续按压血管,观察管腔的变化。静脉腔被压瘪程度的判定主要依据压迫前后近、远侧静脉壁距离的变化。若探头加压后管腔消失,近、远侧静脉壁完全相贴,则认为无静脉血栓。否则,存在静脉血栓。

(3)观察静脉管腔内是否有自发性血流信号以及血流信号的充盈情况。

(4)检查瓣膜功能:彩色多普勒超声具有无创、简便、可进行半定量和重复性好的优点,能够判断反流的部位和程度,但对瓣膜数目、位置的判断不如X线静脉造影准确。由于彩色多普勒超声在临床上的普遍使用,大大减少了有创检查方法(静脉压测定和静脉造影)的临床应用。

挤压远端肢体试验:在人工挤压检查处远侧肢体放松后,同时观察静脉内的血液反流。有学者认为,由于这种检查方法能够获得由下肢静脉血液的地心引力所致的真实反流,故不仅可用于整条下肢静脉瓣膜功能的评价,而且其临床应用价值优于乏氏试验。但也有学者认为,人工挤压后放松不太可能使静脉血液的反向流速迅速增加,从而不能彻底地促使瓣膜闭合或诱发本来存在的反流,故其临床价值受到限制。必须注意,检查者挤压的力量不同,可导致相互间的超声测值的差异。从临床应用情况来讲,挤压远端肢体试验对小腿静脉瓣膜功能的评价有较大的帮助。

乏氏(Valsalva)试验:乏氏试验是指患者做乏氏动作,通过测量髂、股、静脉的反流时间和其他相关参数,来判断下肢静脉反流的检查方法。有学者指出,乏氏试验是利用乏氏动作时阻碍血液回流而人为地诱发反流,在某种程度上不能反映下肢静脉的真实反流状况。

下肢静脉瓣膜功能不全的定量分析:多数学者认为,反流时间大于0.5秒和反流峰速大于10 cm/s的结合可作为深静脉瓣膜功能不全的诊断标准,从股浅静脉至静脉的反流时间之和大于4秒,表明存在严重的静脉反流。反流时间大于3秒和反流峰速大于30 cm/s的结合与浅静脉慢性瓣膜功能不全密切相关。

三、正常四肢静脉超声表现

(一)灰阶超声

四肢主要静脉内径大于伴行动脉内径,且随呼吸运动而变化。正常四肢静脉具有以下4个超声图像特征:静脉壁非常薄,甚至在灰阶超声上都难以显示;内膜平整光滑;超声图像上管腔内的血流呈无回声,高分辨力超声仪可显示流动的红细胞而呈现弱回声;可压缩性:由于静脉壁很薄,仅凭腔内血液的压力会使静脉处于开放状态,探头加压可使管腔消失(图2-27)。此特征在鉴别静脉血栓时具有重要意义。部分人在管腔内看见的瓣膜,经常见于锁骨下静脉、股总静脉及大隐静脉。瓣膜的数量从近端到远端是逐渐增多的。

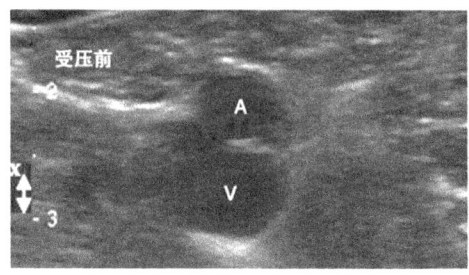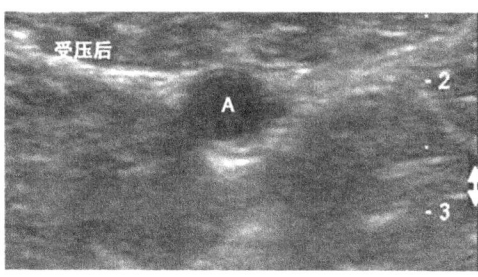

图2-27 正常静脉(左:受压前;右:受压后)

(二)彩色多普勒

正常四肢静脉内显示单一方向的回心血流信号,且充盈于整个管腔(图 2-28)。挤压远端肢体静脉时,管腔内血流信号增强,而当挤压远端肢体放松后或乏氏动作时则血流信号立即中断或短暂反流后中断。有一些正常小静脉(桡、尺静脉,胫、腓静脉)可无自发性血流,但人工挤压远端肢体时,管腔内可呈现血流信号。当使用一定的外在压力后静脉管腔消失,血流信号亦随之消失。

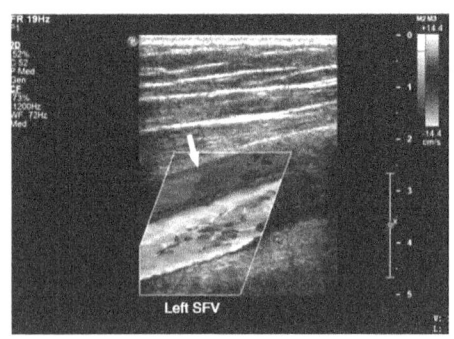

图 2-28 下肢静脉彩色多普勒图像(箭头所示为股浅静脉)

(三)脉冲多普勒

正常四肢静脉具有 5 个重要的多普勒特征:自发性、期相性、乏氏反应、挤压远端肢体时血流信号增强及单向回心血流。

1. 自发性

当受检者肢体处于休息或活动状态时,大、中静脉内存在血流信号,小静脉内可缺乏自发血流。

2. 呼吸期相性

正常四肢静脉的期相性血流是指血流速度和血流量随呼吸运动而变化。脉冲多普勒较彩色多普勒更能直观地观察四肢静脉血流的期相性变化。

(1)上肢静脉:吸气时胸膜腔内压降低,右房压随之降低,上肢静脉压与右房压的压力阶差增大,上肢静脉血液回流增加、血流速度加快;呼气时则相反。此外,上肢静脉血流可存在搏动性,因上肢较下肢更接近心脏,心脏右侧壁的收缩也就更容易传递到上肢的大静脉,所以上肢静脉血流的这种搏动性变化会比下肢更明显,尤其是锁骨下静脉。

(2)下肢静脉:血流的期相性变化正好与上肢静脉相反。吸气时,膈肌下降,腹内压增高,下腔静脉受压,下肢外周静脉与腹部静脉之间的压力阶差降低,造成下肢血液回流减少和血流速度减慢;呼气时则相反,表现为下肢静脉血流速度加快(图 2-29)。

当静脉血流缺乏期相性时,则变为连续性血流。它预示着检查部位近端、有时为远端严重的阻塞。

3. 乏氏反应

正常乏氏反应是指乏氏试验时,即深吸气后憋气,四肢大静脉或中等大小的静脉内径明显增宽,血流信号减少、短暂消失甚至出现短暂反流。乏氏反应用于判断从检查部位至胸腔的静脉系统的开放情况。严重的静脉阻塞才引起异常的乏氏反应,当静脉腔部分阻塞时可以显示正常的乏氏反应。

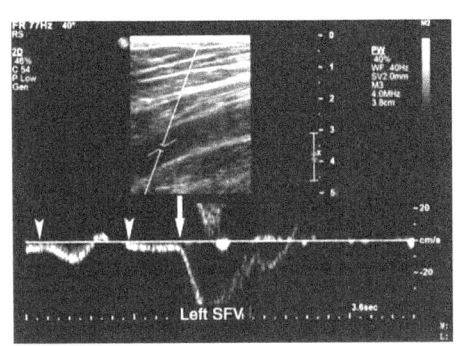

图 2-29　下肢静脉多普勒频谱

两端箭头所示之间，血流速度不断变化，提示呼吸期相性存在。挤压远端肢体后，血流速度增高（长箭头所示处）

4.挤压远端肢体血流信号增强

肢体静脉的突然受压，静脉回心血流量和流速增加，并可使静脉瓣完好的受压部位远端回流停止。如果挤压检查处远端肢体后，血流信号没有增强，则说明在检查部位近端的静脉存在阻塞；血流信号延迟或微弱的增强，提示近端静脉不完全阻塞或周围有侧支循环。

5.单向回心血流

因静脉瓣膜防止血液反流，故正常四肢静脉血液仅回流至心脏。

四、常见疾病

(一)四肢深静脉血栓形成

1.病理与临床

四肢深静脉血栓形成(deep vein thrombosis,DVT)是一种常见疾病，以下肢多见。在长期卧床、下肢固定、血液高凝状态、手术和产褥等情况下，下肢深静脉易形成血栓。血栓由血小板、纤维素和一层纤维素网罗大量红细胞交替排列构成，由于水分被吸收，血栓变得干燥，无弹性，质脆易碎，可脱落形成栓塞。血栓的结局有两种可能：一种是血栓软化、溶解、吸收；另一种是血栓机化，由血管壁向血栓内长入内皮细胞和成纤维细胞，形成肉芽组织，并取代血栓。下肢深静脉血栓形成可分为小腿静脉血栓形成(包括小腿肌肉静脉丛血栓形成)、股静脉-腘静脉血栓形成和髂静脉血栓形成。它们都可以逆行和(或)顺行蔓延而累及整个下肢深静脉，常见的上肢深静脉血栓形成为腋静脉-锁骨下静脉血栓形成。

主要病因包括：①深静脉血流迟缓。常见于外科手术后长期卧床休息、下肢石膏固定的患者。②静脉损伤。化学药物、机械性或感染性损伤导致静脉壁破坏。③血液高凝状态。各种大型手术、严重脱水、严重感染及晚期肿瘤等均可增强血液的凝固性，为血栓形成创造了条件。

临床表现包括：①血栓远侧的肢体持续地肿胀，站立时加重。②患者有患肢疼痛和压痛，皮温升高，慢性阶段有瓣膜功能受损的表现，有浅静脉曲张。③如果血栓脱落可造成肺栓塞，70%~90%肺栓塞的栓子来源于有血栓形成的下肢深静脉，这对下肢深静脉血栓形成的正确诊断非常重要。

2.声像图表现

(1)急性血栓：指2周以内的血栓(图2-30)。其声像图表现为：①血栓形成后几个小时到几天之内常表现为无回声，1周后回声逐渐增强至低回声，边界平整。②血栓段静脉内径往往增宽，管腔不能被探头压瘪。③血栓在静脉腔内可自由飘动或随近端、远端肢体挤压而飘动。④血栓与静脉壁之间和血栓之间可见少量点状和线状血流信号；或血栓段管腔内无血流信号。⑤当血栓使静脉完全或大部分闭塞时，人工挤压远端肢体可见血栓近端静脉血流信号增强消失或减弱；血栓远端静脉血流频谱变为带状，失去周期性及 Valsalva 反应减弱甚至消失。

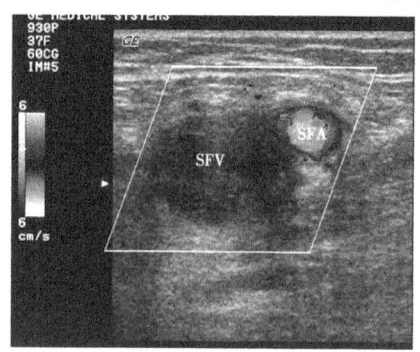

图 2-30　急性股浅静脉血栓形成

图中所示股浅静脉明显扩张，管腔内充满低回声，未见明显的血流信号（SFV：股浅静脉；SFA：股浅动脉）

(2)亚急性血栓：指 2 周至 6 个月之间的血栓。其声像图表现为：①血栓回声较急性期增强。②血栓逐渐溶解或收缩，导致血栓变小且固定，静脉管径也随之变为正常大小。③血栓处静脉管腔不能被压瘪。④由于血栓的再通，静脉腔内血流信号逐渐增多。

(3)慢性血栓：发生在 6 个月以上的血栓。其声像图表现为：①血栓为中强回声，表面不规则（图 2-31），位置固定。②血栓机化导致血栓与静脉壁混成一体，部分病例可能由于静脉结构紊乱而无法被超声辨认。③血栓段静脉内径正常或变小，管腔不能被完全压瘪，内壁毛糙、增厚。④瓣膜增厚，活动僵硬或固定。当慢性血栓致使瓣膜遭受破坏丧失正常功能时，挤压远端肢体放松后或 Valsalva 试验时静脉腔内可见明显的反流信号。⑤部分再通者，血栓之间或血栓与静脉壁之间可见部分血流信号；完全再通者，静脉腔内基本上充满血流信号。血栓段静脉周围可见侧支循环血管。

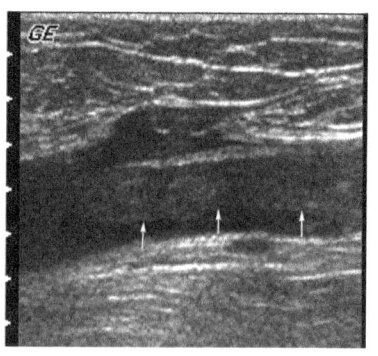

图 2-31　股静脉慢性血栓

超声提示：右下肢股总、股浅静脉血栓形成

3.鉴别诊断

(1)急性与慢性肢体静脉血栓的鉴别。两者的鉴别依据见表 2-10。

第二章 周围血管疾病的超声诊断

表 2-10　急性与慢性肢体静脉血栓的鉴别要点

	急性血栓	慢性血栓
回声水平	无或低回声	中强回声
表面	平整	不规则
稳定性	漂浮	固定
血流信号	无或少量	再通后有
侧支循环血管	无	有

(2)将正常四肢静脉误认为静脉血栓。这是由于仪器调节不当、图像质量差以及探头挤压后静脉被压瘪的效果不好等原因造成。见于髂静脉、收肌管裂孔处的股浅静脉及腘静脉以及小腿深部的静脉。

(3)四肢静脉血栓与静脉周围的肌肉、脂肪及浅表软组织的鉴别。由于探查方法不当如探头用力过大,某些小的深部静脉缺乏自发性血流信号等原因,可将上述组织结构误认为静脉血栓。这种情况可发生于头静脉、贵要静脉及大隐静脉等浅静脉系统以及小腿深部静脉。

(4)四肢静脉血栓与外压性静脉狭窄的鉴别诊断。手术后、肿瘤压迫、左髂总静脉受压综合征及胸出口综合征等因素均可因静脉变狭窄导致静脉回流障碍而引起肢体肿胀。血栓与外压性静脉狭窄虽然临床表现有相似之处,但治疗方法完全不同。必须注意,外压性静脉狭窄导致的静脉回流障碍与血栓引起的静脉回流受阻所致的远心段静脉血流频谱具有相似的改变,但采用灰阶超声观察梗阻处的静脉及其周围结构是正确鉴别的关键。

(5)四肢静脉血栓与静脉血流缓慢的鉴别。当静脉管腔内血液流动缓慢或使用较高频率探头时,血液可表现为似云雾状的血栓样回声,采用压迫试验可很好地鉴别。而且,血栓一般不移动,仅新鲜血栓可随肢体挤压而飘动。

(6)四肢静脉血栓与肢体淋巴水肿的鉴别。淋巴水肿是淋巴液流通受阻或淋巴液反流所致的浅层组织内体液积聚,以及继而产生的纤维增生、脂肪硬化、筋膜增厚及整个患肢变粗的病理状态。早期淋巴水肿与四肢静脉血栓形成的临床表现有相似之处,应注意鉴别。前者除在炎症急性发作期,患者一般没有痛苦,彩色多普勒超声检查静脉血流通畅;而后者发病开始时,患者首先感觉有受累静脉区的钝性胀痛及压痛,数小时内,水肿迅速发展,累及部分或整个肢体。晚期淋巴水肿的临床表现比较特别,表现为患肢极度增粗与典型的橡皮样改变,与四肢静脉血栓较易鉴别。两者鉴别的关键是静脉血流是否通畅。

(二)下肢深静脉瓣膜功能不全

1.病理与临床

下肢深静脉瓣膜功能不全是临床常见的静脉疾病之一。瓣膜功能不全时,造成血液反流,静脉高压。分为原发性与继发性两类。前者病因尚未完全阐明,可能与胚胎发育缺陷及瓣膜结构变性等因素有关。后者是继发血栓形成后的后遗症,故又称下肢深静脉血栓形成后综合征。两者临床表现均为下肢深静脉功能不全所引起的一系列症状,包括下肢胀痛、肿胀、浅静脉曲张,足靴区皮肤出现营养性变化,有色素沉着,湿疹和溃疡。

2.声像图表现

(1)原发性下肢深静脉瓣膜功能不全表现为静脉增粗,内膜平整,管腔内无实性回声,探头加压后管腔能被压瘪,瓣膜纤细、活动良好,以及血液回流通畅、充盈好。

(2) 继发性下肢深静脉瓣膜功能不全则表现为静脉壁增厚，内膜毛糙，内壁及瓣膜窦处可附着实性回声，血栓处管腔不能被完全压瘪，瓣膜增厚、活动僵硬或固定，以及血栓处血流信号充盈缺损。

(3) 不管是原发性还是继发性下肢静脉瓣膜功能不全，均表现为挤压远端肢体放松后或 Valsalva 试验时管腔内血液反流(图 2-32)。利用多普勒频谱可测量静脉反流持续时间、反流最大流速和反流量等。有学者建议采用持续反流时间来判断静脉反流程度。若超声发现某段深静脉反流持续时间>1 秒，则一般可提示该静脉瓣膜功能不全。轻度反流，1～2 秒；中度反流，2～3 秒；重度反流，大于 3 秒。

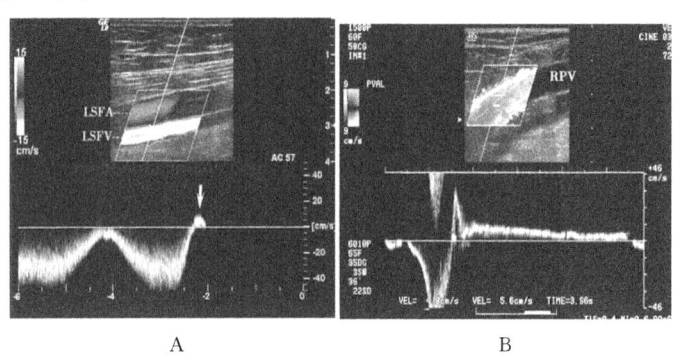

图 2-32 Valsalva 试验
A.Valsalva 动作时正常股浅静脉的频谱多普勒，箭头所指 Valsalva 动作时的短暂反流；B.原发性腘静脉瓣膜功能不全，基线上方为反流频谱，持续反流时间为 3.96 秒

3.鉴别诊断

(1) 下肢深静脉瓣膜功能不全与正常下肢深静脉的鉴别：在许多无下肢深静脉瓣膜功能不全症状的受试者中，经常可发现挤压远端肢体放松后或 Valsalva 试验时有短暂反流，但持续时间一般在 0.5 秒以内。而有明显此症状的受试者中，一般反流持续时间大于 1 秒。当反流持续时间介于 0.5～1 秒，则可疑下肢深静脉瓣膜功能不全。

(2) 原发性与继发性下肢深静脉瓣膜功能不全的鉴别：若发现静脉腔内有明显的血栓或患者有血栓史，一般认为这种瓣膜功能不全是继发性的。但是，深静脉血栓后血流完全或绝大部分再通后所致瓣膜功能不全与原发性的鉴别存在一定的困难，然而只要认真检查，还是可以辨别的。

五、临床价值

彩色多普勒超声能够提供下肢深静脉的解剖和功能信息，可以观察深静脉开放的情况和血栓后异常的范围，以及反流的分布和程度。

（刘　杰）

第三章　消化科疾病的超声诊断

第一节　胃非肿瘤性疾病

一、贲门失弛缓症

(一)病理和临床表现

贲门失弛缓症是食管神经肌肉功能障碍所致的一种疾病,又名贲门痉挛。主要表现是食物不能顺利通过贲门入胃,导致食物潴留,食管壁可出现继发性肥厚、炎症、憩室、溃疡或癌变。

本病多见于青壮年,男女发病无差异。主要症状是吞咽困难,剑突下或胸骨后疼痛。

(二)声像图表现

(1)空腹见腹段食管扩张,内容物潴留。近贲门口的长轴超声断面上形成鸟嘴状或尖锥状,短轴断面表现为扩大的食管管腔。

(2)嘱患者引水后液体滞留于食管下段,食管壁蠕动增强,贲门口关闭状,液体不能通过。

(3)贲门管壁轻度、均匀性、局限性增厚(6～8 mm)。

二、先天性肥厚性幽门狭窄

(一)病理和临床表现

先天性肥厚性幽门狭窄属于新生儿的先天性疾病。患儿的幽门肌过度肥厚,致使幽门管狭窄,胃内容物潴留。男婴的发病率明显高于女婴,临床症状主要是呕吐,常在出生后2～3周开始,就诊时间多在1～2个月。体检患儿消瘦,右上腹可扪及橄榄形肿块。严重者可引起脱水和碱中毒。

(二)声像图表现

(1)幽门胃壁肌层全周性、均匀性、局限性增厚。短轴超声断面呈均匀性"靶环"征。长轴断面呈梭形或橄榄形,长为2.0～2.5 cm,壁厚度为4～8 mm(图3-1)。

(2)幽门管狭细,胃内容物通过困难,胃腔内容物潴留,有时可见胃壁逆蠕动。

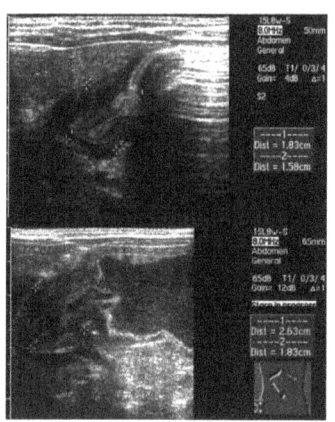

图 3-1　先天性肥厚性幽门狭窄(8 MHz 频率自然组织谐波条件)

5 周男婴,消瘦,吐乳。空腹幽门区"橄榄核"状低回声包块(上图++标示范围)。母乳充盈胃腔后,过幽门主轴长轴切面显示胃幽门均匀性增厚(下图:++标示范围),幽门管腔狭窄

三、胃黏膜巨大肥厚症

(一)临床病理和表现

胃黏膜巨大肥厚症是一种较少见的胃黏膜过度增生性疾病,发病部位在胃底、体,很少累及胃窦部。病理表现为胃黏膜外观隆起、增大,黏膜皱襞间凹沟深,X 线和胃镜称为脑回样黏膜皱襞。发病无年龄差异,男性较女性多见。主要症状是上腹部疼痛、食欲减退、呕吐、体重减轻和腹泻。患者常有低蛋白血症,严重时出现水肿和腹水。

(二)声像图表现

空腹超声检查见胃底、体部"假肾"征。胃充盈后见胃底、体黏膜层明显增厚,黏膜皱襞肥大,走行迂曲。黏膜实质为低回声,内有多发(数毫米)小囊肿样结构,为黏膜腺体过度分泌所致的潴留性囊肿,一般胃壁蠕动功能无异常变化。严重时可见腹水。

四、胃肉芽肿病

胃肉芽肿病是一种胃壁炎性肉芽肿性浸润,又称为炎性假瘤。由多种不同病因引起。感染性肉芽肿包括胃壁结核病、梅毒、血吸虫病等;病因不明的肉芽肿主要有嗜酸性肉芽肿和克罗恩病。疾病的确诊需要胃内镜活检和对疾病病史的了解,血清特异性检查对梅毒的确诊有重要帮助。

声像图表现:①胃壁低回声增厚;②息肉样改变;③有时可以发生溃疡;④增厚胃壁或息肉均为低回声。

由于肉芽肿的超声表现无特异性,容易被误诊为胃肿瘤,因而属于非特异性检查。

五、溃疡病

(一)病理和临床表现

溃疡病的全称为消化性溃疡,是消化道最常见的疾病之一。继发于激素等药物或精神因素者称应激性溃疡。由于放射照射引起的叫作放射性溃疡,放射性溃疡和放射性胃肠炎常同时发生。溃疡的发病部位以胃小弯的角切迹、幽门管和十二指肠球部最多见。基本病理是黏膜层局

限性凹陷,直径多在 2.0 cm 以内,凹陷深度超过黏膜肌层。溃疡周围的黏膜经常伴有水肿、充血或增生等炎症变化。通常单发,多发性溃疡仅占 5%~10%。溃疡病的严重并发症有出血、幽门梗阻和溃疡穿孔。常见症状有腹痛和腹部不适。胃溃疡的疼痛部位在剑突下,疼痛的节律性不明显,多为餐后痛;十二指肠球溃疡的疼痛在上腹部腹正中线偏右部位,疼痛的特点为节律性、周期性,疼痛的时间在空腹和夜间。

(二)声像图表现

(1)空腹超声检查可以发现胃或十二指肠球部壁局限性增厚,厚度常小于 1.5 cm。范围局限,增厚胃壁呈较低回声。

(2)胃充盈状态下,典型的胃溃疡周围的黏膜层及黏膜下层局限性增厚,中央有较平滑的溃疡凹陷(图 3-2A、B)。

(3)急性较大溃疡以胃壁局限性胃黏膜层缺损凹陷为主,溃疡基底胃壁变薄,甚至向浆膜外凸;胃壁增厚程度轻微(图 3-2C、D)。

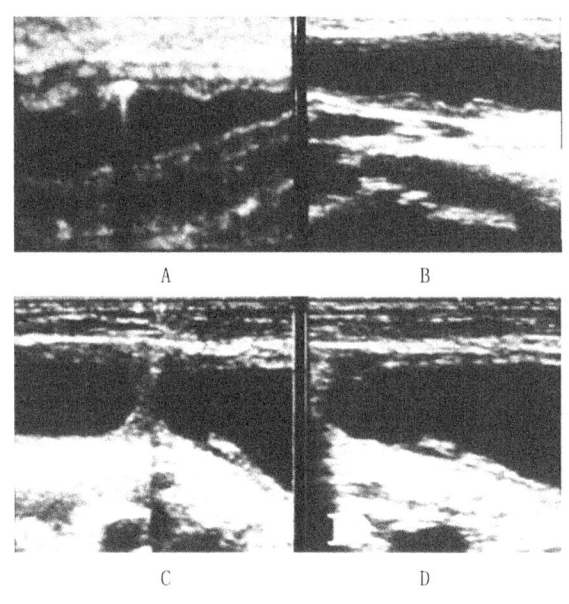

图 3-2 胃溃疡

A.胃窦前壁小溃疡内气体积存,呈现强回声伴有"彗星尾"征象("comet"sign);B.胃窦后壁慢性溃疡,呈现小"火山口"征象,溃疡底部增厚处的黏膜结构清晰可见;C.过胃角长轴切面,恶性淋巴瘤患者,接受化疗过程中因激素过量,突发腹痛、呕血,急诊超声检查;胃腔充盈下见胃角近后壁凹陷,溃疡基底明显变薄;超声提示胃角应激性穿通性急性溃疡;D.过胃角短轴切面图像

(4)小而较浅的溃疡仅以局限性壁增厚为唯一表现。

(5)幽门管溃疡以水肿充血的局限性壁增厚为主要特点,经常伴有胃排空延迟;急性期时常出现幽门痉挛和胃潴留,幽门管腔狭窄,液体难以充盈。

(6)十二指肠球溃疡的超声表现为局限性管壁增厚,球部变形,液体充盈欠佳、通过球部迅速(激惹现象);溃疡面有局限性凹陷,当溃疡内有气体贮存时表现为壁间小点状强回声,小的溃疡面超声不容易发现。

(7)三维超声对溃疡面的显示近似于胃内镜图像。

六、胃炎

(一)病理和临床表现

胃炎是由多种病因引起的急性和慢性胃黏膜弥漫性炎症。

感染性物质或毒素,化学性、物理性(温度或机械)损伤,心、肝、肾、肺等严重疾病均可以成为急性胃炎的病因。急性胃炎的主要病理有胃黏膜充血、水肿,严重者出现浅表糜烂,酸碱烧伤所致的急性胃炎,严重时出现胃黏膜部分断裂、脱落和出血,病情较凶险。

慢性胃炎在我国属于常见病,占胃病患者的50%以上。成年人胃内镜检查统计中几乎90%以上有程度不同的胃黏膜慢性炎症表现。慢性胃炎分慢性浅表性胃炎和慢性萎缩性胃炎两种。经常在同一个胃内,两者同时存在。慢性胃炎的病理比较复杂,主要有胃黏膜水肿,炎性细胞浸润。慢性萎缩性胃炎的基本病理改变是腺体萎缩、黏膜层变薄;进而出现肠上皮化生。门静脉高压所致胃黏膜炎性改变主要是黏膜充血。

疣状胃炎属于慢性胃炎,又称为豆疹样胃炎或慢性胃炎活动期;胃黏膜轻度糜烂和多发小疣状隆起是此种胃炎的特点。

胃炎的主要症状是上腹部不适或疼痛,轻者常无任何症状。

(二)声像图表现

1.急性胃炎

空腹胃壁轻度低回声型增厚,厚度多在1.5 cm以下;胃充盈后胃黏膜层肥厚,黏膜皱襞粗大,尤其在胃窦区出现粗大黏膜皱襞有确诊意义(图3-3)。

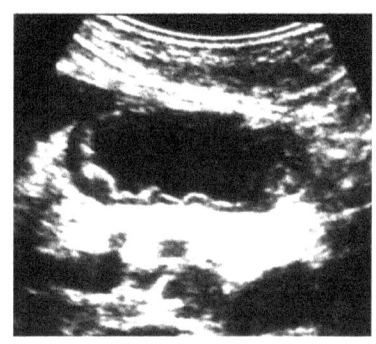

图3-3 急性胃炎

胃窦短轴切面图像,胃黏膜层增厚,黏膜皱襞增多肥大

因酸碱烧伤,胃黏膜急性损伤时可见粗大的黏膜表面呈不平整状,或可见黏膜断续及部分呈游离状。

二维彩色多普勒超声在急性胃炎的肥厚黏膜中可以测到血流信号。

2.慢性胃炎

超声诊断慢性胃炎存在着较大争议。因为慢性胃炎的超声表现也经常见于许多正常人;而超声的诊断和胃镜活检结果经常出现不一致。因此单纯用超声诊断慢性胃炎宜慎重。

当胃黏膜上出现多发的较强回声疣状赘生物时,可以考虑豆疹样胃炎或慢性胃炎活动期。

二维彩色多普勒超声或有回声型超声造影剂检查时,发现幽门区的液体反流征象,对于诊断胆汁反流性慢性胃炎有一定帮助。

七、胃黏膜脱垂

(一)病理和临床表现

胃黏膜脱垂是由于胃窦黏膜下结缔组织疏松,致使黏膜皱襞活动度过大,在胃壁蠕动收缩时被推送入幽门或十二指肠球。随局部蠕动的完结,胃窦黏膜皱襞又退回原位。多发生于30～60岁的男性,其临床表现缺乏特征性,常有上腹部不适或疼痛,左侧卧位可使疼痛加剧。此外,该病多与溃疡及胃炎并存,多数患者的症状可被溃疡和胃炎的症状掩盖。

(二)声像图表现

(1)胃窦部黏膜肥厚隆起,局部层次尚可辨认。
(2)在胃充盈下实时超声观察,见指状黏膜随胃蠕动向幽门移动,既而进入十二指肠球,然后随蠕动波消失,胃窦黏膜回复到胃窦部。

八、胃扭转

(一)病理和临床表现

胃正常位置的固定机制发生障碍,或胃受邻近脏器病变影响发生移位,胃沿某一轴线产生反转或重叠,称为胃扭转。上腹部疼痛为主要症状。

(二)声像图表现

空腹超声检查无阳性发现。胃充盈下检查时见胃腔失去正常形态,扭转部位的胃腔缩小,胃壁出现明显皱褶;或在同一切面下见前后重叠的两个胃腔。

九、胃下垂

(一)病理和临床表现

在站立位胃正常充盈时,胃的最下缘达盆腔,胃小弯角切迹在髂嵴连线以下,十二指肠球部向左偏移,称胃下垂。病因主要是由于胃膈韧带与胃肝韧带松弛无力,以及腹部肌肉松弛所致。临床主要症状有慢性腹痛与不适感、腹胀、恶心、嗳气与便秘等。轻度胃下垂多无症状。

(二)超声诊断标准

(1)站立位胃正常充盈时,胃小弯角切迹在髂嵴连线以下。
(2)胃呈低张力型。
(3)胃排空明显延迟,餐后6小时仍然有近1/4～1/3的胃内容物充盈。

十、胃潴留和急性胃扩张

(一)病理和临床表现

胃腔内容物积存,胃排空功能明显延迟,称为胃潴留,若伴有急性而明显的胃腔扩大,胃壁蠕动消失,则称为急性胃扩张。胃潴留多继发于幽门或高位肠梗阻患者。急性胃扩张最常见于腹部手术后,还可以继发于外伤,有时发生在糖尿病患者。胃潴留的主要症状有胃区胀满、呕吐等,严重者胃区膨隆;急性胃扩张最常见症状是胃区疼痛,一般较轻微。

(二)声像图表现

空腹检查,胃潴留表现为胃腔内有大量细碎均匀的食糜,胃腔扩张,胃幽门开放困难等。急性胃扩张则表现为胃腔高度扩张,胃壁松弛,蠕动消失。

十一、幽门梗阻

(一)病理和临床表现

幽门梗阻通常继发于炎症反应的水肿、充血或反射性幽门痉挛;另外见于瘢痕组织或肿瘤阻塞幽门通道所致。前者以内科治疗能缓解;后者需以手术治疗。

呕吐是幽门梗阻的主要症状,一般发生在进食后 30~60 分钟,每次呕吐量较多,内含陈旧食物。

(二)声像图表现

(1)空腹胃腔内有大量液性内容物潴留。
(2)幽门管狭窄,液体通过困难。
(3)胃壁蠕动可亢进或消失,并常发生胃窦部管壁逆蠕动。
(4)病因诊断:胃窦部肿瘤可见局部壁隆起或增厚性实性低回声肿物,幽门管狭窄变形,内膜面不平整。其他良性病变幽门管壁增厚轻微或无阳性变化。

十二、胃肠穿孔

(一)病理和临床表现

胃肠穿孔最常发生在胃或十二指肠球溃疡和急性阑尾炎,也可以发生在肿瘤和手术后的患者。

临床表现为突然发作的持续性腹部剧痛,进而延及全腹。腹部触诊腹肌紧张,全腹压痛和反跳痛。慢性穿孔病变可能仅有局限症状,常较轻。

(二)声像图表现

腹腔内游离性气体是超声诊断穿孔的最主要征象。超声检查的重要部位在上腹部以及肝脾与横膈之间。平仰卧位时,腹腔游离气体多在上腹的腹壁下。在斜侧位时,肝脾和膈下的气体便是膈下游离气体。胃后壁穿孔的气体首先出现在小网膜囊,同时伴有小网膜囊积液。其他部位的穿孔也常伴有腹水;较局限的积液,局部管壁增厚等异常和局部压痛对穿孔部位的判断有帮助。

十三、胃异物和胃结石

(一)病理和临床表现

胃异物以误吞食入最常见,文献中也有蛔虫和胆囊十二指肠穿孔后结石进入胃腔的报道。对病史和对异物形态的了解在超声检查时是必要的。

柿子、黑枣、头发和红果均可在胃酸的作用下积聚形成结石。胃结石患者有明确的食入致病食物或异物的近期病史。患者常因上腹部不适、饱胀、疼痛、食欲减退等胃部症状前来就诊。

(二)声像图表现

空腹超声检查仅可发现较大的结石,较小异物或结石须在胃充盈下检查;当胃腔得以良好充盈时,超声可以显示直径仅数毫米的异物,尤其对透 X 线的软性物质超声检查效果明显优于 X 线检查。异物的回声和其本身的密度有关,大多表现为等至强回声,结石则以表面类弧状强回声伴有声影为特征性表现(图 3-4)。

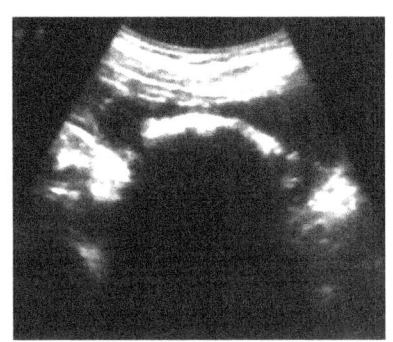

图 3-4　胃结石

4 周前食涩柿子史，因胃区不适接受超声检查，胃充盈下检查，见胃腔内弧状强回声伴有声影（AS）

十四、胃底静脉曲张

(一)病理和临床表现

门静脉高压时，胃冠状静脉侧支扩张，进而延及胃底以及食管管壁的静脉，静脉发生扩张和迂曲，病变局部黏膜膨隆。静脉曲张容易破裂引起出血。临床表现以门静脉高压为主，如脾大、脾功能亢进、腹水等。胃底静脉曲张破裂者出现呕血与黑便，严重者发生出血性休克。

(二)声像图表现

(1)空腹见贲门胃底壁增厚，壁间有蜂房状小而不规则的囊样结构。

(2)使胃充盈下检查见病变区黏膜下的葡萄状或迂曲的管状液性无回声。

(3)常伴肝硬化、门静脉增宽及脾大等超声征象。

(4)二维彩色多普勒能显示曲张静脉内的血流信号；频谱多普勒中多为低速度连续性静脉血流。

（刘　杰）

第二节　胃肠肿瘤

一、胃肠癌

(一)胃癌

1.临床病理和表现

胃癌在我国消化道恶性肿瘤中占第一位。最常见于胃幽门窦，其他依次为胃小弯、贲门区、胃底及胃体。病理组织分类以腺癌和黏液腺癌最多见。肿瘤最初发生于黏膜层，以肿块或管壁增厚的形式向腔内生长，同时向四周扩展，并向胃壁深方浸润。局限于黏膜层的较小胃癌称为原位癌；肿瘤深度浸润未超过黏膜下层者属于早期胃癌；超过黏膜下层称为进展期胃癌，又叫作中晚期胃癌。癌肿的大体形态学分成肿块型、溃疡型、管壁增厚 3 种基本类型。目前国际公认的进展期胃肠癌病理形态学的分型是 Borrmann 提出的 4 种类型：Borrmann Ⅰ 型为向腔内生长的局限而不规则的肿块,称为肿块型;BorrmannⅡ型溃疡周围癌组织局限,和正常胃壁界限分明,为局限(或单纯)溃疡型;BorrmannⅢ型的溃疡周围癌组织向周围浸润生长,界限不清,病变范围扩大,为浸润溃疡型;BorrmannⅣ型为弥漫浸润型胃癌,是癌组织在胃壁广泛浸润的结果,大部分或全部胃壁增厚,部分病例的肿瘤组织主要在黏膜下生长,黏膜结构残存。

早期胃癌常无明显症状,逐渐出现胃区不适或疼痛、恶心、呕吐,消化道出血常见于溃疡型胃癌,晚期胃癌引起腹水、恶病质。腹部实质脏器(如肝脏、胰腺等)、淋巴结、腹膜、盆腔、左锁骨上淋巴结是癌瘤容易侵及的部位。

2.声像图表现

(1)管壁不规则增厚或肿块形成。

(2)内部回声呈低回声,欠均匀;低分化和黏液腺癌内部回声较少,较均匀。

(3)病变区内膜面不平整,或有管腔狭窄。

(4)常见功能异常:蠕动减缓、幅度减低或蠕动消失、胃潴留等。

(5)彩色超声多普勒所见:在部分较大肿瘤实质内常发现有不规则的血流信号。

3.超声分型

(1)结节蕈伞型(BorrmannⅠ):肿瘤向腔内生长,呈结节状或不规则蕈伞状,无明显溃疡凹陷(图3-5)。

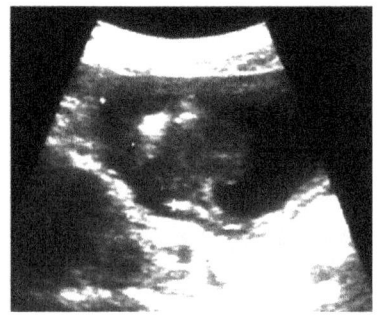

图3-5 胃窦结节蕈伞型癌
胃窦小弯侧胃壁结节状隆起,实质为低回声,欠均匀,周围正常胃壁层次结构清楚,胃后方小圆球状淋巴结,手术病理证实为胃腺癌转移

(2)局限增厚型(BorrmannⅠ):肿瘤部分胃壁增厚,范围局限,与正常胃壁界限清楚。

(3)局限溃疡型(BorrmannⅡ):溃疡明显,边缘隆起与正常胃壁界限分明。整个病变呈火山口状。

(4)浸润溃疡型(BorrmannⅢ):"火山口"征象明显,溃疡周围有较大范围的壁不规则增厚区(图3-6)。

(5)局限浸润型(BorrmannⅣ):胃壁局部区域受侵,全周增厚伴腔狭窄,但内膜面无明显凹陷(图3-7)。

(6)弥漫浸润型(BorrmannⅣ):病变范围广泛,侵及胃大部或全胃,壁厚明显、管腔狭窄。部分病例可见胃黏膜层残存,呈断续状,胃第3层强回声线紊乱、增厚、回声减低、不均匀或中断(图3-8)。

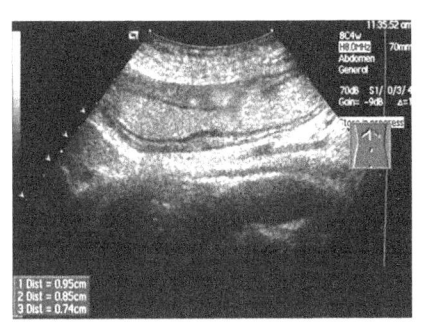

图 3-6　胃癌声像图

浸润溃疡型胃癌,有回声型胃充盈剂衬托下,胃壁前壁增厚(++2,和++3标示范围),中央部位见溃疡凹陷,后壁部分也有轻度增厚

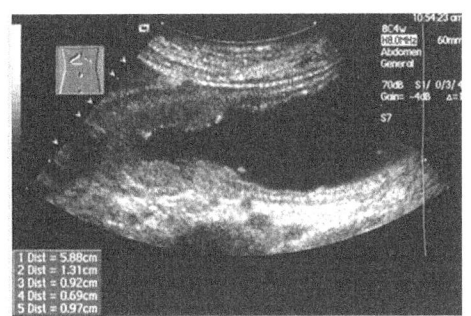

图 3-7　局限浸润型胃癌(自然组织谐波条件下,使用 8.0 MHz 凸阵腹部探头)

在无回声液体衬托下,胃窦癌变部位低回声增厚(++),正常胃壁层次消失,胃腔狭窄

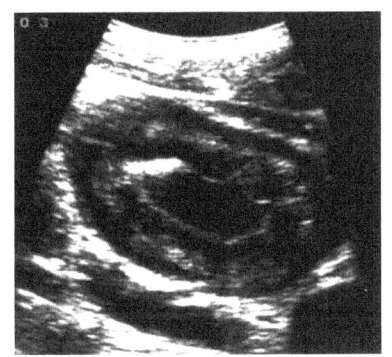

图 3-8　弥漫浸润型胃癌

胃窦短轴切面,胃腔像,胃壁全周增厚,胃壁正常层次破坏,第 3 层回声减低、中断

4.胃癌深度侵及范围

(1)早期胃癌:肿瘤范围小、局限、胃壁第 3 层(黏膜下层及浅肌层线)存在。但黏膜下层受侵时此层次则呈断续状。在此类型中,息肉型(早期癌Ⅰ型)和壁厚者超声显示较好(图 3-9),对早期癌Ⅱc 和Ⅲ型(凹陷型)显示率差。胃早期癌的确诊要依靠胃镜活检。

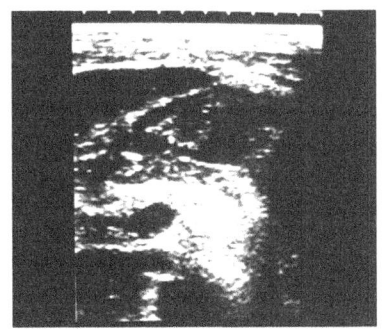

图 3-9　胃幽门窦早期癌(息肉型)

胃幽门窦前壁局限性小隆起,呈乳头状,肿块深方第 3 层黏膜下强回声线完整,局部肌层蠕动正常。手术病理证实为原位癌

(2)肌层受侵:胃壁第3、4层回声线消失,但第5层线尚完整。胃壁趋于僵硬。
(3)浆膜受侵:胃壁第5层强回声线不清。
(4)侵出浆膜:胃壁第5层强回声线中断,肿瘤外侵生长。

5.贲门癌

贲门癌是发生在贲门部(包括和贲门邻近的食管末端、胃底和近端胃小弯)的胃癌;贲门癌的声像图特征与胃癌相同,超声分型也和胃癌一致。其中,弥漫浸润型管壁全周呈规则或不规则性增厚,病变范围较广,常上延及腹段食管,下可侵及胃底体较大范围,梗阻征象较明显(图3-10)。贲门短轴切面呈现"靶环"征,液体通过困难,局部管腔狭窄明显。位于食管起始段和腹段的食管癌可分别经颈部和腹部超声探及到病变,常见征象为"假肾"征。检查中主要注意病变大小厚度和周围浸润,胸段食管癌需内镜超声检查。

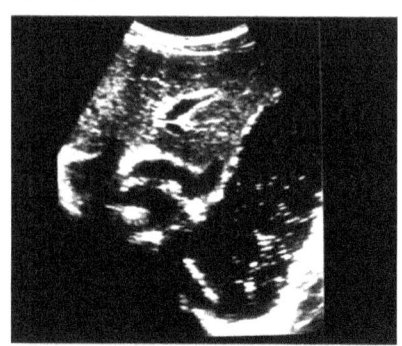

图 3-10　胃底贲门局限浸润型癌
食管-胃连接部长轴切面,腹段食管前后
壁至胃底内侧壁低回声增厚为肿瘤

6.残胃癌

胃癌术后的超声检查重点是对腹腔(包括肝脏、腹膜后、盆腔)等处转移病灶的发现和观察。残胃位置深在,受干扰因素较多。尤其毕Ⅱ式手术,残胃与空肠吻合时胃内容物易迅速进入小肠,在胃充盈状态下超声对残胃癌的显示效果并不理想,超声未见明显病变时应建议内镜超声或胃镜检查确诊。

(二)小肠癌

1.临床病理和表现

小肠癌在临床少见,其中1/3~1/2发生在十二指肠的第二段到十二指肠空肠曲,也可以发生在回肠远端。肿瘤的形态学变化是不规则肿块形成或管壁增厚。早期症状少,随肿瘤增大而引起病变以上部位管腔梗阻,患者有呕吐、腹痛等,便血或呕血和肿瘤溃疡有关。肿瘤周围和腹膜后淋巴结容易因转移而肿大;肿瘤还可以向肝脏和胰腺转移。

2.声像图表现

(1)管壁不规则向心性增厚或肿块形成,管腔狭窄。最常见的超声征象是"假肾"征和"靶环"征。

(2)肿瘤实质呈低回声,欠均匀;低分化和黏液腺癌内部回声较少,较均匀。

(3)病变区内膜面不平整,外界也常因肿瘤浸润而显得边界不清。

(4)常见功能异常:近端肠管内容物积聚,通过困难,胃潴留。

(5)彩色超声多普勒所见:常被用于观察肿瘤周围的浸润程度,肿瘤向外界浸润常使周围的血管受压而使血流信号减少或消失。

3.超声分型

(1)肿块型:低回声型不规则肿块凸向腔内,实质回声欠均匀(图 3-11)。

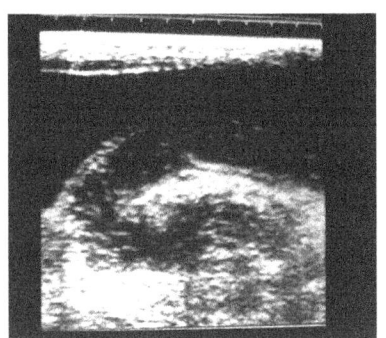

图 3-11　十二指肠下曲癌

高位肠梗阻患者,急诊超声检查发现胃潴留(st),幽门开放,十二指肠内容物向胃腔返流,在十二指肠下曲发现不规则状低回声肿瘤

(2)管壁增厚型:以局部管壁增厚为特点,大多数在超声检查时已经波及全周,管腔狭窄,近端肠管因内容淤积而扩张,通过受阻。

(三)大肠癌

1.临床病理和表现

大肠癌是胃肠道常见的恶性肿瘤,占胃肠道肿瘤的第二位。大肠癌包括结肠癌和直肠癌。以回盲部、直肠、乙状结肠、结肠肝曲和脾曲为高发处。

大肠癌的病理形态可分为:①肿块型,呈菜花样肿物凸向肠腔内。②管壁增厚型,以不规则的管壁增厚形式向心性生长,同时向周围扩展,常因管腔通过障碍而发生肠梗阻。③溃疡型,多在管壁增厚型肿块基础上发生,肿瘤中央出现凹陷溃疡,此型出现梗阻症状者不多,但常伴有便血。大肠癌可以直接向局部扩散,腹腔种植;也常引起淋巴结,或肝脏等部位的转移。便血是大肠癌主要症状,其他常见症状有腹痛、便秘、腹胀、肿瘤晚期常出现腹水。

2.声像图表现

(1)增厚型:肠壁向心性不规则增厚伴管腔狭窄,肿瘤实质为稍欠均匀的低或较低回声;常见超声病理征象为"假肾"征和"靶环"征。病变处管腔通过不畅、近端肠管瘀胀或肠梗阻。在肿瘤和近端正常肠管交界处呈现管腔向心性收缩的挛缩状(图 3-12)。

(2)肿块型:表现为局限性、形态不规则或呈菜花状的、向腔内隆起的较低回声型肿块,表面不平整,实质回声不均。肿块外界常因癌组织浸润而显得界限不清;病变周围肠壁多正常。

(3)溃疡型:以管壁增厚为主,中心区有局限的溃疡凹陷,溃疡基底处的管壁和周围部分相比明显变薄。

(4)其他表现:肿瘤部位肠管僵硬,肠蠕动消失。

(5)肿瘤转移征象:可见肿瘤淋巴回流区淋巴结肿大,肝脏等器官内转移灶。

(6)彩色超声多普勒所见:在肿块型和部分管壁增厚型肿瘤实质内有较丰富的、不规则的血流信号。

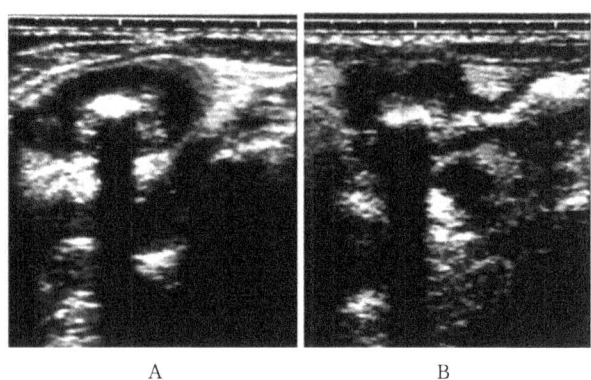

图 3-12 结肠肝曲癌

A.短轴切面;B.长轴切面。结肠肝曲管壁不规则增厚,实质回声不均,局部管腔狭窄,狭窄管腔内强回声伴有声影的结构为粪块(S)。近端升结肠(AS)管腔内容物淤积。LN:淋巴结肿大(转移)

二、胃肠恶性淋巴瘤

(一)临床病理和表现

胃肠恶性淋巴瘤是源于胃肠黏膜下淋巴组织的恶性肿瘤。肿瘤常呈单发或多发肿块状,也可以管壁增厚方式生长。病变处常有黏膜覆盖,黏膜面有时发生溃疡。肿瘤发生的常见部位是胃体窦、空肠近段和升结肠。极少数也可发生在横结肠或回肠末端。

本病常以上腹饱胀、疼痛、恶心、呕吐、黑便、食欲减退或腹部肿块等就诊时被影像学或内镜检出。

(二)声像图表现

(1)肿瘤位于黏膜下,大部分瘤体表面可见拱桥样黏膜皱襞。
(2)胃肠壁弥漫性增厚或局限型肿物,有时表现为黏膜下多结节。
(3)实质呈均匀的低回声或近似无回声,透声性好,后方回声略增强。
(4)适当调节仪器增益条件可见肿物内部多结节或网格结构。
(5)胃肠腔狭窄的程度不严重。
(6)部分病例可出现溃疡凹陷,溃疡凹陷周围的胃黏膜层完整。
(7)有时可见肝脾大或腹部淋巴结肿大。
(8)彩色超声多普勒所见肿瘤内部见散在不规则走行的低速血流信号。

(三)超声分型

1.巨块型

病变广泛,壁厚明显,并伴有肿块形成。内部回声欠均匀,并见瘤内有大小不等的结节融合征象。各结节间有中等回声边界,使整个肿块区呈网织状。

2.浸润型

全周广泛而明显壁增厚,增厚壁呈结节隆起状。瘤内有多个低回声小结节。

3.多结节型

多结节型是胃恶性淋巴瘤的一种,胃黏膜隆起、肥大;胃黏膜下有多发小低回声结节。

4.肿块型

局限性肿块。胃部肿块型淋巴瘤在胃腔充盈下可见黏膜被抬起现象。肠道肿块型淋巴瘤则因肿块局限,内部回声低而均匀,易误诊为囊肿。

5.溃疡型

分为大溃疡型和小溃疡型两种。大溃疡型病变以较大而明显的溃疡为特征,溃疡环堤处有黏膜层覆盖,肿瘤体内常见数个低回声结节,是最具有超声诊断特点的一种类型(图 3-13)。小溃疡型病变呈中等度壁均匀增厚(厚度为 1.0～1.5 cm)。溃疡多发且表浅(称为"匍行溃疡"),超声不易辨认,易误诊为胃癌。

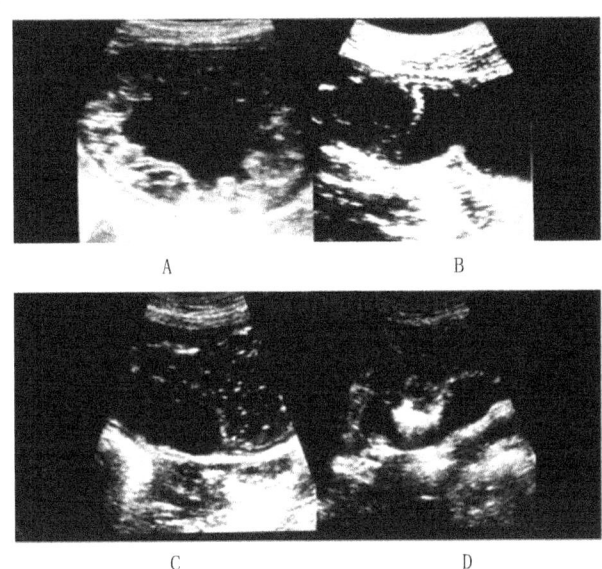

图 3-13　胃黏膜下恶性淋巴瘤声像图
A.胃黏膜下肿瘤(胃恶性淋巴瘤-多发结节型),胃全周性增厚,黏膜层呈波浪状隆起;B.胃黏膜下肿瘤(胃恶性淋巴瘤-肿块型);C.肿瘤处的黏膜层呈"拱桥"样;D.胃黏膜下肿瘤(胃恶性淋巴瘤-溃疡型)

三、胃肠间质瘤

(一)临床病理和表现

胃肠间质瘤属于消化管黏膜下肿瘤。既往的平滑肌瘤和平滑肌肉瘤、神经组织来源性肿瘤属于此类。肿瘤可发生在消化道的任何部位。较小的肿瘤多是圆球状,随即可以向分叶状或更不规则形态发展。肿瘤的生长方式:或将黏膜顶起向管腔内生长;或突出浆膜,长在管壁外;也可以向管腔内、外同时扩展。肿瘤的病理组织学变化为溃疡形成;较小的肉瘤就会出现实质的弥漫性出血坏死、继而出现液化,当坏死液化腔和溃疡相通时有假腔形成。患者临床常见症状为腹部不适或疼痛,常因消化道出血,腹部肿块而就诊。

(二)声像图表现

(1)胃肠区圆球状或分叶状肿块(图 3-14)。
(2)内部呈均匀或较均匀的低回声。
(3)肿瘤最大直径多在 5.0 cm 以下(偶见于直径 9.0 cm 者)。

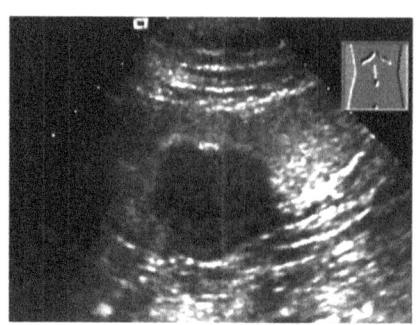

图 3-14　胃黏膜下良性肿瘤(间质瘤)

有回声胃充盈剂衬托下,胃后壁黏膜下类圆球状实性肿瘤,实质为不均匀的低回声,肿瘤表面有溃疡形成

(4)肿块边界清晰。

(5)可有小溃疡,溃疡规整,基底较平滑。

(三)间质瘤的恶变

(1)肿瘤的形态多为分叶状或不规则状。

(2)直径大于 5.0 cm,文献报道肿瘤平均直径多在 10.0 cm。

(3)瘤体内部回声增强、不均匀。

(4)常有深、大而不规则的溃疡凹陷。

(5)实质内液化,液化区较大而不规则。

(6)若液化与溃疡贯通,肿瘤内生成假腔(图 3-15)。

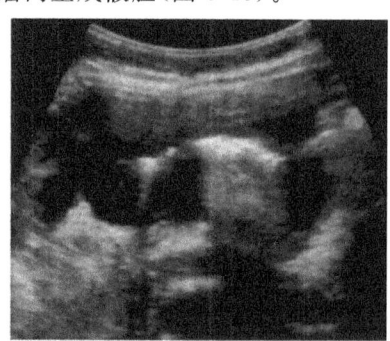

图 3-15　小肠间质瘤(恶性)

肿瘤(T)呈分叶状,中心假腔形成,有窦道和小肠腔相通

(7)易引起周围淋巴结和肝脏转移。

(四)超声分型

1.腔内型

肿物向腔内生长,局部管腔变窄;胃充盈下检查常见被肿瘤抬起的黏膜。此型在小肠和大肠少见。

2.壁间型

肿瘤同时向腔内、外生长,管腔内黏膜稍见隆起。

3.腔外型

肿瘤主要向浆膜外生长,管腔受压变形不明显。

四、胃肠脂肪类肿瘤

(一)临床病理和表现

胃肠脂肪类肿瘤包括脂肪瘤和血管平滑肌脂肪瘤,属于黏膜下肿瘤,良性居多,临床较少见。肿瘤体积一般较小(直径为 2.0~4.0 cm),肿瘤多为管腔内生型。可生长在胃到结肠的各段,临床多以肠梗阻、肠套叠等并发症来就诊时被超声检查确定。

(二)声像图表现

位于黏膜下的圆球或扁圆球体肿块,实质为较强回声。超声检查时容易被误认为胃肠内容物。肠道脂肪类肿瘤的声像图上不容易发现隆起的黏膜皱襞。

五、胃息肉

(一)临床病理和表现

胃息肉属于胃黏膜层上皮性良性肿瘤,分为真性和假性两种。假性息肉由黏膜炎性增生形成;真性息肉又名息肉样腺瘤,最常见。由增生的黏膜腺上皮构成,多为单个。表面呈结节状,多数有蒂,大小一般不超过 2 cm。息肉样腺瘤属于癌前期病变。发病部位以胃窦多见。

发病早期通常无明显症状。部分有上腹不适、腹痛、恶心、呕吐及消化道出血等症状。发生在幽门部较大的息肉可引起幽门梗阻。

(二)声像图表现

空腹超声检查时,很难发现较小的胃息肉;在胃充盈条件下,声像图上表现为自胃黏膜层向腔内隆起病变,呈圆球状、乳头状或分叶状,大小约 1.0 cm(偶可见大于 2.0 cm 者),息肉质地软,瘤体多为不均匀的中等或较强回声。基底部有较细的蒂与胃壁连接,局部胃壁层次结构和蠕动正常(图 3-16)。

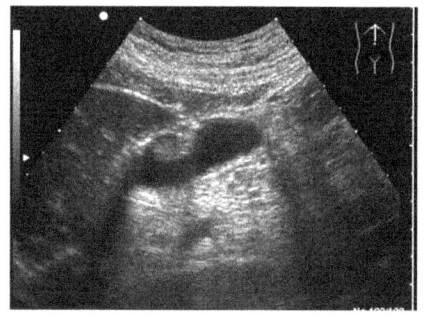

图 3-16　胃窦息肉
胃窦短轴切面:胃前壁乳头状隆起,实质为等回声

六、胃壁囊肿

(一)临床病理和表现

胃壁囊肿属于胃黏膜下囊性肿瘤,临床很少见,大多数囊肿继发于胃壁的迷走胰腺,是胰液潴留性的假性囊肿。形成的囊肿向胃腔内膨出。患者主要症状是胃区不适,腹胀等。

(二)声像图表现

表现为向胃腔内膨出的黏膜下囊性无回声,囊壁薄而平滑,囊液清晰(图 3-17)。

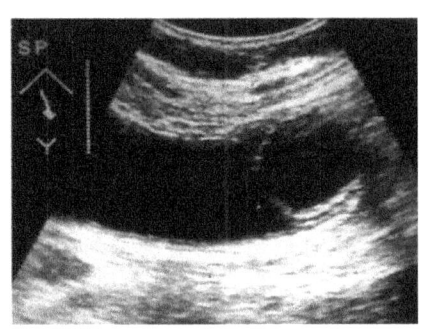

图 3-17 胃壁假性胰腺囊肿

胃腔无回声液体充盈,胃体大弯侧球状黏膜隆起,内部为液性无回声,术前超声诊断胃壁囊肿,手术病理确诊为胃壁假性胰腺囊肿

七、阑尾黏液囊肿

(一)临床病理和表现

阑尾黏液囊肿是发生在阑尾的囊性肿瘤,临床也比较少见。大多数囊肿因阑尾黏膜粘连,管腔闭塞后黏液潴留所致。少数为原发于阑尾的囊性黏液腺癌。此种肿瘤极易破裂,流出的黏液向全腹扩散,在腹膜上形成大小不等的多处转移,同时有大量腹水。患者经常以腹水、腹胀而来就诊。

(二)声像图表现

表现为盲肠下方的长椭球状囊性无回声区,囊壁薄而均匀。囊液稠厚或感染时使回声增强不均匀。囊腺癌形态欠规则,囊壁厚而不平整,回声不均匀,囊液稠厚呈不均质的低回声。转移的肿块表现为腹膜上形态各异的低回声结构。实质间可见散在小的囊性区。腹水稠厚,变换体位时可见飘落的细小回声。

(刘 杰)

第三节 肝囊性病变

一、肝囊肿

(一)病理与临床表现

非寄生虫性肝囊肿发病率为 $1.4\%\sim5.3\%$,女性发病多于男性,分为先天性和后天性两类。一般所指的肝囊肿为先天性肝囊肿,又称真性囊肿。其发病原因多数学者认为在胚胎发育期,肝内局部胆管或淋巴管因炎症上皮增生阻塞导致管腔分泌物潴留,逐步形成囊肿;或因肝内迷走胆管与淋巴管在胚胎期的发育障碍所致。

肝囊肿的病理类型分为血肿和退行性囊肿、皮样囊肿、淋巴囊肿、内皮细胞囊肿、潴留性囊肿和囊性肿瘤。囊肿呈卵圆形、壁光滑,囊腔为单房或多房性。体积大小相差悬殊,小者囊液仅数毫升,大者含液量可达 1 000 mL。囊液清亮,呈中性或碱性,有的可含有胆汁。囊肿周围的肝实质常见压迫性萎缩。其并发症包括感染、坏死、钙化和出血。

临床表现：囊肿较小者可长期甚至终生无症状。随着囊肿的逐渐增大，可出现邻近脏器的压迫症状，上腹部不适、饱胀，甚至隐痛、恶心与呕吐。亦可出现上腹部包块，肝大、腹痛和黄疸。囊肿破裂、出血、感染时出现相应的症状体征。

(二) 超声影像学表现

(1) 典型肝囊肿声像图特点为肝实质内圆形或卵圆形无回声区；包膜光整，壁薄光滑，呈高回声，与周围肝组织边界清晰；侧壁回声失落，后壁及后方回声增高（图3-18）。

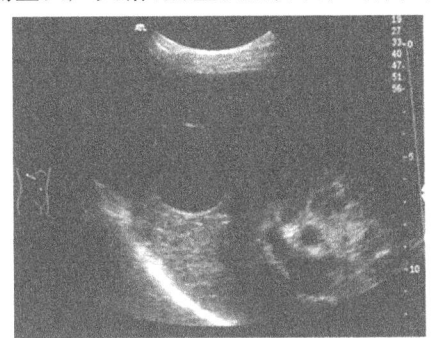

图 3-18　肝囊肿

(2) 多房性者表现为囊腔内纤细的条状分隔；体积较大囊肿合并感染出血时，囊腔内出现弥漫性点状弱回声，亦可分层分布，变动体位时回声旋动，囊壁可增厚，边缘不规则。

(3) 囊肿较小者肝脏形态大小及内部结构无明显改变。较大者可引起肝轮廓增大，局部形态改变；肝组织受压萎缩；周边血管及胆管可呈压迫征象，囊肿巨大时可造成相邻器官的推挤征象。

(4) CDFI：囊肿内部无血流信号显示，囊肿较大周边血管受压时可出现彩色血流，速度增快。

(三) 鉴别诊断

1. 正常血管横断面

正常血管横断面虽呈圆形无回声区，但后方增高效应不明显，变换扫查角度则表现为管状结构，CDFI显示彩色血流，即可与囊肿区别。

2. 肝癌液化

具有分泌功能的腺癌肝转移及原发性肝癌液化，可为单个液区，亦可为不规则状无回声区，其中常有组织碎片和细胞沉渣产生的斑点状回声，外周为厚而不规则的实质性结构，可与肝囊肿鉴别。

3. 肝棘球蚴病

肝棘球蚴病单纯囊型与肝囊肿单凭声像图区别有一定困难，除前者立体感较强，壁较单纯性囊肿为厚外，还应结合患者有疫区居住史，棘球蚴病皮试或间接荧光抗体试验(IFAT)鉴别。

4. 腹部囊性肿块

巨大孤立性肝囊肿应注意与肠系膜囊肿，先天性胆总管囊肿、胆囊积水、胰腺囊肿、肾囊肿、右侧肾积水及卵巢囊肿等相鉴别。

二、多囊肝

(一) 病理与临床表现

多囊肝是一种先天性肝脏囊性病变，具家族性和遗传性。由于胚胎时期发育过剩的群集小胆管的扩张所致。常并发肾、脾、胰等内脏器官多囊性改变。囊肿在肝内弥漫分布、大小不一,直径仅数毫米至十几厘米,绝大多数累及全肝,有的可仅累及某一肝叶。囊壁菲薄,囊液清亮或微黄,囊肿之间的肝组织可以正常。

临床表现:多数患者无症状,可在35～50岁出现体征,部分患者可伴肝区痛及黄疸,肝脏肿大及扪及右上腹包块。

(二)超声影像学表现

(1)肝脏体积普遍增大,形态不规则,肝包膜凸凹不平似波浪状。

(2)肝实质内布满大小不等的圆形或类圆形无回声区,其大小相差悬殊,较大者囊壁薄而光滑,后方回声增高,囊肿之间互不连通。实质内微小囊肿壁则呈"等号"状高回声。严重者肝内正常管道结构及肝实质显示不清(图3-19)。

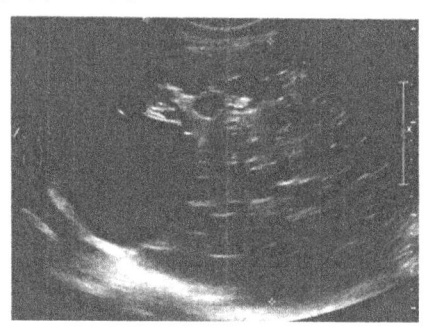

图3-19　多囊肝

(3)轻型多囊肝,显示肝内有较多数目的囊肿回声,直径大小以2～5 cm多见,肝脏轻至中度肿大,形态无明显改变,肝内管道结构可以辨认,囊肿间可有正常肝组织显示。

(4)肾脏或脾脏可有相应的多囊性声像图表现。

(三)鉴别诊断

1.多发性肝囊肿

多发性肝囊肿与较轻的多囊肝不易区别,可试从以下几点鉴别:①多发性肝囊肿为单个散在分布,数目较少;②肝大不如多囊肝明显,囊肿之间为正常肝组织;③不合并其他脏器的多囊性病变。

2.先天性肝内胆管囊状扩张症

先天性肝内胆管囊状扩张症为节段性肝内胆管囊状扩张,显示肝区内大小不等的圆形或梭形无回声区,与多囊肝的鉴别点:①扩张的肝内胆管呈囊状或柱状,追踪扫查可见无回声区相互沟通;②无回声区与肝外胆管交通,且常伴胆总管的梭形扩张;③多有右上腹痛、发热及黄疸病史;④必要时超声导向穿刺及造影检查可以确诊。

3.先天性肝纤维化

先天性肝纤维化多见于婴幼儿,有家族遗传倾向,可合并肝内胆管扩张和多发性囊肿。声像图显示肝脏除囊性无回声区外,其余部分肝实质呈肝硬化表现;脾脏肿大及门脉高压表现。

三、肝脓肿

(一)病理与临床表现

肝脓肿可分为细菌性肝脓肿和阿米巴肝脓肿两大类。

1.细菌性肝脓肿

最常见的病原菌是大肠埃希菌和金黄色葡萄球菌,其次为链球菌,有些则为多种细菌的混合感染。主要感染途径为:①胆管系统梗阻和炎症;②门静脉系统感染;③败血症后细菌经肝动脉进入肝脏;④肝脏周围临近部位和脏器的化脓性感染,细菌经淋巴系统入肝;⑤肝外伤后感染;⑥隐源性感染,约30%的患者找不到原发灶,可能为肝内隐匿性病变,当机体抵抗力减弱时发病,有报道此类患者中约25%伴有糖尿病。

化脓性细菌侵入肝脏后,引起炎性反应,可形成散在的多发性小脓肿;如炎症进一步蔓延扩散,肝组织破坏,可融合成较大的脓肿。血源性感染者常为多发性,病变以右肝为主或累及全肝;感染来自胆管系统的脓肿多与胆管相通,为多发性,很少出现较大的脓肿或脓肿穿破现象;肝外伤后血肿感染和隐源性脓肿多为单发性。如肝脓肿未得到有效控制,可向膈下、腹腔、胸腔穿破。

2.阿米巴性肝脓肿

由溶组织阿米巴原虫引起,是阿米巴疾病中最常见的肠外并发症之一。阿米巴原虫多经门静脉进入肝脏,于门静脉分支内发生栓塞,引起局部组织缺血、坏死,同时产生溶组织酶,造成局部肝细胞的溶解破坏,形成多个小脓肿,进而相互融合形成较大的脓肿。病变大多数为单发性,90%以上发生于肝右叶,并以肝顶部为多。脓肿可向横膈、胸膜腔、气管内浸润,破溃而造成膈下、胸腔及肺脓肿。

临床表现:多见于青壮年男性,患者出现发热、寒战,呈弛张热型,肝区疼痛及胃肠道反应症状。体质虚弱、贫血,部分患者出现黄疸、肝脏肿大、右侧胸壁饱满、肋间隙增宽、触痛等。

(二)超声影像学表现

肝脓肿的病理演变过程,反映在声像图上可有以下表现。

(1)肝脓肿早期:病灶区呈炎性反应,充血水肿、组织变性坏死尚未液化。肝实质内显示一个或多个类圆形或不规则状低回声或回声增高团块;与周围组织境界清楚,亦可模糊不清;肝内血管分布可以无明显变化;CDFI可显示内部有点状或条状搏动性彩色血流,脉冲多普勒呈动脉血流,阻力指数≤0.55(图3-20)。

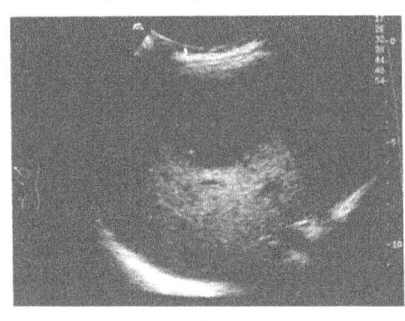 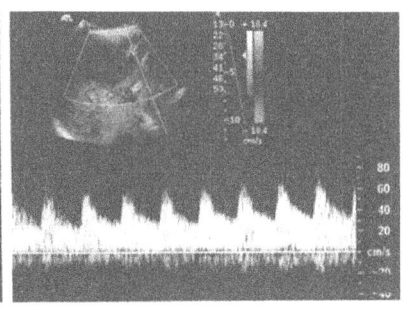

图3-20 细菌性肝脓肿

A.肝右叶低回声不均质团块;B.CDFI显示条状血流,PD测及动脉血流频谱,RI=0.55

(2)脓肿形成期:坏死组织液化脓肿形成,显示肝实质内囊性肿块。壁厚而不均,内壁粗糙如虫蚀状;脓液稀薄时呈无回声,伴有稀疏细小点状强回声;较大脓腔未完全融合时,有不规则间隔;脓液黏稠含有坏死组织碎片无回声区内出现密集细小点状强回声,其中散在不规则斑片状或索带状回声,并随体位改变旋动,伴有产气杆菌感染时,脓腔前壁后方有气体高回声;脓肿后方回声增高。

(3)慢性肝脓肿壁显著增厚,内壁肉芽组织增生,无回声区缩小,脓腔内坏死组织积聚,表现为类似实质性的杂乱高回声。脓肿壁钙化时,呈弧形强回声,后伴声影。

(4)伴随征象肝脏局部肿大或形态改变,脓肿靠近膈面时,可致膈肌局限性抬高,活动受限;或出现右侧胸腔积液;脓肿周围管状结构受压移位;感染源自胆管者可发现胆管阻塞和感染的相应表现。

(三)鉴别诊断

1. 不同类型肝脓肿的鉴别

细菌性肝脓肿与阿米巴肝脓肿的治疗原则不同,两者应予鉴别,阿米巴肝脓肿起病常较缓慢,大多有痢疾或腹泻史。脓肿常为单个,体积较大,多位于右肝膈顶部。脓液呈巧克力色,可找到阿米巴滋养体,可与细菌性肝脓肿鉴别。

2. 肝癌

肝脓肿早期未液化时呈实质性回声,与肝细胞癌的表现类似。但后者外周可有完整的低回声晕环绕,CDFI检出动脉血流。肝脓肿形成后应与转移性肝肿瘤相区别,腺癌肝脏转移灶多呈"牛眼"征,液化区后方回声不增高或出现衰减。同时应结合临床资料,并在短期内随访观察做出鉴别,必要时应做超声导向穿刺细胞学及组织学检查。

肝内透声较强的转移性肿瘤,如淋巴瘤、平滑肌肉瘤等可与脓肿混淆。鉴别主要依靠病史、实验室检查和诊断性穿刺。

3. 其他肝脏占位病变

肝脓肿液化完全、脓液稀薄者需与肝囊肿鉴别。肝囊肿壁薄光滑,侧壁回声失落;肝包虫囊肿内有条状分隔及子囊,边缘可见钙化的强回声及声影;肝脓肿壁较厚,内壁不整,声束散射回声无方向依赖,囊壁显示清晰。同时病史亦完全不同。

4. 胰腺假性囊肿

较大的胰腺假性囊肿可使肝左叶向上移位,易误为肝脓肿。应多切面扫查,判断囊肿与周围脏器的关系,并让患者配合深呼吸根据肝脏与囊肿运动不一致的特点做出鉴别。

(刘 杰)

第四节 肝弥漫性病变

肝弥漫性病变为一笼统的概念,是指多种病因所致的肝脏实质弥漫性损害。常见病因有病毒性肝炎、药物性肝炎、化学物质中毒、血吸虫病、肝脏淤血、淤胆、代谢性疾病、遗传性疾病、自身免疫性肝炎等。上述病因均可引起肝细胞变性、坏死,肝脏充血、水肿、炎症细胞浸润,单核吞噬细胞系统及纤维结缔组织增生等病理变化,导致肝功能损害和组织形态学变化。肝弥漫性病变的声像图表现,可在一定程度上反映其病理形态学变化,但是对于诊断而言,大多数肝弥漫性病变声像图表现缺乏特异性,鉴别诊断较为困难,需结合临床资料及相关检查结果进行综合分析。

第三章 消化科疾病的超声诊断

一、病毒性肝炎

(一)病理与临床概要

病毒性肝炎是由不同类型肝炎病毒引起,以肝细胞的变性、坏死为主要病变的传染性疾病。按病原学分类,目前已确定的病毒性肝炎有甲型、乙型、丙型、丁型、戊型肝炎5种,通过实验诊断排除上述类型肝炎者称非甲至戊型肝炎。各型病毒性肝炎临床表现相似,主要表现为乏力、食欲减退、恶心、厌油、肝区不适、肝脾大、肝功能异常等,部分患者可有黄疸和发热。甲型和戊型多表现为急性感染,患者大多在6个月内恢复;乙型、丙型和丁型肝炎大多呈慢性感染,少数病例可发展为肝硬化或肝细胞癌,极少数呈重症经过。因临床表现相似,需依靠病原学诊断才能确定病因。

病毒性肝炎的临床分型:①急性肝炎;②慢性肝炎;③重型肝炎;④淤胆型肝炎;⑤肝炎后肝硬化。

病毒性肝炎的基本病理改变包括肝细胞变性、坏死,炎症细胞浸润,肝细胞再生,纤维组织增生等。其中,急性肝炎主要表现为弥漫性肝细胞变性、坏死,汇管区可见炎症细胞浸润,纤维组织增生不明显;慢性肝炎除炎症坏死外,还有不同程度的纤维化;重型肝炎可出现大块或亚大块坏死;肝硬化则出现典型的假小叶改变。

(二)超声表现

1.急性病毒性肝炎

(1)二维超声。①肝脏:肝脏不同程度增大,肝缘角变钝。肝实质回声均匀,呈密集细点状回声(图3-21A)。肝门静脉管壁、胆管壁回声增强。②脾:脾大小正常或轻度增大。③胆囊:胆囊壁增厚、毛糙,或水肿呈"双边"征,胆汁透声性差,胆囊腔内可见细弱回声。部分病例胆囊腔缩小,或胆囊暗区消失呈类实性改变(图3-21A)。④其他:肝门部或胆囊颈周围可见轻度肿大淋巴结(图3-21B)。

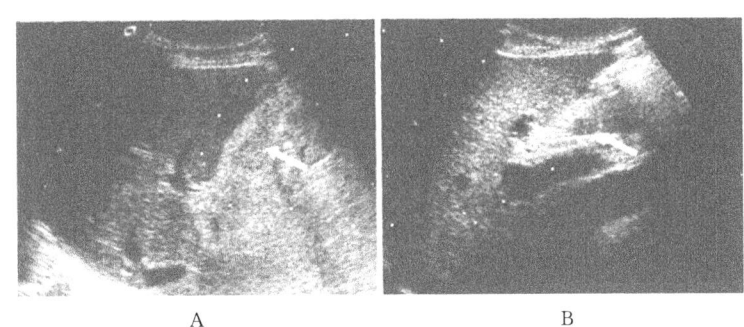

图 3-21 急性病毒性肝炎

二维超声显示肝实质回声均匀,呈密集细点状回声,胆囊缩小,胆囊壁增厚,胆囊腔暗区消失呈类实性改变(A,↑);肝门部淋巴结轻度肿大(B,↓)

(2)彩色多普勒超声:有研究报道,肝动脉收缩期、舒张期血流速度可较正常高。

2.慢性病毒性肝炎

(1)二维超声。①肝脏:随肝脏炎症及纤维化程度不同,可有不同表现。轻者声像图表现类似正常肝脏;重者声像图表现与肝硬化接近。肝脏大小多无明显变化。肝脏炎症及纤维化较明显时,肝实质回声增粗、增强,呈短条状或小结节状,分布不均匀,肝表面不光滑(图3-22A)。肝静脉及肝门静脉肝内分支变细及管壁不平整。②脾脏:脾可正常或增大(图3-22B),增大程度常不及肝硬化,脾静脉直径可随脾增大而增宽。③胆囊:胆囊壁可增厚、毛糙,回声增强。容易合并胆囊结石、息肉样病变等。

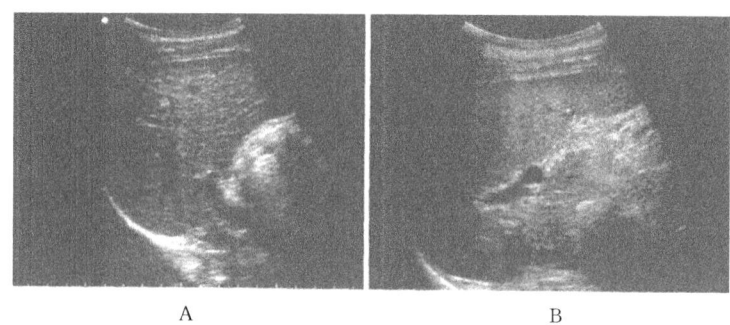

图3-22 慢性病毒性肝炎

二维超声显示肝表面不光滑,肝实质回声增粗呈短条状,分布不均匀,
肝内血管显示欠佳(A);脾增大,下缘角变钝,脾实质回声均匀(B)。
肝穿刺活检病理:慢性乙型肝炎G3/S3(炎症3级/纤维化3期)

(2)彩色多普勒超声:随着肝脏损害程度加重,特别是肝纤维化程度加重,肝门静脉主干直径逐渐增宽,血流速度随之减慢;肝静脉变细,频谱波形趋于平坦;脾动、静脉血流量明显增加。

3.重型病毒性肝炎

(1)二维超声。①肝脏:急性重型病毒性肝炎,肝细胞坏死明显时,肝脏体积可缩小,形态失常,表面欠光滑或不光滑(图3-23A),实质回声紊乱,分布不均匀,肝静脉逐渐变细甚至消失;亚急性重型病毒性肝炎,如肝细胞增生多于坏死,则肝脏缩小不明显;慢性重型病毒性肝炎的声像表现类似慢性肝炎,如在肝硬化基础上发生重症肝炎,则声像图具有肝硬化的特点。②胆囊:胆囊可增大,胆囊壁水肿增厚,胆汁透声性差,可见类实性回声(图3-23A)。③脾脏:可增大或不大。④腹水(图3-23A)。

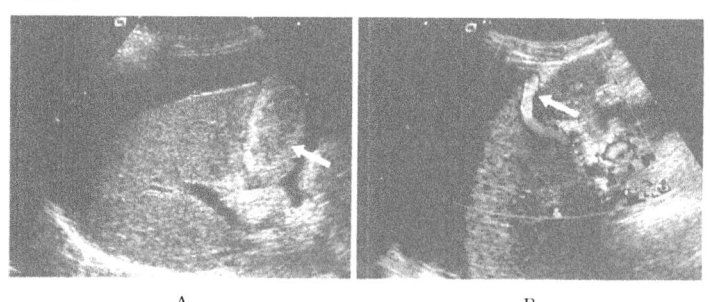

图3-23 重型病毒性肝炎

二维超声显示肝脏形态失常,右肝缩小,肝表面欠光滑,肝实质回声增粗,分
布均匀,胆囊壁增厚,不光滑,胆囊腔内充满类实性回声(A↑),后方无声影,
肝前间隙见液性暗区(A);CDFI显示附脐静脉重开,可见出肝血流显示(B↑)

(2)彩色多普勒超声:重型病毒性肝炎患者较易出现肝门静脉高压表现,如附脐静脉重开(图3-23B),肝门静脉血流速度明显减低或反向等。

4.其他

淤胆型肝炎声像图表现无特异性。肝炎后肝硬化超声表现见肝硬化。

(三)诊断与鉴别诊断

病毒性肝炎主要需与下列疾病鉴别。

1.淤血肝

继发于右心功能不全,声像图显示肝大,肝静脉及下腔静脉扩张,搏动消失,血流速度变慢或有收缩期反流,肝门静脉一般不扩张。急、慢性肝炎肝脏可增大,肝静脉及下腔静脉无扩张表现,且慢性肝炎及肝炎后肝硬化者多数肝静脉变细。

2.脂肪肝

肝大,肝缘角变钝,肝实质回声弥漫性增强,但光点细密,并伴有不同程度的回声衰减,肝内管道结构显示模糊,肝门静脉不扩张。

3.血吸虫性肝病

患者有流行区疫水接触史,声像图显示肝实质回声增强、增粗,分布不均匀,以汇管区回声增强较明显,呈较具特征性的网格状或地图样改变。

4.药物中毒性肝炎

由于毒物影响肝细胞代谢和肝血流量,导致肝细胞变性、坏死。声像图显示肝脏增大,肝实质回声增粗、增强,分布欠均匀,与慢性病毒性肝炎类似,鉴别诊断需结合临床病史及相关实验室检查结果综合分析。

5.酒精性肝炎

声像图表现可与病毒性肝炎类似,诊断需结合临床病史特别是饮酒史。

二、肝硬化

(一)病理与临床概要

肝硬化是一种常见的由不同原因引起的肝脏慢性、进行性、弥漫性病变。肝细胞变性、坏死,炎症细胞浸润,继而出现肝细胞结节状再生及纤维组织增生,致肝小叶结构和血液循环途径被破坏、改建,形成假小叶,使整个肝脏变形、变硬而形成肝硬化。

根据病因及临床表现的不同有多种临床分型。我国最常见为门脉性肝硬化,其次为坏死后性肝硬化以及胆汁性、淤血性肝硬化等。肝硬化按病理形态又可分为小结节型、大结节型、大小结节混合型。门脉性肝硬化主要病因有慢性肝炎、酒精中毒、营养缺乏和毒物中毒等,主要属小结节型肝硬化,结节最大直径一般不超过1 cm。坏死后性肝硬化多由亚急性重型肝炎、坏死严重的慢性活动性肝炎、严重的药物中毒发展而来,属于大结节及大小结节混合型肝硬化,结节大小悬殊,直径为0.5~1 cm,最大结节直径可达6 cm。坏死后性肝硬化病程短,发展快,肝功能障碍明显,癌变率高。

肝硬化的主要临床表现:代偿期多数患者无明显不适或有食欲减退、乏力、右上腹隐痛、腹泻等非特异性症状,肝脏不同程度增大,硬度增加,脾轻度增大或正常。失代偿期上述症状更明显,并出现腹水、脾增大、食管-胃底静脉曲张等较为特征性表现,晚期有进行性黄疸、食管静脉曲张破裂出血、肝性脑病等。

(二)超声表现

1.肝脏大小、形态

肝硬化早期肝脏可正常或轻度增大。晚期肝形态失常,肝脏各叶比例失调,肝脏缩小,以右叶为著(图3-24);左肝和尾状叶相对增大,严重者肝门右移。右叶下缘角或左叶外侧缘角变钝。

肝脏活动时的顺应性及柔软性降低。

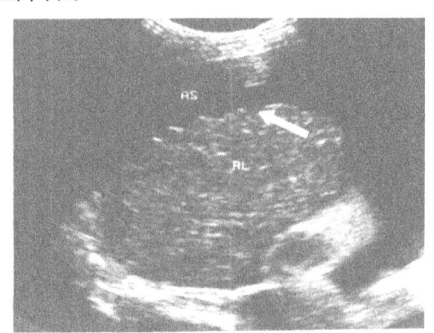

图 3-24　肝硬化

二维超声显示右肝(RL)缩小,形态失常,肝表面呈锯齿状(↑),肝实质回声增粗,分布不均匀,肝内血管显示不清,肝静脉变细。肝前间隙见液性暗区(AS)

2.肝表面

肝表面不光滑,凹凸不平,呈细波浪、锯齿状、大波浪状或凸峰状。用 5 MHz 或 7.5 MHz 高频探头检查,显示肝表面更清晰,甚至可见细小的结节。有腹水衬托时,肝表面改变亦更清晰。

3.肝实质回声

肝实质回声弥漫性增粗、增强,分布不均匀,部分患者可见低回声或等回声结节(图 3-25)。

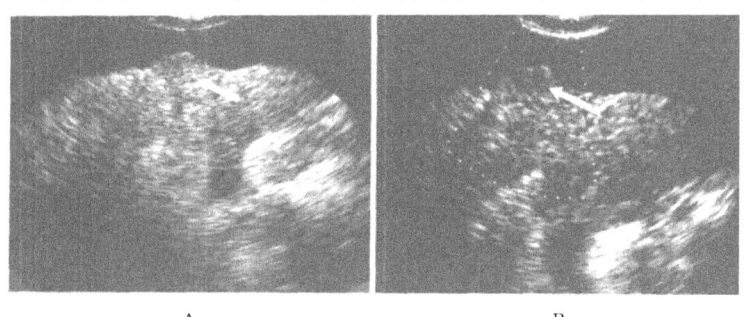

图 3-25　肝硬化结节

二维超声显示肝缩小,肝表面凹凸不平,右肝前叶肝包膜下一稍低回声结节,向肝外突出,结节边界不清,内部回声均匀(A↑);CDFI 显示等回声结节内部无明显血流显示(B↑)

4.肝静脉

早期肝硬化肝内管道结构无明显变化。后期由于肝内纤维结缔组织增生、肝细胞结节状再生和肝小叶重建挤压管壁较薄的肝静脉,致肝静脉形态失常,管径变细或粗细不均,走行迂曲,管壁不光滑,末梢显示不清。CDFI 显示心房收缩间歇期肝静脉回心血流消失,多普勒频谱可呈二相波或单相波,频谱低平,可能与肝静脉周围肝实质纤维化和脂肪变性使静脉的顺应性减低有关。

5.肝门静脉改变及门静脉高压征象

(1)肝门静脉系统内径增宽主干内径＞1.3 cm,随呼吸内径变化幅度小或无变化,CDFI 显示肝静脉呈双向血流或反向血流,肝门静脉主干血流反向是肝门静脉高压的特征性表现之一。肝门静脉血流速度减慢,血流频谱平坦,其频谱形态及血流速度随心动周期、呼吸、运动和体位的变化减弱或消失。

(2)侧支循环形成:也是肝门静脉高压的特征性表现之一。

附脐静脉开放:肝圆韧带内或其旁出现无回声的管状结构,自肝门静脉左支矢状部向前、向下延至脐,部分附脐静脉走行可迂曲(图 3-26A),CDFI 显示为出肝血流(图 3-26B),多普勒频谱表现为肝门静脉样连续带状血流。

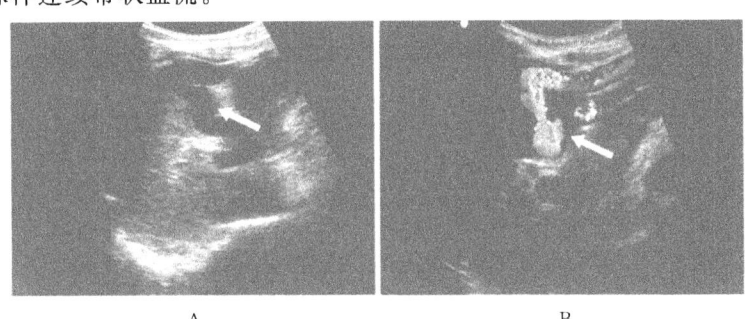

图 3-26　附脐静脉重开

二维超声显示附脐静脉迂曲扩张,自肝门静脉左支矢状部
行至肝外腹壁下(A↑);CDFI 显示为出肝血流(B↑)

胃冠状静脉(胃左静脉)扩张、迂曲,内径>0.5 cm。肝左叶和腹主动脉之间纵向或横向扫查显示为迂曲的管状暗区或不规则囊状结构,CDFI 显示其内有不同方向的血流信号充填(图 3-27),为肝门静脉样血流频谱。胃冠状静脉是肝门静脉主干的第 1 个分支,肝门静脉压力的变化最先引起胃冠状静脉压力变化,故胃冠状静脉扩张与肝门静脉高压严重程度密切相关。

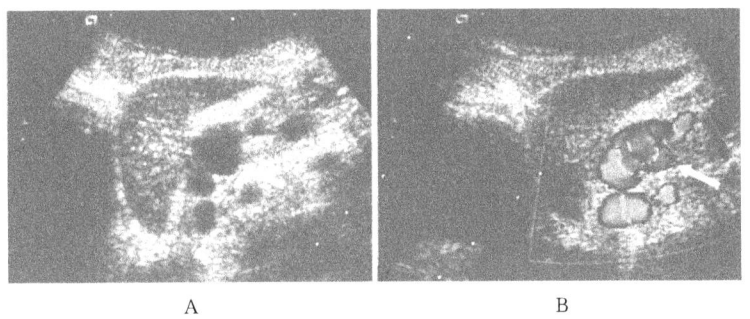

图 3-27　胃冠状静脉扩张

二维超声显示胃冠状静脉呈囊状扩张,边界清晰(A↑);CDFI
显示暗区内红蓝相间不同方向的彩色血流信号(B↑)

脾肾侧支循环形成:脾脏与肾脏之间出现曲管状或蜂窝状液性暗区,可出现在脾静脉与肾静脉之间、脾静脉与肾包膜之间或脾包膜与肾包膜之间,呈肝门静脉样血流频谱。

脾胃侧支循环形成:脾静脉与胃短静脉之间的交通支,表现为脾上极内侧迂曲管状暗区或蜂窝状暗区(图 3-28),内可探及门静脉样血流频谱。

(3)脾脏增大,长度>11 cm,厚度>4 cm(男性)、>3.5 cm(女性),脾实质回声正常或增高。如有副脾者亦随之增大。脾静脉迂曲、扩张,内径>0.8 cm(图 3-29)。

(4)肠系膜上静脉扩张,内径>0.7 cm,部分可呈囊状扩张。

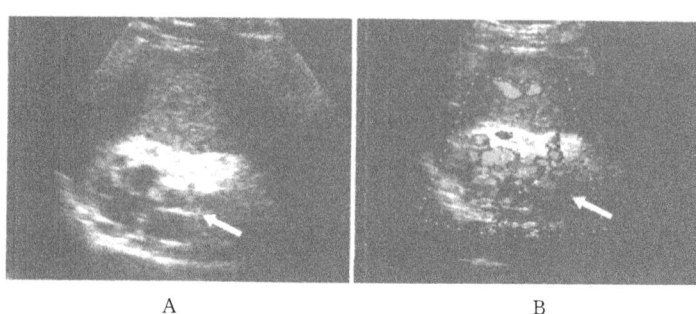

图 3-28 胃底静脉扩张

二维超声显示脾上极内侧相当于胃底部蜂窝状暗区(A↑);CDFI 显示暗区内充满血流信号(B↑)

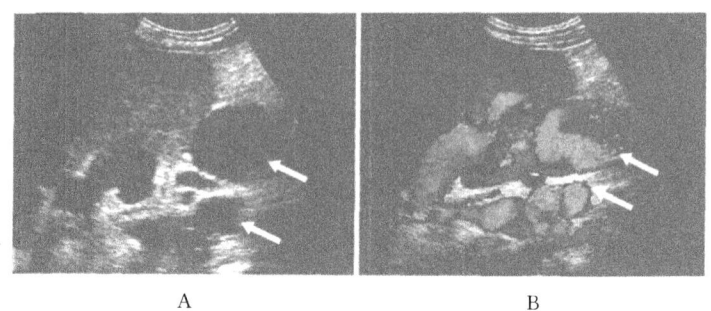

图 3-29 脾静脉瘤样扩张

二维超声显示脾门区血管迂曲扩张,部分呈囊状改变(A↑);
CDFI 显示扩张管腔内充满彩色血流信号(B↑)

(5)腹水:多表现为透声性好的无回声区。少量腹水多见于肝周或盆腔;大量腹水则可在肝周、肝肾隐窝、两侧腹部、盆腔见大片液性暗区,肠管漂浮其中。如合并感染,液性暗区内可见细弱回声漂浮或纤细光带回声。

(6)肝门静脉血栓及肝门静脉海绵样变。

6.胆囊

胆囊壁增厚、毛糙,回声增强。肝门静脉高压时,胆囊静脉或淋巴回流受阻,胆囊壁可明显增厚呈"双边"征。

(三)不同类型肝硬化特点及超声表现

1.门脉性肝硬化及坏死后性肝硬化

以上述超声表现为主。

2.胆汁性肝硬化

胆汁性肝硬化的发生与肝内胆汁淤积和肝外胆管长期梗阻有关。前者多由肝内细小胆管疾病引起胆汁淤积所致,其中与自身免疫有关者,称原发性胆汁性肝硬化,较少见。后者多继发于炎症、结石、肿瘤等病变引起肝外胆管阻塞,称为继发性胆汁性肝硬化,较多见。主要病理表现为肝大,呈深绿色,边缘钝,硬度增加,表面光滑或略有不平。主要临床表现为慢性梗阻性黄疸和肝脾大,皮肤瘙痒,血清总胆固醇及 ALP、GGT 显著增高。晚期可出现肝门静脉高压和肝衰竭。

二维超声:肝脏大小正常或轻度增大,原发性胆汁性肝硬化则进行性增大。肝表面可平滑或不平整,呈细颗粒状或水纹状。肝实质回声增多、增粗,分布不均匀。肝内胆管壁增厚、回声增强,或轻度扩张。如为肝外胆管阻塞可观察到胆管系统扩张及原发病变声像。

3.淤血性肝硬化

慢性充血性心力衰竭尤其是右心衰竭使肝脏淤血增大。长期淤血、缺氧,使肝小叶中央区肝细胞萎缩变性甚至消失,继之纤维化并逐渐扩大,与汇管区结缔组织相连,引起肝小叶结构改建,形成肝硬化。淤血性肝硬化肝脏可缩小,肝表面光滑或呈细小颗粒状,断面呈红黄相间斑点,状如槟榔,红色为肝小叶中央淤血所致,黄色为肝小叶周边部的脂肪浸润。临床以右心衰竭及肝硬化的表现为主。

二维超声:早期肝脏增大,晚期缩小,肝表面光滑或稍不平整,肝实质回声增粗、增强,分布尚均匀。下腔静脉、肝静脉扩张,下腔静脉内径达 3 cm,肝静脉内径可达 1 cm,下腔静脉管径随呼吸及心动周期变化减弱或消失(图 3-30A)。彩色多普勒超声显示收缩期流速减低,或成反向血流,舒张期血流速度增加(图 3-30B)。肝门静脉扩张,脾增大,腹水。

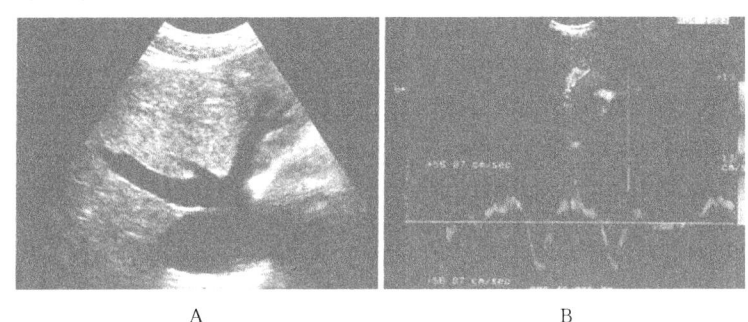

图 3-30 淤血肝

二维超声显示肝静脉、下腔静脉管径增宽(A);频谱多普勒显示肝静脉(B)及下腔静脉频谱呈三尖瓣反流波形,V 波、D 波波幅较高,S 波降低

(四)诊断与鉴别诊断

典型肝硬化特别是失代偿期肝硬化,其声像图表现具有一定的特点,诊断并不困难,但不能从声像图上区分门脉性、坏死后性、原发性胆汁性肝硬化等肝硬化类型。早期肝硬化超声表现可与慢性肝炎类似,超声诊断较困难,需肝穿刺活检病理确定。继发性胆汁性肝硬化、淤血性肝硬化则需结合病史及原发病变表现以及肝脏声像改变、脾脏大小、有无肝门静脉高压等表现,综合判断分析。肝硬化需与下列疾病鉴别。

1.弥漫型肝癌

多在肝硬化基础上发生,肿瘤弥漫分布,与肝硬化鉴别有一定难度,鉴别诊断要点见表 3-1。

表 3-1 弥漫型肝癌与肝硬化鉴别

项目	弥漫性肝癌	肝硬化
肝脏大小、形态	肝脏增大,形态失常,肝表面凹凸不平	肝脏缩小(以右叶明显),形态失常
肝内管道系统	显示不清	可显示,特别是较大分支显示清楚,但形态及走行失常,末梢显示不清
肝门静脉栓子	肝门静脉管径增宽、管壁模糊或局部中断,管腔内充满实性回声,其内可探及动脉血流信号,超声造影栓子在动脉期有增强(癌栓)	无或有,后者表现肝门静脉较大分支内实性回声,其内部无血流信号,超声造影无增强(血栓)。肝门静脉管壁连续,与肝门静脉内栓子分界较清

续表

项目	弥漫性肝癌	肝硬化
CDFI	肝内血流信号增多、紊乱,可探及高速高阻或高速低阻动脉血流信号	肝内无增多、紊乱的异常血流信号
临床表现	常有消瘦、乏力、黄疸等恶病质表现。AFP可持续升高	无或较左侧所述表现轻

2.肝硬化结节与小肝癌的鉴别

部分肝硬化再生结节呈圆形、椭圆形,球体感强,需要与小肝癌鉴别。肝硬化再生结节声像表现与周围肝实质相似,周边无"声晕";而小肝癌内部回声相对均匀,部分周边可见"声晕"。CDFI:前者内部血流信号不丰富或以静脉血流信号为主,若探及动脉血流信号则为中等阻力;后者内部以动脉血流信号为主,若探及高速高阻或高速低阻动脉血流信号更具诊断价值。超声造影时,肝硬化结节与肝实质呈等增强或稍低增强;而典型小肝癌动脉期表现为高增强,门脉期及延迟期表现为低增强。动态观察肝硬化结节生长缓慢,小肝癌生长速度相对较快。

3.慢性肝炎及其他弥漫性肝实质病变

早期肝硬化与慢性肝炎及其他弥漫性肝实质病变声像图表现可相似,鉴别诊断主要通过肝穿刺活检。

三、酒精性肝病

(一)病理与临床概要

酒精性肝病(ALD)是由于长期大量饮酒导致的中毒性肝损害,主要包括酒精性脂肪肝、酒精性肝炎、酒精性肝硬化。ALD是西方国家肝硬化的主要病因(占80%~90%)。在我国ALD有增多趋势,成为肝硬化的第二大病因,仅次于病毒性肝炎。

酒精性脂肪肝、酒精性肝炎及酒精性肝硬化是酒精性肝病发展不同阶段的主要病理变化,病理特点如下。

1.酒精性脂肪肝

肝小叶内>30%的肝细胞发生脂肪变,以大泡性脂肪变性为主,可伴或不伴有小坏死灶及肝窦周纤维化。戒酒2~4周后轻度脂肪变可消失。

2.酒精性肝炎

肝细胞气球样变、透明样变,炎症坏死灶内有中性粒细胞浸润。可伴有不同程度的脂肪变性及纤维化。

3.酒精性肝硬化

典型者为小结节性肝硬化,结节直径为1~3 mm;晚期再生结节增大,结节直径为3~5 mm,甚至更大。结节内有时可见肝细胞脂肪变或铁颗粒沉积,可伴有或不伴有活动性炎症。

(二)超声表现

1.酒精性脂肪肝

声像图表现类似脂肪肝,肝脏增大,肝实质回声较粗、较高、较密集,深部回声逐渐衰减,膈肌回声显示欠清,肝内管道结构模糊。由于声波衰减,CDFI显示肝门静脉、肝静脉血流充盈不饱满。脾无明显增大。

2.酒精性肝炎

肝脏增大,肝实质回声增粗、增强,分布均匀或欠均匀,回声衰减不明显,肝内管道结构及膈肌显示清楚。肝门静脉、肝静脉血流充盈饱满。

3.酒精性肝硬化

声像图表现与门脉性肝硬化相似。早期肝脏增大,晚期缩小。肝表面不光滑,肝实质回声增粗,分布不均匀,肝门静脉增宽,脾大。晚期可出现腹水、肝门静脉高压表现。

(三)诊断与鉴别诊断

酒精性肝病超声表现无特异性,诊断需结合病史,特别是酗酒史。而准确诊断不同类型酒精性肝病,则需通过肝穿刺活检病理诊断。需要与下列疾病鉴别。

1.脂肪肝

声像图表现与酒精性脂肪肝相似,病因诊断需结合病史。

2.病毒性肝炎

不同病程阶段病毒性肝炎声像图表现不一,部分表现与酒精性肝炎相似,病因诊断需结合病史及相关实验室检查。

3.淤血肝

声像图显示肝大,肝静脉及下腔静脉扩张,搏动消失,收缩期血流速度变慢或有收缩期反流,肝门静脉不扩张;而酒精性肝炎则无肝静脉及下腔静脉扩张和相应血流改变。

四、脂肪肝

(一)病理与临床概要

随着生活水平的不断提高,脂肪肝的发病率也正在逐渐上升。脂肪肝是一种获得性、可逆性代谢疾病,当肝内脂肪含量超过肝重量的5%时可称为脂肪肝。早期或轻度脂肪肝经治疗后可以逆转为正常。引起脂肪肝的主要原因有肥胖、过度的乙醇摄入、高脂血症、糖尿病、长期营养不良、内源性或外源性的皮质类固醇增多症、怀孕、长期服用药物(肼类、磺胺类药物、部分化疗药物等)、化学品中毒(四氯化碳、磷、砷等)等。此外,重症肝炎、糖原沉积病、囊性纤维病、胃肠外营养等也可引起脂肪肝。肝内脂肪含量增高时,肝细胞会出现脂肪变性,以大泡性肝细胞脂肪变性为主,偶可见点、灶状坏死,并可伴轻度纤维组织增生。脂肪肝进一步发展会转变为肝纤维化,甚至肝硬化,导致肝功能明显下降。脂肪肝一般以弥漫浸润多见,也可表现为局部浸润,导致局限性脂肪肝。脂肪肝一般无特征性临床症状,可有疲乏、食欲缺乏、嗳气、右上腹胀痛等症状,可伴有肝脏增大体征,血脂增高或正常,肝功能可轻度异常。

(二)超声表现

脂肪肝的声像图表现与肝脏脂肪沉积的量及形式有关,可分为弥漫浸润型脂肪肝及非均匀性脂肪肝两大类。

1.弥漫浸润型脂肪肝

弥漫浸润型脂肪肝是脂肪肝常见的类型,其声像图特点如下。

(1)肝实质前段回声增强,光点密集、明亮,呈云雾状,故有"亮肝"之称;肝实质后段回声随着深度增加而逐渐减弱,即回声衰减,且与前段增强回声无明显分界。膈肌因回声衰减可显示不清。

(2)肝脏内部管道结构显示欠清,较难显示肝门静脉及肝静脉的较小分支。管道壁回声亦相对减弱。因回声衰减,CDFI 显示肝内肝门静脉及肝静脉血流充盈不饱满或欠佳(图 3-31A),适当降低频率有助于更清楚地显示肝门静脉血流(图 3-31B)。

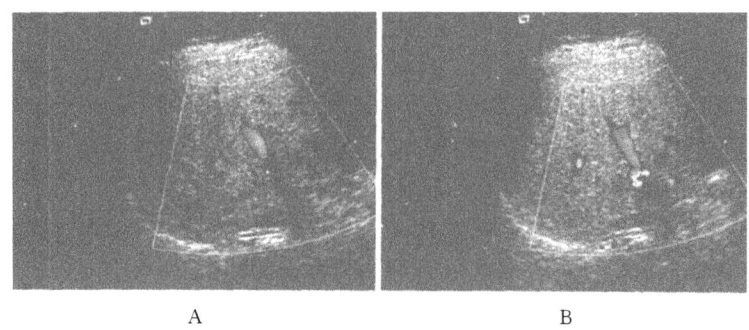

图 3-31 脂肪肝

因脂肪肝后方回声衰减,CDFI 显示肝内门静脉及肝静脉血流充盈不饱满,适当降低频率有助于更清楚显示肝门静脉血流(A 为 3 MHz,B 为 1.75 MHz)

(3)肝肾对比征阳性(图 3-32B)。正常情况下肝脏回声略高于肾实质。脂肪肝时,肝脏回声与肾实质回声对比,增强更加明显。轻度脂肪肝肝脏内部回声改变不明显时,可通过此征象进行判断。

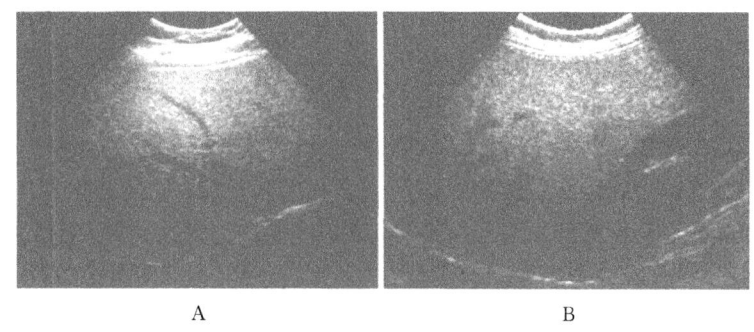

图 3-32 脂肪肝

二维超声显示肝实质前段回声增强,光点密集、明亮,呈"亮肝"改变,后段回声衰减(A);肝脏回声与肾实质回声对比明显增强,即肝肾对比征阳性(B)

(4)脂肪肝明显时,可伴有肝脏弥漫性增大,肝形态饱满,边缘变钝。文献报道可根据肝实质回声、肝内管道及膈肌显示情况,将弥漫性脂肪肝分为轻度、中度和重度 3 型(表 3-2)。但超声判断中度及重度脂肪肝往往容易出现误差,而分辨中度及重度脂肪肝的临床意义不大,故可参考上述标准,只对轻度及中、重度脂肪肝进行区分。

表 3-2 脂肪肝程度的超声分型

分型	肝脏前段回声	肝脏后段回声	肝内管道及膈肌显示情况
轻度	稍增强	稍衰减	正常显示
中度	增强	衰减	显示欠佳,提高增益可显示
重度	明显增强	明显衰减	显示不清

2.非均匀性脂肪肝

非均匀性脂肪肝是由于肝脏内局限性脂肪浸润,或脂肪肝内出现局灶性脂肪沉积缺失区,该区域为正常肝组织。非均匀性脂肪肝可表现为局灶性高或低回声区,容易误认为肝脏肿瘤。

(1)二维超声可表现为以下类型。①弥漫非均匀浸润型(图3-33):或称肝脏局灶性脂肪缺失,即肝脏绝大部分区域脂肪变,残存小片正常肝组织。声像图表现为背景肝呈脂肪肝声像,肝内出现局灶性低回声区,好发于肝脏左内叶及右前叶近胆囊区域或肝门静脉左、右支前方,也可见于尾状叶以及肝右叶包膜下区域。可单发或多发,其范围不大,形态多样,多呈类圆形或不规则长条形,一般边界清晰,无包膜回声,内部回声尚均匀。②叶段浸润型(图3-34):脂肪浸润沿叶段分布。声像表现为部分叶段呈脂肪肝表现,回声密集、增强;而另一部分叶段呈相对低回声,两者间分界明显,有"阴阳肝"之称,分界线与相应间裂吻合,线条平直,边界清楚。③局限浸润型及多灶浸润型:肝内局限性脂肪浸润。前者单发或2~3个,后者弥漫分布,呈局灶性致密的高回声,形态圆形或不规则,部分后方回声衰减。背景肝实质相对正常,表现为相对较低的回声区。部分局限脂肪浸润声像随时间变化较快,可在短期内消失。

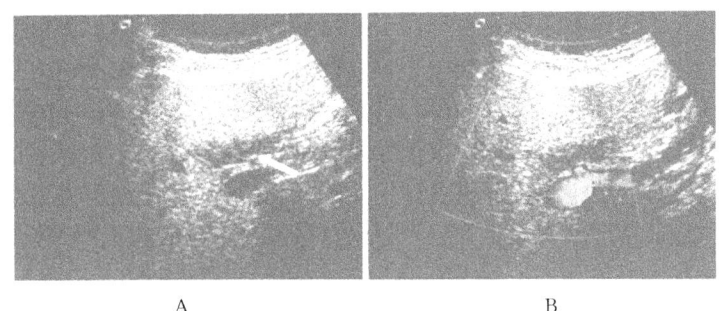

图3-33 非均匀性脂肪肝

二维超声显示左肝内叶实质内肝门静脉左支前方局限性片状低回声区,边界尚清,内部回声尚均匀(A↑);CDFI显示低回声区内部无血流信号(B),为弥漫非均匀浸润型脂肪肝

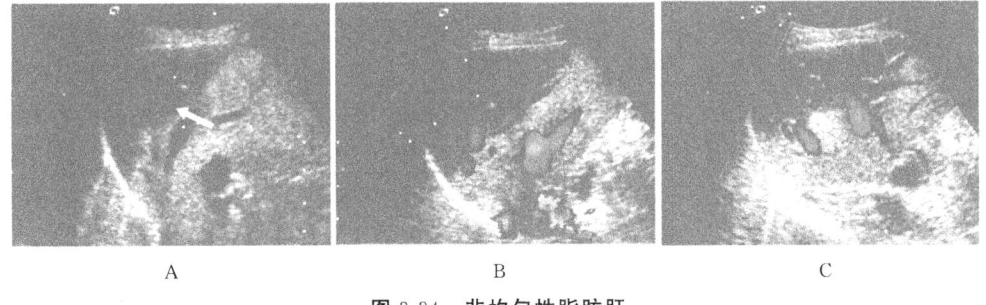

图3-34 非均匀性脂肪肝

二维超声显示肝内部分叶段呈脂肪肝表现,回声密集、增强,而另一部分叶段呈相对低回声,两者间分界明显(A↑),呈"阴阳肝"改变;CDFI显示肝内血管走形正常,血流充盈饱满(B,C),为叶段浸润型脂肪肝

(2)彩色多普勒超声:病变区域内部及周边可见正常走行肝门静脉或肝静脉分支,无明显异常血流信号。

当肝脏出现以下脂肪肝典型表现:肝实质回声弥漫增强,肝肾回声对比增强,伴深部回声衰减;肝内血管壁回声减弱,显示欠清,则脂肪肝诊断较容易,其诊断敏感性可达85%,特异性达95%。

(三)诊断与鉴别诊断

(1)弥漫性脂肪肝应与表现为强回声的肝弥漫性病变鉴别,如慢性肝炎、肝硬化。肝硬化也可出现肝后段回声衰减,但回声多呈不均匀增粗,或呈结节状低回声,且出现肝门静脉高压表现,如肝门静脉扩张、侧支循环、脾脏增大、腹水等。

(2)体型肥胖者因腹壁皮下脂肪较厚,可出现回声衰减,需与脂肪肝鉴别,但其衰减对肝、肾均有影响,故肝肾对比不明显;而脂肪肝则肝肾对比征阳性。

(3)非均匀性脂肪肝与肝脏肿瘤的鉴别:①表现为局灶性低回声区时(弥漫非均匀浸润型)需与肝癌鉴别;②表现为局灶性高回声区时(局限浸润型)需与高回声型血管瘤及肝癌鉴别;③表现为弥漫分布高回声区时(多灶浸润型)需与肝转移瘤鉴别。

非均匀性脂肪肝无占位效应,无包膜,病变靠近肝包膜时无向肝表面局部膨出的表现;穿行于病变区域的肝门静脉或肝静脉走行正常,无移位或变形,内部及周边未见明显异常血流信号;另外,在两个相互垂直的切面测量病变范围时,径线差别较大,表明不均匀脂肪变呈不规则片状浸润。而血管瘤边缘清晰,多呈圆形或椭圆形,内部回声呈筛网状改变,周边可见线状高回声,较大者内部可见少许低阻动脉血流信号。肝癌及转移瘤均有明显占位效应,边界较清楚,部分可见声晕,周边及内部可见较丰富高阻动脉血流信号,周边血管移位、变形、中断,肝转移瘤可出现"靶环"征等特征性改变。鉴别时应注意肝脏整体回声改变,非均匀性脂肪肝往往有脂肪肝背景,另外需要结合临床检验 AFP 结果来分析,必要时行超声造影检查,有利于明确诊断。

五、血吸虫病

(一)病理与临床概要

血吸虫病是由血吸虫寄生于人体引起的寄生虫病。日本血吸虫病在我国主要流行于长江流域及其以南地区。主要病理改变是由于虫卵沉积在肝脏及结肠壁组织,引起肉芽肿和纤维化等病变。在肝脏,虫卵随肝门静脉血流达肝门静脉小分支,在汇管区形成急性虫卵结节,汇管区可见以嗜酸性粒细胞为主的细胞浸润。晚期肝门静脉分支管腔内血栓形成及肝门静脉周围大量纤维组织增生致管壁增厚,增生的纤维组织沿肝门静脉分支呈树枝状分布,形成特征性的血吸虫病性干线型肝纤维化。由于肝内肝门静脉分支阻塞及周围纤维化最终导致窦前性肝门静脉高压。此外,肝门静脉阻塞还可致肝营养不良和萎缩,肝脏体积缩小,但左叶常增大。

临床表现因虫卵沉积部位、人体免疫应答水平、病期及感染度不同而有差异。一般可分为急性、慢性、晚期 3 种类型。急性期主要表现为发热、肝大与压痛、腹痛、腹泻、便血等,血嗜酸性粒细胞显著增多。慢性期无症状者常于粪便普查或因其他疾病就医时发现;有症状者以肝脾大或慢性腹泻为主要表现。晚期主要为肝门静脉高压的表现,如腹水、巨脾、食管静脉曲张等。

(二)超声表现

1.急性血吸虫病

(1)肝脏超声表现无明显特异性,主要表现为肝脏轻度增大,肝缘角圆钝。肝实质回声稍增高、增密,分布欠均匀。病情较重者可在汇管区旁见边界模糊的小片状低回声区。肝内管道结构清晰,走向正常,肝门静脉管壁可增厚,欠光滑。

(2)脾脏增大。

2.慢性期血吸虫病及血吸虫性肝硬化

(1)肝形态正常或失常:可见肝右叶萎缩,左叶增大,肝缘角圆钝。

(2)肝表面呈锯齿状或凸凹不平。

(3)肝实质回声:根据肝门静脉主干及其分支周围纤维组织增生程度不同而异,二维超声表现如下。①鳞片状回声:肝内弥漫分布纤细稍高回声带,将肝实质分割形成小鳞片状,境界不清楚,范围为3~5 cm;②斑点状强回声:在肝实质内弥漫分布大小不一的斑点状强回声,可伴声影,多为虫卵钙化所致;③网格状回声(图3-35):肝实质内见纤细或增粗的高回声带,形成大小不一的网格状回声,网格内部肝实质呈低至中等回声,范围2~5 cm,网格境界较模糊,也可境界清楚,形成近似圆形的低回声,易误诊为肝肿瘤。网格回声的高低及宽窄,反映了肝纤维化程度。

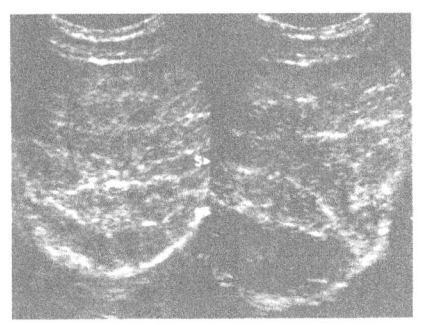

图3-35 肝血吸虫病

二维超声显示肝脏大小、形态基本正常,肝表面欠光滑,肝实质回声增粗、分布不均匀,肝内弥漫分布条索状高回声呈网格状,肝内血管显示不清

(4)肝门静脉管壁增厚、毛糙,回声增强。肝静脉末梢变细、回声模糊或不易显示。

(5)脾脏增大,脾静脉增宽,内径超过0.8 cm,脾实质回声均匀。

(6)腹水:病变晚期,腹腔内可探及大片液性暗区。

(7)彩色多普勒超声:肝门静脉高压时,肝门静脉、脾静脉及肠系膜上静脉不同程度扩张,血流速度减慢,侧支循环形成。

(三)诊断与鉴别诊断

1.肝炎后肝硬化

肝炎后肝硬化多由病毒性肝炎等引起,肝脏弥漫性纤维组织增生,肝细胞再生结节形成,直径多在1 cm以内,肝内回声增粗、增强,分布不均匀,可见散在分布的小结节状低回声团,边界模糊,但无血吸虫病肝纤维化时出现的"网格状回声"或"鳞片状回声",脾大程度不及血吸虫性肝硬化;而血吸虫病由血吸虫卵的损伤引起,主要累及肝内肝门静脉分支,其周围纤维组织增生,肝实质损害轻、肝内出现粗大龟壳样纹理,呈"网格状",脾大明显。

2.血吸虫性肝硬化

肝内出现较粗大的网格状高回声,分割包绕肝实质,形成低或中等回声团,可类似肝癌声像,但其病变为弥漫分布,改变扫查切面时无球体感,是假性占位病变;而结节型肝癌病灶数目可单个或多个,肿块周围常有"声晕",球体感明显,可有肝门静脉癌栓、肝门部淋巴结肿大,结合肝炎病史及甲胎蛋白检查不难鉴别。

六、肝吸虫病

(一)病理与临床概要

肝吸虫病又称华支睾吸虫病,是华支睾吸虫寄生在人体胆管系统内引起的一种疾病。此病多发生在亚洲,在我国主要流行于华南地区。因进食未煮熟的鱼虾而感染,盐腌鱼干不能杀死虫卵也可引起本病。

1.病理变化

由于虫体和虫卵的机械刺激和代谢排泄物毒性作用,造成胆管上皮细胞脱落,并发生腺瘤样增生,管壁增厚,管腔逐渐狭窄。虫体和虫卵阻塞引起胆汁淤积,胆管发生囊状或柱状扩张。肝细胞脂肪变性、萎缩、坏死。肝脏病变以左肝为著。胆管阻塞常继发细菌感染,导致胆管炎、胆囊炎、胆管源性肝脓肿。死虫碎片、虫卵、脱落胆管上皮细胞还可成为胆石的核心。长期机械刺激及毒性产物作用,可造成胆管上皮腺瘤样增生,有可能演变成胆管细胞癌。

2.临床表现

本病症状及病程变化差异较大。轻度感染者可无症状;中度感染者可出现食欲缺乏、消化不良、疲乏无力、肝大、肝区不适;重度感染者有腹泻、营养不良、贫血、水肿、消瘦等症,晚期可出现肝硬化、腹水,胆管细胞癌。粪便及十二指肠引流液中可发现虫卵,免疫学试验有助于本病诊断。

(二)超声表现

(1)肝脏轻度增大,以左肝为著,可能左肝管较平直,虫卵更易入侵所致。肝包膜尚光滑,重症者肝包膜可增厚并凸凹不平。

(2)肝实质回声增粗、增强,分布不均匀,可见模糊的小片状中等回声沿胆管分布(图3-36)。

(3)肝内胆管不同程度扩张,其腔内有强弱不一的点状回声,胆管壁增厚、回声增强,肝内小胆管扩张呈间断的等号状强回声。较多的虫体局限聚集于某一处呈较大光团回声。

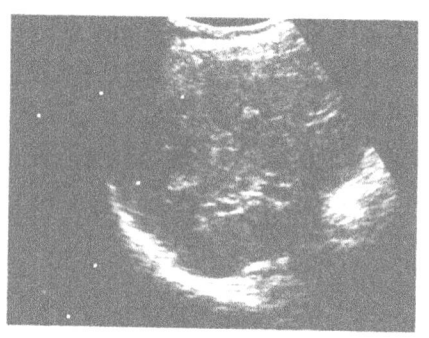

图 3-36　肝吸虫病

二维超声显示肝实质回声粗乱,肝内见多个小片状稍高回声,沿胆管走行分布,胆管壁增厚、回声增强,肝内血管显示欠清

(4)肝外胆管扩张、胆囊增大,扩张胆管腔及胆囊腔内可见点状及斑状弱回声,后方无声影,随体位改变可出现漂浮,胆囊壁增厚、不光滑。

(5)晚期可导致肝硬化,有脾大、腹水等表现。

(三)诊断与鉴别诊断

1.肝血吸虫病

两者声像图均表现为肝内回声增粗、增多及网格状回声改变,但血吸虫肝病一般不会有肝内小胆管间断的等号状扩张以及胆囊及扩张的胆总管内成虫的细管状高回声。结合流行病学、临床表现及实验室检查,一般不难鉴别。

2.病毒性肝炎

病毒性肝炎与肝吸虫病临床表现相似,但前者消化道症状如食欲缺乏、厌油、恶心、腹胀等均较后者明显。急性肝炎可表现为肝脏增大、肝实质回声减低,肝内管道结构回声增强,胆囊壁水肿、增厚,胆囊腔缩小,但无肝吸虫病肝内胆管的等号状扩张及胆囊腔内成虫的细管状高回声。

3.肝硬化

肝吸虫病晚期可引起肝硬化,其表现与胆汁淤积性肝硬化相同,主要依靠病史及实验室检查加以鉴别。

七、肝豆状核变性

(一)病理与临床概要

肝豆状核变性又称 Wilson 病,是一种常染色体隐性遗传性疾病,铜代谢障碍引起过多的铜沉积在脑、肝脏、角膜、肾等部位,引起肝硬化、脑变性病变等。主要表现为进行性加剧的肢体震颤、肌强直、构音障碍、精神症状、肝硬化及角膜色素环等。多数在儿童、青少年或青年起病。本病起病隐匿,病程进展缓慢。以肝脏为首发表现者,可有急性或慢性肝炎、肝脾大、肝硬化、脾亢、腹水等表现,易误诊为其他肝病。铜过多沉积在肝脏,早期引起肝脏脂肪浸润,铜颗粒沉着呈不规则分布的岛状及溶酶体改变,继而发生肝实质坏死、软化及纤维组织增生,导致结节性肝硬化。

实验室检查的特征性改变为尿铜量增多和血清铜蓝蛋白降低,肝组织含铜量异常增高,血清铜氧化酶活性降低。

(二)超声表现

(1)早期肝脏大小、形态正常,包膜光滑,随疾病进展肝脏缩小,包膜增厚、不光滑。

(2)早期肝实质回声增粗、增强,分布不均匀,可呈强弱不等短线状或密布弧线状、树枝状回声。

(3)晚期为结节性肝硬化表现,肝实质回声不均,呈结节状改变,肝内血管显示不清,肝静脉变细、走行失常(图3-37),门静脉频谱形态异常,肝门静脉、脾静脉扩张,血流速度减慢,肝门静脉高压声像(如附脐静脉重开)、腹水等。

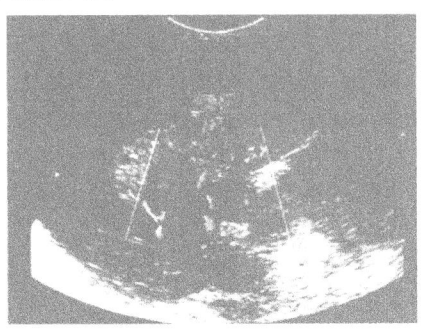

图 3-37 肝豆状核变性

二维超声显示右肝萎缩,肝表面凹凸不平,肝实质回声增粗,分布不均匀,可见散在分布等回声小结节,部分向肝外突出,边界不清,肝内血管显示不清,肝前间隙见大片液性暗区;CDFI 显示结节边缘可见短条状血流,内部无明显血流信号

(三)诊断与鉴别诊断

本病主要与急慢性肝炎、肝炎后肝硬化鉴别,主要依靠病史及实验室检查。

八、肝糖原累积病

肝糖原累积病是一组罕见的隐性遗传性疾病。本病特点为糖中间代谢紊乱,由于肝脏、肌肉、脑等组织中某些糖原分解和合成酶的缺乏致糖原沉积在肝脏、肌肉、心肌、肾等组织内,引起肝脾大、血糖偏低、血脂过高等症状,多发生于幼儿和儿童期。病理:光镜下见肝细胞弥漫性疏松变性,汇管区炎症细胞浸润,少量枯否细胞增生肥大;电镜下肝细胞胞质内见大量糖原堆积及大小不等的脂滴,线粒体有浓聚现象,内质网等细胞器数量减少且有边聚现象。临床上可触及增大的肝脏表面平滑,质地较硬而无压痛。

超声表现:肝脏明显增大,表面光滑,肝实质回声增密、增强,后方无明显衰减。由于声像图表现无特异性,诊断时需结合临床,确诊依靠肝穿刺活检。

九、肝淀粉样变性

淀粉样变性是一种由淀粉样物质在组织细胞中沉积引起的代谢性疾病,主要累及心、肝、肾及胃肠道等器官。该病常见于中老年人,症状、体征缺乏特异性,临床上较少见而易被误诊。确诊后也常因无特异治疗方法,患者最终死于继发感染或心、肾衰竭。

肝脏受累者表现为淀粉样蛋白物质在肝窦周围间隙、间质或肝小叶中央及汇管区大量沉积,肝细胞受压萎缩。肝质地坚韧而有弹性。切面呈半透明蜡样光泽。临床表现:肝脏明显增大,表面光滑,压痛不明显。肝功能除碱性磷酸酶明显升高外,其余受损较轻。

超声表现:肝脏明显增大,表面光滑,肝脏回声密实,分布均匀(图 3-38)或不均匀,脾脏亦可增大。本病声像图无特异性改变,唯一确诊方法为肝穿刺活检。

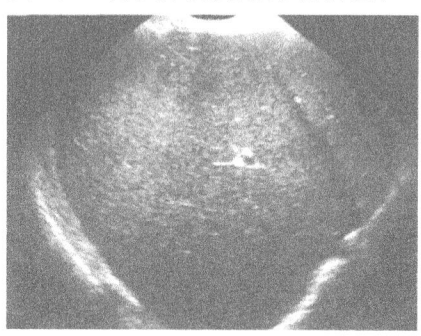

图 3-38 肝淀粉样变
二维超声显示肝明显增大,肝实质回声密集,分布均匀,后段回声无明显衰减

(刘 杰)

第五节 肝血管瘤

一、病理与临床表现

肝血管瘤是肝脏最常见的良性肿瘤,占肝良性肿瘤的 41.6%~70%。肝血管瘤分为海绵状

血管瘤和毛细血管性血管瘤；前者多见，后者少见甚至罕见，可发生于肝脏任何部位，常位于肝脏被膜下或边缘区域。大小可在几毫米至几十厘米。肝血管瘤在组织学上是门静脉血管分支的畸形，表面可呈黄色或紫色，质地柔软，切面呈海绵状，组织相对较少，内含大量暗红色静脉血。肝血管瘤有时可出现退行性变，内部可出现新鲜或陈旧的血栓或瘢痕组织及钙化灶，并可完全钙化。镜下见肝血管瘤由衬以扁平内皮细胞的大小不等的血管腔构成，由数量不等的纤维组织分隔开来，血管腔中可有新鲜或机化血栓，少数血栓中可有成纤维细胞长入，这可能是导致形成"硬化性血管瘤"瘢痕的原因。临床表现：发病年龄一般为30～70岁，平均45岁，女性略多于男性，可单发或多发，儿童肝血管瘤与成人不同，常合并皮肤或其他内脏血管瘤，肝血管瘤自发性破裂的机会多于成人，约50%合并皮肤血管瘤。肝血管瘤较小时，一般无临床症状，中期出现症状常提示肿瘤增大，可有肝区不适感；当肝血管瘤较大时，可引起上腹胀痛，扪及腹部包块等。

二、超声影像学表现

(一)常规超声

1.形态

形态以圆形者为多。在实时状态下缺乏球体感，有时呈"塌陷"状，肿瘤较大时，呈椭圆形或不规则形，并可向肝表面突起，巨大者可突向腹腔甚至盆腔。

2.直径

超声可发现小至数毫米的肝血管瘤，大者可达35 cm。

3.边界

多清晰，典型者可在肿瘤周边见一2～4 mm的高回声带，呈"花瓣"状围绕，光带与周围肝组织和肿瘤之间均无间断现象，有称它为"浮雕状改变"，这一征象在肝血管瘤中具有较高特异性，其重要性不亚于肝癌中"晕圈"征的改变，但出现率仅50%～60%。此外，有时可见肝血管瘤边缘有小管道进入，呈现"边缘裂开"征等改变。

4.内部回声

根据近年来的报道，肝血管瘤的回声类型主要有以下4种。

(1)高回声型：最多见，占肝血管瘤的50%～60%，多出现于较小的肝血管瘤中(<5 cm)，内部回声均匀，致密，呈筛孔状(图3-39)，如肝血管瘤位于膈肌处，可产生镜面反射，即在膈肌对侧的对称部位出现与肝血管瘤一致但回声略低的图像。

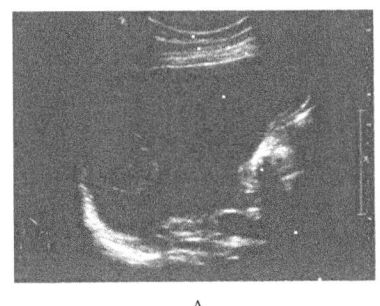 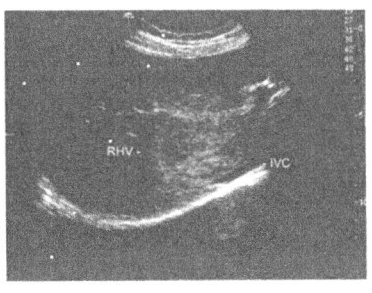

A　　　　　　　　　　　　B

图3-39 高回声型肝血管瘤

A.周边有高回声带，呈"浮雕"状；B.边界清晰，内呈"筛孔"状

(2)低回声型:较少见,占10%～20%,近年有增多趋势,多见于中等大小(3～7 cm)的肝血管瘤中,其内部以低回声为主,主要由于肝血管瘤中血管腔较大,管壁较薄所致。个别在实时超声下可见较大管腔内有缓慢的血液流动,瘤体内以细网络状表现为主,其中的纤维隔回声亦较高回声型肝血管瘤为低。

(3)混合回声型:约占20%,为前二者之混合。主要见于较大的肝血管瘤中,平均7 cm,内呈现"粗网络"状或"蜂窝"状结构,分布不均,强弱不等,有时与肝癌较难鉴别。

(4)无回声型:极少见,占1%～2%,瘤体内无网状结构等表现,但透声较肝囊肿略差,边界亦较囊肿欠清。除上述4种表现外,由于肝血管瘤在演变中可发生栓塞、血栓、纤维化等改变,故在瘤体内可出现不均质团块、高回声结节及无回声区等,可使诊断发生困难。

5.后方回声

肝血管瘤的后方回声多稍增高,呈扩散型,但比肝囊肿后方回声增高要低得多。

6.加压形变

在一些位于肋下或剑突下的较大肝血管瘤中,轻按压后可见瘤体外形发生改变,出现压瘪或凹陷等现象,放松后即恢复原状。

7.肝组织

肝血管瘤患者中,周围肝组织多正常,无或少有肝硬化和纤维化征象。

8.动态改变

正常情况下,肝血管瘤变化较慢,短期内不会很快增大。据报道部分肝血管瘤,可随时间而逐渐缩小甚至消失。另有报道,用超声连续观察半小时,血管瘤内部回声可短暂变化,或做蹲起运动可见肝血管瘤回声、大小等发生改变,有别于其他肿瘤。

(二)彩色多普勒

尽管肝血管瘤内中血流丰富,但由于瘤体内血流速度较低,彩色多普勒常不易测及其血流信号,血流检出率仅占10%～30%。彩色多普勒血流成像多呈Ⅱb型或Ⅰc型图像(图3-40),偶可有Ⅲa型或Ⅲb型表现,脉冲多普勒可测及动脉血流,阻力指数多<0.55,搏动指数>0.85。彩色多普勒能量图可显示"绒球"状、"环绕"状改变,据报道彩色多普勒能量图中,肝血管瘤血流检出率高达87.9%,而对照组彩色多普勒显示率仅51.7%,但彩色多普勒能量图的特异表现还需进行深入研究。

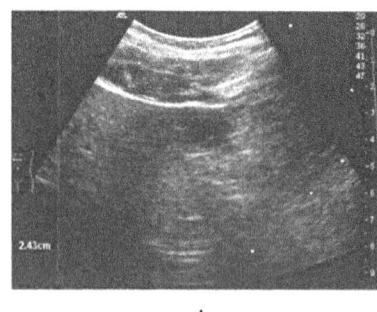 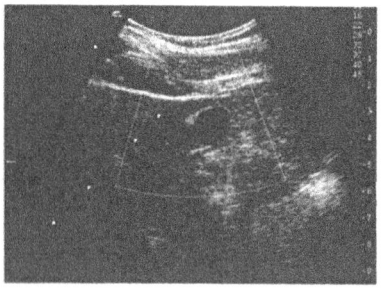

A B

图3-40　肝血管瘤

A.左肝下缘低回声结节,肝表面平滑;B.CDFI显示周边血流信号,呈Ⅱb型

三、鉴别诊断

(一)肝癌

高回声型血管瘤的诊断较容易,但有时与高回声型均质型肝癌较难鉴别。此型肝癌相对少见,内部回声比肝血管瘤更高更密,周边有浅淡暗环,可资鉴别。而低回声型肝血管瘤误为肝癌的比例较高,有报道误诊率可达30%。肝癌内部多为不均质回声,呈结节镶嵌状,如有"晕圈"容易鉴别。另外,彩色多普勒亦有助诊断。肝血管瘤可与肝癌同时并存,除了掌握肝血管瘤与肝癌的特征外,在肝内出现不同回声类型的占位时,要考虑到两种疾病并存的可能。同时,肝硬化声像图背景对间接支持肝癌的诊断有一定帮助。

(二)肝囊肿

无回声型肝血管瘤,多误为肝囊肿,但肝囊肿壁回声更纤细、更高,内部回声更为清晰;无回声型肝血管瘤的囊壁回声较低且较厚而模糊,内部回声信号亦多于肝囊肿。

(三)肝肉瘤

肝肉瘤较少见,原发性者更少见,如平滑肌肉瘤、脂肪肉瘤、纤维肉瘤、淋巴肉瘤等。形态呈椭圆形,边界尚清,内部回声致密、增高,亦可高低不等或出现液化。彩色多普勒不易测及血流信号,有时与肝血管瘤甚难鉴别,超声引导下穿刺活检对诊断有帮助。

以往认为小型高回声型肝血管瘤多为毛细血管型血管瘤,而较大的蜂窝状的肝血管瘤为海绵状血管瘤。目前认为根据回声的改变来区别毛细血管型或海绵状型是没有根据的。有一组113个超声表现各异的肝血管瘤,手术病理证实均为肝海绵状血管瘤。因此,肝毛细血管型血管瘤少见甚至罕见。同时,原先认为肝血管瘤不能进行穿刺活检的概念已逐渐更新,对影像技术检查疑为肝血管瘤且位于肝深部的病灶仍可进行超声引导下的穿刺活检,甚少出现出血等并发症的报道。

(刘 杰)

第六节 原发性肝癌

一、病理与临床表现

原发性肝癌以非洲东南部和东南亚为高发地区;我国多见于东南沿海,是国内三大癌症之一。好发年龄为40~50岁,男性明显多于女性。病因未完全明了,但流行病学和实验室研究均表明,主要与乙型肝炎病毒感染、黄曲霉毒素和饮水污染有关。我国癌变病理协作组在Eggel和Nakashima等分类基础上,结合我国的情况和经验,制定了原发性肝细胞性肝癌(HCC)的病理分型和诊断标准。①弥漫型:指癌组织或癌小结节弥漫分布于肝左右叶,多见于重型肝硬化后期。②块状型:癌块直径在5 cm以上,超过10 cm者为巨块型。此型有3个亚型:单块状型、融合块状型、多块状型。③结节型:癌结节最大直径不超过5 cm,有3个亚型:单结节型、融合结节型、多结节型。④小癌型:单个癌结节最大直径小于3 cm,或多个癌结节不超过2个,相邻两个癌结节直径之和在3 cm以下。

日本 Okuda 根据肝癌的生长方式、肝病背景及生物学标准,提出一种新的大体病理分类法,主要分为两个基本类型:膨胀型和播散型。膨胀型中,肿瘤边界清楚,有纤维包膜形成,肿瘤压迫周围肝实质,该型可分为类硬化、假腺瘤及纤维硬化等 3 种亚型。播散型系肿瘤边界不清楚者,可分为类硬化和浸润两亚型。

日本的 Kojiro 和 Nakashima 根据肝癌生长方式的差异并注意到肿瘤包膜、肝硬化及门静脉癌栓的情况,做了如下分类。①浸润型:肿瘤边界模糊不清,多不伴肝硬化,大小不一的病灶相互融合形成大的病灶。②膨胀型:肿瘤边界清楚,有纤维包膜,常伴肝硬化,又可分为单结节和多结节两个亚型。前者瘤界分明,伴肝硬化者有明显纤维包膜,无硬化者包膜多不明显。主瘤旁可有"卫星"结节,可侵犯门静脉系统。后者有 2 个以上的膨胀结节,病灶直径在 2 cm 以上。③混合型:由膨胀型原发癌灶结合包膜外与肝内转移灶的浸润型形成。肝内转移灶主要通过门静脉播散。本型亦可分为单结节和多结节两个亚型。④弥漫型:以多个小结节出现,直径 0.5～1 cm,布满全肝,互不融合,常伴肝硬化,这种肿瘤主要通过门静脉在肝内播散。⑤特殊型:包括带蒂外生型肝癌和以肝门静脉癌栓为突出表现而无明确主瘤的肝癌。

组织类型:主要分为肝细胞癌、胆管细胞癌和混合型肝癌 3 种,后两种较少见。典型癌细胞呈多边型,边界清楚,胞质丰富,核大,核膜厚,核仁亦很大。染色嗜碱或嗜酸。癌细胞排列呈巢状或索状,癌巢之间有丰富的血窦,癌细胞常侵入静脉在腔内形成乳头状或实质性团块。

按 Edmondson-Steiner 分类法,肝癌分化程度可分为四级:Ⅰ级分化高、少见;Ⅱ～Ⅲ级为中等分化,最多见;Ⅳ级为低分化,少见。

另外,近年来还认识到一种肝细胞癌的特殊组织类型——纤维板层性肝癌,最早由 Petters 首次描述。本型多见于青年,平均年龄仅 24 岁,多发于肝左叶,有包膜,其组织表现为嗜酸性颗粒状胞质,有穿行于癌细胞巢间的大量平行排列的板层状纤维基质。本型很少伴肝硬化或慢性乙型肝炎,预后较好。

临床表现:原发性肝癌患者起病隐匿,缺乏特异性早期表现,至亚临床前期及亚临床期的中位时间可长达 18 个月。当患者出现不适等症状时,多属中、晚期。临床主要表现为肝区疼痛、食欲缺乏、腹胀、乏力、消瘦等。其他可有发热、腹泻、黄疸、腹水、出血倾向以及转移至其他脏器而引起的相应症状。

二、超声影像学表现

(一)常规超声

1.形态

肝癌多呈圆形或类圆形,肿瘤较大时,可呈不规则形,并可向肝表面突起,使肝下缘等较锐的角变钝,或呈"驼峰"征改变。根据肝癌病理形态表现可分如下。

(1)结节型:肝癌相对较小,一般直径<5 cm,多为单发,亦可多发。肿瘤内部回声多不均匀或呈结节状融合,边界较清晰,可见晕圈或一纤薄的高回声带围绕(图 3-41);亦可由于出血、坏死而呈混合回声型。

(2)巨块型:肝癌较大,直径常在 10 cm 左右,内部回声多不均质,以高低回声混合者居多,低回声者很少。肿瘤呈"结节中结节"状和内部有条状分隔,边界多不规则(图 3-42)。如周边有包膜,则有晕圈而使边界清晰。另外,有些巨块型肝癌分布整个肝、段肝叶或数叶,尽管无明确边界,但肿瘤内部回声相对比较均匀,呈略低或略高回声,而周围肝硬化回声则呈不均匀状,可以资鉴别。有时在主瘤周围有散在低回声播散灶,个别巨大肿瘤可因破裂引起出血呈现无回声区。

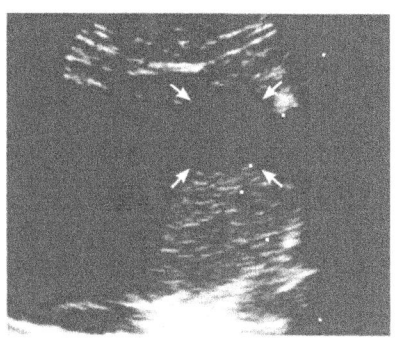

图 3-41　肝癌(结节型)
肝左叶癌,圆形,向表面突起,呈"驼峰"征

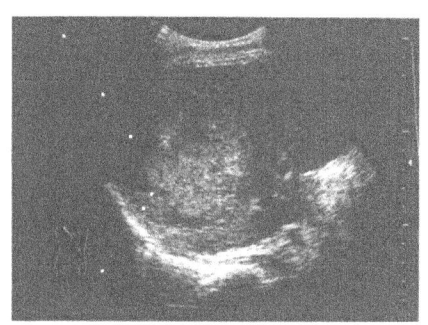

图 3-42　肝癌(巨块型)
内部高回声,呈结节中结节状

(3)弥漫型:肝内弥漫散在的细小肝癌结节,大小可数毫米至数厘米,内部回声高低不等,分布零乱,可呈斑块灶,无明确边界,如弥漫分布于整个肝脏,则很难与肝硬化鉴别,但此类患者常有门静脉癌栓形成,为诊断弥漫型肝癌提供了佐证。个别弥漫型肝癌的内部回声不均质程度较为紊乱,与肝硬化仍有所区别。

2.边界

肝癌有明显的假包膜形成时,边界往往较清晰而规则,周围见一直径 2~5 mm 的低回声圈,即晕圈,晕圈与正常组织之间可有一纤薄的光带(约 0.5 mm);如肿瘤无明显包膜或呈浸润生长时,边界多不规则,模糊,甚至不清;而在弥漫性肝癌时,则无明确边界。

3.大小

超声能发现直径从数毫米至数十厘米不等的肝癌,其检出率主要受以下几方面影响:①肿瘤大小;②肿瘤内部回声;③肝硬化程度;④肿瘤的位置;⑤肿瘤包膜;⑥操作人员经验。

4.内部回声

根据肝癌内部回声高低分类如下。

(1)高回声型:占 30%~50%,肿瘤内部回声比周围肝组织高且不均匀,呈结节状或分叶状,有时可见结节之间有纤维分隔,少数分布尚均匀。有报道认为高回声区预示肝癌细胞脂肪变性、坏死等倾向。

(2)低回声型:占总数 15%~35%,多见于较小型肝癌中,内部回声较周围肝组织低,由密集的细小点状回声组成,分布多不均匀。较大肿瘤可呈结节状,并互相融合呈镶嵌状,并可显示低回声的"瘤中隔"。有时,在总体低回声区的中央可由少许点状高回声所点缀。低回声区常预示着肝癌细胞存活,血供丰富,很少有脂肪变性和纤维化等改变。

(3)等回声型:较少见,占2.2%,回声与周围肝组织类似,血管分布较均匀,由于这类肿瘤多伴有较典型的晕圈,故易识别,不然,则易漏诊。

(4)混合回声型:占10%左右,此类肿瘤常较大,是多结节融合所致,多为高低回声混合,可交织混合,亦可左右排列混合,使超声某一切面呈高回声区,而另一切面呈低回声区。肿瘤内部还可出现无回声及强回声区,提示内部有不同程度出血、液化、坏死、纤维化及钙化等改变。

5.后方回声

在后方有正常肝组织存在时,肝癌后方回声常稍增高,其增高程度因肿瘤类型不同而有所不同,总体来说增高程度多比肝囊肿弱,其增高比例约占肝癌的70%;如伴有纤维化、钙化等改变时,后方回声可轻度衰减;另外在有包膜的肝癌中,可有侧后声影等现象。

6.肝内间接征象

(1)管道压迫征象:肝癌较大时,可压迫肝静脉、门静脉、下腔静脉等,使其移位、变细甚至"中断",而环绕在肿瘤周围(图3-43A)。另外,压迫肝门部或侵犯胆管内可引起肝内胆管扩张(图3-43B)。

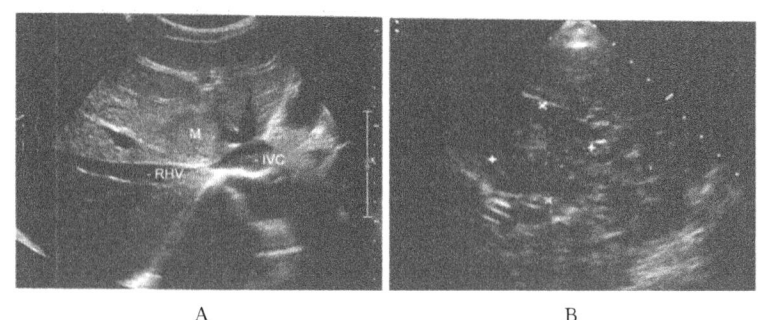

图3-43　肝癌(结节型)

A.右肝前叶上段(S8)癌,肝静脉-下腔静脉受压;B.肝左内叶癌侵犯肝门引起肝内胆管扩张(M:肿块;RHV:右肝静脉;IVC:下腔静脉)

(2)脏器挤压征象:肿瘤压迫胆囊使其移位、变小,甚至"消失";位于右叶脏面的巨大肝癌压迫右肾,使其下移至盆腔;肝脏膈顶部的肿瘤压迫膈肌,使膈肌抬高;左叶肿瘤可推移脾脏向上方移位,以致"消失"。

7.肝内转移征象

(1)卫星灶:在主瘤旁或较远的肝组织内,呈多个低回声不均质团块,直径<2 cm,呈圆形,可有或无晕圈,球体感强,后方回声稍增高。

(2)门静脉癌栓:有报道,在肝癌中40%~70%出现门静脉受累,而B超可显示三级分支以内的癌栓,检出率较高,可达70%。常出现在主瘤附近的门静脉,表现为门静脉内径明显增宽,最宽可达3 cm,管壁可清晰或不清,腔内充满由中低回声密集点状强回声组成的不均质团块。如门脉主干被癌栓完全充填,则可见肝门周围有众多细小管道组成的网状团样结构,此为门静脉侧支形成所致的门脉海绵状变。另外,部分肝癌在门静脉内出现局部瘤样回声,亦为癌栓的一种征象,可为数毫米至数厘米。门脉癌栓对诊断弥漫型肝癌有一定帮助。

(3)肝静脉及下腔静脉癌栓:检出率较门静脉少,常在肝静脉主干内发现,内径不一定增宽,由低回声团块组成,常可延伸至下腔静脉,而下腔静脉癌栓多呈球状,可单个或多个,偶尔随血流有浮动感。

(4)胆管癌栓:少数患者因肿瘤侵犯胆管使肝内或肝外胆管受累,内充满实质样回声,并引起肝内胆管的扩张。

8.肝外转移征象

(1)肝门及胰腺周围淋巴结肿大:在晚期,肝癌可向肝外转移,最多处在肝门及胰腺周围出现大小不等的低回声团块,呈圆形或类圆形、部分可融合成团块,呈不规则形,严重者压迫肝门引起肝内胆管扩张。

(2)腹腔:在腹腔内有时可探测到低回声团块,肿瘤直径在3~5 cm,有包膜,边界清,内分布不均。多位于腹壁下,可活动。个别可转移至盆腔压迫髂血管引起下肢深静脉血栓形成。在一些肝癌术后患者中,肝内可无肿瘤,但腹腔内已有转移。因此,对肝内无病灶而AFP持续阳性者,应进一步检查腹腔。

9.其他征象

由于我国肝癌和肝硬化联系密切,80%以上的肝癌有肝硬化征象,故声像图上肝实质回声增粗、增高、分布不均,呈线状甚至结节状,亦可有高或低回声结节,并可出现门脉高压、脾大、腹水等声像图改变。

(二)彩色多普勒

由于原发性肝癌在没有动脉栓塞前多具有较丰富的血供,因而为彩色多普勒检测提供了可靠基础。

(1)检出肝癌内的血流信号,呈现线条状、分支状、网篮状、环状、簇状等彩色血流。据报道,血流信号的检出率可达95%,其中98%为动脉血流信号,明显高于肝脏其他良性病变。同时,在实时状态下,肝癌内的彩色血流可呈现搏动状血流与心率一致。有时还可见彩色血流从肝癌内部延伸至门静脉的引流血管。

(2)脉冲多普勒常检出高阻力动脉血流,阻力指数(RI)和搏动指数(PI)分别大于0.6和0.9,并且平均流速可呈高速型,最大可达1 m/s(图3-44),这些表现均提示该肝内占位病变以恶性可能为大。在原发性肝癌中,有时可测及高速低阻的动脉样血流,表示肝癌内动静脉瘘存在,也有助于肝癌的诊断。

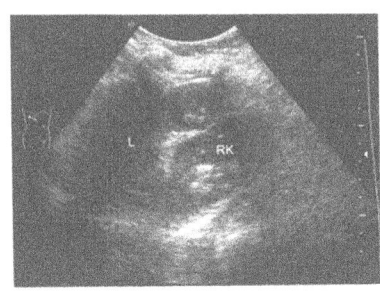 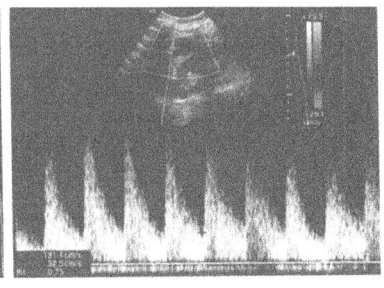

A B

图3-44 肝癌

A.显示肝右叶结节型癌及右肾(RK)压迹;B.PD检测到动脉血流频谱,$V_{max}=131$ cm/s,RI≥0.75

(3)彩色多普勒使肝动脉较易显示,并在肝癌中明显增宽,可达4~5 mm,而正常仅2~3 mm,血流速度增快(图3-45)。

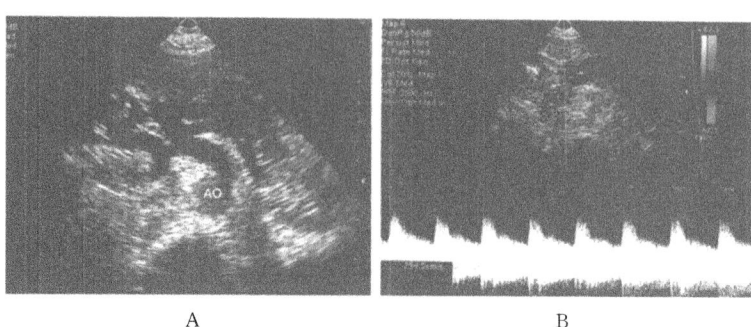

图 3-45　弥漫型肝癌肝动脉显著扩张

A.肝总动脉内径增宽(9 mm);AO:腹主动脉;B.肝动脉流速增高,CW 测及最大流速 294.5 cm/s

(4)在经介入治疗(包括 TAE、乙醇注射)后,肝癌内彩色血流可明显减少甚至消失,提示疗效佳;经 TAE 治疗的病员中,动脉型彩色血流可减少甚至消失,但门静脉型的彩色血流信号可代偿增多,应引起注意。另外,如原来血流消失的病灶再出现彩色血流信号,则提示肿瘤复发。

(5)当门静脉癌栓形成时,彩色多普勒可显示门静脉属完全性或不完全性阻塞,此时,彩色多普勒显示未阻塞处(即癌栓与管壁之间隙)有条状血流通过,癌栓内亦可见线状深色或多彩血流,用脉冲多普勒能测及动脉及静脉血流,这些均提示门脉内栓子为肿瘤性。但有报道,门静脉瘤栓中其动脉血流的检出率较低,仅 18.7%。同时,在门脉完全性阻塞时,门脉旁的肝动脉血流容易显示(图 3-46)。

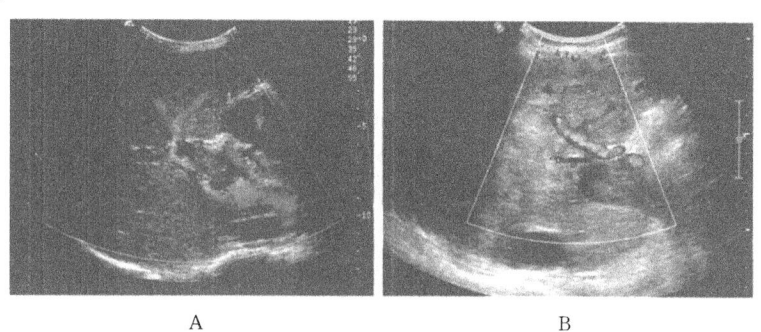

图 3-46　门静脉癌栓

A.门静脉不完全阻塞,CDFI 显示癌栓与管壁间有条状血流通过;B.门静脉完全阻塞,门静脉充满实质性低回声,肝动脉分支增宽,显示为条状红色血流

三、鉴别诊断

(一)肝血管瘤

如肝血管瘤为网状高回声团块,边界呈"花瓣"样改变时诊断较容易,但有些肝血管瘤可出现低回声不均质、混合回声不均质及晕圈样改变。有报道其出现率分别为 15%、20%、5%,对这类患者应更全面观察,在实时状态下,观察肿瘤有无立体像等加以鉴别,同时对较大肝血管瘤可结合 CT 增强延迟扫描,同位素血池扫描等较特异征象加以确诊,必要时可在实时超声引导下肝穿活检以明确诊断。

(二)肝脓肿

由细菌性或阿米巴原虫感染引起的肝内局灶性炎性改变,呈单发或多发。较典型时,壁厚,内膜粗糙呈"虫咬"状,为无回声或不均匀回声团块,诊断较容易。然而,随着近年来抗生素的广泛应用,肝脓肿的超声和临床表现常不典型,声像图显示肝内比正常组织回声稍低的区域,分布不均匀,边界模糊,包膜较薄,用常规 B 超诊断较困难。彩色多普勒显示内部有条状彩色血流,脉冲多普勒测及动脉血流频谱,阻力指数和搏动指数分别在 0.5、0.8 左右,提示良性病变,再结合这类患者多有短暂发热病史,有助于定性诊断。另外,如感染与肝癌并存,则超声诊断困难,必须行超声引导下穿刺活检。

(三) 肝内局灶脂肪浸润

肝内局灶脂肪浸润可在肝内出现高回声或低回声灶,而低回声型与肝癌更容易混淆,但这些病灶多位于肝门旁,如肝右前叶、左内叶门脉旁,内部回声较低但多均匀,在实时状态下,边界可不规则或欠清,亦可向肝实质内呈"蟹足"样延伸。彩色多普勒显示病灶内无异常动脉血流信号。也有报道认为这类低回声型更易与肝癌混淆,应加以鉴别。

(四) 转移性肝癌

多为低回声不均质团块,可有晕圈等改变,后方回声稍高,有侧后声影。这类病灶常为多发,并且非癌肝实质回声多无肝硬化表现,可以资鉴别。如患者有其他原发肿瘤史则更有助于诊断。

(五) 胆囊癌

胆囊癌发病近年来有逐渐增多趋势,早期发现仍比较困难。其中一部分患者因肝内转移而就诊时,常在肝右叶出现局灶性低回声不均质团块,有晕圈,可向表面突起,易被误诊为原发性肝癌。操作人员在发现肝右叶肿瘤且无肝硬化时,应仔细观察胆囊的情况,这类患者的胆囊因受压而变小,部分胆囊壁可不规则增厚而与右叶肿瘤相连,甚至在胆囊癌实变时,可与右叶肿瘤融合成一团块,胆囊隐约成一轮廓像,多伴有结石,有助于鉴别诊断。

(六) 肝母细胞瘤

常出现于婴幼儿,多为无意触摸腹部时发现。肿瘤常较大,可达 5.5～17 cm。声像图上显示肝内巨大团块,多强弱不均,并有液化和包膜,多位于肝右叶,常推移右肾,超声无特异性表现,应结合临床做出诊断。

(七) 术后瘢痕

肝肿瘤切除后,手术区多有渗出、出血、纤维化及机化等一系列改变,声像图可呈不均质团块、高回声为主的团块、混合回声团块,边界多不规则、模糊,但后方均有不同程度的衰减和缺乏立体感,可以资鉴别。如手术区堵塞吸收性明胶海绵,则呈较均匀的高回声区,伴后方衰减。彩色多普勒多未能显示手术区内的彩色血流信号。

(李晓霞)

第七节 肝内外胆道梗阻

正常情况下,左、右肝管及更细小分支通常不显示,肝总管宽度小于 5 mm,胆总管宽度小于 8 mm,胆囊切除后或大于 70 岁的老年人,胆总管代偿性增宽可达 10～12 mm。

一、病理与临床

引起肝内外胆道梗阻的原因很多,最常见的是结石,其次是肿瘤、炎症、蛔虫。胆道阻塞导致胆汁淤滞,胆压增高,胆管增宽。

二、声像图表现

肝门处胆管及肝内胆管均与门脉及其分支平行,因此肝内胆管扩张呈树枝状、丛状,与平行走行的门静脉形成"平行管"征。重度扩张时,呈"树杈状"或"海星状"向肝门部汇集。肝外胆管扩张,与门静脉构成"平行管"征或"双筒猎枪"征(图3-47)。正常胆总管内径4～6 mm,老年人可达8 mm。肝外胆管内径超过12 mm时,提示明显扩张。

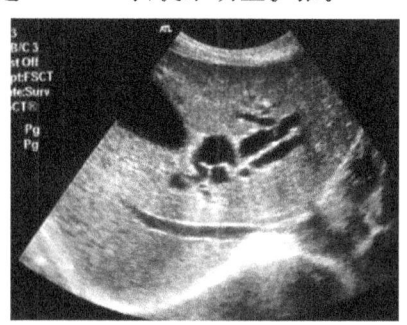

图3-47 胆总管梗阻导致肝内胆管扩张
超声显示肝内胆管增宽,与门脉分支形成"双管"征

三、鉴别诊断

超声显像能清楚显示肝内外胆系结构,肝内外胆管有无扩张,因此对鉴别黄疸的性质、阻塞部位及病因具有重要的临床价值。根据胆管扩张的水平可以判断阻塞部位,一般情况下,胆总管与胆囊的张力状态是一致的,如肝内胆管扩张,胆囊肿大,胆总管扩大,多提示胆总管下端梗阻;如肝内胆管扩张,胆囊不大甚至缩小,胆总管不扩张提示肝总管梗阻;如肝内胆管扩张,胆总管扩张,胆囊不大,提示胆囊或胆管病变;如胆管、胰管双扩张,提示壶腹水平梗阻或胰头部病变。胆系的梗阻主要由结石或肿瘤引起,超声可显示阻塞的病因,如结石、肿块、炎性狭窄等。胆管结石表现为胆管内的强回声伴声影,通常与管壁分界清晰。胆管肿瘤以恶性多见,多为中等或低回声,与管壁分界不清,管壁增厚、中断,肿物的形态不规整,边界不清晰。由恶性肿瘤引起的胆管梗阻,梗阻程度常比结石引起的梗阻严重,胆总管内径常达1.5 cm。肝外胆管也可因肿大淋巴结等引起外压性狭窄,但胆管扩张程度不如胆管肿瘤所致梗阻严重,且胆管壁结构完整,胆管远端均匀性缩窄。

肝内外胆道梗阻常见病因包括肝内外胆管结石、胆道肿瘤、胆道蛔虫症及各种原因所致的胆道外压性改变等。分述如下。

(一)肝内外胆管结石

1.病理与临床

肝外胆管结石多见于壮年和老年,急性发作时出现腹痛、黄疸、发热等,常有反复发作的病史。肝外胆管结石以胆总管结石多见,其来源一是在肝外胆管内形成,来源二是由肝内胆管结石或胆囊下降至胆总管。肝外胆管结石的特点是引起胆管梗阻和继发的急性胆道感染。结石在胆管内可以移动,除非发生嵌顿,一般不引起完全性阻塞。

多有长期反复发作的胆系感染等病史。典型发作症状是胆道间歇性梗阻和伴发胆道感染症状,如间歇性发作的上腹痛、发冷、发热、黄疸、恶心、呕吐。急性发作时则出现腹痛、高热、寒战及黄疸。

肝内胆管结石多发生于中青年,一般无症状,少数可有上腹部不适等消化不良症状。

2.声像图表现

肝内、外胆管内出现强回声,伴或不伴后方声影。嵌顿于胆总管下段或肝总管内结石,致使其上段胆总管及肝内胆管呈树枝状扩张,并可致胆囊增大。结石多发时可见多个强回声,沿胆管走行部位排列(图3-48),上段胆管扩张或不扩张(图3-49)。胆管结石常合并胆囊结石。

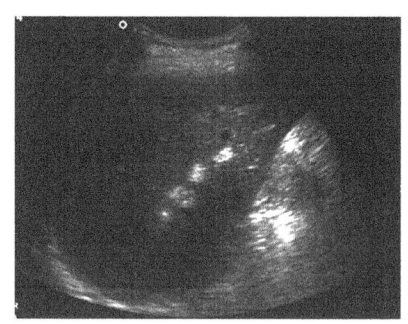

图3-48　肝内胆管多发结石声像图

超声显示肝内见多数短条状强回声,沿胆管走行分布

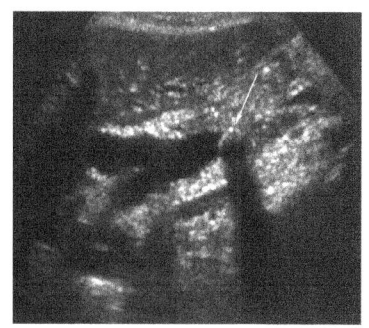

图3-49　胆总管结石声像图

超声显示胆总管上段扩张,扩张远端管腔内见弧形强回声,后方伴声影

3.鉴别诊断

(1)肝外胆管结石多位置较深,容易受到肠气的干扰,其诊断较胆囊结石困难,较小的结石以及位于胆总管下段的结石容易漏诊。胆总管下段结石需与胆总管下段或壶腹部肿瘤、肠气、瘢痕组织等鉴别:肿瘤多呈中等回声或低回声,浸润胆管壁,体积较大。而结石与胆管壁有清晰分界,其后方常伴声影。肠气、瘢痕组织形成的强回声常于某一切面时与结石声像图类似,多切面检查常能鉴别。

(2)肝内胆管结石主要需与肝内钙化灶和积气鉴别,肝内管壁的钙化灶为强回声,常呈等号样,炎症后的钙化灶常呈簇状,回声多强于肝内胆管结石,不沿胆管走行分布,肝内胆管不扩张。胆管内积气患者多有胆道、胃空肠吻合术等病史,气体强回声同时出现于多处胆管内,形态不固定,无声影,伴"彗星尾"征,改变体位时可向胆管内位置较高处移动,不伴有末梢胆管的扩张。

(二)胆道肿瘤

1.病理与临床

胆管癌较胆囊癌少见,其发病率占胆囊癌的1/4~1/2,近年来发病率有增高的趋势。胆管癌好发于肝门部左、右肝管汇合处、胆囊管与肝总管汇合处以及壶腹部。约80%是腺癌,偶见未分化癌和鳞癌。胆管因癌细胞的弥漫性浸润而变硬、增厚,肿瘤环绕胆管浸润使胆管狭窄或堵塞,亦可呈乳头状或结节状肿块突入管腔,使胆管部分或完全阻塞。

胆管癌的临床表现以阻塞性黄疸最为突出,其起病隐袭,早期即出现黄疸。黄疸进行性加重。常伴有上腹疼痛或胆绞痛样发作。如伴继发感染,有高热、上腹剧痛、胃肠道症状。其他症状有体重减轻、身体瘦弱、乏力、肝大、腹水、恶病质等。另外,胆总管壶腹部癌可有消化道出血以及顽固性脂肪泻,并可发生继发性贫血。

2.声像图表现

胆管内见中等回声或低回声,自管壁突入扩张的管腔内,肿块边缘不整,与管壁黏膜层分界不清,管壁回声中断;或胆管壁局限性不均匀增厚,致管腔明显狭窄(图 3-50),CDFI:其内无或见少许血流信号,其远段胆管扩张。晚期胆管癌可见肝脏弥漫性肿大,回声粗糙不均匀,以及肝门淋巴结肿大或肝内有转移灶。

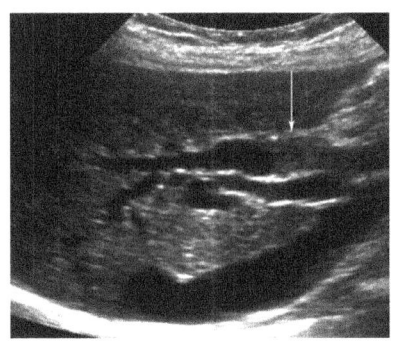

图 3-50　胆管癌声像图
超声显示肝内胆管扩张,管壁局限性
不规则增厚,管腔局部明显狭窄

3.鉴别诊断

(1)超声能够显示胆管形态及走行的改变,并能准确判断胆管内肿块的形态特征,通常能正确诊断,但是应注意肝脏及肝门区有无淋巴结转移。某些硬化性胆管炎的病例与胆管癌难以鉴别,诊断困难时应进一步做 PTC 及 ERCP 等检查进行综合判断。

(2)胆总管下段癌需与壶腹癌、胰头癌相鉴别:胆总管下段癌位于胆总管内,形态相对规则,胆总管回声中等;胰头癌位于胰头内,回声低,形态欠规则,所致胰管扩张更明显。但胆总管下段癌与壶腹癌通常难以鉴别。

(3)高位胆管癌需与肝癌相鉴别:位于胆道旁的肝癌可以压迫或浸润胆管壁,甚至在胆管内形成瘤栓,致上段胆道扩张,导致鉴别困难,此时应多切面仔细观察肿瘤的大小、位置及其与胆道的关系,并结合临床进行鉴别。

(三)胆道蛔虫症

1.病理与临床

胆道蛔虫是肠蛔虫症常见并发症,一般在发热或肠道功能紊乱或肠道环境发生变化时,蛔虫活动增加,易通过十二指肠乳头的开口钻入胆道内,可引起胆道机械阻塞和细菌感染。

胆道蛔虫病的主要临床表现为突然发生的剑突右下方阵发性"钻顶样"剧烈绞痛,向右肩放射,疼痛亦可突然缓解。恶心呕吐,吐出物为胃内容物、胆汁,亦可吐出蛔虫。可发生寒战、发热等胆道感染症状,如有胆道阻塞,可出现黄疸。查体时剑突下或稍偏右有深压痛,无腹肌紧张及反跳痛。腹痛剧烈而体征轻微,两者不相称是本病的特点。如合并胆道感染及梗阻严重时右上腹可出现肌紧张,压痛与反跳痛,局限性腹膜炎的体征。

2.声像图表现

当蛔虫位于胆总管内,超声可见胆总管扩张,内有一数毫米宽的双线状强回声,其间为低回声,为蛔虫的体壁,双线间的低回声区为蛔虫的假体腔,蛔虫与扩张的胆总管长轴切面形成"管中管"征,横切面呈"靶环"征,前端圆钝,边缘清晰,活的蛔虫可以显示蠕动(图 3-51)。如有多条蛔虫时,胆管内显示多条线状强回声。胆囊内蛔虫在胆囊腔内显示虫体的双线条状回声,甚至呈团状;蛔虫死亡后,其残体可碎裂成数段,如位于胆总管中回声与虫体存活时相似,但双线样回声可不连续;如位于胆囊内,常见多段双线样回声重叠在一起,堆积于胆囊内,改变体位时可移动,但无声影,需与胆囊内结石鉴别。

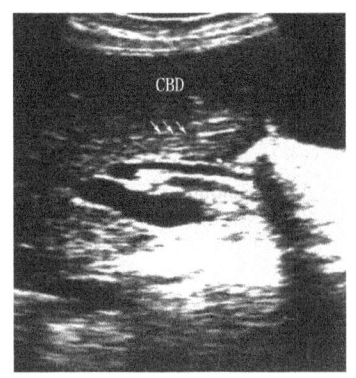

图 3-51　胆道蛔虫声像图
超声显示肝外胆管腔内见管状强回声

3. 鉴别诊断

蛔虫死后,虫体萎缩,破碎时看不到平行回声带,需与胆道结石鉴别,后者胆道扩张较重,范围广泛,并常引起黄疸,可以鉴别。另外应注意观察易造成假阳性的因素,需加以鉴别,如肝动脉有时穿行于胆管和门静脉之间,酷似扩张胆管内的双线状改变,但肝动脉管壁搏动,易于识别。

（李晓霞）

第八节　先天性胆管囊状扩张症

一、病理与临床

目前对该病的病因多数学者赞成先天性因素学说,包括先天性胆管上皮增殖异常、胆胰管合流异常及胆管周围神经发育异常。先天性胆管上皮发育异常导致部分管壁薄弱。胆胰管合流异常导致胰酶在胆管内激活破坏胆管上皮。胆管周围神经发育异常可导致胆管下段痉挛、胆管内压增高,促进胆管扩张。本病多由于先天性胆管壁薄弱、胆管有轻重不等的阻塞,使胆管腔内压增高,扩大形成囊肿。

关于先天性胆管囊状扩张症的临床分型,目前国际上普遍使用的是 Todani 分型法:Ⅰ型为胆总管梭形或球形扩张;Ⅱ型为胆总管憩室;Ⅲ型为胆总管末端囊肿;Ⅳa 型为肝内外胆管多发性囊肿;Ⅳb 型为胆总管多发性囊肿;Ⅴ型为肝内胆管单发或者多发性囊肿（即 Caroli 病）。其中以Ⅰ型发病率最高,约占报道总病例的 90% 以上;Ⅱ、Ⅲ型均罕见;Ⅳ、Ⅴ型相对少见。

先天性胆管囊状扩张症有三大特征:腹痛、黄疸和肿块。但往往有此典型表现的病例并不多。

二、声像图表现

(一) 先天性胆总管囊肿

胆总管扩张,呈囊状、梭形或椭圆形,常常在 1.0 cm 以上,特别注意本病囊状扩张的两端与胆管相通,为特征性表现,壁光滑清晰,其内回声清亮(图3-52)。合并结石、胆汁淤积时其内可见强回声或中低回声。多无其他胆道系统异常表现,可合并肝内胆管囊性扩张。

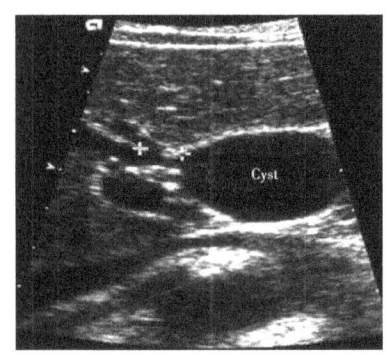

图3-52　先天性胆总管囊状扩张声像图

超声显示肝门部无回声,与胆管相通,囊壁光滑,囊内透声较好,Cyst:胆总管囊肿

(二)肝内胆管囊性扩张症

又称Caroli病,声像图表现为左、右肝内胆管节段型或弥漫型的囊性扩张,呈椭圆形或梭形,囊腔间相互连通,边缘清晰光滑。

三、鉴别诊断

先天性胆管囊性扩张以青少年女性多见。患者常常有右上腹痛、黄疸等症状。幼年时肝外胆管囊状扩张,往往无症状,可偶然在体检中被发现。

(一)需与胆总管下段结石或肿瘤等致胆道扩张相鉴别

先天性胆总管囊肿扩张的部位呈椭圆形或纺锤形,而上下段与之相连处的胆管管径相对正常,无明显扩张,正常与异常胆道分界鲜明,多不引起肝内胆管扩张。而结石或肿瘤等梗阻引起的胆管扩张常同时累及其上段肝内、外胆管,呈由粗至细的渐变型,胆囊亦可受累。

(二)先天性胆总管囊肿需与先天性双胆囊相鉴别

先天性双胆囊一端为盲端,而先天性胆总管囊肿两端均与胆管相连,根据形态及脂餐试验等容易鉴别。

(李晓霞)

第九节　胆　囊　炎

一、急性胆囊炎

(一)病理与临床

胆囊受细菌或病毒感染引起的胆囊肿大,胆囊壁增厚、水肿。急性胆囊炎是常见的急腹症之一,细菌感染、胆石梗阻、缺血和胰液反流是本病的主要病因。临床症状主要是右上腹部持续性疼痛,伴阵发性加剧,并有右上腹压痛和肌紧张,深压胆囊区同时让患者深吸气,可有触痛反应,即墨菲(Murphy)征阳性。右肋缘下可扪及肿大的胆囊,重症感染时可有轻度黄疸。

(二)声像图表现

胆囊体积增大,横径大于 4 cm,张力高,胆囊壁增厚大于 3 mm,呈"双边"征(图 3-53);胆囊腔内常探及结石回声,结石可于胆囊颈部或胆囊管处;胆囊内可见胆汁淤积形成的弥漫细点状低回声。胆囊收缩功能差或丧失。发生胆囊穿孔时可显示胆囊壁的局部膨出或缺损及周围的局限性积液。

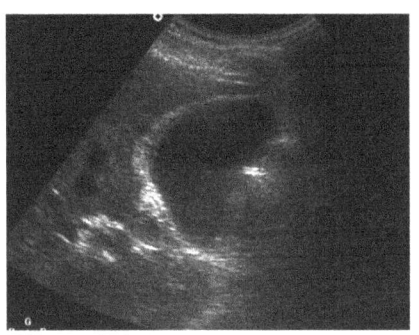

图 3-53 急性胆囊炎声像图
超声显示胆囊肿大,胆囊壁增厚

(三)鉴别诊断

对于胆囊炎,首先应寻找产生胆囊炎的原因,超声可以帮助检查是否有胆囊结石、胆囊梗阻、胆管梗阻、胆总管囊状扩张症等,以明确病因,便于诊断。胆囊增大也可见于脱水、长期禁食或低脂饮食、静脉高营养等患者,根据病史,必要时行脂餐试验可鉴别。此外,有肝硬化低蛋白血症和某些急性肝炎、肾功能不全、心功能不全等全身性疾病患者,也有胆囊壁均匀性增厚,但无胆囊增大,超声墨菲征阴性,结合病史与临床表现易与急性胆囊炎相鉴别。

二、慢性胆囊炎

(一)病理与临床

临床症状包括右上腹不适、消化不良、厌油腻,也可无自觉症状。慢性胆囊炎的临床表现多不典型,亦不明显,但大多数患者有胆绞痛史,可有腹胀、嗳气和厌食油腻等消化不良症状。有的常感右肩胛下、右季肋或右腰等处隐痛。患者右上腹肋缘下有轻压痛或压之不适感。十二指肠引流检查,胆囊胆汁内可有脓细胞。口服或静脉胆囊造影不显影或收缩功能差,或伴有结石影。

(二)声像图表现

慢性胆囊炎的早期,胆囊的大小、形态和收缩功能多无明显异常,有时可见胆囊壁稍增厚,欠光滑,超声一般不作出诊断。慢性胆囊炎后期胆囊腔可明显缩小(图 3-54),病情较重时胆囊壁毛糙增厚,不光滑;严重者胆囊萎缩,胆囊无回声囊腔完全消失。胆囊萎缩不合并结石者难以与周围肠管等结构相区别,导致胆囊定位困难;合并结石者仅见强回声伴后方声影。胆囊功能受损严重时,胆总管可轻度扩张。

(三)鉴别诊断

胆囊明显萎缩时需与先天性无胆囊相鉴别:慢性胆囊炎致无回声囊腔完全消失,特别是不合并胆囊结石或结石声影不明显时,易与周围肠管内气体形成的强回声混淆,以致难以辨认出胆囊的轮廓。因此先天性无胆囊患者可能被误诊为慢性胆囊炎,此时应结合病史和临床表现,多切面探查,或动态观察等方法仔细加以鉴别,减少误诊率。

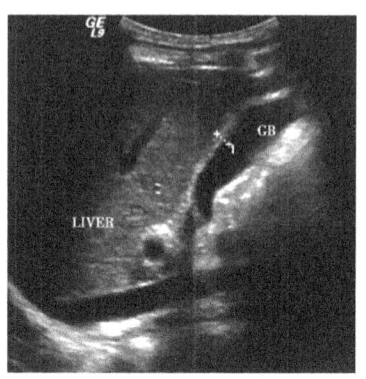

图 3-54　慢性胆囊炎声像图
胆囊体积小,壁增厚毛糙

（李晓霞）

第十节　胆囊癌

一、病理与临床

胆囊癌可发生于胆囊的任何部位,以胆囊底部和胆囊颈部最多见。原发性胆囊癌的大体形态可分为浸润型、结节型、胶质型和混合型。浸润型最多见,占总数的 70%～80%;胆囊癌的病理类型以腺癌最为多见,占胆囊癌的 70%～90%,此外尚有鳞癌、腺鳞癌、腺瘤恶变、息肉恶变、类癌等。腺癌中最常见的是无其他亚型的腺癌,占腺癌的 60%～70%,该型腺癌大多分化良好。

胆囊癌早期无特异性临床表现,合并胆囊结石或慢性胆囊炎者可有相应症状,中晚期患者可能触及右上腹肿块,或出现黄疸。晚期则产生明显症状,如右中上腹部持续性隐痛、食欲缺乏、恶心、呕吐,持续并进行性加重的黄疸,可伴有发热、腹水等。查体有肝大,右季肋下可扪及坚硬而无压痛的肿物。

二、声像图表现

根据胆囊癌的形态,可将胆囊癌分为结节型、浸润型、实块型等,超声有不同的表现。

(一)结节型

呈乳头状、菌伞状或团块状中低回声,肿块自胆囊壁向腔内突出,基底宽或窄,体积较大,直径常大于 10 mm,单发或多发,以单发多见,可合并胆囊结石或胆汁淤积。

(二)浸润型

胆囊壁局限性或弥漫性不规则增厚,呈中等回声(图 3-55),为肿瘤浸润胆囊壁的表现。

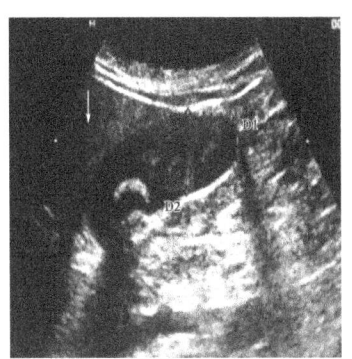

图 3-55 胆囊癌声像图

超声显示胆囊底部腔内见中等回声,形态不规则,回声不均

(三)实块型

胆囊呈一中低回声实性肿块,正常无回声的胆囊腔消失。

肿块边缘与周围肝脏分界不清,常为晚期胆囊癌伴有周围肝实质浸润转移的表现。CDFI 显示病灶内血流信号丰富。

三、鉴别诊断

超声检查对发现胆囊壁隆起性病变具有重要的临床价值,早期胆囊癌在形态上呈隆起性病变者占 80%～90%。典型胆囊癌的超声图像,诊断一般并不困难。但是,对于胆囊壁增厚型、小结节型胆囊癌,与胆囊炎、胆囊息肉难以鉴别,应该结合临床资料进行综合分析进行诊断。

(1)结节型胆囊癌与胆囊良性隆起样病变常难以鉴别,对于直径大于 10 mm、单发的隆起样病变需密切随诊观察,必要时手术切除。

(2)实块型胆囊癌需与肝癌相鉴别:根据肿块部位、形态轮廓、与周围肝组织的关系等特征不难鉴别。

(李晓霞)

第十一节 胰腺非肿瘤性囊性病变

一、流行病学及病因

胰腺非肿瘤性囊性病变中,假性囊肿最常见,多继发于急性或慢性胰腺炎、胰腺外伤或手术,是胰液、渗出液和血液等聚积,刺激周围组织,继而纤维组织增生包裹而成,囊壁无上皮细胞覆盖。假性囊肿多位于胰腺的周围,少数位于胰内。

其他少见的胰腺非肿瘤性囊性病变包括先天性囊肿、潴留性囊肿、寄生虫性囊肿、淋巴上皮性囊肿和黏液性非肿瘤性囊肿等。这类囊肿囊壁来自腺管或腺泡上皮组织,一般体积较小,通常无症状,无须切除。先天性囊肿因胰腺导管、腺泡发育异常所致,多见于小儿,与遗传因素有关。潴留性囊肿由于胰腺炎症、胰管狭窄或梗阻而引起胰液在胰管内滞留而形成。胰腺寄生虫性囊肿主要为发生于胰腺的包虫囊肿,该病多见于肝,偶见于胰腺。胰腺淋巴上皮性囊肿极少见,多见于中老年男性,目前病因不明,病变通常位于胰周,内衬成熟的角化鳞状上皮,周围有独特的淋巴组织层。黏液性非肿瘤囊肿一般被覆单层柱状上皮,上皮细胞顶端富含黏液,无任何肿瘤特征,与导管不相通。

二、临床表现

胰腺假性囊肿多发生于急性胰腺炎发作4～6周以后,也可继发于慢性胰腺炎、胰腺外伤或手术。其他少见的胰腺非肿瘤性囊性病变一般无症状,多属偶然发现。部分患者可出现上腹痛、腹胀,当囊肿增大到一定程度会出现周围脏器压迫症状,如梗阻性黄疸。

三、超声表现

(一)假性囊肿

位于胰腺内部或周围,单发或2～3个,大小不等,呈类圆形或不规则形,囊壁较厚,可有分隔,无合并症者通常囊液清晰,合并坏死或继发感染者内部可见点片状中低回声,彩色多普勒显示囊腔内无血流信号。假性囊肿患者可能伴有胰腺炎及周边血管、组织受损等相关的影像学表现。囊肿可压迫及挤压周围器官,并与周围器官粘连,引起相应临床症状及超声表现。假性囊肿自发破裂时,患者突然腹痛,超声显示囊肿变小,壁不完整及腹水。

(二)先天性囊肿

胰腺实质内单发或多发的无回声,呈圆形或椭圆形,边界清晰,壁薄,后壁回声增强。体积小,常合并肝、肾、脾等囊肿。

(三)潴留性囊肿

胰腺实质内无回声,位于主胰管附近,多为单发,体积不大。有时超声可见囊肿与胰管相通。有时可见胰腺结石、钙化等慢性胰腺炎的超声表现。

(四)寄生虫性囊肿

如包虫性囊肿,典型者囊壁较厚、表面光滑,后方回声增强。部分囊内可见子囊和头节,声像图上头节表现为多发的团状、点状强回声,子囊可有囊中囊表现。

(五)淋巴上皮性囊肿

常位于腺体边缘的胰腺实质内,无或低回声,呈圆形,边界清晰,常为多房,后方回声稍增强。

(六)黏液性非肿瘤性囊肿

多呈圆形或类圆形单个囊腔,壁薄,边界清楚,内无分隔。黏液性囊肿与黏液性囊性肿瘤有时难以鉴别诊断。

四、超声造影表现

胰腺非肿瘤性囊性病变超声造影囊腔全期无增强,囊壁和分隔光整,无增强壁结节。

五、报告内容及注意事项

超声报告应包括病灶的数目,位置,大小,描述囊壁及囊内回声。注意扫查时应细致、全面,尽可能清晰显示胰腺结构及其与周边组织的毗邻关系,避免漏诊较小的囊肿及位于胰周的假性囊肿。准确的定位诊断需仔细观察囊肿与胰腺的相对位置关系,观察深呼吸时两者是否有相对运动。

六、鉴别诊断

(一)胰腺假性囊肿与其他胰腺非肿瘤性囊性病变的鉴别

前者有胰腺炎、胰腺外伤或手术史,囊壁较厚,囊液欠清晰;后者一般无相应临床病史,体积较小,壁薄,囊液清。

(二)胰腺非肿瘤性囊性病变需与胰外囊肿鉴别

胰头部者应与胆总管囊肿、肝囊肿及右肾囊肿相鉴别;胰体部者应与胃内积液、网膜囊积液相鉴别。胰外囊肿包膜与胰腺被膜不相连,深呼吸时囊肿运动与胰腺运动不一致,可帮助鉴别。

(三)胰腺非肿瘤性囊性病变还需与胰腺脓肿鉴别

后者无回声内可见随体位改变浮动的低、中、高强度的点片状回声,其壁厚、粗糙、不规则,囊液透声较差。胰腺脓肿与典型的非肿瘤性囊肿不难鉴别,但与合并感染的囊肿很难鉴别,超声引导下穿刺有助于明确诊断。

(四)囊液透声较差的胰腺非肿瘤性囊性病变需与胰腺囊腺性肿瘤鉴别

后者囊壁厚而不规则,内部可见实质成分,部分可见壁上结节,囊液透声性较差,彩色多普勒于其实性成分内可探及较丰富的血流信号。

(田梅伶)

第十二节 胰 腺 肿 瘤

一、浆液性囊性肿瘤

(一)流行病学及病因

浆液性囊性肿瘤(serous cystic neoplasm,SCN)通常发生于50～60岁女性,最常见的是浆液性囊腺瘤(serous cystadenoma,SCA),多孤立发生,约占胰腺囊性病变的20%;在Von Hippel-Lindau(VHL)患者中,病变呈多灶性。多数浆液性囊性肿瘤为微囊型浆液性腺瘤,其他少见病变有大囊型、实体型、VHL相关型等。大囊型浆液性囊性肿瘤通常位于胰头部,男性多见。研究表明,少于5%的SCA有局部浸润性,侵袭周围组织或血管,或直接延伸到胰周淋巴结;极少数病例可发生转移,表现为浆液性囊腺癌。

(二)临床表现

SCA多见于胰腺体尾部,其大小差异较大,多为偶然发现,通常零星发生,增长缓慢。患者以腹部包块、腹胀或非特异疼痛为主要症状。症状随肿瘤增大逐渐加重,餐后为著,服药无缓解。

即使肿瘤很大,SCA通常也是非浸润性的,挤压而不是侵犯邻近结构,因此,胆道梗阻是SCA的罕见并发症。

(三)超声表现

典型微囊型SCA可表现为分叶状囊性肿物,呈多房或蜂窝状无回声,囊壁及分隔薄,囊腔小(<2 cm),囊内分隔向心性分布,部分病例肿块中央可探及实性回声的中央瘢痕区和钙化。彩色多普勒可探及显示囊壁、分隔及中央瘢痕内的血管分布。

胰体部囊性占位,边界清晰,呈分叶状,内可见纤细分隔。

极度微囊化的 SCA 少见,超声难以分辨其小的囊腔,二维超声类似于实体肿块的高回声或低回声病灶,边界清,透声好,瘤体后方回声增强;彩色多普勒可探及较丰富的血流信号。

大囊型浆液性囊性肿瘤胰头部多见,囊腔直径一般大于 2 cm,数量有限,也可呈单室型。

浆液性囊腺癌,临床少见,多表现为类实性血供丰富的占位,与微囊型 SCA 相似,但可转移到胃和肝或出现周围组织的浸润。

(四)超声造影表现

SCA 超声造影增强水平与胰腺实质接近,造影剂到达肿瘤后囊性结构显示更加清晰,囊壁及囊内分隔动脉期呈蜂窝状高增强,囊壁薄,几乎无乳头状隆起,静脉期呈低增强。极度微囊化的 SCA 造影表现类似于血供丰富的实体病变。

(五)报告内容及注意事项

SCA 的超声报告包括病灶的位置,大小,是否有分隔,囊腔大小,囊壁及分隔是否增厚,内壁是否光滑,是否有乳头样突起,主胰管是否扩张,是否有周边浸润现象;彩色多普勒还可显示病灶内是否有血流信号,周边血管是否有受侵征象等内容。超声造影则应重点描述病灶的边界,囊壁是否光滑,壁上有无结节状增强,囊壁、分隔及乳头状突起的增强及减退方式。

超声检查是评估及随访胰腺囊性病灶的首选方法。典型微囊型 SCA 的特点是有一个中央纤维瘢痕,这在 CT 和 MRI 中可以清楚地观察到。MRCP 能清晰地显示病变与胰管的关系。超声造影技术有时能比其他影像学检查更好地显示病变内的增强模式,观察到特征性的中央纤维瘢痕。多种影像学方法相结合更有助于判断病灶性质。

(六)鉴别诊断

1.SCA 需与其他胰腺囊性病变相鉴别

(1)黏液性囊性肿瘤:需与大囊型 SCA 相鉴别。前者患者女性为主,病变通常位于胰腺体尾部,内部结构复杂,透声差,有附壁乳头样结构。外围的蛋壳样钙化是特征性征象。

(2)胰腺假性囊肿:患者多有过胰腺炎、外伤或手术史,囊液透声性好;囊内容物可因存在坏死组织碎片而变得回声杂乱,超声造影无增强。

(3)胰腺导管内乳头状黏液性肿瘤:患者以老年男性为主,病变声像图表现为多房囊性、囊性为主囊实性或者实性病变内见小囊腔,胰管明显扩张,病变与扩张胰管相连。

2.极度微囊型 SCA 需与以下疾病相鉴别

(1)神经内分泌肿瘤:二维超声中均表现为实体病变,超声造影、增强 CT 均表现为富血供病变,较难鉴别。MRI 和 MDCT 对其有较好的鉴别作用。此外对于功能性神经内分泌肿瘤,如胰岛细胞瘤、胃泌素瘤等,患者有高胰岛素、胃泌素相关的临床症状和血液检查表现,也可起到鉴别的作用。

(2)浆液性微囊型囊腺癌:多表现为血供丰富的类实性占位,但可转移到胃和肝或出现周围组织的浸润。

二、黏液性囊性肿瘤

(一)流行病学及病因

黏液性囊性肿瘤(mucinous cystic neoplasm,MCN)约 95% 见于女性,患者年龄 40~50 岁,约占所有胰腺囊性病变的 10%。WHO 胰腺肿瘤分类对 MCN 的定义为囊性上皮性肿瘤,与胰腺导管系统不相通，可产生黏液，周围有卵巢样间质。MCN 覆盖从良性的黏液性囊腺瘤到黏液性囊性肿瘤伴相关浸润癌的系列病变，1/3 的 MCN 伴有浸润性癌。其恶性病变多为囊腺瘤恶变而来，恶变风险随体积增大而加大。肿瘤进展缓慢，恶变时间一般较长，与浸润性癌相关 MCN 患者通常比非侵袭性 MCN 患者大 5 岁。

(二) 临床表现

MCN 的临床表现主要取决于肿瘤的大小，通常为无症状的"偶发瘤"，多为胰腺体尾部大体圆形的囊性病变。MCN 很少有症状，当显著增大时可因压迫出现腹部疼痛或腹部不适等症状。

胰头部肿瘤相对少见，症状出现较早，可压迫消化道引起梗阻，压迫胆总管下段，出现肝大、胆囊肿大、梗阻性黄疸等。

胰腺黏液性囊腺癌可侵犯邻近器官组织，如胃、十二指肠、结肠等，引起相关症状。但肿瘤生长、浸润缓慢，远处脏器转移较晚。肿瘤预后与浸润性成分的位置密切相关。

(三) 超声表现

MCN 可表现为类圆形或分叶状肿物，以囊性为主，整体回声较低，单腔或少腔(一般不大于 6 个囊腔)，囊腔可因黏液或出血而透声性较差，呈现为不均质的低回声，囊壁厚薄不均，厚壁部分大于 2 mm，内壁欠平整，壁及分隔上可有钙化或乳头状突起。非均质的内部回声影响病变分隔及壁上突起结节的显示。彩色多普勒超声显示囊腺瘤囊壁、分隔及乳头状结构内可见少量动脉血流信号。

病变与胰管不相通，通常不会引起胰管扩张，部分患者可有胰管的轻度扩张。由于肿瘤多生长在体尾部，常不压迫胆管，肿瘤较大时才有胆道梗阻的表现。

一项关于 163 例手术切除胰腺黏液性肿瘤的研究表明，恶性病变者多直径大于 4 cm 或有乳头状突起。边界模糊，囊壁或分隔厚薄不均，囊内实性成分增多均为恶性病变的预测因素。此外，恶性病变可向邻近器官浸润性增长，引起周围淋巴结肿大。彩色多普勒超声显示实性成分血供较丰富，当肿瘤侵犯周围血管时，可出现相应的超声表现。

(四) 超声造影表现

将黏液性肿瘤与非黏液性肿瘤相鉴别是诊断的重点，多数黏液性囊腺瘤/癌内部实质与周围胰腺组织同时均匀增强，内部均见囊性无增强区，动脉期增强程度等于或稍高于胰腺实质。囊腺瘤边界清晰，囊壁较厚，囊内分隔较薄，静脉期增强程度稍低于胰腺实质。囊腺癌边界模糊，囊壁较厚，囊内分隔亦较厚，壁上可见乳头状增强灶，增强消退较快，静脉期增强程度低于胰腺实质。

(五) 报告内容及注意事项

MCN 的超声报告包括病灶的位置，大小，内部有无分隔，囊壁及分隔是否增厚，内壁有无实性乳头样突起及其大小和形态，主胰管是否扩张，病灶与主胰管的关系，是否有周边浸润和周围淋巴结肿大等现象；彩色多普勒还可显示病灶囊壁、分隔及突起的血供情况，周边血管是否有受侵征象等。超声造影则应重点描述病灶的边界，囊壁是否光滑，壁上有无结节状增强，囊壁、分隔及乳头状突起的增强及减退方式。

超声检查是评估及随访胰腺囊性病灶的首选方法，但囊腔内部回声可因出血或囊液流失变得复杂，影响囊内分隔及乳头样突起的显示。增强 CT 及 MRI 能全面显示病灶，CT 检查能显示 MCN 特征性的外围蛋壳样钙化。内镜超声可以近距离观察胰腺占位复杂的内部结构，如分隔及囊内乳头样突起。MRCP 能清晰地显示病变与胰管的关系。超声造影技术可消除囊内黏液、凝血块、组织碎片的影响,对囊内分隔及乳头样突起的检出率明显优于灰阶超声,有时能比其他影像学检查更好地显示病变内的增强模式。多种影像学方法相结合更有助于准确判断病灶的性质。

此外,可行超声引导下囊肿穿刺、抽吸,囊液分析可以区分肿瘤是否产生黏蛋白、有无脱落的异型恶性肿瘤细胞、囊液淀粉酶和肿瘤标志物高低等。MCN 囊液黏度大、CEA 水平升高,可与多种疾病进行鉴别。

(六)鉴别诊断

MCN 有潜在恶性风险,即使病变生长缓慢且无临床症状也有手术指征,因此需与其他胰腺非黏液性囊性病变相鉴别。

1.胰腺浆液性肿瘤

MCN 需与大囊型胰腺浆液性肿瘤相鉴别。大囊型胰腺浆液性肿瘤患者以男性多见,无 CEA 的升高;病变多位于胰头部,囊液透声性一般较好,囊壁薄且光滑,无明显乳头状突起。

2.胰腺假性囊肿

患者多有过胰腺炎、外伤或手术史,囊壁无乳头状突起,囊液透声性好;囊内容物可因坏死组织碎片而回声杂乱,行超声造影检查内容物无增强。

3.胰腺包虫囊肿

包虫囊肿以肝脏多见,也可出现在胰腺内,表现为囊壁回声增高、光滑,囊内可见囊砂或子囊,无乳头状突起。

4.胰腺导管内乳头状黏液性肿瘤

患者多为老年男性,病变声像图表现为多房囊性、囊性为主囊实性或者实性内见小囊腔,胰管明显扩张,病变与扩张胰管相连。

5.胰腺癌或胰腺神经内分泌肿瘤囊性变

病变表现复杂多样,可行超声引导囊液抽吸,检查囊液内是否有恶性脱落细胞、是否有黏蛋白、囊液 CA19-9、CEA 等指标的高低。

三、胰腺导管内乳头状黏液性肿瘤

(一)流行病学及病因

胰腺导管内乳头状黏液性肿瘤(intraductal papillary mucinous tumor or neoplasm of the pancreas,IPMT or IPMN)是一类自良性腺瘤到交界性肿瘤、原位癌、浸润性腺癌逐渐演变的疾病,其特点为胰腺导管上皮肿瘤伴或不伴乳头状突起并产生大量黏液造成主胰管和(或)分支胰管的囊性扩张。其病灶主要位于胰管内,产生大量黏液并滞留于胰管内,十二指肠乳头开口扩大伴胶冻样物附着。IPMN 转移浸润倾向较低,手术切除率高,预后较好。

近年来,本病发生率逐年提高,据 Furuta K 的统计,IPMN 占临床诊断的胰腺肿瘤的 7.5%,占手术切除胰腺肿瘤的 16.3%。

IPMN 病变可累及胰管的一部分或整个胰管,位于胰头者占 60%,体尾者占 40%。在临床中分为分支胰管型(50%~60%)、主胰管型(40%~50%)及混合型。分支型者 5 年癌变率约为 15%,而主胰管型者 5 年癌变率约为 60%。

(二)临床表现

IPMN 患者多为老年男性,可有程度不等的上腹不适等临床症状,部分病例还伴有或曾出现胰腺炎的症状,可能是稠厚的黏液部分或完全阻塞胰管造成的。这种慢性持续阻塞还会造成胰腺实质功能的破坏,从而出现糖尿病、脂肪泻等较严重的临床表现,多见于恶性IPMN。IPMN患者还可能出现黄疸,这是因为恶性者可能出现胆管浸润及胆管梗阻,而良性者也可能由于大量黏液阻塞乳头部或形成胆管窦道而阻塞胆管。部分患者无明确临床症状,通常为肿瘤分泌黏液的功能尚不活跃和(或)生长部位远离胰头。

(三)超声表现

IPMN病灶均与扩张的胰管相连或位于其内,绝大多数胰管扩张明显,但不是所有病灶超声均能显示其与导管相连。病变可表现为:①呈多房囊性或囊性为主的囊实性病灶突向胰腺实质;②扩张胰管内见中等回声或低回声;③病灶呈中等回声或低回声,内见少许不规则小无回声。

超声显示病灶呈分叶状囊实性结构,病灶侵及的主导管(黄色箭头)及分支导管(蓝色箭头)均明显扩张,彩超显示囊壁及附壁结节上均探及略丰富血流信号,为混合型。

彩色多普勒超声于恶性病灶内常可探及较丰富的血流信号,良性病灶内绝大多数难以探及血流信号。

经腹超声可显示胰腺内扩张的导管及其内或与其相连的囊性或囊实性病灶,为诊断及分型提供可靠的信息。主胰管宽度≥7 mm、病灶≥30 mm、有附壁结节均为恶性的预测因素。

根据影像学资料的IPMN分型在临床应用中尤为重要,通常认为主胰管型及混合型多为恶性,分支型恶性发生率较低(6%~51%),但当后者显示出一些可疑征象,如病灶直径>3 cm、附壁结节、主胰管直径>6 mm、细胞学检查阳性以及出现临床症状时应考虑恶性病变的可能。

(四)超声造影表现

附壁结节的判断目前仍是IPMN超声诊断中的难点,主要是一些小结节与黏液结节难以区分,超声造影可显示IPMN内的分隔和乳头状突起的强化,对壁结节超声造影的量化分析有助于其鉴别诊断。然而其可靠的诊断还需依据肿瘤与胰管相通,超声造影对一些病例也可更好地显示病灶与主胰管的关系。

(五)报告内容及注意事项

IPMN的超声报告包括病灶的位置,大小,内部有无实性乳头状突起,主胰管是否扩张,病灶与主胰管的关系,是否有周边浸润现象,彩色多普勒显示病灶内是否有血流信号,周边血管是否有受侵征象。

超声造影则应重点描述病灶的边界,囊壁是否规则,壁上有无结节状增强,病灶与主胰管的关系。

经腹超声和CT对于全面显示病灶有一定优势,但对于分支型的小囊性病灶和附壁结节的敏感性不及磁共振胰胆管显像(MRCP)和内镜超声;ERCP虽然也是本病重要的诊断方法之一,但在部分病例中受黏液的干扰难以显示导管扩张及病灶全貌。因此,多种影像学方法相结合更有助于准确判断病灶的性质。

此外,IPMN患者发生胰腺外肿瘤的比例较高(23.6%~32%),但与IPMN的良恶性无明显相关。因此,对IPMN患者应注意对其他脏器的全面检查。

(六)鉴别诊断

IPMN的诊断需与胰腺黏液性囊腺性肿瘤相鉴别,二者均产生大量黏液,但后者常见于围绝经期妇女,多位于胰腺体尾部,具有较厚包膜,内部有分隔,通常为大囊(>2 cm)或多囊状结构,壁及分隔上可见钙化或乳头状突起,很少与胰管相通连,囊腔可因黏液或出血而透声性较差,胰管无扩张或可见受压移位。

IPMN还需与慢性胰腺炎鉴别,因前者常伴有胰腺炎的症状,也会出现胰腺实质萎缩及导管扩张,易误诊为慢性胰腺炎。但慢性胰腺炎很少见到囊性占位以及囊性占位与胰管相通的现象,同时,慢性胰腺炎可见胰腺实质的钙化和(或)胰管内结石。

四、胰腺实性假乳头状瘤

(一)流行病学及病因

胰腺实性假乳头状瘤(solid-pseudopapillary tumor or neoplasm of the pancreas,SPTP or SPN)曾以胰腺乳头状囊性肿瘤、胰腺乳头状上皮肿瘤、胰腺实性乳头状上皮性肿瘤、囊实性腺泡细胞瘤等命名。为充分地描述该肿瘤的主要特征,世界卫生组织(World Health Organization,WHO)于1996年正式将该病命名为胰腺实性假乳头状瘤。SPTP占胰腺原发肿瘤的0.13%~2.7%,占胰腺囊性肿瘤的5.5%~12%。SPTP具有明显的年龄和性别倾向,好发于年轻女性(20~30岁)。目前,WHO将该病中的大部分病例归于交界性或有一定恶性潜能的肿瘤,其组织学来源尚未明确。该病转移浸润倾向较低,手术切除率高,预后较好。

(二)临床表现

SPTP的临床表现多无特异性,主要症状为中上腹不适、隐痛,部分伴恶心、呕吐。部分患者于体检时偶然发现。与其他胰腺恶性肿瘤不同,黄疸、体重减轻、胰腺炎十分少见,仅见于不到12%的SPTP患者。实验室检查包括消化道常用肿瘤标志物,如CEA、CA19-9、CA242、CA724等多在正常范围内。

(三)超声表现

胰腺实性假乳头状瘤可发生于胰腺的任何部位,但胰腺体尾较多见。肿瘤大多体积较大,形态较规则,边界较清晰,常伴出血坏死,由于出血坏死成分所占比例不一,肿块声像图可表现为囊性、囊实性或实性。SPTP大多呈外生性生长,9%~15%的病例会出现转移或局部侵犯。病变可表现为:①体积小者多以实性为主,呈低回声,边界清;②体积大者囊性坏死改变更明显,多为囊实性,部分可呈高度囊性变,仅在囊壁上残余薄层肿瘤组织。

胰腺实性假乳头状瘤可有钙化,多为粗大钙化,可发生在肿瘤的周围呈蛋壳状也可在肿瘤内部呈斑块状。肿块引起胰管及胆管扩张比例小且程度相对低。肿块多挤压周围的组织结构,而无明显侵犯。部分病灶彩色多普勒血流成像可探及肿块边缘或内部血流信号。有学者认为彩色多普勒表现与肿瘤大小、囊性变的程度、良恶性无明显联系。

(四)超声造影表现

动脉期多见造影剂不均匀充填。肿瘤的包膜呈环状增强,病灶内部呈片状等增强或低增强,部分可见分隔样强化。静脉期造影剂大多快速减退,病灶呈低增强。病灶内出血坏死的囊性区域则始终显示为无增强区。

(五)报告内容及注意事项

SPTP的超声报告包括病灶的位置,大小,边界是否清晰,内部是否有无回声区,是否有钙化,彩色多普勒显示病灶内是否有血流信号,周边组织或血管是否有受侵征象。

超声造影则应重点描述病灶周边是否有环状强化,病灶内是否有始终无增强的区域。

胰腺为腹膜后器官,经腹部超声检查时容易受到上腹部胃肠道气体的干扰,而且SPTP大多呈外生性生长,部分肿瘤的定位诊断较困难。通过胃十二指肠水窗法、改变体位,或通过脾脏做透声窗观察胰腺尾部,尽可能清晰显示胰腺结构及其与周边组织的毗邻关系,以便于更准确判断肿瘤的来源。SPTP发病率较低,目前人们对其认识仍不足,各种术前影像学检查误诊率均较高。一般对于年轻女性,具备以上超声表现者,应考虑到本病的可能。

(六)鉴别诊断

1.SPTP需与囊腺瘤、囊腺癌相鉴别

两者均以囊实性表现多见,相对而言,实性假乳头状瘤实性成分较多。囊腺瘤、囊腺癌多见于中老年女性,部分壁及分隔上可见乳头状突起。

2.SPTP还需与无功能性胰岛细胞瘤鉴别

后者多见于中老年人,实性多见,内部回声较为均匀,钙化较少见,实质成分血流较丰富,出血囊性变者与SPTP鉴别较困难。

3.部分以实性表现为主的SPTP需与胰腺癌鉴别

胰腺肿瘤物形态多不规则,与周围组织分界不清,较易引起胰管、胆管的扩张。鉴别要点是胰腺癌具有浸润性的生长特点。

4.SPTP还需与胰腺假性囊肿鉴别

后者多有胰腺炎或外伤、手术史,声像图一般为典型囊肿表现,囊壁较厚,囊内可由于出血、感染等出现回声,类似SPTP的声像图表现,但囊内实际为沉积物,而并非实性成分,超声造影可提供较可靠的鉴别信息。

五、胰腺导管腺癌

(一)流行病学及病因

胰腺导管腺癌(pancreatic ductal adenocarcinoma,PDAC,简称胰腺癌)是恶性度最高、起病隐匿的肿瘤之一。在恶性肿瘤病死率中居第4位,5年生存率仅8%。

胰腺癌的早期症状不明显,且无法确诊,大部分发现时已进入晚期,仅有20%的患者适合手术,可行手术切除患者的中位生存时间为12.6个月,未行手术切除患者的中位生存时间为3.5个月,因此对胰腺癌的早期诊断显得尤为重要。

(二)临床表现

早期症状不明显,且无特异性,仅表现为上腹轻度不适或隐痛。进展期胰腺癌最常见的三大症状为腹痛、黄疸和体重减轻。

1.腹痛

腹痛是胰腺癌的常见或首发症状,早期腹痛较轻或部位不明确,易被忽略,至中晚期腹痛逐渐加重且部位相对固定,常伴有持续性腰背部剧痛。

2.黄疸

黄疸是胰头癌的突出症状,约90%的胰头癌患者病程中出现黄疸。约半数患者以黄疸为首发症状,随黄疸进行性加深,伴皮肤瘙痒、茶色尿、陶土便。

3.体重减轻

体重减轻虽非胰腺癌的特异性表现,但其发生频率甚至略高于腹痛和黄疸,故应予以重视,特别是对不明原因的消瘦。

4.消化道症状

胰腺癌患者最常见的消化道症状是食欲减退和消化不良,患者常有恶心、呕吐和腹胀,晚期可有脂肪泻。

5.其他表现

部分胰腺癌患者有持续或间歇性低热,有时出现血栓性静脉炎。

(三)超声检查适应证

(1)上腹不适或常规体检者,需了解胰腺情况。超声检查是发现胰腺肿瘤、胰腺炎的首选检查方法。

(2)胰腺局灶性病变的定性诊断,鉴别肿块的性质。

(3)临床症状疑似胰腺肿瘤或实验室相关肿瘤标志物升高的病例。

(4)黄疸查因和不明原因的胰管扩张、胆管扩张。

(5)闭合性腹部外伤,疑存在胰腺损伤者。

(6)胰腺移植,全面评估供体血管通畅性和灌注情况,以及随访中出现的异常病变。

(7)胰腺癌局部动脉灌注化疗、局部放疗、消融治疗、注药治疗后等评价疗效。

(四)超声检查观察内容

超声要注意胰腺癌的直接征象(如胰腺外形、轮廓及内部回声变化,胰腺内肿块)和间接征象(如胰、胆管扩张,血管受压移位、变窄,周围脏器移位受侵犯,淋巴结转移、肝转移)。

1.胰腺大小及外形变化

胰腺大小及外形变化是影像学最易发现的征象。胰腺局限性肿大,局部膨隆,形态僵硬。

2.胰腺内肿块

小于2 cm肿块超声多表现为较均匀低回声,无包膜。随肿块增大,内部回声不均匀,可合并液化、钙化。肿块轮廓不清,形态不规则,浸润生长,后方回声衰竭。CDFI:典型胰腺癌为少血供肿瘤,少数胰腺癌病灶内部或边缘可见短条状血流。

3.胰、胆管扩张

胰腺癌在发病全过程中,60%～90%的病例出现梗阻性黄疸,胰头癌则更多,胰管全程扩张。癌灶位于胰腺体尾部时,胰管可无扩张。

4.胰周血管受压或受侵

胰周血管受侵是胰腺癌不可切除的主要原因之一。胰腺周围大血管较多,肿瘤较大或外生性生长时,相邻大血管可被推移、挤压变形,或被肿瘤包绕,甚至在管腔内见实性回声。

5.周围脏器受侵

易受侵的脏器为脾、胃、十二指肠等。脏器与胰腺之间的脂肪间隙消失,脏器表面正常高回声浆膜界面连续性中断。

6.淋巴结转移

胰周见到大于1 cm的低回声淋巴结时,应考虑区域淋巴结转移的可能。

7.肝转移

肝脏是胰腺癌最常见的转移部位,由于肝转移瘤的诊断直接影响到治疗方案的制订和对预后的估计。因此,胰腺癌超声检查时,应同时重点检查肝脏。

(五)超声造影表现

目前超声造影多使用第二代超声造影剂声诺维,即六氟化硫微泡。欧洲医学和生物学超声协会发布的超声造影指南已经明确超声造影在淋巴结、胃肠道、胰腺、脾脏及肝胆系统疾病的诊断与鉴别诊断中的价值。

与周边正常的胰腺实质相比,多数胰腺癌呈不均匀低增强,少数呈等增强。D'Onofrio等从6个中心选择了1 439例胰腺占位性病变患者,其中实性病变1 273例,将患者超声造影结果与病理诊断比较。超声造影判断胰腺癌标准为静脉注射造影剂后病灶增强程度低于周围正常组织,结果显示超声造影诊断胰腺癌准确率为87.8%。胰腺癌病灶内的造影剂退出明显早于胰腺实质,渡越时间短于胰腺实质。这与肿瘤内部结构异常、血管迂曲及动静脉瘘形成有关。病灶内部出现液化坏死时,可出现局部造影剂充盈缺损。

(六)报告内容及注意事项

超声报告应涵盖上述胰腺癌直接及间接超声征象所涉及的方面,包括胰腺形态、大小、整体回声;胰腺肿块部位、大小、内部及后方回声、边界、形态及血流情况;胰、胆管有无扩张,判断梗阻部位;胰周大血管及脏器有无受侵;胰周、腹膜后有无肿大淋巴结;肝脏有无可疑转移灶。

经腹超声具有简便易行、经济及无创等优点,常用于筛查胰腺占位性病变。然而,经腹超声存在很多局限:①绝大多数胰腺实性占位表现为低回声或者混合回声,故对于病变良、恶性鉴别诊断价值有限;②胰腺位于后腹膜腔,解剖位置深,易受胃肠道气体、肥胖等因素影响,常规超声容易漏诊小胰腺癌(特别是直径<1 cm者),以及胰腺钩突、胰尾肿块。必要时可采取加压、改变体位或饮水,使胃充盈,以此作为声窗,改善胰腺的显示;③老年人胰腺萎缩,脂肪变性,胰腺体积小而回声高,因此,当老年人胰腺饱满,回声较低时,应予以注意;④部分胰腺癌仅表现为外形僵直或外形增大、局部膨隆,肿块与胰腺实质回声接近时,应高度重视,此时可行超声造影,并结合CT动态增强薄层扫描;⑤个别全胰腺癌可仅表现为胰腺弥散性增大、回声不均、边界不整,各部比例正常,容易漏诊;⑥胰腺癌血供较少,故彩色多普勒超声往往难以显示血流信号,但是,可以作为与其他胰腺实性占位相鉴别的手段,如胰腺神经内分泌肿瘤,因为后者多数为多血供肿瘤。

(七)鉴别诊断

1.肿块型胰腺炎

该病与胰腺癌均以胰头多见。肿块型胰腺炎典型超声表现为病灶内部为低回声,可有钙化,后方回声衰减不明显,病灶边界不清,胰管可穿过肿块,呈串珠状扩张,有时可见结石。肿块型胰腺炎超声造影动脉期表现为缓慢、弥漫增强,与周围胰腺实质增强模式及程度相似,呈"实质样"增强,静脉期造影剂退出速率与周围胰腺相似。

2.胰腺囊腺癌

当囊腺癌以实性为主时需与胰腺癌鉴别。以实性为主的囊腺癌回声较高,透声好,后方衰减不明显或增强,不伴导管扩张,病灶内血流较丰富。超声造影可见蜂窝状增强、囊壁及分隔强化或内部结节样强化。

3.胰腺神经内分泌肿瘤

胰腺神经内分泌肿瘤较少见,分为功能性与无功能性,其中以胰岛细胞瘤最常见。功能性神经内分泌肿瘤有典型的内分泌症状,但是因为肿瘤较小,经腹超声难以显示。无功能性神经内分泌肿瘤由于患者无症状,发现时肿瘤较大。神经内分泌肿瘤较小时,边界清,形态规则,内部呈较均匀低回声,病灶较大时内部回声不均,可见液化区。彩色多普勒超声显示肿瘤内部血流信号较为丰富。超声造影多表现为动脉期的高增强,静脉期的快速退出而呈轻度低增强。大的无功能性神经内分泌肿瘤因坏死和囊性变可表现为不均质高增强。

4. 壶腹周围癌

由于肿瘤部位特殊,病灶较小即出现胆道梗阻,临床出现黄疸,超声表现为胆管扩张。肿瘤位于管腔内,可呈等回声或高回声。胰管无明显扩张。

5. 腹膜后肿瘤

病灶位置较深,位于脾静脉后方,与胰腺分界较清晰,不伴胰、胆管扩张。

六、胰腺腺泡细胞癌

(一)流行病学及病因

胰腺腺泡细胞癌(pancreatic acinar cell carcinoma,PACC)是一种临床罕见的恶性肿瘤,来源于腺泡。虽然胰腺中 80% 以上的组织由腺泡细胞构成,仅 4% 的组织由导管上皮构成,但 PACC 的发病率远低于导管腺癌,仅占胰腺癌的 1%~2%,由 Brner 首次报道,发病机制尚不明确。有研究表明,可能与 microRNA 表达的改变和胰腺腺泡的瘤性转化及恶性转变相关。大约 1/3 的腺泡细胞癌中可有散在的神经内分泌细胞标志物的阳性表达,当表达超过 30% 时,则称为混合型腺泡-内分泌癌(mixed acinar endocrine carcinoma,MAED),由于其病理学和生物学行为与腺泡细胞癌相似,因此被认为是后者的一个亚型。

本病预后较差,易早期转移至局部淋巴结和肝。中位生存期约为 18 个月,1 年生存率为 57%,3 年生存率为 26%,5 年生存率为 5.9%,介于胰腺导管腺癌和胰腺神经内分泌肿瘤之间,优于导管腺癌的 4%,因此早期确诊并积极手术治疗可以改善预后。

(二)临床表现

与导管腺癌的发病高峰年龄在 60~70 岁相比,PACC 平均发病年龄相对年轻,在 50 岁左右,男性多见,男女之比为 2∶1,罕见于儿童及青少年。

临床表现多为非特异性的消化道症状。因肿瘤以膨胀性生长为主,无明显"嗜神经生长"和"围管性浸润"的特点,早期症状不明显。当肿瘤较大压迫周围器官可引起相关并发症,通常有腹痛、恶心、腹泻、体重减轻等,发生胆管梗阻及黄疸的概率较低。4%~16% 的患者可因脂肪酶的过度分泌而并发胰源性脂膜炎,表现为皮下脂肪坏死、多关节病等。

目前尚未发现 PACC 的特异性肿瘤标志物,AFP、CA19-9、CA125、CA72-4、CA50、CA242、CA15-3 和 CEA 升高的病例呈分散分布,即使肿瘤较大或已发生肝转移,CA19-9 升高亦不明显。

(三)超声表现

PACC 可发生于胰腺各部位,在胰腺导管内罕见,累及全胰腺更为少见。但好发部位研究结果各异,部分学者认为胰头部多见(占 42%~53%),胰体尾部次之(占 27%~47%);部分研究未发现确切好发部位。

多为单发,因症状不明显,通常发现时瘤体较大,7~10 cm,直径大于 10 cm 者不少见,明显大于导管腺癌的 3 cm。肿瘤以实性成分为主,较大时易出现囊性变,可伴出血坏死和钙化。肿瘤呈膨胀性生长,对周围器官常表现为压迫性改变,而非浸润性。因此肿瘤边界清晰,增强 CT 扫描时边缘可见完整或部分性包膜,与邻近组织分界清晰,MRI 上瘤胰分界面多数存在,这是由邻近组织受压及反应性纤维组织增生所致。肿瘤较少沿胰管浸润,对胰管的影响主要是外压性,故胰胆管扩张少见。彩色血流显示,多数病灶内可探及血流信号,丰富程度不等。

虽然 PACC 肿瘤有包膜,但侵袭性仍很高,50% 患者诊断时已经有区域淋巴结甚至肝转移,也可侵犯静脉发生瘤栓。

(四)超声造影表现

超声造影对于该病的认识及研究尚处于早期阶段,相关文献相对较少。Tanyaporn对5例该病患者进行超声内镜检查,发现大部分(4/5)病灶表现为逐渐增强,有别于导管腺癌的低增强模式。该病的CT增强模式可分富血供和乏血供2种类型,后者居多。因肿瘤间质为血窦样结构,肿瘤内部常伴坏死、结构异质,故呈渐进性强化,强化不均匀。富血供者坏死范围小,更易于表现为均质;乏血供者坏死更多见,更倾向于不均质。虽然强化程度低于正常胰腺,但有学者认为PACC的强化比导管腺癌强,这可能与肿瘤间质富含血窦以及纤维瘢痕增生较少有关。部分研究还发现延迟期肿瘤与胰腺组织强化相近,认为是由于胰腺组织在门静脉期以后强化衰减加速,而肿瘤本身持续强化的结果。

(五)报告内容及注意事项

PACC的超声报告包括病灶的位置,大小,边界,是否有周边浸润现象,彩色多普勒显示病灶内是否有血流信号,周边血管是否有受侵征象。

PACC侵袭性很高,50%患者诊断时已经有区域淋巴结甚至肝转移。因此在工作中还需注意对肝脏及邻近脏器、血管的仔细扫查,为临床提供更全面的信息。增强CT和MRI对淋巴结的观察有一定优势,因此,多种影像学方法相结合更有助于准确判断病灶的性质。

(六)鉴别诊断

腺泡细胞癌超声表现类似于胰腺导管腺癌、无功能神经内分泌肿瘤、实性假乳头状瘤、黏液性囊腺瘤等病,均可表现为较大肿物,伴坏死和钙化,不均匀增强。需加以鉴别。

1.导管腺癌

临床上腹痛明显,胰头多见,易侵犯胰管、胆管引起黄疸。肿瘤体积多小于PACC,呈浸润性生长,无包膜,边界不清,内部血供少,强化程度明显低于正常胰腺组织。

2.无功能神经内分泌肿瘤

多见于青中年,属于富血供肿瘤,内部血流丰富。即使伴较大范围囊变、坏死区者,其实性成分动脉期仍呈明显强化。容易出现血行转移,淋巴结转移少见。动脉期明显强化的特点有别于本病。

3.实性假乳头状瘤

好发于年轻女性,表现为有包膜、边界清楚的肿块,一般不出现胰胆管扩张,恶性度低,较少出现转移。体积较大伴有囊变时难与本病鉴别,发病年龄及性别有一定鉴别意义。

4.黏液性囊腺瘤

常见于中年妇女,随肿瘤体积增大恶性度增高,直径大于8 cm可考虑为恶性。通常为大囊(>2 cm)或多囊状结构,具有较厚包膜,边界清,可有分隔,囊壁光滑可见钙化,易与本病鉴别。

七、胰腺神经内分泌肿瘤

(一)流行病学及病因

胰腺神经内分泌肿瘤(pancreatic neuroendocrine tumours,pNETs)是源于胰腺多能神经内分泌干细胞的胰腺肿瘤,这些细胞多分布于胰岛,曾名为胰岛细胞瘤和胰腺内分泌肿瘤。胰腺神经内分泌肿瘤包括高分化神经内分泌瘤(neuroendocrine tumours,NETs)和低分化神经内分泌癌(neuroendocrine carcinomas,NECs)。发病率为(0.25~0.5)/10万,逐年升高。占胰腺原发肿瘤的 1%～5%,可发生在任何年龄,发病高峰年龄为 30～60 岁,无性别差异。

pNETs 分为功能性和无功能性两大类。多数为功能性 pNETs,包括胰岛素瘤、胃泌素瘤、胰高血糖素瘤、血管活性肠肽瘤,及更罕见的生长抑素瘤、胰多肽瘤、生长激素释放激素瘤、促肾上腺皮质激素瘤等,其中胰岛素瘤最常见,其次为胃泌素瘤。各类型流行病学特点不尽相同。无功能性胰腺神经内分泌肿瘤占胰腺神经内分泌肿瘤的 15%～20%,多见于青年女性。其中直径小于 0.5 cm 的无功能性神经内分泌肿瘤称为胰腺神经内分泌微腺瘤。目前认为除了胰腺神经内分泌微腺瘤是良性的以外,所有胰腺神经内分泌瘤都具有恶性潜能。

pNETs 多为散发病例,病因不明,部分为相关性家族性综合征,如多发性内分泌腺瘤病Ⅰ型、VHL(Von Hippel-Lindau,VHL)综合征和多发性神经纤维瘤病呈聚集性。

(二)临床表现

功能性 pNETs 因不同细胞来源,产生主要激素不同而表现为不同的临床综合征,无功能性 pNETs,血清激素水平无变化,早期无明显症状。肿瘤增大后临床上主要表现为梗阻性黄疸、胰腺炎、上腹痛、十二指肠梗阻、体重减轻和疲劳等。

(三)超声表现

可发生于胰腺任何部位,某些功能类型有一定分布倾向。大小不一,功能性 pNETs 一般较小,胰岛素瘤多为 1～2 cm,胃泌素瘤也多小于 2 cm。而无功能性 pNETs 可以长大至 10 cm。

1.二维超声表现

(1)胰腺神经内分泌瘤:体积小的肿瘤,内部多呈均匀的低回声,甚至为极低回声,少数为高回声;呈圆形或椭圆形,形态规则,边界清晰;肿瘤尾侧胰管无明显扩张。肿瘤较大时,形态可不规则,内部可合并出血、囊性变,表现为形态不规则,内部回声不均,出现无回声区,偶可见到钙化形成的斑块状强回声,并可出现挤压周围脏器和血管的相关征象。肿瘤可转移到周围淋巴结和肝脏,肝脏转移病灶<1 cm 为边界清晰的低回声及极低回声,病灶增大后多表现为强回声。

(2)胰腺神经内分泌癌:除了神经内分泌瘤的各种表现外,形态更加不规则,与周边分界明显不清晰,也可出现转移征象。

2.彩色多普勒超声表现

典型病灶内可探及丰富血流信号,但在小病灶和深部病灶血流探测受限。胰腺神经内分泌癌血流走向杂乱。

(四)超声造影表现

因为肿瘤的富血供,典型的超声造影表现为早期的边界清晰快速高增强或等增强。病灶较小多数为均匀增强,但病灶出现囊性变、坏死时,可表现为不均匀增强。但也有少部分肿瘤因为间质含量高,表现为低增强。

(五)报告内容及注意事项

超声报告包括病灶的位置,大小,数目,边界,内部回声是否均匀,主胰管是否扩张,彩色多普勒显示病灶内是否有血流信号,周边血管、胆管是否有受压征象,周围淋巴结是否受侵,肝脏是否有转移。

经腹超声对于病灶定位及诊断有一定帮助,但对于小病灶和深部病灶探测敏感性不及 CT、内镜超声以及生长抑素受体显像。因此,多种影像学方法相结合更有助于准确判断病灶的术前定位。胰腺术中超声的检出率可高达 96%。

此外超声能很好地显示胆管、胰管和周围血管的受累情况,对于肝脏转移病灶的检出敏感性和特异性高(88%~95%),因此经腹超声检查可以比较全面评估 pNETs,利于其定性诊断。结合临床表现有助于初步判断 pNETs 的类型。

(六)鉴别诊断

1.胰腺癌

胰腺癌边缘不规则,内部多呈低回声或混合回声,胰头癌多伴有胆道或胰管扩张、周围脏器或组织受压、浸润以及转移征象,超声造影多表现为低增强,与典型的 pNETs 不难鉴别。但 pNETs 出现恶性征象(或胰腺神经内分泌癌)时,二者鉴别较困难,需要结合临床信息,综合判断。

2.胰腺囊腺瘤(囊腺癌)

pNETs 以实性成分为主时,较易与囊腺类肿瘤鉴别。当囊性变区域较多较大,内部呈分隔样改变时,与呈多房大囊样表现的黏液性囊腺类肿瘤较难鉴别,但神经内分泌肿瘤囊性变后分隔往往较囊腺类肿瘤分隔厚且不规则。

3.胰腺周围脏器的肿块

无功能性 pNETs 由于体积较大,常表现为左上腹肿块,因此需要与胃、左肾、左肾上腺和腹膜后肿瘤相鉴别。胃肿瘤位于脾静脉前方,饮水后可鉴别。左肾、肾上腺和腹膜后肿瘤位于脾静脉后方。

八、胰母细胞瘤

(一)流行病学及病因

胰母细胞瘤(pancreatoblastoma,PBL)是一种罕见的恶性胰腺上皮源性肿瘤,占所有胰腺肿瘤的 0.16%~0.5%,在儿童的胰腺肿瘤中占 30%~50%。肿瘤大部实性,常有包膜,质软,可有出血、坏死、钙化、囊性变,镜下可见鳞状小体和含有酶原颗粒的细胞结构。

PBL 好发于亚洲人,大多发生于婴幼儿,发病中位年龄 4 岁,男性多于女性,偶可见于成人。PBL 可以单独发生或与遗传综合征如 Beckwith-Wiedemann 综合征或家族性腺瘤性息肉病综合征联合发生。

PBL 的分子发病机制仍不清楚,但曾有病例报道显示,在 Beckwith-Wiedemann 综合征患者以及家族性腺瘤性息肉病患者中,PBL 可联合出现,表明其可能具有独特的分子遗传学改变,有报道称先天性囊性胰母细胞瘤与 Beckwith-Wiedmann 综合征相关是由于 APC/β 联蛋白信号通路的改变。染色体 11p 上的等位基因丢失是 PBL 中最常见的遗传改变,在 PBL 的患者中约占 86%。

(二)临床表现

胰母细胞瘤可以发生在胰腺的任何部分,约 50% 的肿瘤位于胰头部。由于生长缓慢且早期无明显症状,发现时常常因体积较大而难以判断其来源。

胰腺母细胞瘤的临床表现通常是非特异性的。常见的症状和体征包括腹痛、腹部包块、体重减轻、呕吐、腹泻和贫血。当胰头部肿瘤体积较大时可压迫十二指肠及胃幽门部,导致机械性梗阻、黄疸、呕吐及胃肠道出血的发生。当肿瘤转移到腹膜时可以引起腹水。在个别病例报道中,PBL 也可引起库欣综合征和抗利尿激素分泌失调综合征。

文献报道 40%~70% 的 PBL 患者会出现血清甲胎蛋白(AFP)水平升高,因而甲胎蛋白是诊断胰腺母细胞瘤的常见肿瘤标志物。部分患者中也偶可见乳酸脱氢酶、α-1 抗胰蛋白酶和

CA19-9升高,其他肿瘤标志物没有显示出明显的相关性。

与成人相比,PBL在婴儿和儿童患者中具有较弱的侵袭性。PBL可局部包绕相邻血管并浸润周围器官、网膜及腹膜,肝脏是其最常见的远处转移部位,其次是区域性淋巴结和腹膜,较少见到肺、骨、后纵隔和颈淋巴结转移。

PBL的发生发展的过程较慢,可适用各种常见形式的肿瘤治疗,但手术治疗目前仍被认为是最有效的治疗方式。

(三)超声表现

PBL可发生在胰腺任何部位,好发于胰头或胰尾。体积通常较大,边界清晰,以低回声为主,回声不均,内可见出血或坏死等形成的囊性部分,体积较大者常回声混杂,部分瘤体内可见钙化。发生于胰头者应常规仔细探查胆总管。

与血管关系:可包绕邻近腹膜后大血管(如腹腔干及其分支、肠系膜上动脉等)。也可在脾静脉内形成瘤栓,并向肠系膜上静脉、门脉内延伸,伴侧支形成。有时脾静脉被瘤栓充盈,并明显增粗似肿瘤样,探查时容易误认为是瘤体的一部分,因此要注意分辨。

少数巨大肿瘤可以将胰腺全部破坏,致使胰腺区域均为瘤组织占据,见不到周边残存的胰腺组织,脾静脉紧贴肿瘤后缘,可以此判断肿瘤来源于胰腺,此时也要想到胰母细胞瘤的可能。

(四)报告内容及注意事项

PBL的超声报告包括肿瘤大小,起源器官,肿瘤边界清晰度,肿瘤内部回声,是否存在钙化、腹水、胆管和(或)胰管是否扩张,是否有局部浸润,是否包绕周围重要血管,是否存在转移灶,是否形成静脉瘤栓。

超过15%的胰腺母细胞瘤患者在诊断时存在转移,其他的患者在疾病进展过程中发生转移。肝脏是最常见的转移部位,也可发生局部淋巴结、腹膜、骨骼和肺转移瘤等。血管浸润不常见。腹水可能是肿瘤扩散的指标。因此,在超声扫查时应注意这些部位的着重扫查。

(五)鉴别诊断

当肿瘤体积较大时,且起源不易确定,此时区分胰腺母细胞瘤与其他儿科腹部肿块可能是困难的。在这种情况下,儿童患者中的鉴别诊断应包括体积较大的腹膜内或腹膜后肿块,如神经母细胞瘤。

神经母细胞瘤常常表现为体积较大、内部回声不均、伴钙化的腹部肿块。由于该肿瘤具有尿儿茶酚胺及其代谢产物增高的特征,可根据临床信息与胰腺母细胞瘤相区分。神经母细胞瘤多位于肾上腺区,需与位于胰尾部的胰母细胞瘤鉴别,前者多边界清晰,呈分叶状,内部回声不均匀,在低回声区间有强回声光斑伴声影,肾脏有受压推移现象,较早发生转移。

当肿瘤明显来源胰腺时,鉴别诊断主要为胰腺的囊性及囊实性肿物,特别是当PBL发生于年龄稍长儿童,且瘤体较小、无瘤栓形成时,需与胰腺实性假乳头状瘤鉴别。

胰腺实性假乳头状瘤(SPTP)好发于年轻女性,胰腺体尾较多见。肿瘤大多体积较大,边界较清晰,常伴出血坏死,声像图多表现为囊实性或实性,可有蛋壳状或斑块状钙化。SPTP对周围组织常无明显侵犯,病灶较大时对周边组织、血管形成推挤移位,仅少数病例出现转移。

偶发于成人的病例鉴别诊断中包括胰腺导管腺癌、腺泡细胞癌、实性乳头状上皮肿瘤、腺瘤和内分泌肿瘤等。胰腺导管腺癌多发生在老年男性的胰头区,与胰腺母细胞瘤不同,其坏死、出血和钙化罕见。腺泡细胞癌类似于胰腺母细胞瘤,可以表现为体积较大、质软、分叶状、边界清晰的肿瘤,内部可发生坏死并易转移到肝脏和淋巴结,但其缺乏钙化和肺转移的倾向可能有助于与胰腺母细胞瘤相区分。

九、胰腺淋巴瘤

(一)流行病学及病因

胰腺淋巴瘤是一种较罕见的胰腺肿瘤,占胰腺恶性肿瘤的0.16%~4.9%,病理类型多为B细胞非霍奇金淋巴瘤。胰腺淋巴瘤可以分为原发性和继发性两类。原发性胰腺淋巴瘤临床上极为少见,不到结外淋巴瘤的2%,仅占胰腺肿瘤的0.5%,世界卫生组织框架指南将原发性胰腺淋巴瘤定义为"起源于胰腺组织的结外淋巴瘤,可浸润毗邻淋巴结及远处转移,首发临床征象位于胰腺"。继发性胰腺淋巴瘤为全身淋巴瘤胰腺受累的表现,相对多见,尸检中其在非霍奇金淋巴瘤患者中发生率可达30%。

(二)临床表现

PPL多见于中老年男性,临床表现缺乏特异性,腹痛(83%)是最常见的临床症状,随后是腹部包块(54%)、体重减轻(50%)、黄疸(37%)、急性胰腺炎(12%)、小肠梗阻(12%)、腹泻(12%)等。继发性胰腺淋巴瘤在发现前其原发部位淋巴瘤诊断多已明确。

(三)超声表现

原发性胰腺淋巴瘤胰头多见,多表现为体积较大的低回声,彩色多普勒内部多无血流信号,常伴有肾静脉下方腹膜后淋巴结肿大。内镜超声是诊断PPL的重要工具,当内镜超声发现胰腺有体积较大的低回声、无明显胰管受累及胰管扩张、胰周淋巴结肿大等特点常提示PPL可能。

(四)报告内容及注意事项

超声报告主要内容包括病灶的回声、位置、大小、胰管是否扩张,彩色多普勒显示病灶内是否有血流信号,周边血管是否有受累征象等。

PPL由于缺乏特异性临床表现且较为罕见,易误诊为胰腺癌,两者治疗方法及预后存在较大差异。内镜超声(EUS)及内镜超声引导下细针穿刺活检(endoscopic ultrasound-guided fine-needle aspiration,EUS-FNA)是诊断PPL较为可靠的方法。此外,CT、MR及PET-CT也是诊断PPL常用的影像学方法,多种影像方法的结合更有助于准确判断病灶的性质,提高PPL诊断率。继发性胰腺淋巴瘤结合病史及胰腺占位多不难诊断。

(五)鉴别诊断

PPL和胰腺癌的一些临床表现及影像学特征有相似之处,但两者治疗方法及预后存在较大差异,因此鉴别诊断十分重要。PPL肿瘤体积较大,通常无明显胰管受侵及胰管扩张表现,常伴有肾静脉下方腹膜后淋巴结肿大,而胰腺肿瘤瘤体积较小,有明显胰管受侵及胰管扩张表现,且易侵入血管导致肝内转移。两者的鉴别诊断还应结合临床表现、检验结果及其他影像学检查,明确诊断需要病理学的帮助。继发性胰腺淋巴瘤为全身淋巴瘤胰腺受累的表现,胰腺出现病变通常较晚,诊断不难。

十、胰腺转移肿瘤

(一)流行病学及病因

胰腺转移肿瘤非常罕见,其发病率为1.6%~5.9%,而超声内镜引导细针穿刺发现率为

0.7%～10.7%。

最常见的转移胰腺原发性肿瘤包括肾细胞癌(RCC)、肺癌、乳腺癌、恶性黑色素瘤、胃肠道癌、前列腺癌。此外,几乎所有的造血肿瘤都可以累及胰腺,其中非霍奇金淋巴瘤是最常见。

转移可以通过不同的方式:通过直接侵袭、淋巴或血行。直接侵犯胰腺实质一般来自邻近结构如十二指肠乳头,肝外胆管,胃、十二指肠、结肠的肿瘤。继发胰腺的淋巴瘤和白血病通常源自受累的胰周淋巴结,但最常见的肾细胞癌的转移途径尚不清楚。

由于独特的肠系膜淋巴引流,结肠癌最常见的转移部位是胰头下部。但绝大多数(75%)涉及多节段。

(二)临床表现

绝大多数的患者在诊断时无症状。只有当肿瘤相当大时,才会产生具体的症状,如消化道出血、消化道梗阻、腹痛或黄疸,与原发性胰腺腺癌相似。其他一般症状包括疲劳、体重减轻、腹痛。罕见的症状包括胰腺功能不全、腹部包块和胰腺炎。血清肿瘤标志物一般在正常范围内。在一项回顾性研究的220名患者中,27.6%无症状,25.2%表现黄疸,11.4%表现腹痛。

(三)超声表现

通常无特征性的超声表现,可表现为单发、多发,或弥散性胰腺受累。较大肿瘤的病灶内可液化坏死和钙化。不伴有主胰管和胆总管扩张。

彩色多普勒可显示病灶内血流丰富,部分病灶内仅见少许血流。

(四)超声造影表现

肾细胞癌是最常见的胰腺转移肿瘤,超声造影可显示其胰腺转移病灶强化,有助于与低血供的胰腺导管腺癌相鉴别。然而肾细胞癌胰腺转移瘤的超声造影特征,并不能与胰腺内分泌肿瘤相区别。同时低血供的转移肿瘤,如肺癌,部分乳腺癌表现病灶未强化。

(五)报告内容及注意事项

胰腺转移肿瘤的超声报告包括病灶的位置,大小,病灶内部是否有坏死液化,钙化。主胰管和胆总管是否扩张,是否有周边浸润现象,彩色多普勒显示病灶内是否血流丰富,周边血管是否有受侵征象。

经腹超声虽然可清晰显示病灶,但CT和MRI可更加准确地诊断单个病灶,特别是多发病灶。例如,来源于高血供原发灶的转移肿瘤,如肾细胞癌转移癌,通常在动脉期迅速增强。在MRI中,转移病灶通常是低信号,T_1加权脂肪抑制图像表现为稍低信号,T_2加权图像上表现为稍高信号。具有与原发肿瘤相同的增强模式。较大转移可能存在T_2表现为高信号中心坏死和周边强化。临床诊断主要结合临床病史,最终需要活检明确诊断。

(六)鉴别诊断

大多数胰腺转移瘤无特异影像表现,但肾细胞癌、黑色素瘤和一些乳腺癌,因其高血供,常与内分泌肿瘤混淆,但能与低血供的胰腺导管腺癌相区别。

肺癌和乳腺癌的胰腺转移瘤通常表现为低血供,但当表现为多发,并无明显的胆管或胰管扩张时,应考虑肿瘤转移。此外这些病灶往往边界清楚,可与胰腺导管腺癌区别。

如没有其他明确的影像学特征,很难区分转移和原发病变,因此,原发恶性肿瘤的病史,强烈地提示转移的可能性。同时FNA有助于正确诊断。

(田梅伶)

第十三节 脾先天性异常

一、副脾

副脾是指脾脏以外尚有一个或数个多余的小脾。尸检发现率10%~30%,属比较多见的先天性变异。副脾的位置多数靠近脾门、脾血管和胰尾部附近。极少数位于网膜、肠系膜、阔韧带和睾丸附近,呈圆形或椭圆形,血供通常来自脾动脉。副脾体积差异较大,通常1~2 cm,最大可达10 cm。当脾增大时,副脾也可增大,副脾不引起临床症状,偶尔由于扭转或栓塞引起急性腹痛,但是在治疗脾功能亢进而做脾切除时应考虑到副脾的存在。位于阴囊内的副脾可引起运动后左侧睾丸痛和发热期间左侧阴囊肿胀。

(一)声像图表现

位于脾门附近的副脾易于发现,呈圆形或卵圆形低回声团,边缘整齐、清晰。直径1~2 cm,似肿大的淋巴结。内部回声与脾脏相同,呈均匀的细点状回声。用高灵敏度的彩色多普勒超声检查,多数可显示副脾动脉和静脉的血流信号,并可能显示其与脾动静脉的关系(图3-56)。

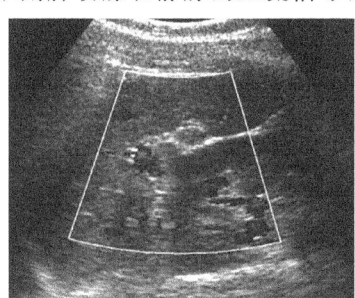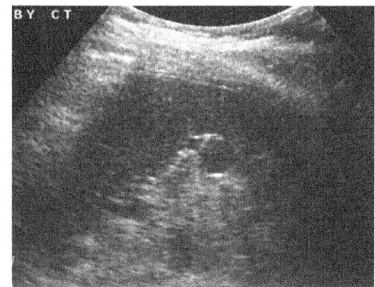

图3-56 副脾声像图和CDFI表现

(二)诊断与鉴别诊断

副脾常于腹部超声检查时偶然发现。依据上述声像图表现诊断并不困难。但是应与下列疾病作鉴别。

1.脾门部淋巴结肿大

副脾与脾门部淋巴结肿大声像图较难鉴别。仔细观察后者内部回声与脾实质尚有差别,对脾门部血管可产生压迹(占位效应),有利于鉴别。彩色多普勒超声检查发现动、静脉血流信号及其与脾血管的关系也有助于鉴别。CT检查不一定有多大帮助。核素检查对体积较大的副脾可能有用。必要时,采取选择性血管造影进行鉴别。

2.腹部肿瘤

较大的副脾或在脾切除术后副脾代偿性增大,临床常误诊为胰尾、胃、肾、肾上腺或腹膜后肿物。重要的鉴别依据是显示副脾的供养血管,配合核素或CT检查以明确诊断。

3.自体脾组织植入

自体脾组织植入是脾外伤或脾术后引起脾组织植入腹膜腔所致或人为植入脾组织。副脾与植入脾声像图鉴别比较困难,常需结合病史、CT和核素检查。

二、游走脾

游走脾也称异位脾,甚为罕见,中年经产妇相对多见。主要由于脾蒂和韧带先天性过长所致。游走脾多沿腹腔左侧向下移位直至盆腔,甚至横过中线抵达对侧。游走脾容易发生扭转,半数以上患者有发作性腹痛。急性扭转的症状似肾蒂扭转或卵巢囊肿蒂扭转,严重者脾内部缺血坏死或有渗出。慢性扭转者,引起脾静脉回流受阻,出现慢性腹痛。游走脾患者多因腹部包块而就诊。包块光滑,有切迹,活动度大。急性扭转时,包块增大,有触痛。

(一)声像图表现

在脾窝处找不到脾脏声像图,而在腹腔左侧或盆腔内发现实性团块,其轮廓清楚,形状和内部回声与脾脏相似,并可显示脾门切迹和脾门血管征象。彩色多普勒检查易于显示脾门切迹处的脾动、静脉,并有可能沿脾动脉和脾静脉追溯到腹腔动脉或门静脉。游走脾合并扭转时,声像图显示脾外形增大、饱满,坏死出血者内部出现不规则低回声、无回声或混合回声区。脾和胰腺周围可能有液体无回声区;腹腔内也可出现游离液体回声。彩色多普勒显示脾内血流灌注明显减少和脾静脉迂曲扩张。脾动脉近端RI值显著增高。

(二)诊断和鉴别诊断

1.腹部肿瘤

发现腹部肿瘤需要排除游走脾的可能,根据脾的位置形态和血管分布不难加以鉴别。

2.游走肾

也可位于下腹部或骨盆腔,并有肾门切迹和进入该处的血管。扭转后产生与脾扭转相似的症状。但是游走肾在肾窝内找不到正常肾回声。游走肾外形有肾的特点,内部有集合系统强回声,利用彩色多普勒可见典型的肾脏血管分布,与游走脾截然不同。

(三)比较影像学

超声不仅能够显示游走脾的形态特征及内部回声,而且可对其血供状况进行评估。超声能够简便可靠的诊断游走脾及有无扭转等并发症。仅在严重肠气干扰和过度肥胖时,才需要进行其他影像等检查。X线检查可发现脾窝处被肠袢占据,腹部有肠管受压等局部占位征象,但不能显示肿块内部结构。核素检查通常显示该"肿物"似脾,可正常摄取核素故有诊断意义。但是,游走脾有无合并扭转则难以提供诊断依据。血管造影可明确显示脾动脉的行径、游走脾的部位,但是属于创伤性检查方法,现已很少应用。CT检查不受气体干扰,易于显示脾窝处的脾缺失及下腹部或盆腔的脾脏,故能确切诊断游走脾。但是,在提供脾扭转的血流灌注方面,不及彩色多普勒检查。联合运用超声、CT或核素检查,可相互补充,获得更详尽的诊断信息。

三、先天性脾缺失

先天性脾缺失又称无脾综合征、Ivemark综合征。它属于一种十分少见的先天性多内脏畸形综合征。患者无脾,常合并右侧双器官,可有两个右肺;肝脏位于中线,并且左叶大于右叶;腹主动脉和下腔静脉转位;还可合并心血管畸形、马蹄肾等。本病临床表现复杂,除具有呼吸、心血管功能障碍外,无脾患者常有免疫缺陷,易发生严重感染。外周血象内见Howell-Jolly小体,可提示本病。

(一)声像图表现

(1)超声检查在脾窝处和腹腔内找不到脾脏声像图。

(2)常同时显示内脏位置异常,如肝脏左右对称,或左叶大于右叶及心血管畸形等。彩色多普勒显示脾动脉缺失,腹主动脉和下腔静脉在同一侧,为本病特征性征象。

(二)诊断与鉴别诊断

根据超声检查确认无脾,加上发现其他内脏和心血管畸形,可诊断无脾综合征。

无脾综合征应与脾萎缩和游走脾鉴别。

(三)比较影像学

超声检查很容易发现无脾和合并内脏畸形,它是全面评价无脾综合征的最简便和实用的方法。心血管造影显示血管畸形具有重要价值,超声心动图检查是本病的主要无损检查方法。CT检查有助于显示肺部畸形和内脏位置异常及畸形。核素肝、脾扫描可发现对称肝和脾缺失。

四、多脾综合征

多脾综合征也是一种罕见的先天性多脏器畸形综合征。其特征为多个小脾,数目2~14个,通常位于右侧,偶尔在双侧。多脾综合征常有左侧双器官,或左侧结构比右侧显著。常有两个左肺、下腔静脉肝段缺失伴奇静脉连接、胆囊闭锁、胆囊缺失、胃肠异常旋转、心血管畸形等。与无脾综合征相比,多脾综合征伴复杂心肺畸形较少,死亡率稍低。1岁以内死亡率为50%~60%。

(一)声像图表现

(1)在脾窝处见不到正常大小的脾脏,代之以几个或数个圆形或椭圆形结节,其内部回声与正常脾脏回声相似。

(2)声像图显示内脏位置异常及心血管畸形等,特别是彩色多普勒显示下腔静脉肝段缺失,血流走向异常。

(二)诊断和鉴别诊断

根据声像图显示多个小脾加内脏异常不难作出诊断。多脾综合征应与下列疾病鉴别。

(1)副脾。

(2)自体脾组织植入:有外伤性脾破裂或脾组织种植手术史,与多脾综合征不难鉴别。

(三)比较影像学

超声对多脾综合征的诊断价值与无脾综合征一样重要。与CT、心血管造影及核素扫描联合应用,有助于显示多脾及心血管畸形和内脏位置及结构的异常。

(田梅伶)

第十四节 弥漫性脾大

一、病因与临床表现

引起弥漫性脾大的病因很多,具体如下。

(一)急、慢性感染

如急慢性病毒性肝炎、传染性单核细胞增多症、伤寒、副伤寒、败血症、血行播散型结核、血吸虫病、疟疾等。

(二)充血性脾大

如肝硬化门静脉高压症,慢性充血性心力衰竭,门静脉或脾静脉炎症、狭窄或血栓形成。

(三)血液病

如急慢性白血病、淋巴瘤、溶血性贫血、真性红细胞增多症、原发性血小板减少性紫癜、骨髓纤维化、先天性溶血性黄疸等。

(四)其他病因引起的脾大

如某些结缔组织病、单核-吞噬细胞增多症、戈谢病、AIDS等。

脾大的临床表现各异。脾脏中度以上肿大的患者一般体检都能扪及脾脏;明显肿大的患者脾脏下缘可达脐下水平。

二、声像图表现

(一)脾大的确定

一般认为,具备下列条件之一者考虑有脾大:成年男性和女性脾脏厚径分别超过 4 cm 和 3.8 cm,同时脾脏下缘超过肋缘线;长径大于 11 cm;脾面积代表值超过 25 cm^2;脾体积代表值男女分别超过 240 cm^3 和 215 cm^3。因年龄、性别、身高及营养状况不同,脾脏的正常值个人差异颇大。

根据学者一组调查,肝功能正常者的健康人群和运动员群体超声检查中,有 20%～25%脾厚超过4 cm,同时肋缘下可探到脾缘,符合超声或临床的"轻度脾大",然而经两年以上随访健康状况良好,并无其他疾病表现。可见,这类人群"轻度脾大"的真实意义值得探讨。

(二)脾大程度的判断

超声对脾大程度的判断仍然与临床传统的判断标准保持一致。

1.脾脏轻度肿大

超声可见脾脏形态一般正常,各径线长度或面积、体积超过正常高限;在仰卧位平静吸气时,肋缘下可探及脾脏;深吸气,脾下缘在肋缘下 2～3 cm。

2.脾脏中度肿大

声像图显示脾脏失去正常形态,各径线测值明显增加,增大比例可不一致,吸气时,脾下缘超过肋缘下 3 cm,直至平脐。脾上、下极圆钝,脾门切迹变浅。

3.脾脏重度肿大

脾脏体积进一步增大,邻近器官受压移位。脾脏下缘超过脐水平以至抵达骨盆腔。脾门切迹消失。

(三)脾大的内部回声

脾大的内部回声与肿大的时间、程度有一定关系,而与病因关系不密切。慢性重度肿大可因脾内发生小出血灶或纤维化而回声增强。个别代谢性疾病或寄生虫病可使脾脏内部回声不均匀,出现局灶性低回声或高回声结节,但是对疾病的诊断无特异性(图 3-57、图 3-58)。

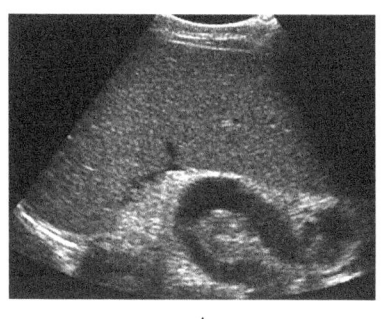 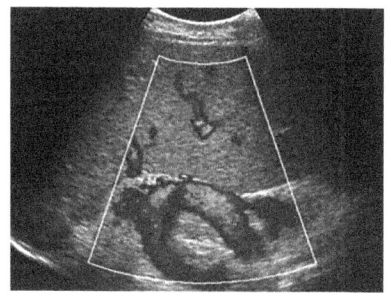

图 3-57 肝硬化引起淤血性脾大声像图和 CDFI 表现
A.二维图像；B.彩色多普勒图像（SP:脾，SV:脾静脉曲张）

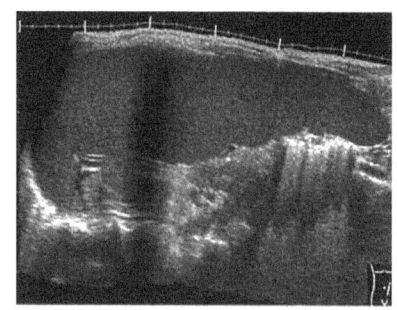

图 3-58 慢性粒细胞白血病引起的巨脾
左侧肋间经过肋骨弓向前下腹壁扫查，SH 为肋骨声影

三、诊断与鉴别诊断

对于中重度脾大，超声很容易诊断。但对个别轻度脾大，有时难以肯定。临床上超声测值超出正常高限诊断"轻度脾大"而无明显病因可寻者，较多见于职业性运动员和部分健康人群，很可能属于正常变异。因此，考虑"轻度脾大"是否有临床病理意义必须慎重。病因诊断主要依靠病史和实验室检查来确定。脾大需与以下疾病鉴别。

（一）腹膜后肿瘤

左侧腹膜后巨大肿瘤可以将脾脏向后上方推移，致使脾脏被肺组织遮盖而超声不易显示；同时，容易把肿瘤本身误认为肿大的脾脏。极个别腹膜后肿物可引起脾脏向左下腹和髂窝部移位。腹膜后肿瘤无脾脏特有的外形切迹和脾门血管结构，只要注意全面扫查，容易加以鉴别。

（二）肝左叶显著增大

肿大的肝左叶或肝左叶巨大肿瘤占据左上腹时，也可能与脾大混淆。连续扫查，可以发现其为肝脏整体的延续，与肝脏无分界。其内部管状回声多，为肝内管状结构的分布。彩色多普勒显示其血供来自肝脏，与脾脏血供特点完全不同。

四、比较影像学

超声是检查脾大最为简便的方法，测量脾脏各径线极为方便。除了能很敏感地判断脾脏有无增大及其内部结构异常外，利用彩色多普勒可以对脾大和脾内病变的血流动力学作出评估，为临床提供丰富的病理和病理生理学信息，有助于诊断。CT 可判断脾脏有无肿大，但比较粗略，病因诊断也十分困难且价格昂贵。核素扫描,表现为核素浓集面积增大,而在形态上无特征。MRI 检查,对于脾脏肿大,尤其是充血性脾大的识别,包括发现脾门静脉扩张,有相当的帮助。而对其他原因引起的脾脏肿大,则缺乏特异性。检查费用高,不易普及也限制了 MRI 的应用。相比之下,超声对脾大的形态学和血流动力学的观察优于其他影像学方法。

(田梅伶)

第十五节 脾囊性病变

根据病理又可分为原发性真性囊肿与继发性假性囊肿两类。真性囊肿特点是囊的内壁有上皮细胞层覆盖,如单纯性脾囊肿、包虫囊肿、淋巴管囊肿、表皮样囊肿等;假性囊肿内壁无上皮细胞覆盖,为机化的纤维包膜,可有钙化,多继发于外伤性血肿和胰腺炎。临床上以假性囊肿相对多见,约是真性囊肿的 4 倍。

一、声像图表现

(一)单纯性脾囊肿

本病罕见,可能为脾表面间皮细胞嵌入脾内形成。多为单发性。圆形或类圆形,壁薄而光滑,内部透声好,后壁回声增强,具有典型囊肿特征(图 3-59A)。CDFI:肿物内无血流信号。

(二)脾内假性囊肿

多数为圆形或椭圆形,囊壁回声欠光整,局部可能有钙化强回声;内部多有细点状或少量索状或碎片状回声(图 3-59B)。CDFI:肿物内无血流信号。

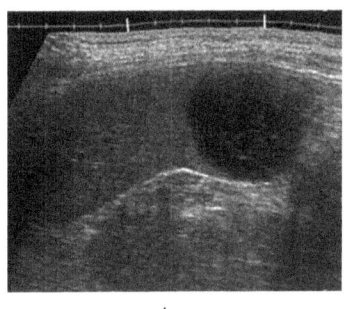 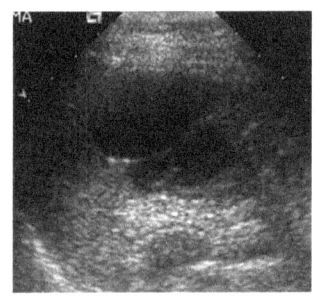

A   B

图 3-59 脾囊性肿物声像图

A.单纯脾囊肿声像图;B.外伤后假性脾囊肿

(三)淋巴管囊肿

本病实为脾内的淋巴管扩张引起。声像图呈具有多个分隔的囊肿,分隔纤细而光滑,囊壁规则或不完整,后壁回声增强。CDFI:肿物内无血流信号(图 3-60)。

(五)包虫囊肿

我国西北部流行区较多见。脾脏包虫囊肿与肝包虫囊肿具有相似的声像图特征,如囊壁呈双层结构,有单房型和多房型之分;合并感染者常呈囊实混合型;陈旧性包虫囊肿可以类似实质性肿物回声并伴有囊壁钙化所致回声增强及声影。CDFI:囊性肿物内无血流信号。

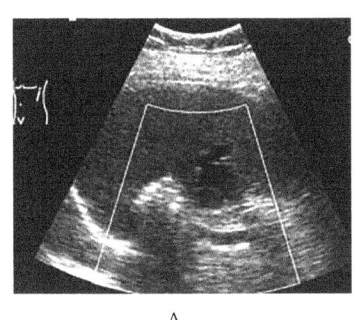 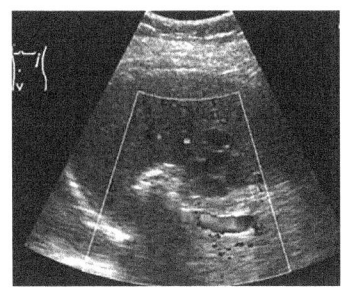

A   B

图 3-60　囊性淋巴管瘤声像图
A.灰阶超声图像(箭头所指处为病变所在部位);B.彩色多普勒图像

二、诊断与鉴别诊断

借助于超声检查能够准确地判定脾内囊性病变,根据囊性病变的声像图特征并结合病史,可对多数囊肿的性质作出提示性诊断。脾脏假性囊肿可能有外伤史或胰腺炎病史,脾包虫患者有流行病学史和羊犬接触史,声像图具有一定的特征性,如囊壁双层回声结构等;Casoni 皮肤过敏试验及血清学检查等有助于诊断。

此外,尚需与少见的脾动脉瘤鉴别,CDFI 和频谱多普勒有助于明确诊断。其他低回声病变尚有脾脓肿、血肿、脾淋巴瘤以及左肾上极囊肿和胰尾部巨大囊肿等,通过认真扫查,根据声像图、CDFI 并结合病史,不难加以鉴别。

超声引导穿刺抽吸需要特别慎重。超声引导穿刺抽吸、迅速减压和乙醇硬化治疗脾包虫囊肿,是一项重要的革新技术,它已成功地用于脾脏棘球蚴病的诊断与治疗。操作熟练和严防囊液渗漏引起并发症是很必要的。

三、比较影像学

尽管超声学诊断脾囊性病变具有较高的特异性,但鉴别感染性和出血性囊肿尚有一定的困难。

CT、MRI 和核素检查均可以用于脾内囊性病变的诊断。但是在判别病变是否为囊性方面,不及超声准确。而在显示囊壁如皮样囊肿壁的细微结构方面,超声又不及 CT 和 MR。核素检查难以发现较小的病变,也不能确定病变的囊、实性,对囊性病变的诊断价值有限。超声检查疑有实性成分或恶性病变者,需要进一步进行 CT 或 MR 检查。

(计宏媛)

第四章 心血管科疾病的超声诊断

第一节 主动脉瓣疾病

主动脉瓣疾病主要包括主动脉瓣狭窄和关闭不全及主动脉瓣脱垂,可以是先天性,也可是后天性的。超声检查时均有特征表现,对临床诊断上具有重要价值,兹分别论述如下。

一、主动脉瓣狭窄

主动脉瓣狭窄有先天性和后天性两大类。后天性主动脉瓣狭窄可由多种病因所致,虽然风湿性心脏病在我国仍是后天性主动脉瓣狭窄的常见病因,但近年来,主动脉瓣退行性改变所致的狭窄有明显上升趋势。在欧美国家,二叶式主动脉瓣并钙化是主动脉瓣狭窄的最常见原因,此类患者约占主动脉瓣狭窄置换术病例的50%。

(一)病理解剖与血流动力学改变

后天性者多为风湿性心脏病所致。由炎性细胞浸润,纤维增生,钙质沉积,主动脉瓣的正常解剖结构被破坏,瓣叶增厚,钙化和畸形,钙化在瓣叶边缘最为明显,瓣叶结合部融合,形成主动脉瓣狭窄。瓣叶的钙化与畸形使收缩期瓣叶对合部存在明显缝隙,形成程度不等的关闭不全。多在青年和成年即出现症状与体征。后天性的另一原因为主动脉瓣纤维化、钙化等退行性病变,形成的主动脉瓣轻至中度狭窄。钙化主要发生在瓣叶根部及瓣环处,钙化的程度是患者预后的一个预测指标。

先天性者主要为二瓣式主动脉瓣,约80%的病例是右、左冠瓣融合,主动脉瓣呈现为一个大的前瓣与一个较小的后瓣,且左、右冠状动脉均起自前窦。约20%为右冠瓣与无冠瓣融合,形成一个较大的右冠瓣与一个较小的左冠瓣,左、右冠状动脉起自左、右冠窦。左冠瓣与无冠瓣融合罕见。出生时二瓣式主动脉瓣常无明显狭窄;儿童至青年时期二叶式瓣叶形成瓣口狭窄,但瓣叶一般无明显钙化;中老年期狭窄的二叶主动脉瓣则有明显钙化。由于瓣叶畸形,出生后开闭活动可致瓣叶受损,纤维化及钙化,最终形成狭窄。二叶瓣钙化是成人与老年人单发主动脉瓣狭窄的常见病因。青少年时期钙化发展较慢,中老年期进展迅速,并多伴有主动脉瓣关闭不全。

正常主动脉瓣口面积约 3 cm²,因病理过程致瓣口面积轻度减小时,过瓣血流量仍可维持正常,瓣口两端压差升高不明显。此时只有解剖结构上的狭窄,而无血流动力学上的梗阻。当瓣口面积减少 1/2 时,瓣口两端压差明显上升,左室收缩压代偿性升高。当减少至正常面积的 1/4 时,瓣口两端压差与左室收缩压进一步上升,心肌代偿性肥厚。主动脉瓣狭窄初期,虽已有左室压力负荷增加,但患者仍可无临床症状;一旦症状出现,往往提示主动脉瓣口面积已缩小到正常的四分之一以下。主要症状有呼吸困难、心绞痛、晕厥甚至休克。

(二)超声心动图表现

1.M 型超声心动图

风湿性主动脉瓣狭窄患者,心底波群显示主动脉瓣活动曲线失去正常的"六边形盒状"结构,主动脉瓣反射增强,开放幅度明显减小,常小于 1.5 mm。狭窄程度重时,主动脉瓣几乎没有运动,瓣膜图像呈分布不均的片状反射。对二瓣化主动脉瓣狭窄患者,由于瓣膜开口呈偏心改变,心底波群上呈主动脉瓣关闭线偏于主动脉腔一侧。此外 M 型超声心动图上主动脉壁活动曲线柔顺性减低,曲线僵硬。V 峰低平,V′峰不清,有时几乎平直。同时,左心室因压力负荷加重,室间隔和左室后壁增厚,多在 13 mm 以上。

2.二维超声心动图

(1)左心长轴切面:如为先天性单叶主动脉瓣,由于单叶瓣开口常偏向一侧,长轴切面显示为一连续的膜状回声,变换声束方向,见其开口贴近主动脉前壁或后壁;如为二叶瓣,可见一大一小的两条线状回声的瓣叶,开口偏心,收缩期瓣叶回声呈帐篷状(图 4-1)。老年性钙化者,见瓣环及瓣叶根部回声增强,活动僵硬,严重者可累及瓣体与瓣尖部。风湿性病变者,见瓣叶有不同程度的增厚,回声增强,主动脉瓣变形、僵硬,开口幅度明显减小(图 4-2)。在左心长轴切面上,除显示瓣叶本身的病变外,还可见主动脉内径呈狭窄后扩张。早期左室不大,室间隔与左室后壁呈向心性增厚,其厚度大于 13 mm,在病变晚期,左室亦可增大。

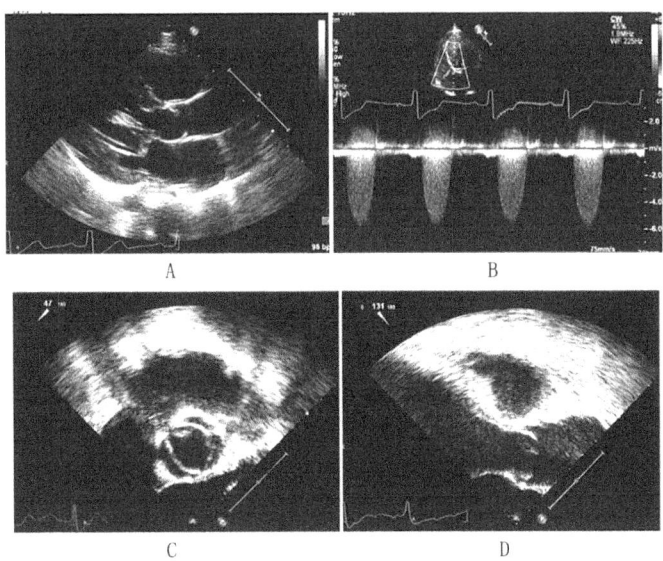

图 4-1 主动脉瓣二瓣化畸形并狭窄

A.左心长轴切面显示收缩期主动脉瓣叶开放时不能贴壁,开口间距减小(箭头);B.主动脉瓣口的高速血流频谱信号;C.经食管超声心动图于主动脉根部短轴显示主动脉瓣为二瓣化畸形(箭头);D.长轴方向显示主动脉瓣开口

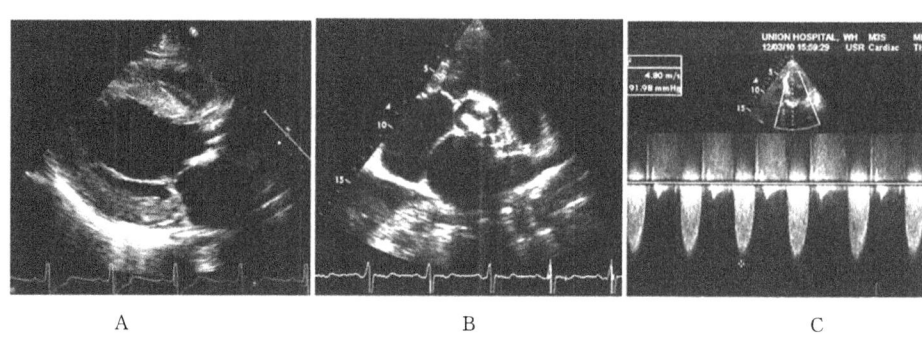

图 4-2 风湿性主动脉瓣狭窄

A.左心长轴切面见主动脉瓣增厚,回声增强,收缩期开口间距减小;B.心底短轴切面见主动脉瓣收缩期开口面积(箭头)减小;C.心尖五腔心切面显示收缩期主动脉瓣口的高速血流频谱多普勒信号

(2)心底短轴切面:单叶瓣呈片状的膜状回声,无多叶瓣的结合部回声,偏向主动脉壁侧有一狭窄开口,开口边缘回声增强。二叶瓣时,多数情况下表现为一叶瓣发育不良,而另外两叶瓣在结合部融合,形成一个大瓣。该切面上见收缩期开放时瓣口呈椭圆形,与瓣环间只有两个瓣叶结合部。较大瓣叶常保留瓣叶融合形成的界嵴,易被认为瓣叶间的结合部而漏诊二瓣化主动脉瓣。老年性钙化者,则见瓣叶根部或整个瓣叶回声增强,活动僵硬,但一般狭窄程度较轻。风湿性病变者,可见三个不同程度增厚的主动脉瓣叶,舒张期关闭时失去正常的"Y"字形态,开口面积变小,变形,呈不对称性的梅花状,主动脉的横断面积可变形,边缘可不规则。

(3)四心腔切面:除见室间隔、左室壁增厚之外,右房、右室无增大。

3.三维超声心动图

三维超声成像在获取二维数据的过程中,应将扫查切面的中心轴对准主动脉瓣结构,获取锥体数据库。在主动脉瓣上或瓣下位置,取与主动脉瓣平行的方位进行成像,可充分显示主动脉瓣三瓣叶的整体形态。主动脉瓣狭窄患者,可见主动脉瓣增厚,瓣叶边缘粗糙,狭窄主动脉瓣口的全貌显示十分清楚。三维超声心动图不但可直观简便地对主动脉瓣狭窄作出定性诊断,而且还可对狭窄的瓣口进行更为准确的定量评估。

4.经食管超声心动图

将多平面经食管超声探头前端置于食管中段,运用相控阵声束控制装置,调整声束至30°~60°间,可清楚显示主动脉瓣口短轴切面,进一步旋转至110°~130°,则可显示主动脉瓣口和左室流出道的长轴切面。上述方位的长轴与短轴切面,是食管超声心动图评价主动脉瓣病变最重要的切面。操作中,先运用二维成像观察瓣叶的数量、大小、厚度、活动度以及升主动脉和左室流出道的解剖结构,再用彩色多普勒显示主动脉瓣口的收缩期射流束。不同病变的主动脉瓣狭窄,其瓣叶超声图像特征类似于经胸检查,但经食管扫查图像更为清晰,对病变的判断更为准确。

5.彩色多普勒

(1)M型彩色多普勒:M型彩色多普勒成像时,可见变窄的盒形结构内充满五彩镶嵌的血流信号。由于M型超声心动图成像扫描线频率极高,对射流束的色彩变化显示更为敏感,对射流束的时相分析极有价值。

(2)二维彩色多普勒血流成像:主动脉瓣狭窄时,左室流出道血流在主动脉瓣口近端加速形成五彩镶嵌的射流束。射流束的宽度与狭窄程度成反比,即狭窄程度越重,射流束越细。射流束进入升主动脉后逐渐增宽,呈喷泉状。

6.频谱多普勒

(1)脉冲型频谱多普勒:主动脉瓣狭窄时,血流在狭窄的主动脉瓣口加速,其速度超过脉冲多普勒的测量范围,将取样容积置于主动脉瓣口或主动脉根部,可记录到双向充填的方形血流频谱。

(2)连续型频谱多普勒:连续多普勒于狭窄的主动脉瓣口可记录到收缩期高速射流频谱,依此可对主动脉瓣狭窄进行定量评估。

7.主动脉瓣狭窄定量评估

(1)跨瓣血流速度:运用 CW 测量跨狭窄瓣口的前向血流速度,必须在多个声窗扫查,以求测得最大流速。最大血流速度常可于心尖、高位肋间、右侧胸骨旁等声窗扫查到,偶尔也在剑突下与胸骨上窝等部位扫查。由于跨瓣高速血流束的三维空间走向复杂、多变,为了保证扫查声束与血流方向的平行,仔细、认真检查与熟练的操作手法对获取最大流速十分重要。主动脉瓣的跨瓣血流速度定义为在多个声窗扫查中所获取的最大速度。其他所有的低值不能用于报告分析中,超声报告应注明最大血流所测取的声窗部位与切面。如果声束与血流的夹角小于5%,则测值低估真实高速血流的程度可控制在5%以内。要小心使用角度校正键,如使用不当,则导致更大误差。跨瓣血流速度越高,在一定程度上反映狭窄程度越重。

(2)跨瓣压差:跨瓣压差是指收缩期左室腔与主动脉腔的压力差。测量指标包括最大瞬时压差与平均压差。尽管平均压差与最大瞬时压差的总体相关性好,但二者间的相互关系主要依赖于频谱的形态,而频谱形态则随狭窄程度与流率不同而改变。平均压差较最大瞬时压差能更好地评估主动脉瓣的狭窄程度。

(3)最大瞬时压差:最大瞬时压差是指收缩期主动脉瓣口两侧压力阶差的最大值。最大瞬时压差点相当于主动脉瓣口射流的峰值速度点,将速度峰值代入简化 Bernoulli 方程,即可求出最大瞬时压差。此法测量简便、实用,局限性是只能反映收缩期峰值点的压差,不能反映整个心动周期内主动脉瓣口两端压差的动态变化。最大瞬时压差受多种因素影响,与狭窄的瓣口面积之间并无直线相关关系,故不能准确反映狭窄程度。

(4)平均压差:指主动脉瓣口两侧所有瞬时压差的平均值,为准确反映瓣口两端压力变化的敏感指标。现代超声仪器上设置有平均压差计算软件,测量时只需用电子游标勾画出主动脉瓣口血流频谱的轮廓,仪器显示屏上即自动报出最大瞬时速度、平均速度、最大瞬时压差、平均压差等指标。值得指出的是,平均速度是通过对各瞬时速度进行积分计算得出,而不是通过平均速度计算而得。

(5)主动脉瓣口面积:瓣口面积是判断主动脉瓣病变程度的重要依据。多普勒所测瓣口速度与压差取决于瓣口血流。对一定的瓣口面积,瓣口的血流速度与压差随血流流率增加而增加。基于连续方程原理,在无分流及反流的情况下,流经左室流出道与狭窄主动脉瓣口的每搏量(SV)相等。设 AVA 为主动脉瓣口面积,CSA_{LVOT} 为主动脉瓣下左室流出道横截面积,VTI_{AV} 为收缩期通过主动脉瓣口血流速度积分,VTI_{LVOT} 为通过主动脉瓣下左室流出道的血流速度积分,依据连续方程的原理可推导出如下计算公式:

$$AVA \times VTI_{AV} = CSA_{LVOT} \times VTI_{LVOT}$$

由此可以推导:

$$AVA = CSA_{LVOT} \times VTI_{LVOT} / VTI_{AV}$$

运用连续方程计算狭窄主动脉瓣口面积,需进行三种测量:①CW 测量狭窄瓣口的血流速度。②2D 超声测量主动脉瓣下左室流出道直径(D),计算其横截面积[$CSALVOT = \pi(D/2)^2$]。③PW 测量左室流出道血流速度积分。

在自然主动脉瓣狭窄的情况下,左室流出道与主动脉血流速度曲线形态相似,上述连续方程可简化为 $AVA = CSA_{LVOT} \times V_{LVOT}/V_{AV}$,$V_{LVOT}$ 与 V_{AV} 分别为左室流出道与主动脉瓣口的血流速度。

(6)速度比率:为了减少上述连续方程中左室流出道内径测量的误差,可将上述简化连续方程中 CSA_{LVOT} 移除,仅计算左室流出道与主动脉瓣口的血流速度比值,其反映的是狭窄主动脉瓣口面积占左室流出道横截面积的比率。

(7)瓣口面积切面测量:在多普勒信号获取不理想的情况下,可通过经胸或经食管的二维或三维图像,直接测量瓣口的解剖面积。但当瓣口存在钙化时,直接切面测量的结果往往误差较大。

根据左室-主动脉间收缩期跨瓣压差、收缩期主动脉瓣口血流速度及主动脉瓣面积等,可将主动脉瓣狭窄分为轻、中、重三度。

(三)鉴别诊断

主要应和瓣上、瓣下的先天性狭窄相鉴别。二维超声可显示瓣上或瓣下的异常结构如纤维隔膜、纤维肌性增生性狭窄等。频谱多普勒和彩色多普勒检测狭窄性射流的最大流速的位置,也有助于鉴别诊断。

二、主动脉瓣关闭不全

(一)病理解剖与血流动力学改变

主动脉瓣关闭不全的病因可大致分为两类:一类为瓣膜本身的病变;另一类为主动脉根部病变。瓣膜病变中,风湿性心脏瓣膜病是最常见病因。其次为感染性心内膜炎、先天性主动脉瓣畸形、主动脉瓣黏液性变、主动脉瓣退行性变以及结缔组织疾病。在主动脉根部病变中,主动脉窦瘤破裂、主动脉夹层和马方综合征是较常见的病因,其次为类风湿关节炎、长期高血压病、主动脉创伤等。临床表现上有急性、亚急性、慢性主动脉瓣关闭不全。

主动脉瓣关闭不全的主要血流动力学改变是左心室容量负荷增多。舒张期左室将同时接受来自二尖瓣口的正常充盈血液和来自主动脉瓣口的异常反流血液,形成血流动力学意义上的左室双入口。随着病情发展,左室舒张期容量过重,左室舒张末压明显升高,出现心排血量减少等心功能不全改变。左心房及肺静脉压力明显升高,可发生肺水肿。晚期少数患者可出现左房压的逆向传导产生右心衰竭。

(二)超声心动图表现

1.M 型超声心动图

(1)主动脉瓣改变:单纯主动脉瓣关闭不全患者,主动脉瓣开放速度增快,开放幅度可能增大。如合并有狭窄,开放幅度减小。另外,有时可见主动脉瓣关闭线呈双线和扑动现象。

(2)二尖瓣前叶改变:主动脉瓣病变特别是以主动脉瓣右冠瓣病变为主时,常产生方向对向二尖瓣前叶的偏心性反流。反流血液的冲击使二尖瓣前叶产生快速扑动波(30~40 次/秒)。扑动的发生率约为 84%。

在严重主动脉瓣反流时,左室舒张压迅速升高,使左室压力提前高于左房压,故在二尖瓣曲线出现二尖瓣提前关闭。

2.二维超声心动图

主动脉瓣关闭不全时,二维超声心动图对观察瓣叶的解剖结构病变、主动脉扩张与程度以及左室结构改变能提供重要的信息。一般来说,主动脉瓣轻度反流时,主动脉瓣病变与主动脉腔扩张较轻,左室腔没有明显的重构。慢性严重的主动脉瓣反流时,其主动脉瓣结构严重损害,主动脉根部明显扩张,左室前负荷增加,腔室明显增大。明显主动脉反流时,左室腔的大小与功能可提示发生病变的时间长短,并为制定治疗方案、选择手术时机提供重要信息。

(1)左心长轴切面:单纯性主动脉瓣关闭不全患者,每搏输出量增多,主动脉增宽,搏动明显。舒张期主动脉瓣关闭时瓣膜闭合处可见裂隙。风湿性主动脉瓣关闭不全合并狭窄者,瓣膜增厚,回声增强,瓣口开放幅度减小,右冠瓣与无冠瓣对合不良(图 4-3)。二叶式畸形者,瓣叶开口偏心,瓣膜对合错位。感染性心内膜炎瓣叶穿孔者,部分可见瓣膜回声中断及赘生物回声(图 4-4)。主动脉根部夹层者,主动脉腔内见剥离内膜的飘带样回声。左室腔明显增大,室壁活动增强,晚期失代偿时室壁活动减弱。

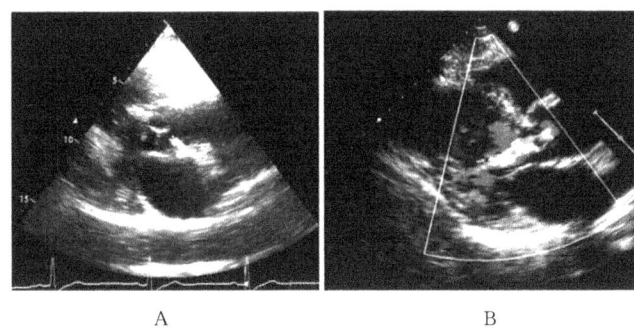

图 4-3 主动脉瓣中度关闭不全

A.主动脉瓣叶舒张期对合不良;B.彩色多普勒显示中度主动脉瓣反流信号,反流束对向二尖瓣前叶。由于主动脉瓣反流血流冲击,二尖瓣短轴切面上见二尖瓣前叶舒张期不能充分开放

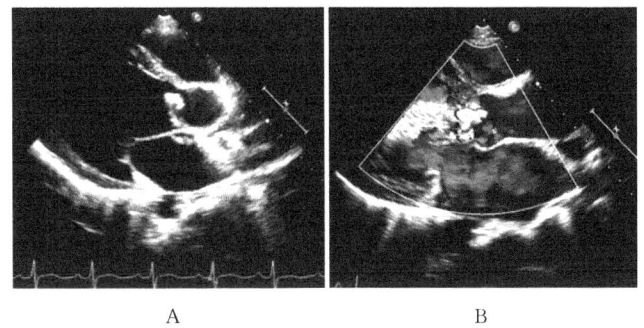

图 4-4 主动脉瓣赘生物形成并重度关闭不全

A.箭头示主动脉瓣赘生物;B.主动脉瓣重度反流信号

(2)心底短轴切面:可显示三瓣叶活动。风湿性主动脉瓣关闭不全者,瓣叶边缘增厚变形,闭合线失去正常的"Y"字形态。严重关闭不全时可见闭合处存在明显的缝隙(图 4-5)。病变往往累及三个瓣叶,亦可以一个和(或)两个瓣叶的病变为主。二叶式主动脉瓣则呈两瓣叶活动。

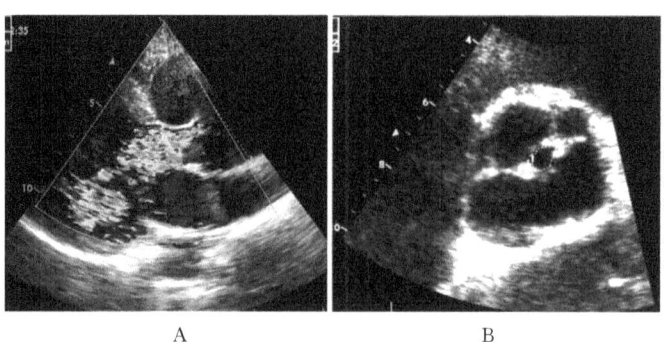

图 4-5 主动脉扩张并主动脉瓣重度关闭不全
A.主动脉明显扩张,左室流出道见主动脉瓣重度反流信号;B.主动脉根部短轴切面显示主动脉瓣三瓣叶舒张期对合处见明显缝隙

(3)二尖瓣水平短轴切面:主动脉瓣反流束朝向二尖瓣前叶时,舒张期因反流血液冲击二尖瓣前叶,限制了二尖瓣前叶的开放。二尖瓣短轴切面上,二尖瓣前叶内陷,内陷多位于二尖瓣前叶的中间部分,使二尖瓣短轴观舒张期呈"半月形"改变。

(4)四心腔切面:左室扩大,室间隔活动增强并向右室偏移。早期右房、室无明显改变。

3.三维超声心动图

主动脉瓣关闭不全时,三维超声心动图不但可显示瓣叶边缘增厚变形的立体形态外,还可显示病变累及瓣体的范围与程度。可从多个角度纵向或者横向剖切主动脉瓣的三维图像数据,显示病变主动脉瓣叶及其与主动脉窦、主动脉壁及左室流出道的立体位置关系。

4.经食管超声心动图

由于主动脉瓣位置靠近胸壁,经胸超声心动图即可清楚显示主动脉瓣的病变,很少另需经食管超声心动图检查。

对肥胖、肋间隙狭窄及肺气过多等患者,经胸超声检查常不能清晰显示主动脉瓣结构及判断有无反流,经食管可获取高质量的图像,清楚地显示瓣叶的结构病变。检查方法和观察切面与主动脉瓣狭窄时经食管超声检查类似,首先运用二维图像显示左室流出道、主动脉瓣环和瓣叶、主动脉窦和升主动脉的解剖结构,再采用彩色多普勒成像显示主动脉瓣反流束的起源、大小、方向和分布。角度恰当时,可清楚显示反流束的血流会聚区。经食管超声心动图检查中声束很难与反流束方向相平行,多普勒超声难以准确测量真正的反流速度。

5.彩色多普勒

彩色多普勒可直接显示出舒张期过主动脉瓣的彩色反流束。彩色反流束由三部分组成:主动脉腔内的血流会聚区;彩色血流束经瓣口处的最窄内径;左室腔内反流束的方向与大小。常规选用左心长轴切面、心尖左心长轴切面及五腔心切面进行观察,可见左室流出道内出现舒张期反流信号。反流束起自主动脉瓣环,向左室流出道内延伸。视反流程度不同,反流束的大小与形态有明显不同。多数病变情况下,主动脉瓣的三瓣叶同时受损,反流束朝向左室流出道的中央;如病变主要累及右冠瓣,则反流束朝向二尖瓣前叶;如以左冠瓣或无冠瓣受损为主,反流束则朝向室间隔。在心底短轴切面上,二维彩色多普勒可更清楚显示反流束于瓣叶闭合线上的起源位置,有的反流束起自三瓣对合处的中心,有的则起自相邻两瓣叶的对合处。如为瓣叶穿孔,则反流束起自瓣膜回声中断处。

通过测量反流束的长度、起始部宽度、反流束面积及反流束大小与左室流出道大小的比例,可半定量估计主动脉瓣反流程度。但必须注意,反流束大小受血流动力学因素(如压力阶差、运动等)和仪器设置(如增益,脉冲重复频率高低)等因素的影响。反流束长度并不是评价反流程度的理想指标。临床上较常用的是反流束近端直径与瓣下 1.0 cm 内左室流出道直径之比,>65%则为重度反流,以及左室流出道横截面上反流束横截面积与流出道横切面积之比,>60%为重度。值得注意的是,单一切面上的彩色多普勒反流束面积大小,并不能准确显示反流束的真正大小,特别是对偏心性的主动脉反流更是如此,需在多个切面上进行显示。测量彩色反流束过瓣部位最窄处径线,是临床上评价反流程度的一个常用、可靠指标。

6.频谱多普勒

(1)脉冲型频谱多普勒:在胸骨上窝,将脉冲多普勒取样容积置于升主动脉内,正常人可记录到舒张期负向波。主动脉瓣关闭不全时,随着程度加重,负向波的速度与持续时间将增加。如负向波为全舒张期,则提示主动脉瓣关闭不全程度至少是中度以上。将取样容积置于主动脉瓣下左室流出道内,可记录到舒张期双向充填的方块形频谱。高重复频率的脉冲多普勒检查时,频谱常呈单向。频谱方向视取样容积与探头的位置关系而定。在左心长轴切面上常为负向频谱,而在心尖五腔图上则为正向。

(2)连续型频谱多普勒:常在心尖五腔切面上用连续多普勒检测主动脉瓣关闭不全的反流速度。因在此切面上,声束方向易与反流束方向平行。

反流速度下降斜率的测量:类似于二尖瓣狭窄患者,主动脉瓣反流时,压差减半时间与瓣口面积成反比,压差减半时间的长短可反映反流的严重程度。主动脉瓣反流患者舒张期升主动脉与左室间压差变化的过程类似于二尖瓣狭窄时舒张期左房与左室之间压差变化的过程。轻度主动脉瓣反流患者,由于反流口面积较小,升主动脉和左室在整个舒张期保持较高的压差,因此在反流频谱中反流速度的下降斜率较小,频谱形态呈梯形;反之,在重度主动脉瓣反流的患者,由于反流口面积较大,舒张期升主动脉的压力迅速下降而左室压力迅速上升,两者的压差迅速减小,反流频谱中下降斜率较大,频谱形态呈三角形。但应用该方法时,必须考虑周围血管阻力和左室舒张压的影响。

反流分数测量:其原理是收缩期通过主动脉瓣口的血流量代表了左室的全部每搏输出量,而收缩期通过肺动脉瓣口或舒张期通过二尖瓣口的血流量代表了左室的有效每搏输出量,全部每搏输出量与有效每搏输出量之差即为反流量,反流量与全部每搏输出量之比即为反流分数。反流分数为一定量指标,其测量在临床上对病情随访和疗效评价具有重要价值。

一般认为,当主动脉瓣反流分数小于 20% 时为轻度反流,20%～40% 时为中度反流,40%～60% 时为中重度反流,大于 60% 时为重度反流。

左室舒张末压测量:在主动脉瓣反流的患者,应用连续波多普勒技术可估测左室舒张末压。假设升主动脉舒张压为 AADP,左室舒张末压为 LVDP,则升主动脉与左室之间的舒张末期压差 ΔP 为:

$$\Delta P = AADP - LVDP$$

由上式可得:

$$LVDP = AADP - \Delta P$$

由上式可见,若已知升主动脉舒张末压和舒张末期升主动脉和左室之间的压差,即可以计算出左室舒张末压。由于肱动脉舒张压与升主动脉舒张压较为接近,可近似地将肱动脉舒张压(BADP)看作是升主动脉舒张压,代入上式得:

$$LVDP = BADP - \Delta P$$

肱动脉舒张压可由袖带法测出,一般取 Korotkov 第五音即肱动脉听诊音完全消失时的血压值作为肱动脉舒张压。在重度主动脉瓣反流的患者,出现第五音时的血压值可较低,此时可取第四音即肱动脉听诊音突然减弱时的血压值作为肱动脉舒张压。舒张末期升主动脉与左室间的压差可由连续波多普勒测得。在反流频谱中测量相当于心电图 QRS 波起始点的舒张末期最大流速,并按照简化的 Bernoulli 方程将此点的最大流速转化为瞬时压差,这一压差即为舒张末期升主动脉与左室之间的压差。

(三)鉴别诊断

1.生理性主动脉瓣反流

在部分正常人,脉冲波和彩色多普勒检查均可发现主动脉瓣反流束的存在。但目前大多数学者认为,一部分正常人的确存在着所谓生理性主动脉瓣反流,其特点如下。①范围局限:反流束通常局限于主动脉瓣瓣下。②流速较低:反流束通常显示为单纯的色彩而非五彩镶嵌。③占时短暂:反流束通常只占据舒张早期。④切面超声图像上主动脉瓣的形态结构正常。据上述特点,可与病理性主动脉瓣反流相区别。

2.二尖瓣狭窄

二尖瓣狭窄时,在左室内可探及舒张期高速湍流信号,湍流方向与主动脉瓣反流的方向相似,尤其当主动脉瓣反流束朝向二尖瓣同时二尖瓣狭窄的湍流束朝向室间隔时,两者易于混淆。其鉴别要点是:①多个切面扫查反流束的起源,可见主动脉瓣反流束起源于主动脉瓣口,而二尖瓣狭窄的湍流束起源于二尖瓣口。②二尖瓣狭窄的血流束起始于二尖瓣开放,而主动脉瓣反流束起始于主动脉瓣关闭,两者相隔一等容舒张期;二尖瓣狭窄的湍流终止于二尖瓣关闭,主动脉瓣反流终止于主动脉瓣开放,两者相隔一等容收缩期。③二尖瓣狭窄的最大流速一般不超过 3 m/s,而主动脉瓣反流的最大流速一般大于 4 m/s。④二尖瓣狭窄时,二尖瓣增厚,回声增强,开口面积减小;主动脉瓣关闭不全时,瓣叶边缘增厚,瓣叶对合处存在缝隙。

三、主动脉瓣脱垂

主动脉瓣脱垂是主动脉瓣关闭不全的一种特殊类型,是不同原因导致主动脉瓣改变,使主动脉瓣于舒张期脱入左室流出道,超过了主动脉瓣附着点的连线,从而造成主动脉瓣关闭不全。

(一)病理解剖与血流动力学改变

与房室瓣不同,主动脉瓣无腱索支撑,其正常对合有赖于瓣叶本身结构的正常及其支撑结构的完整,瓣叶与支撑结构的病变均可导致主动脉瓣脱垂。Cater 等按病理变化将其分成四类:Ⅰ类为主动脉瓣形态结构完整,但由于瓣叶内膜脆弱、损伤或先天性二叶主动脉瓣等病变,易于在舒张期脱垂;Ⅱ类为瓣膜破裂,可由自发性瓣膜破裂或感染性心内膜炎引起,撕裂的瓣叶于舒张期脱垂向左室流出道;Ⅲ类为主动脉瓣根部与主动脉壁结合处支持组织丧失,如马凡综合征、夹层动脉瘤和高位室间隔缺损等;Ⅳ类表现为主动脉瓣粗大、冗长、松软、有皱褶。组织学检查可见左室及主动脉瓣边缘有许多弹力纤维浸润,瓣膜结构疏松和纤维化,黏多糖增多和黏液样变性。

20% 主动脉瓣脱垂患者仅有瓣叶脱垂,瓣叶对合线移向左室流出道,但瓣叶对合严密,无主动脉血液反流,患者无明显的临床症状与体征。而 80% 的主动脉瓣脱垂患者伴有主动脉瓣反流,程度可为轻度、中度、重度。伴有主动脉瓣反流时,主动脉瓣脱垂患者的血流动力学改变与临床表现类同于主动脉瓣关闭不全。

(二)超声心动图表现

1.M型超声心动图

心底波群上主动脉明显增宽,主波增高,主动脉瓣活动幅度增大。感染性心内膜炎者,主动脉瓣上多有赘生物出现或主动脉瓣有破坏征象。主动脉瓣关闭线呈偏心位置,如脱垂的主动脉瓣呈连枷样运动,则在左室流出道内E峰之前,可见脱垂的主动脉瓣反射。

二尖瓣波群上左室扩大,室间隔活动增强。伴有主动脉瓣关闭不全时,反流血液冲击二尖瓣叶,二尖瓣前叶可出现舒张期扑动波。

2.二维超声心动图

(1)左心长轴切面:舒张期主动脉瓣呈吊床样凸入左室流出道,超过了主动脉瓣根部附着点的连线以下,同时关闭线往往偏心,位于一侧。右冠瓣脱垂时,主动脉瓣闭线下移,接近主动脉后壁;而无冠瓣脱垂时,关闭线往往上移,接近主动脉前壁(图4-6)。主动脉瓣受损严重时,脱垂瓣叶可呈连枷样运动,活动幅度大,舒张期脱入左室流出道,收缩时又返入主动脉腔,左心长轴切面上主动脉瓣两个瓣不能对合。

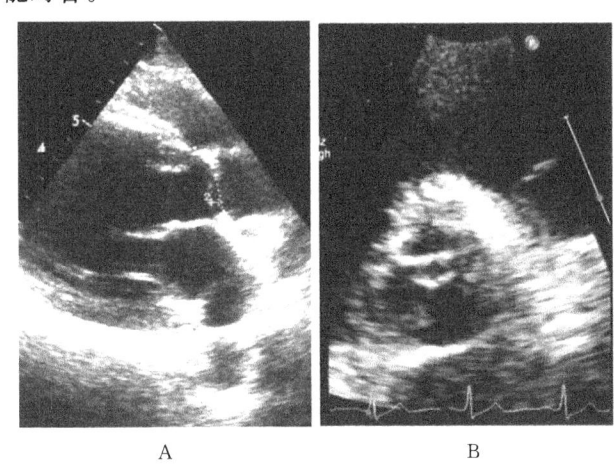

图4-6 主动脉瓣脱垂

A.左心长轴切面箭头示主动脉瓣叶脱入左室流出道;B.主动脉根部短轴切面示主动脉瓣叶对合处有缝隙

主动脉瓣脱垂如伴关闭不全,主动脉可以增宽,活动幅度增大。马凡综合征患者主动脉增宽程度更明显。由于主动脉血流在舒张期反流,使左室容量负荷过重,左室扩大,左室流出道增宽,室间隔活动增强。

(2)心底短轴切面:在此切面上见主动脉根部断面增宽,主动脉瓣活动幅度增大,关闭线变形。正常人呈"Y"形,主动脉瓣脱垂时,其关闭线失去正常的"Y"形,瓣膜不能完整闭合。

3.经食管超声心动图

大多数主动脉瓣脱垂患者,经胸壁超声心动图可清楚显示脱垂的主动脉瓣叶及其程度。但对肥胖、肋间隙过窄、肺气过多及胸廓畸形的患者,经胸检查不能清晰显示主动脉瓣的形态及其活动,需行经食管超声检查。检查时,将多平面经食管探头插入食管中段,启动声束方向调节按钮,于45°左右方位获取主动脉瓣口短轴切面,于120°方位获取主动脉根部的长轴切面。在上述切面中,先采用二维切面观察主动脉瓣叶的形态结构及与主动脉瓣环的相对位置关系,再采用彩色多普勒成像观察有无主动脉瓣反流及反流束的起源、大小、方向与分布。于胃底左室长轴切面采用连续多普勒测量主动脉瓣反流束频谱。

经食管超声二维切面显示时,舒张期可见一个或多个瓣叶的瓣体超过主动脉瓣的水平,脱向左室流出道。病变为瓣膜的黏液样变性,则主动脉瓣显示为松软过长或出现皱褶,易被误认为赘生物,此时变换扫描角度则可清晰显示。马凡综合征患者,主动脉呈梭形增宽形成升主动脉瘤,如有主动脉根部夹层形成,剥离的内膜连同主动脉瓣可一同脱向左室流出道。感染性心内膜炎主动脉瓣损害严重者,脱垂的主动脉瓣叶可呈连枷样运动。高位较大室间隔缺损,多伴有右冠瓣脱垂,脱垂的瓣叶可部分阻塞缺损口。如有主动脉瓣反流,经食管超声彩色多普勒与频谱多普勒的检查方法与图像特征类同于主动脉瓣关闭不全。

4. 超声多普勒

如主动脉瓣脱垂伴有主动脉瓣反流,彩色多普勒显示与频谱多普勒扫查类同于主动脉瓣关闭不全(见主动脉瓣关闭不全)。

(三)诊断与鉴别诊断

诊断主动脉瓣脱垂应注意以下两点:①切面超声心动图上主动脉瓣舒张期向左室流出道脱垂,超过了主动脉瓣附着点连线以下,且收缩期又返回主动脉腔内。②M 型超声心动图上,用扫描法检查,在心脏舒张期,左室流出道内二尖瓣前叶之前出现异常反射,此异常反射和主动脉瓣相连。此外,有以下表现者在诊断上有一定参考价值:①主动脉增宽并二尖瓣舒张期扑动。②左室增大,室间隔活动增强,有左室容量负荷过重。

(任国鹏)

第二节 肺动脉疾病

肺动脉疾病以肺动脉狭窄最为常见,多为先天性,可独立存在,也可伴有其他心脏畸形。肺动脉狭窄是指右室至肺动脉血管之间的血流出现动态的或者固有的解剖梗阻,包括右室漏斗部、肺动脉瓣膜、瓣环、肺动脉主干及其分支狭窄,其中以瓣膜本身狭窄最常见,占 90% 以上,占所有先天性心脏病的 10%。后天获得性肺动脉瓣狭窄非常少见,即使风湿病变累及肺动脉瓣,但导致风湿性肺动脉瓣狭窄非常罕见,肿瘤是导致肺动脉瓣病变的最常见的后天性原因,往往同时引起肺动脉瓣狭窄与关闭不全,但以关闭不全为主。肺动脉瓣狭窄多伴有狭窄部位远端的肺动脉扩张。右心室与肺动脉之间的压差超过 6.7 kPa(50 mmHg)以上代表有意义的肺动脉狭窄。严重时,右心室的压力可高于体循环收缩压。肺动脉瓣狭窄可以是复杂先天性心脏病的一部分,包括法洛四联症、房室间隔缺损,右室双出口及单心室等。肺动脉狭窄常合并有遗传和获得性疾病,包括风疹和 Williams 综合征等。

一、病理解剖和血流动力学改变

肺动脉狭窄的原因包括部分瓣叶融合、瓣叶增厚、瓣上或者瓣下区域狭窄等。根据病变部位肺动脉狭窄通常主要分为以下几型。

(一)肺动脉瓣狭窄

正常肺动脉瓣为三叶结构,先天性肺动脉瓣狭窄瓣膜可为三叶、二叶、单叶或瓣膜发育不良。

典型的表现包括瓣膜部分融合构成圆锥形或圆顶形状的结构,突向主肺动脉,中央有2~3 mm圆形或者不规则的小孔。由于肺动脉主干组织结构薄弱,可出现不同程度的狭窄后肺动脉扩张,可能会出现由于"射流效应"引起的血流动力学改变。

10%~15%的肺动脉瓣狭窄患者存在肺动脉瓣发育不良。发育不良的肺动脉瓣的形状不规则,增厚、变形、缩小、僵硬、活动不良或几乎没有瓣膜(瓣膜缺失),瓣叶的交界处仅轻度融合或无融合。

90%的法洛四联症患者伴有肺动脉瓣二瓣化畸形,而单纯瓣膜性肺动脉狭窄时二瓣化畸形则罕见。

重症肺动脉瓣狭窄时,瓣下右心室肥厚可引起漏斗部缩小并导致右心室流出道梗阻。肺动脉瓣狭窄解除后继发的右心室流出道梗阻往往逐渐减轻或消失。

(二)肺动脉瓣下(漏斗部)狭窄

肺动脉瓣区下方肌束肥厚或者隔膜致使右室流出道狭窄,肺动脉瓣往往无明显异常。多见于法洛四联症或室间隔缺损患者。

1.隔膜型

室上嵴和肺动脉瓣之间出现一隔膜,隔膜中心有一小孔。孔径大于1.5 cm以上者多无临床症状;小于0.5 cm时症状明显。

2.肌束肥厚型

右室室上嵴、隔束、壁束异常肥厚,流出道变窄伴右室壁肥厚。肺动脉主干多无狭窄后扩张。狭窄区可能为狭窄管道状,亦可局限于漏斗部。

双腔右心室是一种伴随右心室流出道纤维肌性狭窄的罕见特例,存在瓣下水平的右心室流出道梗阻。

3.外周肺动脉狭窄(肺动脉主干及分支狭窄)

狭窄发生在主肺动脉水平、肺动脉分叉或者更远端的分支。左、右肺动脉狭窄可同时存在。可能合并其他先天性心脏畸形,如瓣膜性肺动脉狭窄,房间隔缺损,室间隔缺损或动脉导管未闭,20%的法洛四联症患者伴有外周肺动脉狭窄。

功能性或生理性的外周肺动脉狭窄是婴儿收缩期杂音的常见原因。它发生在早产儿和足月儿,随着时间的推移,肺动脉的发育完善,杂音通常在几个月内消失。

肺动脉狭窄时血流动力学改变与狭窄的部位、程度、范围及类型密切相关。轻度单纯性肺动脉狭窄时,多无明显血流动力学变化。而重度狭窄或者多发性狭窄时右心压力负荷过重,此时肺动脉狭窄致使右心排血受阻,右室长期负荷过重而导致右室壁向心性肥厚,顺应性减低,右房压随之升高,同时由于肺动脉狭窄,经肺静脉回流入左房的血液减少而使左房压力减低。右房压力增高而左房压力减低,卵圆孔开放,形成心房水平右向左分流,产生中心性发绀。

ACC/AHA心脏瓣膜疾病管理指南及EAE/ASE超声心动图评估瓣膜狭窄临床应用指南规定,依据峰值流速和肺动脉压力阶差,肺动脉狭窄分轻、中、重三级(表4-1)。

表4-1 肺动脉狭窄程度分级

狭窄程度	轻度	中度	重度
峰值速度(m/s)	<3	3~4	>4
峰值压差(mmHg)	<36	36~64	>64

二、超声心动图表现

(一)二维及M型超声心动图

1.肺动脉瓣狭窄

心底短轴切面收缩期肺动脉瓣呈穹隆状(圆顶状或圆锥形)突向肺动脉主干,瓣口较小,瓣叶活动幅度较大。部分患者瓣叶增厚、回声增强,开口较小,瓣叶活动幅度也较小。瓣环狭窄时可见瓣环内径变小。M型超声肺动脉瓣活动曲线a波加深,肺动脉瓣开放时间延长。正常肺动脉瓣活动曲线a波深度为2~4 mm,肺动脉瓣狭窄a波深度大于4 mm(图4-7)。

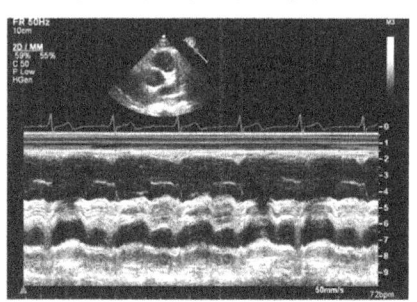

图4-7 肺动脉狭窄M型曲线

显示肺动脉瓣增厚,回声增强,a波加深

2.右室流出道狭窄

隔膜型狭窄者在心底短轴及右室流出道切面上于右室流出道内可见异常细线状回声,一端连于前壁,另一端连于室上嵴侧,中央见一小孔。此孔的大小决定狭窄的程度。肌束肥厚型在室上嵴部位心肌环形肥厚,壁束、室束均明显肥厚,致使流出道明显狭窄(图4-8),M型曲线显示肺动脉瓣收缩期高速震颤。

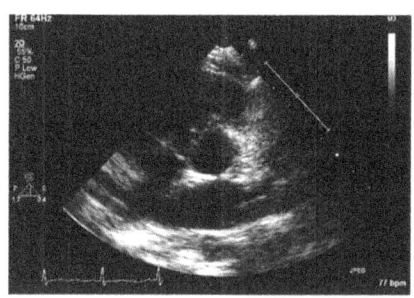

图4-8 心底短轴切面

显示右室流出道肌性狭窄

3.肺动脉主干及分支狭窄

主肺动脉长轴切面可显示主肺动脉局部狭窄管壁增厚或向腔内突入,管腔变狭小;或者整个主肺动脉明显变细使管腔变狭小。左、右肺动脉分支近端狭窄时可显示相应管腔局限性狭窄,超声心动图不能显示远端肺动脉及其分支狭窄。

4.其他表现

肺动脉狭窄时右室壁多有不同程度的肥厚,右室前壁舒张末期厚度>5 mm(图4-9)。右室腔多扩大,但是肌束肥厚型右室腔可变小。另外,可见卵圆孔未闭或房间隔缺损。

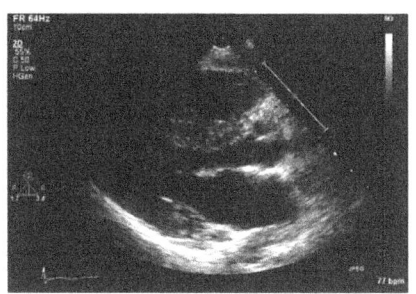

图 4-9　左心长轴切面

显示右室壁肥厚

(三)频谱多普勒

1.脉冲多普勒

将取样容积由右室流出道向肺动脉瓣环、肺动脉瓣口、肺动脉移动时,血流速度明显变化,于狭窄处可见明显加快的射流频谱,而于狭窄后肺动脉内则呈湍流频谱。

2.连续多普勒

利用连续多普勒技术可记录肺动脉狭窄处收缩期高速射流频谱,测得峰值流速,依次可进行一系列的计算,以判断肺动脉狭窄的程度。通过肺动脉狭窄的血流频谱可测量其峰值血流速度和平均血流速度,按简化 Bernoulli 方程可计算出肺动脉狭窄处的最大瞬时压差和平均压差,狭窄程度越重,上述压差就越大。

(四)经食管超声心动图

经食管超声心动图检查肺动脉狭窄的临床意义。

1.确定肺动脉狭窄的部位及程度(图 4-10)

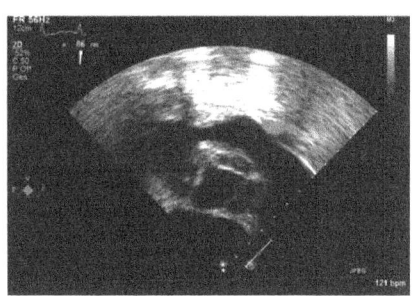

图 4-10　经食管超声心动图心底短轴切面

在右室流出道切面上可以清晰地显示整个右室流出道、肺动脉瓣、肺动脉主干、肺动脉分叉处及左、右肺动脉近端的情况,可以进一步确定肺动脉狭窄的部位及程度。

2.确定有无伴发卵圆孔未闭或房间隔缺损

经食管超声心动图检查可以清晰显示房间隔结构,因此非常有助于两者的鉴别诊断。

3.监测肺动脉瓣球囊扩张成形术及评价疗效

在肺动脉瓣狭窄的介入治疗术中进一步观察肺动脉形态,评估部位及狭窄程度,实时进行监测,即刻判断疗效。

(五)三维超声心动图

三维超声心动图特别是实时三维经食管超声心动图能够较为清晰地显示肺动脉和房间隔的

三维立体结构。

对于肺动脉瓣狭窄，三维超声心动图可直观地显示瓣膜的形态、厚度、活动情况，并可能显示瓣膜开口的大小，更加直观准确地判断其狭窄程度。右室流出道狭窄的患者，三维超声心动图在确定其狭窄部位及程度方面具有更为重要的价值。

三、鉴别诊断

重度肺动脉狭窄合并卵圆孔未闭者从病理解剖及血流动力学上分析应归入法洛三联症。肺动脉狭窄的患者常常合并房间隔缺损。二者均有肺动脉狭窄和心房水平的分流，应注意鉴别。Fallot三联症为心房水平右向左分流，患者有发绀；轻度肺动脉瓣狭窄合并房间隔缺损为心房水平左向右分流，患者无发绀。肺动脉狭窄最常见的原因为先天性，风湿性和肿瘤所致的肺动脉狭窄均有相应特征改变，前者几乎同时伴有其他瓣膜的形态和血流动力学改变，后者为肿瘤转移累及心脏的表现，因此鉴别诊断并不困难。

（任国鹏）

第三节 冠 心 病

随着我国人们生活水平的日益提高，冠心病的发病率逐年提高。近年来，超声仪器的不断改进及相应软件的研发为超声医学的发展提供了必要的技术支持，不断涌现的超声新技术为冠心病及各种心脏病变的评价提供了有效的工具，同时超声诊断因其简便性、无创性、可重复性及可床旁操作等优势在冠心病诊断中发挥着不可替代的作用。

一、冠状动脉的解剖及血流动力学

(一)冠状动脉解剖

正常冠状动脉分别起源于左、右冠状动脉窦，左冠状动脉起源于左冠窦，左冠状动脉主干在肺动脉左侧和左心耳之间向左走行大约1 cm后分为左前降支和回旋支，部分患者在左前降支和回旋支之间还发出斜角支。左前降支沿前室间沟走向心尖，多数达后间隔再向上、向后止于心脏的膈面；前降支在前纵沟沿途发出许多分支供应心室前壁中下部及室间隔前2/3。回旋支沿房室沟走向左后部，绕过左室钝缘到达膈面，它在行进中发出许多分支分布于左室前壁上部、侧壁、后壁及其乳头肌。右冠状动脉起源于右冠窦，然后沿后室间沟走向心尖；右冠状动脉除分布于右室壁外，尚分布于左室后壁及室间隔后1/3。上述血管及其分支如发生动脉粥样硬化或痉挛，可造成管腔狭窄而产生心肌缺血。

(二)冠状动脉血流动力学

心脏每分钟排血约5 L。心脏连续不停地做功，耗氧量巨大。静息状态下氧的清除率为70%～80%，心肌组织内氧储备极少，因此心肌对供血不足最敏感。当心脏耗氧量增加时，冠状动脉的血流量将通过多种机制进行调节以满足心肌的需要，包括：血流动力学因素(舒张期血压、舒张期长短、冠状动脉内径)；冠状动脉平滑肌的紧张度；神经调节因素(冠状动脉外膜上的肾上腺素能神经纤维调节及通过调节心脏收缩活动、收缩频率、电生理及心肌代谢等方面调节)；代谢

第四章 心血管科疾病的超声诊断

因素(多种代谢产物可引起血管扩张)等。

冠心病的病变基础是动脉粥样硬化的不断进展,造成冠状动脉管腔的狭窄,特别是易损斑块的破裂导致的血小板聚积和血栓形成,是冠心病急性事件的主要原因。

二、冠状动脉的超声心动图检查

超声心动图尤其是经食管超声心动图可以观察冠状动脉的起源、走行、形态及其内血流。近年来发展的彩色多普勒冠状动脉血流成像技术更可以较为直观地显示冠状动脉主干及其分支的血流,同时可探测心肌内冠状动脉血流,并对冠状动脉远端血流进行检测。以经胸超声观察冠状动脉为例介绍。

(一)二维超声心动图

二维超声心动图可清晰显示左、右冠状动脉的起始部,在心底短轴切面于主动脉根部4～5点钟处可见左冠状动脉的开口,在10点钟处可见右冠状动脉的起源(图4-11)。

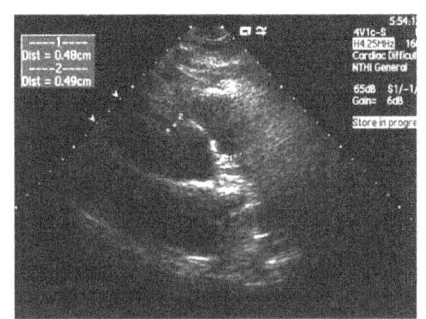

图 4-11　左、右冠状动脉经胸二维超声心动图成像
在心底短轴切面于主动脉根部可见左、右冠状动脉的起源

在胸骨旁主动脉根部短轴切面调整探头方位,可显示左冠状动脉的主干向左走行,随即顺时针旋转探头30°时,可见其长轴图像,发现分叉处时指向肺动脉瓣者为左前降支,其下方者为左回旋支。左主干向肺动脉倾斜15°～30°,而后平直走行,左前降支顺室间隔下行,而左旋支向左后走行。将探头稍向上翘,于主动脉根部的右上缘10至11点的部位可见右冠状动脉长轴图像。在左室长轴切面清楚显示主动脉前壁时,向内旋转探头,再略向上扬,也可见右冠状动脉。右冠状动脉自右冠窦起源后迅速右行或进一步从出口处下行。右冠状动脉近端长轴在心尖四腔切面和剑突下五腔切面可显示,右冠状动脉中段短轴在剑突下心尖四腔切面可显示。冠状动脉及其分支不在同一水平,难以显示冠状动脉的全貌,通常在一个切面上只能显示一段冠状动脉,因此在超声扫查时须不时变换探头的方向方能观察到冠状动脉的连续情况。

在二维超声心动图上冠状动脉呈梭状、圆形或管状。左主干开口呈漏斗状,正常左主干长度<2 cm(约95%),直径为4～10 mm(平均7 mm),右冠状动脉直径为3～6 mm,左前降支近端为3～5 mm。

(二)彩色多普勒冠状动脉血流成像技术

近年来发展的彩色多普勒冠状动脉血流成像技术弥补了二维超声心动图观察冠状动脉的不足,在显示冠状动脉主干及其分支的同时,可探测心肌内冠状动脉血流,其有效性经冠状动脉造影对照证实对左前降支远端的总检出率达90%。与冠状动脉造影相比,此项技术具有无创、可重复观察的优越性,是冠状动脉造影的重要补充(图4-12)。扫查方法如下。

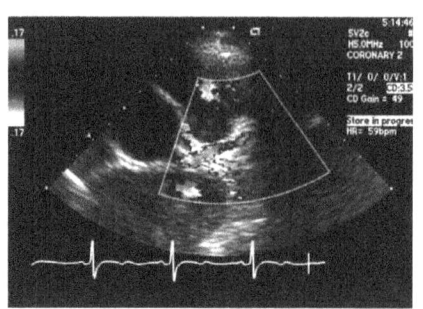

图 4-12　左冠状动脉彩色多普勒血流成像
清晰显示左冠状动脉主干,左前降支近端(LAD)和回旋支(CX)近端的血流

1.左前降支

患者取平卧或左侧卧位,在左心二腔切面基础上探头略向右侧倾斜,使室间隔前方出现部分右室结构再将探头逐渐向左倾斜,待右室结构正好消失,此时室间隔前方显示沿前室间沟下行的前降支的中下段。二维超声可显示其远端的短轴切面,稍微旋转探头可显示左前降支的长轴管型结构,用彩色多普勒显示其血流,脉冲多普勒可显示其血流频谱。在心尖三腔切面可显示左前降支末段彩色多普勒血流图。

2.右冠状动脉后降支

患者取左侧卧位,于胸骨左缘第四或五肋间显示左室短轴切面,彩色多普勒可显示其血流。在左心二腔切面基础上探头略向下移动,显示左室心尖部,待右室结构正好消失,此时左室下壁与膈肌之间可出现沿后室间沟下行的后降支的中下段。

3.左旋支

在心尖四腔切面略改变探头倾斜角度,于左室的左外侧可显示左旋支的分支——钝缘支的血流。

在左室短轴切面上,于室间隔的前、后方可分别显示前降支和后降支的横断面,左室左侧可见钝缘支的横断面,室间隔前段及左室前壁心肌内可见心肌内的冠状动脉血流。彩色多普勒显示冠状动脉为舒张期持续的线状红色血流信号,脉冲多普勒显示的以舒张期为主的双期血流频谱。在彩色多普勒冠状动脉血流成像引导下采用频谱多普勒可定量分析冠状动脉血流灌注情况,认识冠状动脉血流的生理,了解各种生理和病理因素对冠状动脉血流灌注的影响,评估药物治疗的效果,为诊断和治疗提供可靠的依据。

常用参数有收缩期最大和平均血流速度(PSV,MSV);舒张期最大和平均血流速度(PDV,MDV);收缩期和舒张期血流速度时间积分(VTIS,VTID);总血流速度时间积分(VTIS+D);总平均速度(MV);舒张期和收缩期血流速度时间积分比值(VTID/VTIS);收缩期和舒张期血流速度时间积分与总血流速度时间积分比值(VTIS/VTIS+D,VTID/VTIS+D)等。

彩色多普勒冠状动脉血流成像对于室间隔前段、左室前壁及侧壁前段心肌内血流可较为清晰的显示,而室间隔后段及左室后壁心肌内的冠状动脉血流显示欠佳。右室游离壁心肌内冠状动脉血流成像亦不理想。

(三)经胸超声观察内乳动脉桥

冠状动脉搭桥术是冠状动脉血流重建的一种有效方法,尤其对治疗多支病变或主干近端高危病变患者,与介入治疗和常规药物治疗相比有明显的优势。内乳动脉作为移植血管,其远期通畅率高于自体大隐静脉,冠状动脉前降支病变多采用该血管与前降支吻合的方法进行治疗。

内乳动脉又称胸廓内动脉,其解剖结构左右两侧基本相似,是锁骨下动脉的第一支分支,发自锁骨下动脉第一段的下壁,与椎动脉的起始部相对,沿胸骨侧缘外侧 1~2 cm 处下行,至第 6 肋间隙处分为腹壁上动脉和肌膈动脉两终支。内乳动脉血管长度约 20 cm,平均直径 3 mm。

左内乳动脉(LIMA)检查方法:将探头置于左锁骨上窝做横切,探及锁骨下动脉长轴,将探头旋转 90°,以彩色多普勒显示血流信号,于锁骨下动脉下壁即椎动脉起始部的对侧可见内乳动脉起始部。尽可能调整声束与血流的角度,在距起始部 1.0~1.5 cm 范围内取样,获得脉冲多普勒频谱。彩色多普勒超声能够提供有关内乳动脉的形态学信息,且通过多普勒检测了解其血管功能,为术前准备及术后随访评估提供相关信息,锁骨上窝较胸骨旁 LIMA 显示率高。检测指标:血管内径(D)、收缩期峰值流速(V_S)、舒张期峰值流速(V_D)、收缩期速度时间积分(VTI_S)、舒张期速度时间积分(VTI_D)、收缩期与舒张期峰值流速的比值(V_S/V_D)、收缩期与舒张期流速时间积分的比值(VTI_S/VTI_D)。

冠状动脉搭桥术后,LIMA 脉冲多普勒频谱曲线特征由术前的收缩期优势型转变为术后的舒张期优势型,与冠状动脉的频谱曲线相似。在左室长轴切面基础上,探头向患者心尖方向滑动,并使探头旋转到右室结构正好消失时,应用冠状动脉血流成像技术,可显示沿前室间沟下行的 LAD 的中远段。在该切面,部分患者可显示桥血管与自体 LAD 吻合的特征性倒"Y"形冠状动脉血流成像图,即由桥血管远段、远段自体 LAD 及近段自体 LAD 组成,交汇点即吻合口的位置。在心尖二腔切面也可显示桥血管与自体 LAD 的吻合口。

冠状动脉血流成像技术检查 LIMA 桥以其无创性、可重复性、便于随访的优势,成为评价冠状动脉搭桥术前后内乳动脉功能及血管通畅性首选而可靠的检测技术。

三、心肌缺血的超声心动图检查

心肌一旦发生缺血,立即出现室壁运动异常,故缺血节段的室壁运动异常是诊断缺血心肌的主要方法之一。

(一)左心室室壁节段的划分

1.20 节段划分法

美国超声心动图学会推荐的 20 节段法,将胸骨旁左室长轴四面分为三段,即基底段、中间段、心尖段;沿左室短轴环,在基底段和中间段的室壁,再每隔 45°划分一段,各分为 8 个节段在心尖水平分为 4 个段,共计 20 段。这种方法可以构成一球面的左室节段系统,这个系统像一个靶图,将异常节段标在靶图中,又称牛眼图,可以很容易显示异常节段室壁占整个心室壁的比例,估测病变程度。在心室再同步化治疗中亦可发挥定位作用。

2.16 节段划分法

根据冠状动脉与各室壁节段间的对应关系,使用 16 节段划分法。该法在长轴切面把左室壁分为基部、中部、心尖部,在短轴切面把左室壁分为前壁、前间隔、后间隔、下壁、后壁、侧壁,而心尖部短轴切面仅分为四段即前壁、后间隔、下壁、侧壁,共计十六段。这种划分法与冠状动脉血供分布密切结合,又使各段容易在超声心动图两个以上的常规切面中显示出来。从图 4-13 中可看出,心尖侧壁和心尖下壁为冠状动脉供血重叠区,心尖侧壁可由左前降支或左回旋支供血,心尖下壁可由左前降支或右冠状动脉供血。在判断心尖侧壁的供血冠状动脉时,如果心尖侧壁室壁运动异常的同时伴有室间隔或左室前壁的室壁运动异常,则心尖侧壁划为左前降支供血节段;如果伴有左室后壁或后侧壁的室壁运动异常,则心尖侧壁划为左回旋支供血节段。同样,在分析判断心尖下壁的供血冠状动脉时,如果心尖下壁室壁运动异常的同时伴有下壁运动异常,则心尖下壁划为右冠状动脉供血节段;如果伴有室间隔或左室前壁的室壁运动异常,则心尖下壁划为左前降支的供血节段。

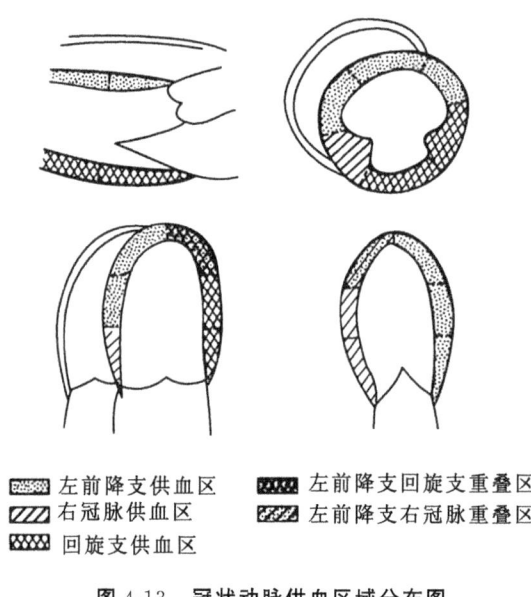

▨ 左前降支供血区　▦ 左前降支回旋支重叠区
▨ 右冠脉供血区　　▦ 左前降支右冠脉重叠区
▨ 回旋支供血区

图 4-13　冠状动脉供血区域分布图

3.17 节段划分法

20 节段和 16 节段划分法均不包括心尖顶部,即没有心腔的真正心肌心尖段。近年来超声方法评价心肌灌注的各项技术逐步应用发展,心尖顶部心肌段日益受到关注。因此美国心脏病学会建议几种心脏影像学检查方法统一采用 17 段心肌分段方法,其命名及定位参考左心室长轴和短轴 360°圆周,以基底段、中部-心腔段及心尖段作为分段命名,沿左心室长轴从心尖到基底定位。17 节段划分法实际上是在 16 节段划分法的基础上把心尖单独作为一个节段。

(二)节段性室壁运动异常的分析

缺血性节段性室壁运动异常是冠心病在二维超声心动图上的特征性表现,节段性室壁运动异常的表现:①室壁运动幅度减低、消失、反常(矛盾)运动。②室壁运动时间延迟。③心肌收缩时的变形及变形率减低。④心肌收缩运动梯度低下。⑤室壁收缩期增厚率减低、消失、负值。心内膜运动<2 mm 者为运动消失,2~4 mm 者为运动减弱,≥5 mm 者为运动正常。

1.节段性室壁运动异常的目测分析

应用目测法对室壁运动进行定性分析。

(1)运动正常:收缩期心内膜向内运动幅度和室壁增厚率正常者。

(2)运动减弱:较正常运动幅度减弱,室壁增厚率<50%者。

(3)不运动:室壁运动消失。

(4)矛盾运动:收缩期室壁朝外运动。

(5)运动增强:室壁运动幅度较正常大。

同时采用室壁运动记分法进行半定量分析:运动增强=0 分;运动正常=1 分;运动减弱=2 分;不运动=3 分;矛盾运动=4 分;室壁瘤=5 分。将所有节段的记分相加的总和除以所观察的室壁总数即得"室壁运动指数"(wall motion index，WMI)。凡室壁运动指数为1者属正常，室壁运动指数大于1者为异常，室壁运动指数≥2者为显著异常。研究表明室壁运动指数与左室射血分数显著相关，室壁运动指数越高，射血分数越低。

2.组织多普勒成像(tissue Doppler imaging，TDI)

TDI通过直接提取心肌运动多普勒信号，获得心肌长轴运动的方向运动速度、位移、时相等多项信息，对节段室壁运动进行定性、定量研究。

3.彩色室壁动态技术(color kinesis，CK)

CK由声学定量技术(AQ)发展而来。AQ技术是根据心肌和血液的背向散射信号不同，计算机自动将二者鉴别开来，在心肌和血液的分界(即心内膜)处给予曲线勾画出来，CK技术正是在此基础上建立起来的。它通过心动周期中不同的时间段心内膜所在位置的不同给予不同的颜色，室壁运动即可通过观察某段室壁的收缩期心内膜运动幅度大小、心内膜颜色变化的方向来判断有无节段性室壁运动异常。

CK以不同色彩显示在同一幅图像上直观显示整个心动周期心内膜向内或向外运动幅度和时相，从收缩期开始由内向外依次将心内膜图像编码为红→橘红→黄→绿→蓝，从舒张期开始由内向外依次为红→蓝→绿→黄，将无运动或矛盾运动者始终显示为红色，可用于分析室壁运动。

4.实时三维成像技术(real-time three-dimensional echocardiography，RT-3DE)

RT-3DE克服了二维超声心动图切面有限的不足，可显示整个左室室壁运动。RT-3DE对正常左室局部收缩功能的研究表明左室各节段的收缩功能并非均一，前壁、前间壁和侧壁收缩功能明显强于下壁和后壁，局部每搏输出量从心底部到心尖部有逐步下降的趋势，这说明单纯应用局部射血分数来评价左室局部功能具有一定的局限性。RT-3DE测量包括左室节段的局部每搏输出量、局部射血分数、局部-整体射血分数等系列局部心功能，可进一步提高冠心病患者左室局部收缩功能定量评价的准确性。

四、超声心动图负荷试验

负荷超声心动图是一种无创性检测冠心病的诊断方法。其通过最大限度激发心肌需氧增加而诱发心肌缺血，通过实时记录室壁运动情况，评估心肌缺血所致节段性室壁运动异常。由于心肌缺血时室壁运动异常往往遭遇心电图改变和心绞痛发生，从而提高了超声诊断冠心病的敏感性，也增加了其安全性。负荷超声心动图常用负荷的方法包括：①运动负荷试验包括运动平板试验、卧位或立位踏车试验等。②药物负荷试验包括正性肌力药(多巴酚丁胺)和血管扩张剂(双嘧达莫、腺苷)。③静态负荷试验包括冷加压试验、握力试验、心房调搏等。

(一)运动负荷试验

常用的运动负荷试验为运动平板试验和踏车试验。运动试验的禁忌证与心电图运动试验相同，运动采用的方案及运动终点也与心电图运动试验一样。负荷超声心动图以出现室壁运动异常或原有异常室壁运动加重为确诊冠心病的标准。超声心动图运动试验在运动前记录各常规切面图像，运动中由于直立的体位，晃动的躯体及呼吸频率加快均影响了运动中超声心动图检查，运动后需立即让患者平卧检查。由于运动停止后心肌缺血尚能维持一段时间，其心肌缺血持续的时间与运动负荷量和心肌损害程度有关，故应尽快检查才能发现室壁运动异常。采用卧位踏车试验可避免患者起立运动，躺下检查的不便和停止运动时间过长记录不到异常的室壁运动的缺点。

虽然运动负荷超声心动图是最为生理的负荷试验,没有药物所致的血流动力学方面的不良反应。但由于受患者年龄、体能、下肢血管疾病或下肢肌肉骨骼疾病的限制,以及运动所致的呼吸增快、胸壁过度运动等因素影响超声图像质量,因而其临床应用受到一定限制。

(二)药物负荷试验

由于药物负荷试验不受体力及下肢疾病的限制,目前临床应用较为普遍。常用药物有多巴酚丁胺、腺苷和双嘧达莫。

1.多巴酚丁胺负荷超声心动图

多巴酚丁胺是异丙肾上腺素衍生物,是人工合成的儿茶酚胺类药物,具有较强的 $β_1$ 受体兴奋作用,即正性肌力作用。经研究证实,静脉滴入 1～2 分钟后开始生效,8～10 分钟达高峰,血浆半衰期约 2 分钟,停药后 5～10 分钟作用消失。静脉注射 2.5～10 μg/(kg·min)时,可使心肌收缩力增强,心排血量增加,左室充盈压、肺毛细血管楔压和中心静脉压下降,以此可检出存活心肌。当应用 20 μg/(kg·min)以上时,可使心率增快,血压增高,心肌需氧量增加,流向狭窄冠状动脉的血流量减少,使该血管供血的心肌缺血,从而检测出缺血心肌。

多巴酚丁胺剂量及用法:起始浓度为 5 μg/(kg·min),每 3 分钟递增至 10、20、30 μg/(kg·min),最大剂量为 30～50 μg/(kg·min)。经超声心动图各切面观察每一剂量及终止后 5 分钟的室壁运动,并记录血压、心率及 12 导联心电图。终止试验标准:多巴酚丁胺达峰值剂量;达到目标心率;出现新的室壁运动异常或室壁运动异常加重;出现心绞痛;心电图 ST 段下降≥2 mV;频繁室性期前收缩或室速;收缩压≥29.3 kPa(220 mmHg),或舒张压≥17.3 kPa(130 mmHg),或收缩压比用药前降低≥2.7 kPa(20 mmHg);出现不能耐受的心悸、头疼、恶心、呕吐等不良反应。若出现室壁运动异常可诊断为冠心病。

以往对多巴酚丁胺负荷试验结果的判定多采用对节段心肌功能视觉评价上,以计算室壁运动记分指数为评判标准,带有明显的主观性和经验依赖性,当图像质量较差时,不同观察者之间得出的结论差异明显,诊断精确性低。随着超声新技术的开展,在多巴酚丁胺负荷超声心动图基础上结合多种新方法以提高诊断率,主要有:①与声学造影结合,通过注入声学造影剂使左室造影,增强对心内膜边界的辨认,提高视觉评价的准确率,并且通过心肌灌注成像判断心肌活性,二者的结合能同时实现收缩储备和心肌灌注的评价,使对心肌活性的判断更客观准确。②与应变率成像结合,可测量所有心肌节段的心肌运动的量化指标在静息状态与负荷状态下的变化情况,特别是采集二维原始图像的 VVI 技术及二维应变技术的应用,避免了多普勒技术角度、帧频及噪声的影响,提高了试验的准确性。③与彩色室壁运动(CK)结合,在 CK 技术基础上评价室壁运动,提高了对室壁运动判断的准确性,减少了人为主观因素的影响,试验的敏感度、特异度和诊断准确率增加。

2.双嘧达莫药物负荷试验

双嘧达莫(潘生丁)为冠状动脉扩张剂,其发挥作用的机制主要是通过抑制心肌细胞、内皮细胞和血管平滑肌细胞对腺苷的摄取及增加冠状动脉对腺苷的敏感性。双嘧达莫使正常的冠状动脉扩张,使其血流量增加达正常的 5 倍,而心肌耗氧量不增或略低。但对已有粥样硬化和狭窄的冠状动脉,其扩张作用显著减弱,甚至完全不能扩张。在冠心病患者,正常的冠状动脉充分的扩张的同时,病变血管的血液灌注明显减少,出现"盗血现象"诱发心肌缺血。双嘧达莫药物负荷试验是评价冠状动脉固定狭窄病变和冠状动脉小血管病变的有效手段,在存活心肌的评价中应用较少。

双嘧达莫剂量及用法:0.56 μg/kg 以生理盐水稀释后 4 分钟内缓慢静脉注射,观察 4 分钟,若无反应再于 2 分钟内给 0.28 μg/kg 静脉注射,总剂量 0.84 μg/kg,10 分钟内注射完。

3.腺苷负荷超声心动图

腺苷是目前认为作用最确切和最强的冠状动脉扩张物质。部分正常细胞在代谢过程中可产生少量腺苷,但在心肌缺血时则可产生大量腺苷。腺苷可直接作用于内皮细胞和血管平滑肌细胞的腺苷 A_2 受体而使动脉扩张,低剂量应用腺苷可通过增加冠状动脉血流速度检测冠状动脉血流储备,高剂量应用可通过对冠状动脉的"盗血作用"诱发心肌缺血。腺苷以其半衰期短、作用直接、不良反应轻的优势,在缺血性心脏病的诊断及对治疗效果的评估上具有广泛的应用价值。

腺苷注射液经静脉持续静脉泵注入,剂量为 140 μg/(kg·min),用药时间 6 分钟。在给予腺苷注射液前、用药 3 分钟、终止给药时和停药后 5 分钟分别记录二维超声心动图与 12 导联心电图,观察 ST 段变化,同时监测血压和心率,出现明显阳性结果或不良反应及时停药。腺苷不良反应的发生率达 80%,主要有头痛、面红、心悸、胸部不适、呼吸加深或困难、低血压、房室传导阻滞等。但腺苷的半衰期极短,停药后不良反应很快消失。

五、存活心肌的超声心动图检测

随着冠心病内科介入治疗及外科冠状动脉搭桥术的广泛开展,如何评价受损心肌的血流灌注,功能改善状况也越来越受到关注。因为再血管化治疗仅能提高具有存活心肌患者的生存率,无活性的心肌经再血管化治疗后功能不能恢复。为此,提出了存活心肌的概念:即指冠状动脉缺血或再灌注后具有收缩力储备的心肌,包括:①顿抑心肌指在严重短暂的心肌缺血缓解后(一般少于 20 分钟)受损心肌功能延迟恢复的状态,即血流已经恢复正常或接近正常时心肌收缩功能仍低下,延迟恢复。②冬眠心肌指长期低血流灌注使受损心肌收缩功能适应性下降,心肌降低做功,减少氧耗,以维持细胞活性。二者的共同特点是心肌代谢存在、心肌细胞膜完整、具有收缩储备,对正性肌力药物有收缩增强的反应。

研究表明,冠状动脉微血管的完整性是确保心肌收缩力储备和局部功能恢复的先决条件,是心肌存活的必备条件。但微血管的完整性(心肌组织灌注)与收缩储备并不匹配,心肌收缩储备与微血管完整性是存活性的两个不同方面,它们不能互相替代。因此,如何运用超声方法评价存活心肌成为超声技术发展的新热点。

(一)药物负荷超声心动图

1.小剂量多巴酚丁胺负荷超声心动图

目前临床检测存活心肌多应用小剂量多巴酚丁胺,起始浓度为 2.5 μg/(kg·min),每次递增 2.5 μg/(kg·min)至 10 或 15 μg/(kg·min),每个剂量维持 5 分钟。也有应用多巴酚丁胺 3、5、10 μg/(kg·min),每个剂量维持 5 分钟的方法。

小剂量多巴酚丁胺负荷试验的注意事项:①心肌梗死患者对小剂量多巴酚丁胺耐受性好,多数患者不出现不良反应。②必须注意观察室壁运动的改变,尤其是心肌梗死节段,但对正常节段也应注意观察,因部分患者有多支血管病变,在负荷后也可能出现新的室壁运动异常。③在试验过程中,应注意有无室性心律失常和心肌缺血表现。禁忌证为心肌梗死后,病情不稳定,仍有心肌缺血表现者;有频发严重心律失常者;左室腔内血栓者;高血压控制不佳者;不能耐受多巴胺类药物者。

心肌缺血反应的标志是在静脉滴注多巴酚丁胺时,收缩减弱节段收缩运动进一步恶化,无收缩活动节段在小剂量时出现一过性改善,但在较大剂量时,收缩运动再度恶化(双相反应)。缺血心肌收缩期后异常收缩常提示该处心肌存活,出现以下改变有利于诊断存活心肌:①收缩活动减弱的节段负荷后较前增强。②无收缩活动的节段负荷后出现收缩变厚,位移增加。③收缩减弱的节段在小剂量时较前改善,但随着剂量增加,出现收缩活动再次减弱。以第3条为特异性最高。有文献报道:如果心肌部分受损,有50%心肌存活时心肌的收缩后收缩最显著,超声心动图可应用收缩后收缩指数、收缩后增厚及心肌背向散射积分周期变异(CVIB)等参数进行评价。

多巴酚丁胺负荷超声心动图预测存活心肌的准确率和正电子断层成像(PET)和单光子断层成像(^{201}TI-SPECT)相似,总阳性预测率为83%,总阴性预测率为81%。对缺血心肌尤其是对运动消失节段的检测,多巴酚丁胺负荷超声心动图有更高的阳性预测率。

2.腺苷负荷超声心动图

腺苷剂量及用法同前。

目前认为心肌缺血后微循环的损伤是一个动态变化过程,再灌注早期心肌灌注异常可同时见于坏死心肌和存活心肌区域,因此早期的心肌灌注缺损并不代表心肌坏死。另外,再灌注后早期由于"微循环顿抑"而导致的微循环灌注的异常是随时间可逆的,心肌灌注逐渐恢复的心肌节段其功能也逐渐恢复。由此提示对存活心肌的检测也要动态观察。

缺血后微循环损伤伴有显著的冠状动脉血流储备的异常,而在局部微循环灌注仍异常的早期阶段存活心肌的冠状动脉血流储备已恢复,因此再灌注后冠状动脉血流储备的测定能更早地检测心肌的存活性。腺苷负荷超声心动图结合心肌声学造影,能够对局部心肌微循环扩张储备功能进行定量评价,从而在再灌注早期检测存活心肌。

(二)心肌声学造影

从心肌微循环灌注的角度检测存活心肌的超声技术是近年发展起来的心肌声学造影(myocardial contrast echocardiography,MCE)技术。声学造影剂由周围静脉注入后可产生大量微泡,新一代声学造影剂的微泡直径4~6 μm、流变学特性与红细胞相似,结合MCE成像技术,可清晰地显示心肌的灌注状态,评价心肌血流灌注强度、范围,检测缺血心肌,评估冠状动脉狭窄程度及冠状动脉血流储备,心肌梗死溶栓或冠状动脉介入治疗后心肌再灌注效果,在冠状动脉搭桥术中为血运重建术适应证提供决策、评价搭桥效果等。

心肌微循环的完整性是MCE检测存活心肌的基础。微循环的完整性包括解剖结构的完整以及功能状态的完整,后者即微循环扩张储备功能的完整性。在冠状动脉缺血及再灌注过程中,心肌微循环的有效灌注是确保心肌存活的先决条件。MCE即通过评估心肌的灌注和微血管的完整性来识别存活心肌。

1.MCE的评价方法

(1)MCE心肌灌注的评价方法:MCE对心肌灌注的评价方法主要有两种:①进行定性分析预测局部心肌的存活性,通过观察无运动心肌节段注射声学造影剂后有无灌注。与坏死心肌不同,存活心肌虽有局部运动异常,但由于微血管结构相对完整,保证了有效的心肌灌注,MCE常表现为正常均匀显影或部分显影。而坏死心肌由于局部微血管的破坏,再灌注后出现无复流现象,MCE表现为灌注缺损。②对局部心肌灌注进行定量分析。有学者选择31例陈旧前壁心肌梗死伴梗死相关冠状动脉通畅的患者,应用MCE对比相关心肌区域的运动状态。观察经左冠状动脉注入声学造影剂后,左室前壁心肌与后壁心肌灰阶峰值强度(PI)比值与左室前壁运动的关系,证明梗死区PI比值与局部收缩功能相关(r=0.88)。因此,PI是估计梗死区心肌存活性简单而可靠的指标。

在慢性冠状动脉缺血的条件下,心肌对慢性低灌注的反应是收缩功能下降但保持其存活性(即冬眠心肌)。有学者研究显示 MCE 的再充盈曲线参数可以反映冬眠心肌的微血管特性,从而能够很好地预测局部心肌的存活性。

(2)MCE 对微血管的完整性的评价:MCE 结合冠状动脉扩张剂的使用,通过对局部心肌微循环扩张储备功能的定量分析来评价冠状动脉微血管的完整性。缺血后微循环损伤伴有显著的冠状动脉血流储备的异常,在再灌注后局部微循环灌注仍异常的早期,具备收缩力储备的存活心肌的冠状动脉血流储备已恢复。研究提示再灌注后 24 小时冠状动脉血流储备>1.6,局部心肌收缩功能恢复的可能性大。因此,再灌注后冠状动脉血流储备的测定能更早的检测存活心肌。

(3)MCE 结合多巴酚丁胺负荷试验:MCE 的特征是能显示心肌毛细血管是否健全,虽然心肌无收缩活动,但如果超声微泡能进入心肌梗死区则可证明有毛细血管,认为有存活心肌。在小剂量多巴酚丁胺作用下,可能出现心肌内微血管血流再分布,二者的结合进一步提高了诊断的准确性。

2.MCE 的分析方法

(1)目测法:属定性和半定量分析方法。通过声学造影获得心肌灌注图像,使心肌组织回声增强,根据显影增强的效果分为 0~3 级。局部组织血供丰富区域显影明显增强,而病变部位组织血流灌注较差,局部造影显影增强较弱或无增强,显示为灌注缺损。

(2)定量分析:心肌显影的二维灰阶及能量谐波成像的彩色视频密度由暗至亮分为 0~255 级。微泡造影剂进入冠状动脉循环后迅速产生心肌成像并达到峰值强度(peak intensity,PI),随后逐渐消退。对 MCE 观察区域进行定量分析并绘制时间-强度曲线,并得到定量指标:峰值强度(PI);注射造影剂到出现心肌造影增强的时间;造影开始增强到峰值的时间(AT);造影峰值强度减半时间(PHT);造影持续的时间和曲线上升下降速率及曲线下面积等。曲线下面积及 PI 反映进入冠状动脉血管床的微泡数总量,可用于评估心肌血流量。时间-强度曲线可计算出区域性心肌血流分布和心肌灌注情况。

当声学造影强度处于一个稳态后,微泡进入或离开某一部分心肌循环的量是相同的,脉冲间隔时间与视频强度之间呈指数关系,符合公式:$y = A(1 - e^{-\beta t})$。y 是脉冲间期 t 时间的视频强度(VI);A 是局部组织能蓄积的最大微泡数量,反映的是局部微血管密度,代表了毛细血管容积;β 是曲线上升平均斜率,即造影剂微泡的充填速度,反映的是局部血流速度;两者的乘积($A \times \beta$)即反映了局部心肌血流量(MBF)。坏死心肌的($A \times \beta$)值明显低于存活心肌,当标化后的($A \times \beta$)值<0.23 时,提示局部心肌坏死。MCE 显示顿抑心肌的峰值强度(PI)较正常心肌无明显差别,再灌注早期由于反应性充血,PI 值轻度增加,而此时心肌收缩功能减低,由此提示存活心肌。

由于实时 MCE 能对心肌内感兴趣区的再灌注强度曲线进行分析,并对峰值强度、曲线斜率等参数进行测量,因此能定量局部心肌的血流量,提高 MCE 对存活心肌判断的准确性。许多研究将 MCE 与 PET、SPECT 等临床采用的其他检测存活心肌的方法进行比较,证实 MCE 在判断存活心肌方面有着极高的准确性。

六、急性心肌梗死及并发症的超声心动图检测

急性心肌梗死(acute myocardial infarction,AMI)是冠状动脉内斑块破裂的动态变化过程发展到血栓使冠状动脉完全闭塞,致使冠状动脉供血的相关心室壁因持久缺血而完全或几乎完

全坏死。心室壁收缩功能因而丧失,收缩运动异常。

(一)心肌梗死的超声诊断

超声心动图在 AMI 诊断中可评价心脏室壁节段的运动、室壁厚度、心腔形态、左心室收缩及舒张功能,评价存活心肌等。同时可进行排除性诊断,如二维超声可明确急性心包炎心包积液的诊断,二维结合经食管超声可明确主动脉夹层的诊断等。当心肌坏死后,室壁运动改变常表现为无运动或矛盾运动,室壁收缩期无增厚。室壁增厚率改变比室壁运动更能反映心肌梗死的存在、程度和范围。心肌梗死后瘢痕形成时,局部节段室壁变薄,超声回声增强。根据节段性室壁运动的部位,结合心电图心肌梗死部位能准确判断梗死相关血管。心肌声学造影可通过造影剂灌注缺失确定心肌梗死范围。

超声心动图对心肌梗死的诊断也存在局限性,在透壁性心肌梗死时几乎都能检出室壁运动异常。但在非透壁性心肌梗死时,由于存在足够数量的有功能的心肌故不一定出现室壁运动的异常。另外,超声心动图在判断梗死面积大小时也存在局限性,因为梗死周围非坏死及非缺血心肌受附近坏死心肌的影响可出现室壁运动异常;心肌梗死后由于再灌注有些心肌处于顿抑状态或处于冬眠状态,这些心肌的运动异常导致超声对梗死范围的高估。

美国心脏病学会(AHA)推荐心肌梗死超声检查的指征:①伴有休克或重症泵功能衰竭,心肌功能衰竭;或有可能进行外科手术治疗的并发症如室间隔穿孔,心脏游离壁破裂,重度二尖瓣反流,左心室真性或假性室壁瘤。②大面积心肌梗死(心电图上多部位,或 CKMB>150 U/L,总 CK 大于 1 000 U/L)。对此类患者需要了解有关其预后及是否需要抗凝治疗以防止左室血栓等信息。③心肌梗死并发心动过速,血流动力学不稳定,肺淤血,难治性心绞痛,或心包压塞。④AMI合并有心脏瓣膜病变或先天性心脏病。⑤AMI 并发心包积液。⑥AMI 患者应用钙通道阻滞剂或 β 受体阻滞剂等可引起左心功能抑制,或引起左心室功能进一步损害时以及时发现并立即处理。

(二)右心梗死

右心梗死在临床诊断中常漏诊。右室功能损害多发生于下壁心肌梗死,为右冠状动脉近端闭塞,阻断右室支或后降支的血流,导致右室梗死。超声心动图上的主要表现为右室游离壁异常运动和右室扩张。短轴图可见下壁和正后壁运动异常,在心尖四腔面见右室扩大,也可出现右室室壁瘤及右室血栓形成。常并发三尖瓣反流,系由于室间隔运动异常所致。

(三)急性心肌梗死并发症的超声检测

急性心肌梗死患者由于有典型的症状、心电图及心肌酶学标记物检测,临床医师通常可以迅速做出诊断,因此超声心动图用于 AMI 发病时的检查并非常规,但在 AMI 并发症的诊断中,超声心动图因其可床旁操作的优势,其作用不容忽视。

1.心肌梗死的扩展和延展

急性心肌梗死后,特别是大面积透壁性梗死,导致左室腔变形,出现几何形态学改变,即左室重构。左室重构表现为早期左室扩大,起于急性期,持续到恢复期,超声心动图证实梗死区扩展和心室扩张。扩展是指梗死部位变薄向外扩张,收缩功能进一步减低,室壁运动积分指数变差,但功能正常心肌的百分比没有改变。AMI 时扩展常发生在心肌破裂之前,并提示较差的预后。而心肌梗死的延展是指梗死周围的缺血心肌发生梗死,功能正常心肌的百分比下降,室壁运动积分上升(心室功能变差),又出现新的梗死区进一步扩展。

超声心动图检查可以从多方面检测梗死扩展。

(1)二维图像:在心肌梗死早期观察梗死扩展的范围、部位和程度;在心肌梗死发展过程中梗死扩展可发展为室壁瘤,也是左室"心室重构"的一部分,心室局部和整体的扩张是左室重构的主要因素,损害左室功能并影响预后。超声心动图可床旁动态观察心室进行性扩大的范围、程度及对心功能的影响,是否出现严重瓣膜反流,是否发生室壁瘤及附壁血栓,是否发生机械并发症(室壁破裂及室间隔穿孔)等。

(2)测量参数:①左室容量,以观察是否发生梗死扩展。②测量左室前壁和后壁的长度,发生梗死扩展,梗死节段长度延长。③测定梗死区的半径,以判定有无扩展。当梗死部位扩张,膨出,其半径缩短。如前壁半径短轴与左室短轴比,可反映前壁或下壁局部膨出及其程度。④扩展指数,梗死区室壁运动失调节段心内膜长度与非梗死区心内膜长度的比值。⑤室壁心肌厚度减薄率(ventricular wall thinning ratio,VWTR),梗死区运动失调节段室壁厚度与正常室壁厚度的比值,正常大于0.8。

2.室壁瘤

室壁瘤是AMI的最常见并发症,是由于梗死区心肌扩张变薄,心肌坏死,纤维化,少数钙化,心腔内压力使其逐渐向外膨出所致,常累及心肌各层,绝大多数累及心尖。室壁瘤通常发生在AMI后1年内,其发生率占心肌梗死患者的3.5%～38%。发生部位以左室前壁、心尖部及室间隔为多,也可发生在下壁基底部。AMI后形态学改变在2周内已形成,室壁瘤形成的患者占心肌梗死患者的百分比在急性期与陈旧期大致相同。超声心动图对室壁瘤诊断的敏感性达93%～100%。

左室室壁瘤可分为真性室壁瘤、假性室壁瘤及功能性室壁瘤。超声心动图是检测心肌梗死后室壁瘤形成的常规方法之一,可准确测量室壁瘤的大小、位置,判断瘤腔内有无血栓及室壁运动功能测定,鉴别真、假性室壁瘤,敏感性达93%～98%。室壁瘤的超声心动图检出率与血管造影相关较好。在某些情况下,超声对室壁瘤的观察优于血管造影和核素心脏检查。

(1)真性室壁瘤的超声特征:心肌组织消失,瘢痕形成,病变局部扩张,在心室舒张期和收缩期均向外膨出变形,在收缩期扭曲形态的室壁瘤瘤壁无向心性收缩或呈相反方向的离心运动(亦称矛盾运动),与正常心肌交界部位可见宽大的"瘤口",呈瓶颈形态。室壁瘤实质上是梗死扩展的结果。室壁瘤的另一个特征是血流异常,在大片无收缩区(AK)和反向搏动区(DK)多普勒超声常显示有涡流血流频谱,亦可见到因血流缓慢形成的超声自显影现象。心尖部大块无收缩区常可见到这种自显影现象。异常血流和自显影常是血栓形成的预兆。

多数前壁心尖部室壁瘤在心尖四腔面或二腔面见到,心尖部收缩功能受损,心底部收缩功能尚保持正常。大的室壁瘤也能使整个心室功能受损,可见心室壁变薄,心腔扩大。超声心动图除能确定有无室壁瘤及其大小外,还能对非梗死心肌的功能进行评估。M型超声心动图测定室壁瘤患者心底部活动预测这类患者室壁瘤切除术后的生存率。二维超声心动图作同样的研究证明:在心尖部室壁瘤的患者,心底部径对手术预后预测比血管造影及左室射血分数更有价值。

(2)假性室壁瘤:假性室壁瘤是因为左心室游离壁破裂,局部心包和血栓等物质包裹血液形成的一个与左心室腔相通的囊腔,这种并发症通常是致命性的。二维超声与彩色多普勒合用是诊断假性室壁瘤的有效方法。二维超声心动图可以显示在心包腔内血肿,其外壁为心包和血凝块而不是心肌,其所在部位心室壁回声断裂,形成一瘤口与瘤体相通,瘤口直径小于瘤体最大直径,瘤壁由纤维样心包组织和(或)血凝块构成,没有心肌成分,瘤腔内壁可有强弱不均的块状或片状回声,彩色血流频谱可显示血流信号从左心室腔通过心肌破裂口流入假瘤腔内。应用超声声学造影,可见到造影剂进入瘤体内。经胸实时三维超声可更好地显示,发现经胸二维超声漏诊的假性室壁瘤。

假性与真性室壁瘤的本质区别是心脏已破裂,假性室壁瘤处的心肌、心内膜中断,不连续。超声心动图鉴别假性与真性室壁瘤的要点是室壁瘤的颈部宽度,假性室壁瘤的颈部比较窄,一般情况下,其颈部比瘤体窄,而真性室壁瘤的颈较宽。假性室壁瘤在心室收缩心室变小时瘤体反而变大。彩色血流频谱亦有助于血流观测。超声诊断假性室壁瘤极为重要,这类室壁瘤可能突然破裂,导致患者立即死亡。因此,一旦诊断,应尽快手术。

(3)功能性室壁瘤:在形态上与真性室壁瘤不同,其是由纤维组织或瘢痕构成,局部可有心肌纤维,同样影响心肌的整体收缩运动,引起射血分数降低。功能性室壁瘤仅见于心室收缩期,膨出的室壁区域与邻近正常心肌区域不形成"瘤口"样形态,是心肌梗死扩展的结果。

3.室间隔穿孔

室间隔穿孔是AMI时发生于室间隔的心肌破裂,形成室间隔缺损,是AMI的严重机械并发症之一,出现严重的血流动力学障碍,可迅速发展至心力衰竭,乃至心源性休克,预后极差,病死率很高。室间隔穿孔多发生在AMI后1周内。国内报道:75%的穿孔发生在AMI后1周内,24小时内发生穿孔者为31.3%。另文不同报道:91.4%出现在AMI后7天内,其中24小时内发生者占25.7%。

超声心动图是检测室间隔穿孔的理想方法。二维超声可以直接观察到破裂的室间隔。彩色多普勒可显示室间隔缺损所致的异常左向右分流,由于左室收缩期压力明显高于右室,左室内血液急速向右室分流,彩色多普勒血流成像可见以蓝色为主的五彩镶嵌血流,如破损口较大,彩色血流束较宽,心尖四腔切面可见红色血流束。当左室下壁心肌梗死后室间隔穿孔时,在左室短轴位于下壁与后间隔之间可见彩色血流穿过缺损口沿右室膈面进入右室。

室间隔破裂可发生于任何部位,前壁、下壁心肌梗死均可发生,常发生于室间隔近心尖部,多数为开放性穿孔,较少为不规则性穿孔。室间隔穿孔的大小不等,直径一般小于4 mm,穿孔直径越大者,左向右分流量越大,对血流动力学的影响和心室功能损害的程度越大,直接关系到患者的生存率。穿孔也可能是多发的。经食管超声有助于诊断。

AMI合并室间隔穿孔多见于老年人,有时合并多种疾病,图像显示不清晰,且穿孔部位多在前室间隔与心尖部,彩色多普勒在此处衰减明显,脉冲、连续多普勒取样困难。因此,如AMI后突发胸骨左缘3～4肋间粗糙的收缩期杂音,临床怀疑并发室间隔穿孔时,需仔细扫查能够显示室间隔的各个切面,注意心肌变薄、有节段运动障碍的部位是否有断续的回声失落及心肌结构紊乱,在此基础上用彩色多普勒显示有无收缩期五彩血流束经此处自左室流向右室。同时用连续多普勒取样显示有高流速湍流频谱即可明确诊断。

4.左室附壁血栓

左室附壁血栓是AMI常见的并发症之一。通常多附着于有反向搏动的室壁瘤样扩张部位。二维超声是检出左室附壁血栓的常规方法,其对诊断左室附壁血栓价值甚至高于X光下左室造影及核素左室造影。在许多前瞻性研究中,超声心动图已成为检测附壁血栓的"金标准"。

大多数附壁血栓发生前壁心肌梗死,多发生于心尖部。在心室各个部位均可见到血栓,可形成球形突向腔内,并随血流活动。右室心尖部也可能有血栓。

附壁血栓的二维超声心动图检查可见:左心室腔内不规则团块状回声附着于左室心内膜表面,可凸向左心室腔,也可呈薄片状在心尖部附着,位置固定,回声强度及密度不均匀,表示血栓有不同程度的机化、纤维化,回声较弱的血栓提示该血栓较为新鲜。附壁血栓通常位于心尖部,其密度不随心肌收缩活动改变,以此与心内膜结构相鉴别。团块状回声附着区的心肌室壁运动失调,减弱或消失。附壁血栓凸向心腔内,有时可见其随血流活动,这种血栓易脱落造成体循环栓塞,危险性较大,二维超声可动态追踪观察其大小及活动度,以此评价临床抗凝治疗效果。

诊断左室心尖部血栓应注意以下几点。①与心尖部肌柱回声鉴别:心尖部肌柱随收缩活动发生形态改变,血栓则无变化。②与超声近场伪差鉴别:人工伪差不随心脏搏动活动,而随探头移动而移动。③绝大多数左室血栓都发生于室壁运动异常的部位。④血栓必须在两个以上观察面上见到。

如患者超声图像质量差,或者血栓较为新鲜回声较弱,常规经胸超声不易判断,以及左室肌小梁及假腱索或者近场伪像均影响对附壁血栓的判断。可采用左室声学造影,造影后可显示造影剂充盈缺损,此时左室附壁血栓边界一目了然,从而使左室附壁血栓易于识别。

5.心肌梗死后二尖瓣反流

心肌梗死后二尖瓣反流(MR)病因及病理生理:①心肌梗死后左室扩大,二尖瓣环扩张,造成二尖瓣相对关闭不全。②左心室扩大,乳头肌位置下移,使腱索相对变短,导致二尖瓣关闭不全。③乳头肌及相关心脏游离壁的急性缺血导致的乳头肌断裂或功能不全,造成MR。乳头肌断裂的发生率为1%,低于室间隔穿孔,后乳头肌累及的机会比前侧乳头肌多6~12倍,断裂常发生在乳头肌的远端,可能累及一个或数个小的乳头肌头部,发生在乳头肌近端的完全断裂非常罕见。

AMI患者出现MR时只有46.9%可闻及心尖部收缩期杂音,反流严重者较反流轻者的收缩期杂音闻及率反而降低,提示并发MR的AMI患者仅靠心脏听诊极易漏诊。超声心动图因其诊断MR的敏感性、无创、可床旁操作等特点而广泛应用。彩色多普勒可显示左房内蓝色的反流束,二维超声可显示因乳头肌断裂所致的二尖瓣连枷状运动,乳头肌功能不全时显示二尖瓣瓣叶在收缩期最大关闭时未达到瓣环水平,形成瓣叶错位的外观。

超声心动图显示的MR对AMI的预后具有预测价值,AMI后早期(1周内)MR多为轻度,中、重度MR较少见。有MR患者30天及1年的死亡率显著高于无MR者,提示有MR患者的预后较差。AMI早期出现不同程度的MR与梗死的部位明显相关,下壁、后壁心肌梗死MR的发生率高。AMI后MR与左室形态和下壁异常运动相关,在前壁梗死患者也是如此,而下壁梗死患者MR只与下壁异常运动相关。

七、血管内超声成像

冠心病急性心脏事件(急性冠状动脉综合征)发生的病理基础是动脉粥样硬化斑块破裂或内皮溃疡基础上诱发血栓形成。随着对斑块稳定性的认识,识别不稳定斑块越来越受到关注。冠状动脉造影(coronary angiography,CAG)曾被认为是诊断冠心病的"金标准",然而它是根据造影剂充盈缺损影像来诊断,只能反映造影剂充填的管腔轮廓,提供有关血管管壁和病变形态结构的信息有限。现在临床上不仅关心冠状动脉的狭窄程度,而且越来越重视冠状动脉内斑块的形态和组成,血管内超声(intravascular ultrasound,IVUS)因此应运而生。血管内超声首次为临床提供了直接观察血管壁的动脉粥样硬化斑块和其他病理情况的工具。与冠状动脉造影相比,IVUS提供了更多潜在的信息,IVUS可以在冠状动脉内直接观察血管内膜下结构,即动脉全层(包括斑块厚度),提供管腔、管壁横截面图像,分辨出斑块的大小、组成成分、分布以及观察斑块处血管的重构情况,在斑块稳定性的诊断上具有CAG无法比拟的优势。

目前使用的IVUS系统主要包括相控阵技术和机械扫描技术。相控阵系统通过同步产生一束360°的超声束而生成图像,操作过程中需要将整个导管在血管内推送或回撤以获得图像,相对于机械扫描探头,具有更小的外径,其主要缺点是位于转换器周围的伪像。机械扫描是将装载有单晶体的转换器设计在外鞘内,利用一个灵活的传动轴带动转换器发生机械旋转,获取图像,操作时需要用生理盐水冲洗以保证转换器与外鞘间没有空气,转速可达每分钟1 800转,获取的图像清晰度高。机械旋转型导管的近场分辨力较好,可提供清晰的支架小梁影像,且不需滤掉伪影。但机械导管因不能使影像束动态聚焦,其远场分辨力较差。另外,不均匀旋转伪像也是影响机械旋转型导管影像质量的因素。

IVUS在每个图像切面上有三个空间方向上的分辨力,通常轴向分辨力为$80\sim120~\mu m$,侧向分辨力为$200\sim250~\mu m$,环形切面上的分辨力主要与图像伪像有关,目前还不能量化。研究表明IVUS所显示的斑块组成和组织学检查有良好的相关性,通过与组织学对比研究,IVUS在判断粥样斑块成分方面的可信性已经得到证实,有"活体组织学"之称。

虚拟组织学成像(VH)是利用频率-范围分析的一种新兴技术,IVUS-VH是在传统灰阶IVUS采集不同组织回声信号振幅的基础上,同时收集回声信号的频率,通过射频信号的频率范围分析,可以识别5种颜色编码的4种组织学斑块类型:钙化、坏死、纤维以及纤维脂质性斑块,可以区分动脉粥样斑块的组成,判断易损斑块,这些不同的斑块成分被赋予彩色编码。钙化、纤维化、纤维脂质混合和坏死脂质核心分别被标以白色、绿色、黄色和红色。IVUS弹力成像技术已经被用于研究血管壁的机械性质,以间接反映斑块的组织病理学成分,它是将心动周期中的心腔内压力与IVUS、图像相结合,提供血管壁的张力并反映组织学构成。

(任国鹏)

第四节 扩张型心肌病

扩张型心肌病(dilated cardiomyopathy,DCM)既往称为充血型心肌病,是原发性心肌病的最常见类型,其特点是心肌收缩无力,心排血量减少,心脏普遍扩大。扩张型心肌病病因不明,发病因素有可能为:感染、营养缺乏、酒精中毒、代谢性疾病或自身免疫性疾病等。

一、病理解剖

扩张型心肌病的主要病理解剖改变是全心扩大(全心型)或左心扩大为主(左心室型)或右心扩大(右心室型)。心肌重量增加,心肌纤维不均匀肥大、退行性变及间质性纤维化,室壁厚度低于正常,心内膜纤维性增厚和心外膜轻度局灶性淋巴细胞浸润。心肌间质性纤维化是最常见的病变,呈灶性分布于室壁的内缘,也可出现心壁成片受损,心脏的起搏传导系统均可受侵犯;晚期可有心肌细胞溶解;双侧心房亦可扩大,心室腔内常见附壁血栓。

二、血流动力学

扩张型心肌病的患者,心肌病变使心脏收缩力减弱,左心室射血分数和每搏输出量下降。早期每搏输出量减少由增加心率代偿,心排血量尚可维持。后期失代偿,左心室收缩末期残余血量增多,舒张末期压增高,心腔扩大,瓣环增大,造成二、三尖瓣关闭不全,发生充血性心力衰竭。进而左心房、肺静脉压及肺动脉压力相继升高,最后出现右心衰竭,心腔进一步扩大,心室壁内张力增大,氧耗增多,心肌变薄、心率加速引起心肌相对缺血,而心肌摄氧的能力已达极限,因而可引起心绞痛;当心脏传导系统受累可引起各种心律失常。

三、诊断要点

(一)定性诊断

1. 二维超声心动图

各房室腔均明显扩大,以左心室扩大更显著,左心室流出道明显增宽;严重者整个心脏呈球形扩大伴肺动脉增宽。心腔的扩大以前后、左右径增加为显著。相对缩小的二尖瓣口与扩大的心腔形成明显的"大心腔、小瓣口"。随着心腔的扩大,腱索与乳头肌出现相应的延长和肥大。在左心室收缩功能明显减退的患者,左心室内可见附壁血栓形成或合并心包积液。

2. M 型超声心动图

心室壁多数变薄,呈弥漫性运动幅度减低,以室间隔为明显;室壁增厚率、左心室短轴缩短率明显下降;二尖瓣开放幅度的减低和左心室舒张末期内径的增大,使舒张早期二尖瓣前叶 E 峰与室间隔之间的距离增大(图 4-14)。

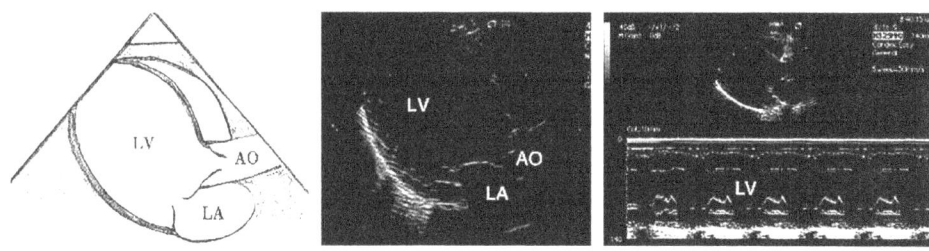

图 4-14　左心室长轴切面见左心室扩大,二尖瓣相对缩小(大心腔、小瓣口),M 型超声见室壁运动明显减弱,舒张期二尖瓣 E 峰顶端至室间隔左心室面间的距离(EPSS)增大

(LA 左心房;LV 左心室;AO 主动脉)

3. 彩色多普勒超声心动图

心室收缩功能下降,导致各瓣口的血流速度降低,瓣口血流显色暗淡。由于瓣环扩大以及乳头肌和腱索向心尖的移位,收缩期二尖瓣及三尖瓣瓣尖对合不良,瓣口关闭不全,于左心房及右心房内可探及反流束(图 4-15)。

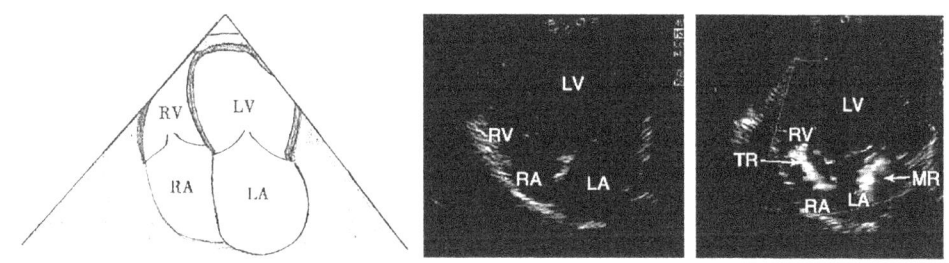

图 4-15　四腔心切面见左心扩大,二尖瓣、三尖瓣相对性关闭不全

(LA 左心房;RV 右心室;LV 左心室;RA 右心房;MR 二尖瓣反流;TR 三尖瓣反流)

4.频谱多普勒

左心室收缩功能下降,导致左心室流出道及主动脉瓣口流速下降。在病程早期,二尖瓣正向血流频谱E波流速下降,A波流速增高,随着病情发展,E波升高,A波流速减低。收缩期二尖瓣及三尖瓣瓣尖对合不良,瓣口关闭不全,于左心房及右心房内可探及反流频谱。

(二)定量诊断

(1)心腔扩大,左心室舒张末径大于55 mm。左心室流出道增宽,前后径大于35 mm。M型超声心动图显示舒张期二尖瓣E峰顶端至室间隔左心室面间的距离(EPSS)大于10 mm(正常为2~5 mm)。

(2)左心室收缩功能下降,射血分数小于50%。收缩功能下降可采用如下分级标准:在静息状态下,小于50%可认为左心室收缩功能减低,41%~50%时为轻度减低,30%~40%时为中度减低,小于30%为重度减低。

(3)通过测量扩张型心肌病患者的二尖瓣和肺静脉瓣血流频谱,可将患者左心室充盈异常分为轻度舒张功能受损、中度舒张功能受损、重度舒张功能受损和非常严重舒张功能受损四个阶段。

四、诊断注意点

诊断中要注意排除风湿性心脏病、冠心病、高血压性心脏病、先天性心脏病等所致的心肌病变。

五、鉴别诊断

(一)冠状动脉粥样硬化性心脏病

冠脉广泛受累患者超声显示心脏扩大,可伴有心力衰竭,心功能降低,室壁运动减弱,心律失常等表现,与扩张型心肌病十分相似,鉴别点为冠状动脉粥样硬化性心脏病大多表现有节段性室壁运动异常,而扩张型心肌病的室壁运动以弥漫性减弱为特征。对少数扩张型心肌病患者伴有节段性室壁运动异常引起鉴别诊断困难时,可行多巴酚丁胺超声心动图负荷试验进一步鉴别。

(二)高血压性或肺源性心脏病

晚期高血压性心脏病左心室明显扩大,室壁运动幅度减低应与左心型扩张型心肌病鉴别:高血压性心脏病患者均有长期高血压病史,左心室室壁增厚,升主动脉增宽及左心室舒张功能异常。肺源性心脏病表现右心增大应与右心扩张型心肌病鉴别:肺源性心脏病患者右心室压力负荷过重,超声心动图检查可见右心室壁增厚,运动增强,肺动脉压明显升高。

(三)器质性心脏瓣膜病

当风湿性病变累及二尖瓣造成二尖瓣反流时,左心明显扩大,疾病晚期左心室室壁运动幅度明显降低,左心室射血分数下降,与扩张型心肌病合并二尖瓣反流相似;但风湿性心脏病常有瓣膜显著病变,如二尖瓣瓣尖的结节样增厚,脱垂或腱索断裂,多数患者合并二尖瓣狭窄。

(四)病毒性心肌炎

急性病毒性心肌炎的超声表现与扩张型心肌病类似,鉴别主要根据临床表现以及实验室检查结果(病毒性心肌炎患者常有上呼吸道感染、腹泻等病毒感染病史,病毒学检查阳性,血清酶CK、CK-MB水平升高)。

(任国鹏)

第五节　肥厚型心肌病

肥厚型心肌病是指不明原因的左心室心肌的非对称性肥厚，心腔缩小，心室顺应性减弱，左心室流出道狭窄，收缩功能亢进，舒张功能的减退。出现左心室流出道狭窄者，称为肥厚型梗阻性心肌病，不出现左心室流出道狭窄者，称为肥厚型非梗阻性心肌病。

一、病理解剖

肥厚型心肌病主要累及左心室中层环行肌，心室壁呈普遍性、局限性或向心性肥厚，通常多为非对称性室间隔肥厚；当室间隔与左心室游离壁增厚相近时，不易发生左心室流出道梗阻。当室间隔比心室游离壁厚时，左、右心室流出道可能发生梗阻。左心室流出道梗阻的患者，由于收缩期二尖瓣长期向前接触左心室流出道内膜，可造成该处内膜损伤增厚。在室间隔肥厚的患者中，肥厚部位常位于室间隔上2/3，室间隔下1/3部位的肥厚较少见；部分患者也可见全段室间隔均明显肥厚，左心室腔呈一窄腔，常伴有右心室肥厚。心尖部肥厚型心肌病是一种少见类型，通常不伴有流出道梗阻。另有少数变异型肥厚型心肌病患者表现为左心室中部的哑铃形肥厚，产生肌性狭窄。个别患者可有整个左心室的向心性肥厚。

二、血流动力学

肥厚型梗阻性心肌病患者，收缩期肥厚的室间隔凸入左心室流出道，造成梗阻；使二尖瓣前叶与室间隔靠近而向前移位，引起左心室流出道狭窄与二尖瓣关闭不全，此作用在收缩中、后期较明显。左心室射血早期，流出道梗阻轻，射出约30%每搏输出量，其余70%在射血中晚期射出。流出道梗阻在收缩期造成左心室腔与流出道之间有压力差，而流出道与主动脉间无压力差。有些患者在静息时流出道梗阻不明显，运动后变为明显。肥厚型非梗阻性心肌病患者，无相应血流动力学改变。

晚期患者由于心肌纤维组织的进一步增多，心肌收缩力减弱，每搏输出量减少，心室收缩与舒张末期存血量增多，射血分数减少，心腔扩大，由于心室舒张末压增高，心房压增高致肺循环和体循环压增高，继而发生心力衰竭。

三、诊断要点

(一)定性诊断

1.二维超声心动图

左心室内膜增厚、非对称性心肌肥厚，左心室流出道狭窄；左心室腔内径变小，收缩末期容量显著变小甚至闭塞；部分患者可于左心室心尖部探及血栓回声（图4-16）。

2.M型超声心动图

在多数患者中，二尖瓣曲线可观察到收缩期二尖瓣前向运动（sys-tolic anterior motion，SAM），即二尖瓣前叶在收缩中期迅速移向室间隔，加重左心室流出道梗阻（图4-17）；少数患者二尖瓣前叶于收缩早期甚至等容收缩期即出现前移；主动脉瓣曲线可观察到特征性的"M"或

"W"形征象,这是由于收缩早期左心室射血加速,使主动脉瓣处于完全开放状态,而收缩中期左心室流出道发生梗阻,主动脉血流量突然减少,又使主动脉瓣处于半关闭状态导致的。

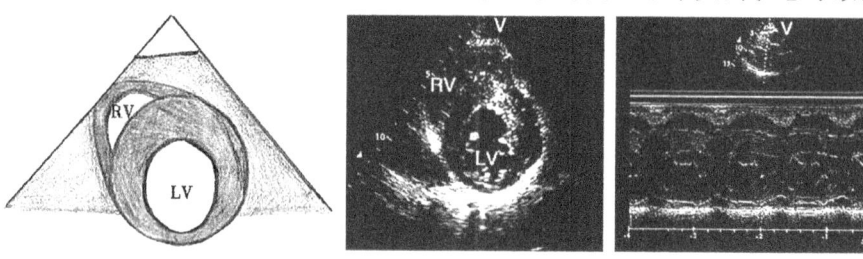

图 4-16　左心室短轴切面及 M 型超声心动图显示室壁非对称性增厚
(LA 左心房;RV 右心室)

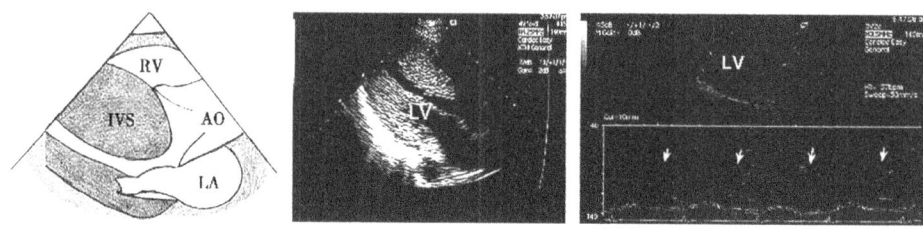

图 4-17　左心室长轴切面见二尖瓣前叶收缩中期向前运动(SAM 征)
(LA 左心房;RV 右心室;AO 主动脉;IVS 室间隔)

3.彩色多普勒超声心动图

流出道梗阻患者于流出道内出现收缩期射流信号(图 4-18)。

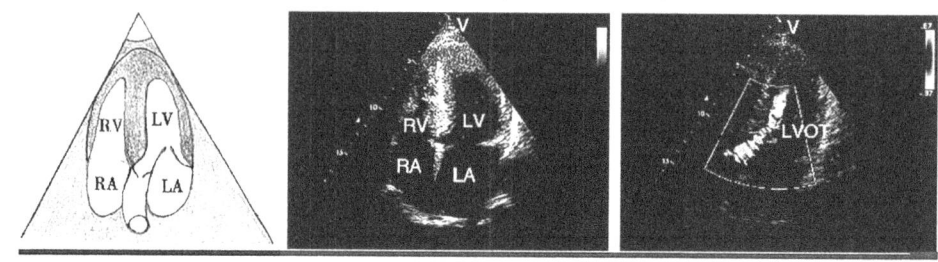

图 4-18　四腔心切面显示室间隔明显增厚,彩色多普勒见左心流出道出现收缩期射流信号
(LA 左心房;RV 右心室;LV 左心室;RA 右心房)

4.频谱多普勒

流出道梗阻患者于流出道内可记录到收缩期高速血流频谱。

(二)分型诊断

1.室间隔中上部肥厚型

胸骨旁左心室长轴切面,可见室间隔中上部呈纺锤形增厚,突向左心室流出道,一般均有左心室流出道的梗阻,此型最为常见。

2.前侧壁肥厚型

左心室前壁和侧壁增厚,室间隔无增厚,常伴有左心室流出道梗阻。

3.心尖部肥厚型

左心室心尖部增厚,累及近心尖部的室间隔、侧壁或下壁;室间隔中上部无增厚或略增厚,一般不伴有左心室流出道的梗阻。

4. 后下壁肥厚型

左心室后壁和下壁增厚，室间隔无增厚，一般无左心室流出道梗阻，如果后壁显著增厚，则可导致左心室流入道的梗阻。

5. 左心室中部肥厚型

室间隔和左心室侧壁中部局限性增厚突向左室腔，造成左心室腔中部肌性狭窄，收缩期血流梗阻。

6. 对称性肥厚型

室间隔和左心室壁普遍增厚，常伴有右心室游离壁增厚和左心室流出道梗阻。

(三)定量诊断

(1) 非对称性肥厚型心肌病患者室间隔舒张末期厚度大于 15 mm，游离壁厚大于 11 mm，室间隔/后壁比值大于 1.3。

(2) 心内膜厚度 5～15 mm。

(3) 左心室流出道内径多数≤21 mm，收缩早期的流速一般 2 m/s 左右，明显高于左心室流出道的正常最大流速，峰值流速取决于梗阻程度，一般超过 4 m/s。

(4) 病程早期射血分数可在正常范围，部分患者高于正常，每搏输出量减低。

四、鉴别诊断

(一)高血压性心脏病

高血压性心脏病患者有长期高血压病史，左心室室壁增厚，通常为向心性，无二尖瓣前向运动和左心室流出道梗阻，升主动脉增宽及左心室舒张功能异常，可借此与肥厚型心肌病进行鉴别。

(二)主动脉瓣、瓣上及瓣下狭窄

在较重狭窄的患者，可继发左心室壁的肥厚，左心室腔变小，易误诊为肥厚型心肌病，但这些患者不出现二尖瓣前叶收缩期前向运动和继发性左心室流出道动力梗阻，同时伴有左心室流出途径相应部位的结构改变。

(任国鹏)

第六节　限制型心肌病

限制型心肌病以往又称为闭塞型心肌病。本病患者心内膜或心内膜心肌纤维化并增厚导致左心室腔缩小，左心室充盈受限，排血量减少，左心室收缩功能相对正常。

一、病理解剖

原发性限制型心肌病患者病理解剖表现为心内膜和心内膜下心肌纤维化并增厚，常侵犯二尖瓣和三尖瓣瓣下区域，心肌不厚，心房增大。

患者在急性期时心肌炎症明显，心内膜心肌血管周围可见嗜酸性粒细胞浸润，随后心肌炎症减轻，心内膜增厚，房室瓣下和心尖增厚的内膜可出现附壁血栓。晚期，心内膜和心肌显著纤维化,以心室流入道和心尖为主,腱索本身的增厚可导致房室瓣反流,而腱索被周围的纤维组织所包绕可导致房室瓣狭窄。纤维化可深入至心肌内,引起室壁僵硬度增高,最终导致双侧心房的扩大,而双侧心室内径正常或减小。

二、血流动力学

心内膜与心肌纤维化使心室舒张发生障碍,还可伴有不等程度的收缩功能障碍。心室腔变小,心室充盈压的升高,使心室的充盈受限制;心室的顺应性降低,血液回流障碍,随之心排血量也减小。房室瓣受累时可以出现二尖瓣或三尖瓣关闭不全。肺循环和体循环静脉压均升高;肺动脉收缩压超过 6.7 kPa(50 mmHg),左心室充盈压超过右心室充盈压 0.7 kPa(5 mmHg)以上。

三、诊断要点

(一)定性诊断

1.二维超声心动图

双心房扩大,双心室内径正常或缩小,心尖部心室腔甚至闭塞;室壁厚度正常,心内膜增厚、回声增强,室壁运动减弱;房室瓣下和心尖部可出现血栓回声;心包膜一般不增厚;下腔静脉和肝静脉增宽(图 4-19、图 4-20)。

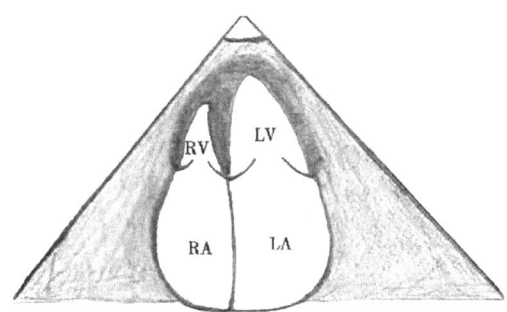
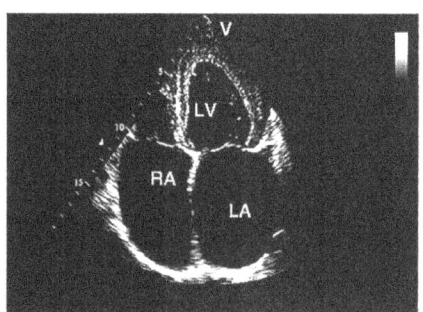

图 4-19 四腔心切面见双心房增大,心室内膜回声增强

(LA 左心房;RV 右心室;LV 左心室;RA 右心房)

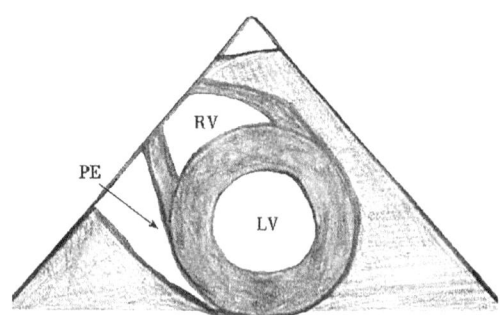
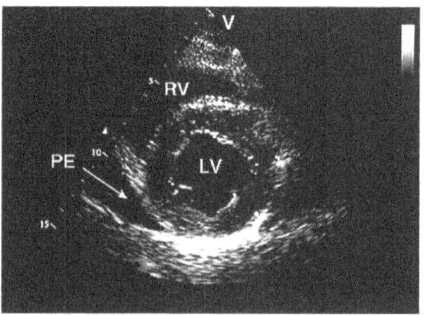

图 4-20 左心室短轴切面见心室室壁增厚,内膜回声增强,心包内见少量积液

(RV 右心室;LV 左心室;PE 心包积液)

2.M 型超声心动图

室壁运动僵硬,幅度低下。

3.彩色多普勒

收缩期于左、右心房内分别来源于二尖瓣口、三尖瓣口的反流束。

(二)定量诊断

(1)患者心内膜厚度可达 10～20 mm,收缩期室壁增厚率小于 30%;早期患者左心室射血分数大于 50%,晚期由于心肌纤维化严重,收缩功能受损,射血分数小于 50%。

(2)患者左心室舒张功能下降;左心室等容舒张时间缩短,二尖瓣血流呈限制型血流频谱,表现为 E 波高尖,A 波变小,E/A>2,这是由于患者的舒张早期左心房压升高,左心室压降低,二尖瓣前向血流压差增大,但由于左心室僵硬度升高,左心室压力又迅速上升,导致前向血流压差迅速减小;肺静脉血流频谱反流速度增大。

(3)通过记录三尖瓣反流频谱,可以估测出患者右心室和肺动脉的收缩压。多数患者肺动脉收缩压大于 6.7 kPa(50 mmHg)。

四、诊断注意点

在诊断限制型心肌病时,要先排除缩窄性心包炎及其他左心室充盈受限的疾病。

五、鉴别诊断

限制型心肌病的临床表现与缩窄性心包炎相似,须对两者进行鉴别。缩窄性心包炎的重要征象是心包增厚,伴有室壁-心包间间隙的消失和室壁动度减弱;心包的病变使整个心包腔的容量成为一固定值,右心室充盈量的增减,将导致左心室充盈量的相反变化。而限制型心肌病的患者,心包壁无相应病变,对心腔容量也无限制作用,无上述左右心室充盈之间的相互影响。

(郝丽丽)

第七节 其他心肌病

一、酒精性心肌病

酒精性心肌病指发病与长期大量的酒精摄入有密切关系,具有典型扩张型心肌病的血流动力学变化、症状、体征及影像学所见,戒酒后病情可自行缓解或痊愈的一种心肌疾病。该病男性较女性发病率高。

患者心肌细胞及间质水肿和纤维化,线粒体变性导致心肌收缩力下降,引起低动力循环衰竭、每搏输出量和心排血量降低。

酒精性心肌病患者超声心动图的表现取决于心肌病变的程度,主要为扩张型心肌病所见。

二、围生期心肌病

围生期心肌病是指既往无心脏病史,于妊娠最后 3 个月或产后 6 个月首次发生的以累及心肌为主的一种心肌病。围生期心肌病在围产期首次出现,可能使无心脏病的妊娠末期或产后(通常 2～20 周)女性,出现呼吸困难、血痰、肝大、水肿等心力衰竭症状,类似扩张型心肌病者。

可有心室扩大,附壁血栓。本病的特点之一是体循环或肺循环栓塞的出现频率较高。发病可能与妊娠期高血压、妊娠毒血症等有关,心肌的病理改变与扩张型心肌病相似,但心肌的实质破坏更严重。

围生期心肌病超声心动图的各种征象与扩张型心肌病相仿,无特异性。

三、克山病

克山病是首先在黑龙江克山县被发现的一种地方病,以心脏呈不同程度的扩张,严重时呈球形,心肌有散在不同程度的坏死灶及瘢痕区为主要表现的心肌病。主要病变是心肌广泛而严重的变性、坏死、纤维化以致瘢痕形成。主要临床表现为急、慢性心功能不全,心律失常。

克山病患者均有心电图异常,表现为心肌损害、传导障碍或异位心律。

克山病超声心动图表现为心脏增大、心室壁运动幅度下降等,与原发性扩张型心肌病类似。

四、病毒性心肌炎

病毒性心肌炎是指人体感染病毒,引起心肌非特异间质性炎症,可呈局限性或弥漫性,病程可以是急性、亚急性或慢性,病毒以肠道柯萨奇 B 组病毒常见。

患者心肌细胞可有变性、溶解或坏死。病变如在心包下区则可合并心包炎,成为病毒性心包心肌炎。病变可涉及心肌与间质,也可涉及心脏的起搏与传导系统,导致心律失常。

超声心动图表现为心脏形态和功能的改变,与肥厚型心肌病、扩张型心肌病或冠心病的声像图表现类似,鉴别需根据临床表现及心肌酶检查结果进行。

(王超民)

第八节　感染性心内膜炎

感染性心内膜炎(infective endocarditis,IE)是指病原微生物侵犯心瓣膜、心内膜或大动脉内膜所引起的感染性炎症,其特征性的损害为赘生物形成。

感染性心内膜炎可分为急性和亚急性两类。急性感染性心内膜炎主要由金黄色葡萄球菌引起,表现为严重的全身中毒症状,在数天至数周内发展为瓣膜及其周围组织破坏和迁移性感染,可发生于没有心血管基础病变的基础上;亚急性感染性心内膜炎多由草绿色链球菌等病菌引起,病程发展为数周至数月,中毒症状轻,很少引起迁移性感染,多数发生于原有心血管基础病变的患者。随着心血管系统创伤性检查、介入治疗和心脏手术的广泛开展,如人工瓣膜置换术、心血管畸形矫治术、心脏起搏器安置等,本病的发病率也有所上升。

超声心动图通过检测赘生物、瓣膜形态和功能改变、并发症以及血流动力学改变,有助于 IE 的早期诊断和治疗。

一、病理解剖与血流动力学改变

(一)病因学

感染性心内膜炎是由于细菌、真菌和其他病原微生物(如病毒、立克次体、衣原体、螺旋体等)

入血繁殖,在心瓣膜、心内膜或大动脉内膜侵蚀生长,与血小板、白细胞、红细胞和纤维蛋白及坏死组织等形成大小不等的赘生物。链球菌、葡萄球菌、肠球菌以及厌氧的革兰阴性杆菌是引起感染性心内膜炎的主要致病菌。

儿童感染性心内膜炎患者中,大多数存在心脏结构异常,如室间隔缺损、动脉导管未闭、法洛四联症等。成人患者主要的基础心脏病为风湿性二尖瓣和(或)主动脉瓣关闭不全,主动脉瓣二瓣化畸形、二尖瓣脱垂、老年性瓣膜退行性病变均为易患因素。人工瓣膜也是感染的好发部位,随着人工心脏瓣膜的广泛使用,占所有感染性心内膜炎的比例也在增加,瓣膜置换术后最初6个月危险性最大。静脉内药物滥用者发生心内膜炎的危险度是风湿性心脏病或人工瓣膜患者的数倍,并具有右心瓣膜感染的特有倾向,瓣膜受累最常见于三尖瓣。医疗相关性心内膜炎,如长期留置中心静脉导管、埋藏导管、血透导管等。

(二)发病机制

1.内膜损伤

感染的常见部位多在二尖瓣左心房侧、二尖瓣腱索、主动脉瓣左心室面、右心室心内膜和肺动脉内膜。三种血流动力学条件可损伤内膜:①反流或分流高速喷射冲击内膜。②血液从高压腔室流向低压腔室。③血流高速流经狭窄瓣口。心内膜损伤后,内膜下的胶原暴露,使血小板及纤维素更易于黏附和沉积。

2.非细菌性血栓性心内膜炎

内膜损伤和高凝状态导致血小板-纤维素在损伤部位的沉积,这种沉积物称为非细菌性血栓性心内膜炎(NBTE)。非细菌性血栓性心内膜炎的沉积物附在二尖瓣和三尖瓣心房面的关闭线,以及主动脉瓣和肺动脉瓣心室面的关闭线。

3.感染性心内膜炎

菌血症是最终促发非细菌血栓性心内膜炎转化为感染性心内膜炎的因素。菌血症的发生率以口腔黏膜,特别是牙龈最高。细菌黏附于非细菌性血栓性心内膜炎,持续存在并繁殖,通过血小板-纤维素聚集而增大形成赘生物,造成局部或超出瓣膜范围的破坏,持续菌血症和赘生物碎片可导致栓塞和任何器官或组织的迁移性感染。

(三)病理解剖与血流动力学改变

赘生物黏附在瓣叶、腱索、心内膜或大动脉内膜表面,其形态多变,可呈孤立无蒂的团块黏附在瓣膜上,或呈钟摆样易碎团块,甚至条带状。IE引起的瓣膜变形或穿孔,腱索断裂和大血管与心腔室之间或腔室间的穿孔或瘘管均可导致进行性充血性心力衰竭。发生于二尖瓣的IE,可引起瓣叶穿孔、撕裂,腱索断裂,瓣环破坏,导致瓣膜反流,左心房、左心室增大。累及主动脉瓣的心内并发症比累及二尖瓣者进展更快。主动脉瓣或人工瓣膜的感染,通常扩展至瓣环及环旁组织,以及二尖瓣-主动脉瓣的瓣间纤维组织,引起瓣周漏、瓣环脓肿、间隔脓肿、瘘管和心律失常,甚或化脓性心包炎。大的赘生物尤其附着于二尖瓣上者,可引起功能性瓣膜狭窄。赘生物容易脱落并造成栓塞,栓塞部位以脾、肾和脑血管最为常见,患有三尖瓣感染性心内膜炎的静脉内药物滥用者,肺栓塞通常为化脓性栓子。赘生物直径≥10 mm者,栓塞发生率可达33%,且死亡率较高。

IE典型的临床表现有发热、杂音、贫血、栓塞、皮肤病损、脾大和血培养阳性等。

二、超声心动图表现

(一)赘生物的一般超声表现

赘生物在二维超声图像上有相应的特殊表现：①大小不等。小至2~3 mm，大至10 mm以上。②形态不一。可呈绒毛絮状、团块状、息肉状、条带状或不规则形。③回声强度不等。新鲜的赘生物松散，回声较弱；陈旧的或有钙化的赘生物回声增强。④活动度不一。有蒂与瓣膜相连者，可随瓣膜呈连枷样运动；已发生纤维化或钙化的赘生物活动明显减低，甚至消失。⑤变化较快。经有效抗感染治疗，赘生物逐渐缩小，病变局部回声增强；赘生物的突然消失，多提示赘生物脱落；赘生物增加、增大和(或)心血管结构进一步受到破坏，多提示病变进展。

(二)不同瓣膜的赘生物特征

1.主动脉瓣

主动脉瓣赘生物的促发因素主要有风湿性主动脉瓣关闭不全、先天性二叶式主动脉瓣畸形以及老年性主动脉瓣退行性变等。

(1)二维和实时三维超声心动图：重点采用胸骨旁左心室长轴、胸骨旁大动脉短轴、心尖五腔心以及心尖左心室长轴切面显示主动脉瓣上团块状或条带状赘生物。赘生物大小不一，回声强弱不等，多附着于主动脉瓣的心室面，随心脏舒缩呈连枷样运动。左心室长轴切面还可观察到脱垂的主动脉瓣携带赘生物甩向左心室流出道(图4-21)。合并主动脉瓣破损或穿孔者，瓣膜回声粗糙，应用局部放大(ZOOM键)，常可于主动脉瓣根部见到裂隙。间接征象为左心室增大。

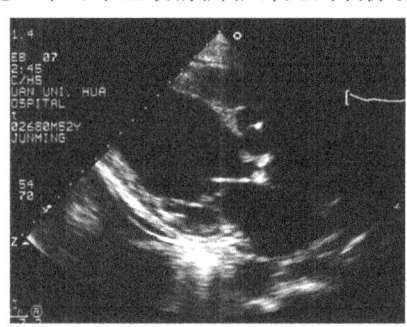

图4-21 主动脉瓣赘生物
左心室长轴切面二维超声见主动脉无冠瓣心室侧条带状赘生物附着(Veg)

(2)经食管超声心动图：采用多平面经食管超声技术，可清楚显示主动脉瓣口短轴切面、主动脉瓣口和左心室流出道的长轴切面。主动脉瓣赘生物的超声图像改变类似于经胸检查，但图像更为清晰，对病变的判断更为准确(图4-22)。

(3)M型超声心动图：M型主动脉波群可见舒张期主动脉瓣关闭时出现不规则条带状赘生物回声，将取样线移至二尖瓣水平，在左心室流出道内亦可见不规则条带状赘生物回声。合并主动脉瓣穿孔者，收缩期主动脉瓣开放时出现不规则的粗震颤。合并主动脉瓣关闭不全者，二尖瓣前叶可出现舒张期细震颤。

(4)多普勒超声心动图：彩色多普勒显示源于主动脉瓣口的五彩镶嵌反流束，基底宽，色彩紊乱，流程较短，多为偏心性。合并主动脉瓣破损或穿孔者，反流束常呈多束。

2.二尖瓣

多发生在风湿性心脏病、二尖瓣脱垂等基础上，也可发生在无器质性心脏病的患者。

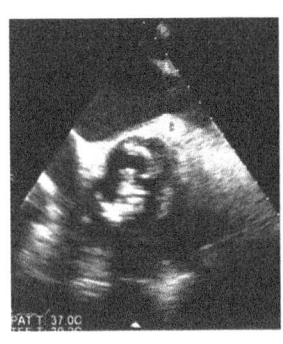
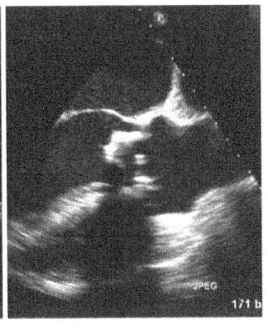

图 4-22　室间隔缺损合并主动脉瓣赘生物

经食管超声心动图显示膜周部室间隔缺损 6 mm,
主动脉瓣增厚,无冠瓣团状赘生物附着

(1)二维和实时三维超声心动图:重点采用胸骨旁左心室长轴、二尖瓣水平左心室短轴及心尖四腔心切面显示二尖瓣上附着团状或条带状赘生物。赘生物形态不规则,回声强弱不等,随瓣膜开放、关闭活动,多见于二尖瓣心房面。合并瓣叶破损或穿孔者,瓣膜回声粗糙,回声中断,有时呈串珠样(图 4-23);合并腱索断裂者,瓣膜活动度异常增大呈"连枷样"运动。继发改变为左心腔增大,室壁运动增强。

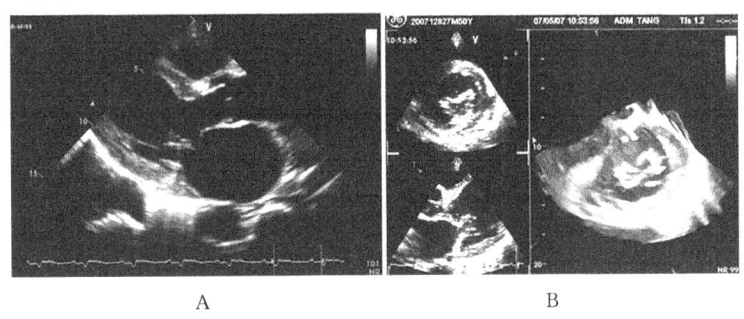

图 4-23　二尖瓣赘生物伴穿孔

A.左心室长轴切面二维超声见二尖瓣前瓣尖心房侧条状赘生物附着(Veg),
瓣体裂孔 5 mm;B.同一患者,实时三维超声显示二尖瓣前叶赘生物伴穿孔

(2)M 型超声心动图:二尖瓣叶活动曲线增粗,出现不规则多重回声,但仍为双峰曲线。较大的赘生物可以影响瓣叶关闭,导致 CD 段曲线分离。

(3)多普勒超声心动图:彩色多普勒显示收缩期左心房内源于二尖瓣口的蓝色反流束,流程短,色彩紊乱,多有偏心。合并瓣叶穿孔时,反流束起源于瓣叶穿孔部位,其形态、方向与经瓣叶对合缘的反流束不同,常呈多束反流;频谱多普勒于二尖瓣左心房侧记录到收缩期负向高速湍流频谱。

3.三尖瓣

三尖瓣 IE 较左心系统少见,右心系统的心内膜炎主要发生于新生儿或静脉注射毒品成瘾的成年人,其中大多数为三尖瓣受累。

(1)二维和实时三维超声心动图:右心室流入道切面和心尖四腔心切面是观察三尖瓣赘生物的最佳切面,赘生物附着于三尖瓣前叶者居多,呈团块状或条带状,随瓣叶开闭摆动于右心房与右心室之间。病程较长者,赘生物多发生钙化。通常三尖瓣瓣膜增厚,回声粗糙,闭合不严,有时可见三尖瓣脱垂。间接征象为右心腔扩大,右心室前壁运动幅度增强。

(2)M型超声心动图:三尖瓣运动曲线增粗,可见赘生物呈不规则的绒毛样回声。

(3)多普勒超声心动图:彩色多普勒可见收缩期右心房内源于三尖瓣口的蓝色为主的多色镶嵌血流束;频谱多普勒于三尖瓣右心房侧记录到收缩期负向高速湍流频谱。

4.肺动脉瓣

单纯累及肺动脉瓣的 IE 极为少见,多发生于原有器质性病变基础上,常为先天性心脏病患者,如肺动脉瓣狭窄、动脉导管未闭、法洛四联症和室间隔缺损;少数见于瓣膜原本正常而有明显诱因或发病条件者,如长期静脉营养输液、置放心导管及由药物依赖静脉注射而致病者。

(1)二维超声心动图:胸骨旁心底短轴、肺动脉长轴切面可见肺动脉瓣增厚,回声增强,有团块状或条带状赘生物附着,随瓣膜活动而在右心室流出道和肺动脉之间摆动。间接征象可见右心室增大。少数患者赘生物可附着于肺动脉主干、分叉处或一侧肺动脉壁内,随血流甩动,极易脱落造成栓塞(图 4-24)。

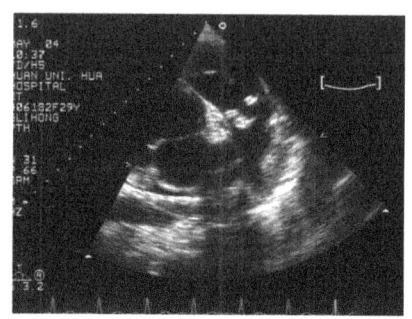

图 4-24 动脉导管未闭合并肺动脉赘生物
右心室流出道长轴切面见肺动脉左前及右后壁团状赘生物附着(Veg)

(2)M型超声心动图:在右心室流出道内,舒张期出现绒毛状赘生物回声,收缩期消失。

(3)多普勒超声心动图:肺动脉瓣关闭不全者,彩色多普勒显示舒张期右心室流出道内源于肺动脉瓣口的红色反流束;赘生物引起肺动脉瓣狭窄者,收缩期肺动脉内血流加快,频谱为负向高速湍流。动脉导管未闭合并肺动脉赘生物者,彩色多普勒显示主肺动脉内连续性左向右分流束。

5.人工瓣膜

赘生物多附着在生物瓣瓣膜及瓣环处,机械瓣则多附着在瓣片的基底部或瓣环处。多切面显示异常团状或条带状赘生物附着于人工瓣瓣环或瓣片上,可呈低回声或高回声,形态不规则,可随血流摆动。如果赘生物位于瓣叶交界处,相互融合,常导致人工瓣开放受限,闭合不严。如果 IE 侵及瓣周,常导致严重的瓣周漏。但由于人工瓣特殊的结构特点,如机械瓣金属瓣架及瓣片的强回声和后方明显声影的影响,经胸超声心动图很难早期发现人工瓣的赘生物,如高度怀疑应进行经食管超声心动图检查(图 4-25)。

(三)并发症的超声表现

感染性心内膜炎最常见的并发症是瓣膜穿孔、腱索断裂,超声图像上表现为相应瓣膜的反流及连枷样运动。此外,发生于瓣膜外的并发症最多见于主动脉瓣,感染从主动脉瓣叶扩展到瓣叶周围组织,其发展和严重程度取决于瓣膜和瓣膜外扩张的方向和程度。

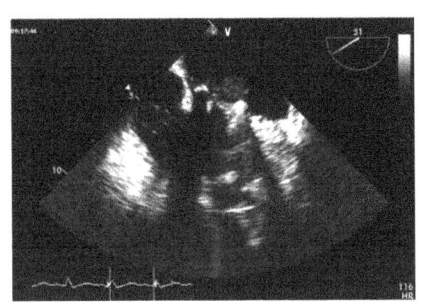

图 4-25 人工瓣赘生物

二尖瓣位人工机械瓣置换术后 2 年,经食管超声心动图显示瓣架左心房侧团状赘生物附着(Veg)

1.瓣周脓肿

急性感染性心内膜炎较常见,尤以金黄色葡萄球菌和肠球菌为其致病菌。多位于前间隔、环绕主动脉根部,包括瓣膜脓肿、瓣环脓肿、心肌内脓肿。主动脉瓣周脓肿表现为在主动脉根部与右心室流出道,左心房前壁、肺动脉之间大小不等、形态各异的无回声区或回声异常的间隙,含有化脓物质,形成脓肿。脓肿可为单个或多个,位于瓣叶体部、瓣环或心肌内,其周围可见主动脉瓣膜赘生物(图 4-26)。感染因不同主动脉窦受累可向三个方向蔓延:①右冠窦,典型的感染途径经主动脉瓣根部蔓延到膜部或肌部室间隔,进而至右心室或右心室流出道;偶尔室间隔破裂形成室间隔缺损。②左冠窦及其相邻的部分无冠窦,感染经主动脉与二尖瓣间的纤维组织向二尖瓣前叶基底部蔓延;感染也可直接波及主动脉瓣与左心房间相对无血管组织区;偶尔进入房间隔。③无冠窦,感染可伸展到室间隔后部、右心房、偶尔可达右心室基底部。主动脉瓣环的感染延伸至室间隔可形成室间隔脓肿,表现为受累区室间隔增厚,回声增强,增厚的心肌内可见到无回声腔。

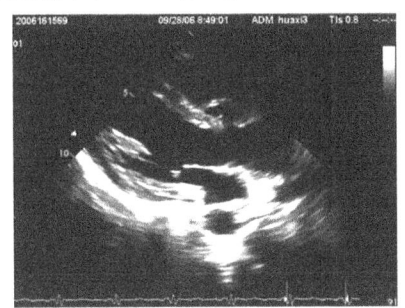

图 4-26 主动脉根部脓肿

左心室长轴切面二维超声见主动脉前壁与相邻室间隔内呈现无回声区(箭头所指处)

2.主动脉根部感染性膨出瘤

在主动脉根部,感染侵入内膜并在主动脉瓣环、主动脉窦或壁内形成一与主动脉管腔相通的盲囊。致病菌由赘生物的栓塞或从感染的主动脉瓣直接蔓延而抵达主动脉壁内,在该处生长并引起中层灶性坏死,乃至形成膨出瘤。该膨出瘤向内破裂形成心内瘘,使血流动力学恶化,常需外科干预。彩色多普勒超声有助于发现该瘤破裂,可见多色镶嵌血流束并可记录到连续性湍流频谱。

3.二尖瓣膨出瘤

因主动脉瓣感染性心内膜炎而引起。表现为二尖瓣前叶的左心房侧可见一风袋样结构,由于左心室压力较高,该膨出瘤总是突向左心房,在收缩期更明显,瘤体可完整,也可有不同程度的收缩期漏,甚至完全破裂,导致严重的二尖瓣反流。其产生机制为主动脉瓣破裂后,反流血液喷射冲击二尖瓣前叶造成损伤并继发感染,破坏二尖瓣的内皮及纤维体,使二尖瓣薄弱部位在左心室高压下逐渐向低压的左心房突出,从而导致二尖瓣膨出瘤的形成。

4.心内瘘

主动脉根部脓肿和感染性主动脉窦瘤均可破入邻近腔室,形成心内瘘管。心内瘘可单发或多发,通常从主动脉伸展到右心室、右心房或左心房,并引起相应的血流动力学改变和超声征象(图4-27)。

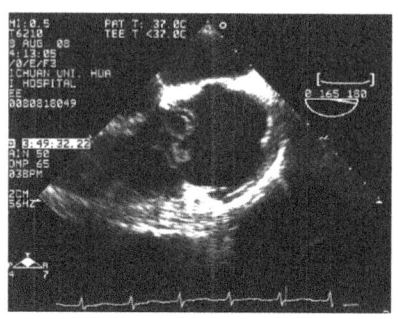

图4-27 人工瓣合并心内瘘

主动脉瓣位人工机械瓣置换术后半月,经食管超声心动图显示无冠窦感染性窦瘤破入右心房,窦壁赘生物附着(Veg)

5.冠状动脉阻塞

当左、右冠状动脉开口与受感染的主动脉瓣十分接近时,赘生物的碎片栓塞至冠状动脉内,则可造成心肌梗死。二维超声可发现新出现的心肌节段性运动异常,也可观察到大的赘生物于堵塞冠状动脉开口。

6.化脓性心包炎

在急性感染性心内膜炎,可由血源性播种、心肌脓肿破裂或细菌性膨出瘤穿孔等诸多途径引起化脓性心包炎。在亚急性感染,偶可产生反应性浆液性积液。二维超声可确定积液的存在与分布。

三、诊断要点与鉴别诊断

(一)诊断要点

赘生物形成是IE最重要的诊断依据。超声心动图动态观察赘生物的变化,对临床正确诊断和处理具有重要意义。超声心动图诊断IE重要的阳性特征有:①摆动的心内团块状、条带状或不规则形状赘生物,附着于瓣膜或支持结构上,或在反流以及分流喷射的路线上,或在植入的材料上,而缺乏其他的解剖学解释。②瓣周脓肿。③人工瓣瓣周漏。④新出现的瓣膜反流。如果患者上述特点不典型时还应结合患者有无易患因素、发热、栓塞等综合考虑。

(二)鉴别诊断

由于本病的临床表现多样,常易与其他疾病混淆。瓣膜赘生物主要需与下列疾病鉴别。

1.瓣膜黏液样变性

可引起瓣叶不均匀性增厚、回声增强,当二尖瓣黏液样变性伴脱垂或腱索断裂时与赘生物相似。

二者主要的鉴别点在于累及的范围:前者病变呈弥漫性,瓣叶冗长;后者多局限,常常发生在瓣尖。

2.风湿性心瓣膜病

患者也可出现发热、瓣膜增厚、脱垂、腱索断裂以及风湿性赘生物等类似IE的临床和超声表现,但风湿性赘生物多呈小结节状,位于瓣膜关闭线,与瓣膜附着部位较宽,无独立活动,而IE赘生物活动度大,基底部窄。

3.心脏肿瘤

大的赘生物与小的瓣膜黏液瘤、纤维弹性组织瘤等有时很难鉴别。左心房黏液瘤临床最常见,偶也可发生于二尖瓣左心房面,导致二尖瓣关闭不全或狭窄,其活动度与二尖瓣赘生物相似,需结合病史、临床表现以及随访观察病情演变加以鉴别。

4.老年性瓣膜退行性病变

附着于瓣膜的钙化团块多同时伴有瓣环钙化,随瓣膜开闭而活动,活动度小,与陈旧性赘生物有时较难区别,可结合年龄、病史、临床表现进行鉴别。

(刘 杰)

第九节 心包炎与心包积液

心包炎与心包积液关系密切,心包积液是心包炎症最重要表现之一,但并非所有心包炎均有心包积液,少数仅有少量炎性渗出物。反之,心包积液不一定是炎症性,还有非炎症性。心包炎一般分为急性、慢性心包炎及缩窄性心包炎。心包积液按性质一般分为漏出液性、渗出液性、脓性、乳糜性、血性等。

一、病理解剖

急性心包炎心包呈急性炎症性病理改变,包括炎性细胞浸润、局部血管扩张、纤维素沉积等。受累心包常有纤维蛋白渗出,纤维素沉积等多种渗出物,表现为心包积液等各种形式。心包炎反复发作,病程较长为慢性心包炎,容易发展为缩窄性心包炎,主要表现为心包增厚、粘连、纤维化和钙化等。部分心包腔消失,壁层及脏层融合或广泛粘连。

二、血流动力学

急性心包炎没有心包积液时,对血流动力学无明显影响,随心包积液量增多,心包腔内压力升高,渐渐地对血流动力学产生影响,主要表现为心房、心室舒张受限,舒张末期压力增高,心室充盈不足,心排血量减少。短时间内出现较多心包积液可引起心包压塞,发生急性心力衰竭。缩窄性心包炎也主要影响心脏舒张功能,心腔充盈受限,导致慢性心力衰竭。

三、诊断要点

(一)定性诊断

1.二维超声心动图

缩窄性心包炎可见心包增厚,尤其以房室瓣环部位为显著,双心房扩大,双心室腔相对缩小,吸气时室间隔舒张早期短暂向左心室侧异常运动。超声只能间接反映积液性质,如心包腔内的纤维条索、血块、肿瘤和钙盐沉着等。化脓性和非化脓性心包积液均可见到纤维条索;手术及外伤后,血性心包积液内可见血块;恶性肿瘤时,心包腔内有时可见到转移性病灶,常附着于心外膜表面(图 4-28)。

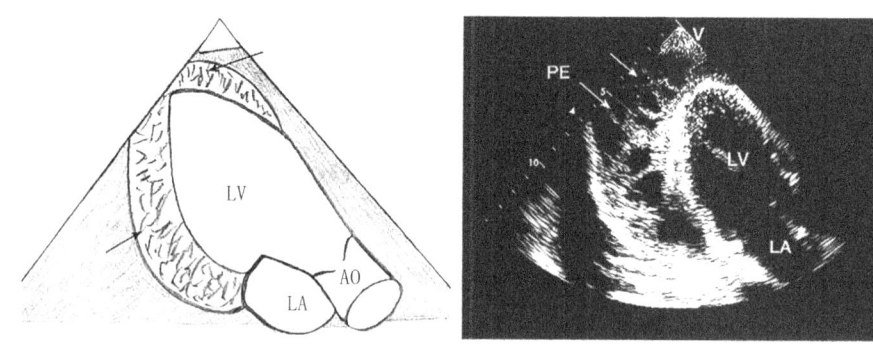

图 4-28　左心室流入流出道切面显示心包积液合并纤维索形成
(LA 左心房;LV 左心室;AO 主动脉;PE 心包积液)

2.彩色多普勒超声心动图

急性心包炎及少量心包积液一般对血流动力学不产生影响。较大量心包积液及缩窄性心包炎时,房室瓣口血流速度可增快。吸气时右侧房室瓣口血流增加更明显。

3.频谱多普勒超声心动图

较大量心包积液可疑心包压塞及缩窄性心包炎时,频谱多普勒可探及较特别血流频谱:左房室瓣口舒张早期前向血流速度明显增高、EF 斜率快速降低、舒张晚期充盈血流明显减少,形成 E 峰高尖而 A 峰低平、E/A 比值明显增大。吸气时左房室瓣口舒张早期血流峰值速度可减低。

(二)定量诊断

1.微量心包积液(小于 50 mL)

心包腔无回声区宽 2～3 mm,局限于房室沟附近的左心室后下壁区域(图 4-29)。

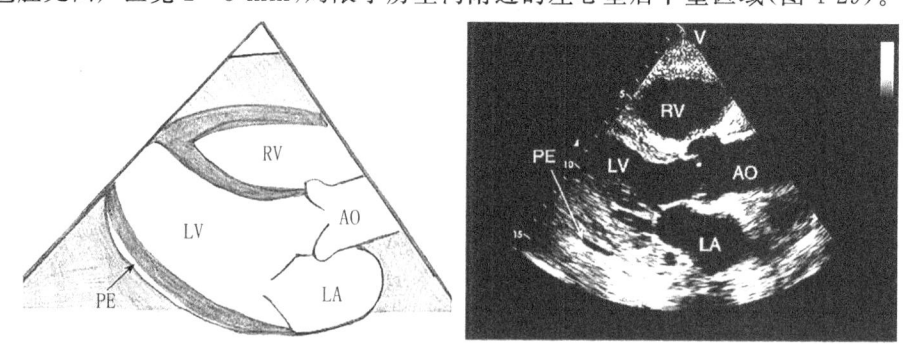

图 4-29　左心室长轴切面显示左心室后方微量心包积液
(LA 左心房;RV 右心室;LV 左心室;AO 主动脉;PE 心包积液)

2.少量心包积液(50～100 mL)

心包腔无回声区宽 3～5 mm,局限于左心室后下壁区域(图 4-30)。

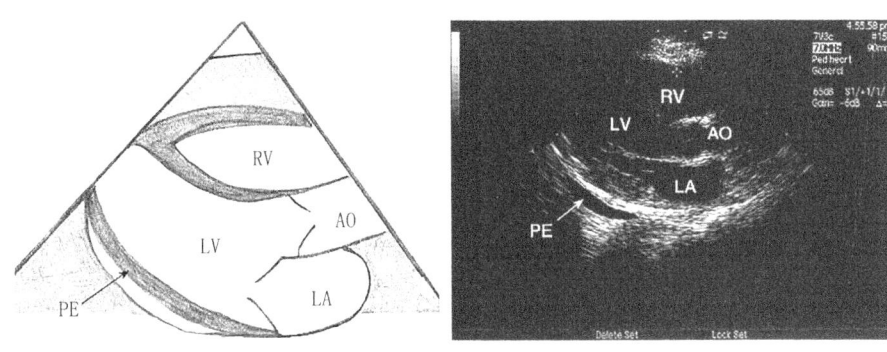

图 4-30　左心室长轴切面显示左心室后方少量心包积液

(LA 左心房；RV 右心室；LV 右心室；AO 主动脉；PE 心包积液)

3.中量心包积液(100～300 mL)

心包腔无回声区宽 5～10 mm，主要局限于左心室后下壁区域，可存在于心尖区和前侧壁，左心房后方一般无积液征(图 4-31)。

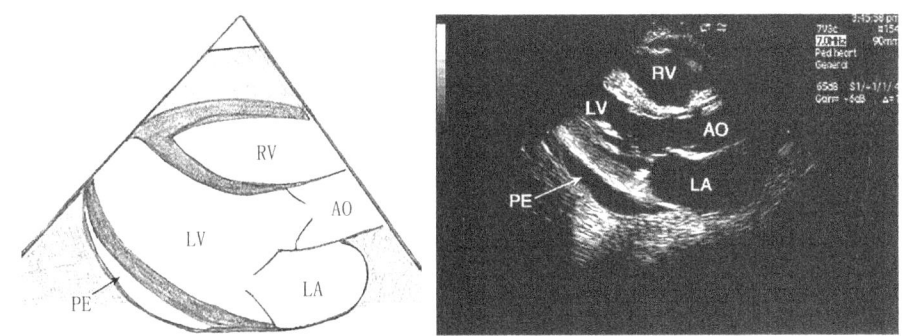

图 4-31　左心室长轴切面显示左室后方中等量心包积液

(LA 左心房；RV 右心室；LV 右心室；AO 主动脉；PE 心包积液)

4.大量心包积液(300～1 000 mL)

心包腔无回声区宽 10～20 mm，包绕整个心脏，可出现心脏摆动征(图 4-32)。

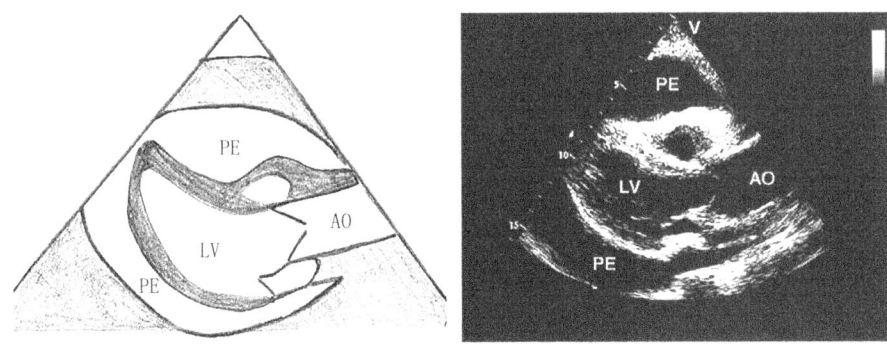

图 4-32　左心室短轴切面显示心包大量积液

(LV 右心室；AO 主动脉；PE 心包积液)

5.极大量心包积液(1 000～4 000 mL)

心包腔无回声区宽 20～60 mm，后外侧壁和心尖区无回声区最宽，出现明显心脏摆动征(图 4-33)。

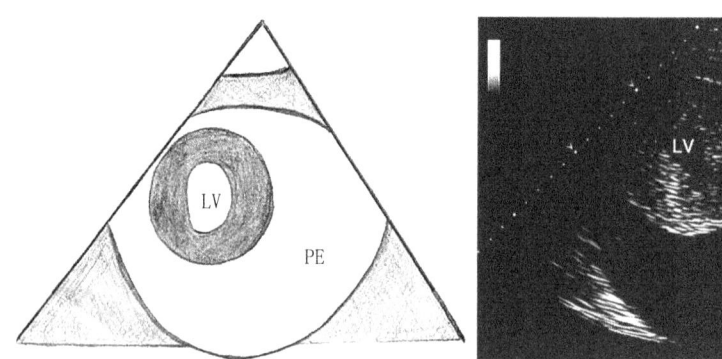

图 4-33　左心室短轴切面显示左心室周边心包极大量积液
(LV 右心室；PE 心包积液)

四、诊断注意点

(1)正常健康人的心包液体小于 50 mL，不应视为异常。另小儿心前区胸腺及老年人和肥胖者心外膜脂肪，在超声心动图上表现为低无回声区，应避免误诊为心包积液。

(2)大量心包积液或急性少量心包积液伴呼吸困难时，应注意有无心包压塞征象，如右心室舒张早期塌陷、心房塌陷、吸气时右房室瓣血流速度异常增高等。

(3)急性血性心包积液时，应注意有无外伤性心脏破裂、主动脉夹层破入心包情况，彩色多普勒有助于诊断。

(4)超声引导心包积液穿刺已广泛应用于临床，应注意选择最适宜的穿刺途径及进针深度。

五、鉴别诊断

(一)限制型心肌病

限制型心肌病的病理生理表现类似缩窄性心包炎，双心房扩大，心室舒张受限。但限制型心肌病心内膜心肌回声增强，无心包增厚及回声增强。

(二)胸腔积液

胸腔积液与极大量心包积液较容易混淆，仔细观察无回声暗区有无不张肺叶或高回声带是否为心包，有助于鉴别。

(尹素芳)

第五章 泌尿科疾病的超声诊断

第一节 肾脏疾病

一、肾脏超声解剖

肾脏位于脊柱两旁的腹膜后间隙内，双肾上端向内前倾斜，其长轴呈"八"字形。仰卧位时，上、下端多数在 T_{12}~L_3 之间，右肾低于左肾 1~2 cm。正常肾脏随呼吸上下移动的幅度为 2~3 cm。右肾前面紧邻肝脏，前下部为结肠右曲，内侧为十二指肠降部。左肾前上方为胃底后壁、胰尾和脾门；中部为结肠左曲。双侧肾上端为肾上腺，后面的上部为肋膈隐窝，中下部紧贴腰肌。肾脏由外向内被肾筋膜、脂肪囊、纤维囊包绕。

肾脏的外形似蚕豆，其长径为 9~12 cm，宽径 4~5 cm，厚 3~4 cm。左肾略大于右肾，但是在成人长径相差不应大于 2 cm。肾的内侧缘有一个垂直并向前内侧开放的裂，称为肾门，其内由肾血管、肾盂、淋巴管和神经通过共同组成肾蒂。肾门向内是一个较大的腔，称为肾窦。肾脏的内部结构如图 5-1。实质部分分为皮质和髓质。皮质在外层，厚 0.5~0.7 cm，部分伸入到髓质的乳头之间，称为肾柱；髓质在深层，形成 15~20 个圆锥形结构，称为肾锥体；锥体顶端突入肾窦，称为肾乳头。肾小盏边缘包绕肾乳头基部，收集来自乳头孔的尿液。2~3 个肾小盏汇合成一个肾大盏，再由肾大盏集合成漏斗状肾盂，出肾门向后下移行为输尿管。

肾动脉起始于约 L_1 水平的腹主动脉，位于肾静脉的后方。右肾动脉走行于下腔静脉、胰腺头部、右肾静脉之后；左肾动脉向左下行经左肾静脉与胰腺体、尾部之后。双侧肾动脉均在抵达肾门附近处分为前、后两主支经肾门进入肾窦。前支较粗，再分为 4~5 支段动脉进入前部的肾实质；后支较细，进入后部肾实质（图 5-2）。根据其分布的区域，将肾实质分为上段、上前段、下前段、下段和后段，除后段由后支供血外，其余各段均由前支供血。段动脉进一步分为叶间动脉→弓状动脉→小叶间动脉（图 5-3）。在弓状动脉之前，肾动脉分支间几乎没有吻合支。

肾动脉进入肾门前的分支并不恒定。也有不经肾门直接入肾实质者，称副肾动脉或迷走肾动脉，其发生率为 20%~30%。副肾动脉多起源于肾动脉，也有起源于其他动脉（如腹主动脉、肾上腺上动脉等）。有时还可见到一侧双肾动脉，甚至多支副肾动脉。肾下极的副肾血管经过输尿管的前方，可压迫输尿管引起肾积水。

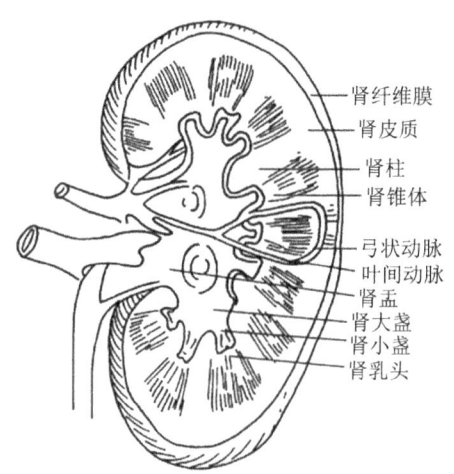

图 5-1 肾脏的内部结构示意图

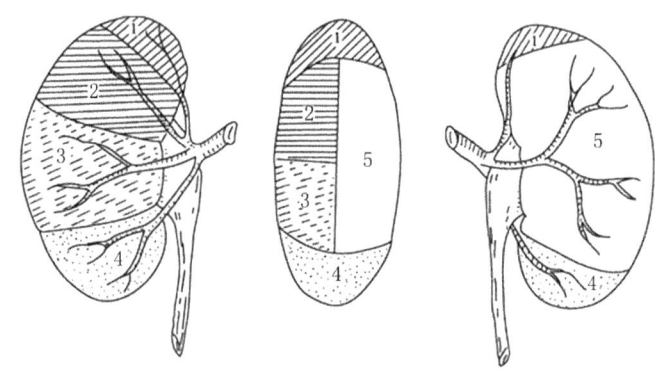

1.上段;2.上前段;3.下前段;4.下段;5.后段

图 5-2 肾段与肾动脉分布

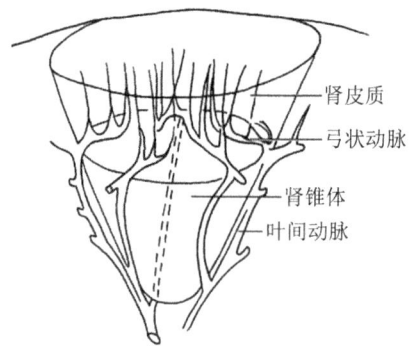

图 5-3 肾脏内部血管结构

肾静脉位于动脉前方。左肾静脉向右沿脾静脉和胰体的后方向右穿过肠系膜上动脉根部与腹主动脉之间汇入下腔静脉,来自左睾丸/卵巢静脉、左肾上腺静脉和左膈下静脉的血流也汇入左肾静脉。右静脉于同名肾动脉后方向左行,汇入下腔静脉。右卵巢/睾丸静脉直接汇入下腔静脉。

肾脏血供异常丰富。肾脏重量仅占人体重量的 0.5%,而血流量占心排血量的 20%~25%。

以单位体积计算,肾脏是全身血流量最大的器官。其中又以皮质血流最多,占全肾血流量的 90%～95%,达 4 000～5 000 mL/(min·kg)。髓质血流量相对皮质较少,占 5%～10%,外髓质约 1 200 mL/(min·kg),内髓质约 250 mL/(min·kg)。血液不仅在肾实质的分布不均,流过肾实质的速度相差也很大,流过皮质仅需 2～3 秒,而流过髓质乳头几乎需 60 秒之久。造成分布不均的主要原因是髓质内小动脉细长,且有平滑肌及交感神经支配,血流阻力大,黏滞度也高。了解肾脏的血流特点,对分析肾脏血流灌注有重要帮助。

肾脏的淋巴管自肾门起始与肾静脉伴行,引流至腰淋巴结。

二、超声检查方法

(一)常规超声检查

检查肾脏一般用 3～5 MHz 探头,检查小儿与婴幼儿,采用 5～8 MHz。患者以空腹为好。在需要了解输尿管和膀胱状态时,应充盈膀胱。

患者取仰卧位,必要时取俯卧位、侧卧位或站立位,经侧腰部扫查是最常用的方法,嘱患者深吸气后屏气,以肝脏为声窗检查右肾,以脾脏为声窗检查左肾。

1.冠状断面扫查

患者仰卧位、右前或左前斜侧卧位。探头置于腋后线,纵向扫查,使声束指向内上方。可以获得肾脏最大冠状断面声像图,常在此断面测量肾脏的最大长径。

2.横断面扫查

在冠状扫查的位置,旋转探头 90°,可获得肾脏的横断面声像图。经肾门的横断面可做肾前后径、宽径和集合系统前后径的测量。

3.矢状断面扫查

患者取侧卧位或仰卧位,探头置于侧腹部肋弓下方,显示肾脏声像图后,调整探头方位,使探头与肾脏长轴平行,由内向外检查,可获得肾的一系列纵断切面。

4.斜断面扫查

患者处于任何体位,均可对肾脏作斜断扫查。其中,患者取仰卧位经后侧肋间以肝脏或脾脏作声窗扫查肾上段,经肋缘下在深吸气末扫查肾下段,取俯卧位经脊肋角扫查肾上极都是很常用的重要扫查方法。

检查肾脏,需要取不同体位从多径路多断面进行。检查时还需对探头适当加压,以最大限度地排除肠气干扰并缩短探头与肾脏之间的距离。

(二)超声造影

1.仪器和造影剂

肾脏超声造影对仪器和造影剂的要求与肝脏相同。不同的造影剂,稀释方法和要求各异,要严格按照制造商的说明进行操作。

超声造影剂几乎都是在短时间(20～30 分钟)内就经肾排出,目前未见超声造影对肾功能有影响的报道,故超声造影可以用于增强 CT 或增强 MRI 禁忌证的患者,特别是肾功能损害或尿道梗阻的患者。

2.肾脏超声造影方法

肾脏超声造影患者无须特殊准备。检查体位要求能够清楚显示需要观测的病变。

每例肾脏的超声造影检查必须包括常规超声(包括灰阶超声和彩色多普勒超声)的初步扫

查。常规评估之后,进行超声造影。

(1)造影剂的选择和剂量:目前允许用于临床的造影剂种类很少,国内仅有声诺维一种。由于肾脏体积小而血流量大,所以造影剂的使用量要减少,通常大约使用肝脏造影剂量的一半即可以很好显示肾脏的血流灌注特征。剂量过大反而会严重影响病变细节的显示,如肿瘤假包膜、小肿瘤内部的囊性变等。

(2)注射方法:①团注法,也称弹丸式注射法,是将造影剂快速注入血管内的方法。静脉穿刺针尾部连接一个三通管,三通管一侧连接盛有 5 mL 生理盐水的注射器,另一侧连接盛有造影剂的注射器。在造影条件下,显示清楚要观察的部位或病变后,将造影剂一次快速推注入血管内,紧接着快速尾随注入生理盐水 5 mL。这种方法快速简便。②持续滴注法,将稀释好的造影剂经静脉均匀缓慢地滴注入或用输液泵匀速注入血管内。注意在滴注过程中要不断振动造影剂悬液,以免微泡沉淀。

(3)成像方法:采用何种成像方法,以使用的造影剂和观察内容而定。通常使用低 MI 实时灰阶造影成像,必要时辅以低 MI 条件下的 CDFI 或功率多普勒成像。①实时灰阶造影成像:持续发射低 MI 超声获得微泡的谐波成像,在早期皮质期、髓质期及晚期皮髓质期连续观察肾脏肿瘤的造影强化特点。②触发间隔成像:注射造影剂后,嘱患者屏住呼吸,仪器自动按预先的设置间歇发射或 ECG 同步触发 4~6 个高 MI 超声脉冲以击破微气泡,清除已经进入感兴趣区内的微泡,而后又自动进入低 MI 设置,获取感兴趣区再灌注的信息。

三、正常肾脏声像图

(一)常规超声表现

肾脏冠状断面呈外凸内凹的"蚕豆"形(图 5-4)。

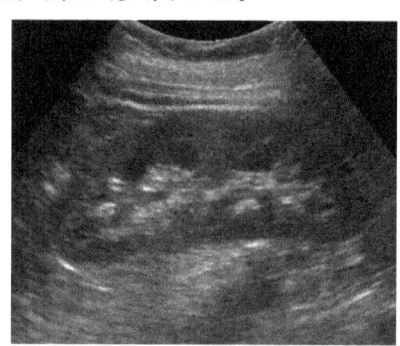

图 5-4 正常肾脏声像图

在儿童及大多数成年人,超声可以分辨出皮质和髓质。正常肾皮质由肾实质外层向内延伸到椎体之间,回声均匀,等于或低于肝脏或脾脏回声。髓质的回声低于皮质,呈顶端指向肾窦的圆锥三角形弱回声区,似果核状围绕肾窦放射状排列。扫查肾脏时由于"各向异性伪像"、脾脏或肾周脂肪的影响,上下段的实质回声可能不一致,有时被误认为回声异常。改变探头方向和位置多断面扫查容易鉴别。

肾窦为被实质包绕的椭圆形高回声结构,也称集合系统回声。宽度占肾横断面宽度的1/2~2/3。其边界不规则,借此可以粗略判定上、中、下组肾盏的位置。肾窦内部常可见到细小的无回声结构,它可能是增宽的静脉回声,也可能为存有尿液的肾窦回声,CDFI 容易将两者鉴别。当膀胱高度充盈时,肾窦轻度扩张,但是一般不超过 1.5 cm,排尿后变窄。

肾皮质被光滑而连续的高回声线包绕,通常被看作肾纤维囊回声。在纤维囊回声之外,又有一层较厚的高回声带。此为肾脂肪囊回声。其厚度因人而异,肥胖者可达 2~3 cm,而消瘦者可能不显示。患者呼吸时,肾脂肪囊回声带与肾脏一起运动,而与肝脏、脾脏做相对运动,称为"滑动症"。

CDFI 容易显示肾内外血管,甚至肾皮质的血供也清晰可见。肾动脉可被从起始部追踪到肾门,为搏动性细管状结构,内径 0.4~0.6 cm,阻力指数在 0.6~0.8,随年龄增大而增高。动脉进入高回声的肾窦,叶间动脉垂直于肾皮质,而弓形动脉平行于肾皮质。超声造影可以清晰显示肾皮质微小动脉的血流灌注。纵向扫查时,常可显示位于下腔静脉后方呈环状的右肾动脉。有时可见副肾动脉。

双侧肾静脉伴行于肾动脉前外侧,呈条带状无回声区,上下径略大于前后径,CDFI 显示持续性低速血流。右肾静脉较短,内径 0.8~1.1 cm,容易显示其全段。于胰头钩突下方汇入下腔静脉。左肾静脉较长,而且内径较右肾静脉略粗,特别是邻近腹主动脉左侧的一段,内径可达 1.0~1.2 cm,但是在肠系膜上动脉和腹主动脉间其前后径显著小于上下径,以致此处血流速度明显增快。

新生儿肾脏声像图与儿童和成人不同,皮质和髓质的差别很明显。皮质回声更高,而髓质相对较大,回声更低。由于肾窦内脂肪较少,所以肾窦回声较低,甚至与实质回声分界模糊。通常这种回声特征在 4~6 个月后逐渐消失。此外,部分新生儿可能有暂时性髓质回声增强,声像图酷似肾髓质海绵肾。其原因和病理意义尚不清楚,一般 1~2 个月内消失。由于胎儿小叶的痕迹,肾表面明显不光滑,呈分叶状。这些征象随年龄增长而日趋不明显,2 岁后逐渐接近成人,3~4 岁消失。但是也有少数不消失者,致使肾脏表面有明显切迹,实质呈分叶状。

(二)超声造影

经前臂静脉注射造影微泡 9~12 秒后肾皮质快速增强,呈均匀高回声,而肾髓质无明显增强。整个肾脏表现为高回声皮质内放射状镶嵌的弱回声髓质。集合区为弱回声内穿行的段动脉回声。由于造影剂的高衰减特征和声束入射角度影响,可能使声束深方肾实质增强程度减弱或不均匀。其后,肾髓质自周边向中央逐渐增强(20~40 秒),于 40~50 秒后,皮质和髓质增强相同,整个肾实质呈较均匀的高回声(40~120 秒)。造影剂流出相的表现为肾髓质增强减弱,然后出现肾皮质的缓慢减弱。约 3 分钟,实质内造影剂接近全部消退。这一增强过程是因为肾髓质的肾小球血流灌注低于肾皮质(每 100 g 肾组织约 190 mL/min 比 400 mL/min)。因此,微泡注射后,我们可以获得肾脏皮、髓质分界清晰的早期皮质增强期、髓质增强期、肾脏皮和髓质都均匀增强的晚期,皮髓质消退期(图 5-5)。

(三)肾脏的超声测量方法与正常值

(1)长径:在肾脏最大冠状断面(通过肾门的最长和最宽断面),从上极的上缘至下极的下缘。
(2)宽径:从肾门内上缘至肾轮廓的外侧缘,注意与肾长径相垂直。
(3)肾脏厚度:在经肾门部横断面,从前缘至后缘。
(4)实质厚度:冠状断面的中部,从肾窦的外缘至肾实质的外缘。
(5)肾盂前后径:在短轴断面测量肾盂的前后径。膀胱排空后小于 1 cm。
(6)肾窦宽径从肾窦高回声的内侧缘到外侧缘。肾门部横断面似"马蹄"形。此断面应显示肾门结构,并使显示的前后径(厚度)和宽径最小。测量肾脏厚度应从前缘至后缘。

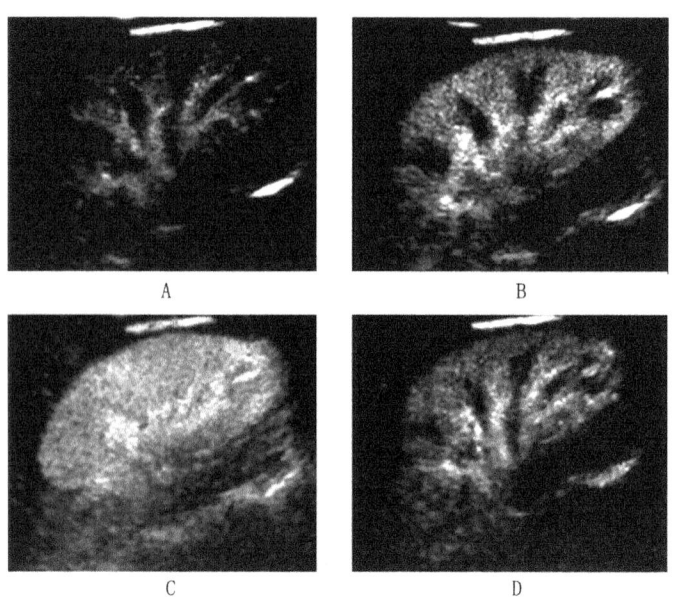

图 5-5 正常肾脏造影表现
A.早期皮质增强期；B.皮质增强期；C.髓质增强期；D.消退期

正常人肾脏超声测量的参考值如下。①男性成人:肾长径平均(10.7±1.2)cm;宽径(5.5±0.9)cm;厚径(4.4±0.9)cm;实质厚1.1～1.8 cm。②女性成人:肾长径平均(10.3±1.3)cm;宽径(5.3±1.0)cm;厚径(4.1±0.8)cm;实质厚1.1～1.6 cm。左肾略大于右肾,但是长径相差小于1.5 cm。③小儿:肾脏长径随年龄增长而变化,其正常值为:出生时4.0～5.0 cm;1岁为5.5～6.5 cm;5岁为7.5～8.5 cm;10岁为8.5～10.0 cm。

肾脏体积可以用公式 V＝1/2(长×宽×厚)估测。出生时约20 cm^3;1岁约30 cm^3;18岁约155 cm^3。

由于经长轴和短轴测量都可出现误差,所以各个方向的测量值均不很准确。肾脏长径、宽径容易低估,而厚度容易高估。

正常肾血管阻力较小,肾动脉主干、叶间动脉和弓形动脉均可见较高的舒张期血流。正常成人肾动脉多普勒测值如下。①主肾动脉血流峰值:50～150 cm/s。②舒张末期血流速度:＜50 cm/s。③加速度:＞300 cm/s。④加速时间:＜80毫秒。⑤主肾动脉血流峰值/主动脉血流峰值＜3。⑥肾内动脉阻力指数:＜0.7(与年龄有关)。

四、肾脏正常变异的声像图

肾脏先天性变异在泌尿系统疾病中占有较大比例。部分可能酷似肿瘤,有人称其为"假肿瘤"。熟悉其声像图表现对鉴别诊断有重要帮助。

(一)肥大肾柱

突入肾窦的等回声结构,与正常肾皮质无分界,回声与实质回声一致,与肾窦分界清晰,大小一般不超过3 cm。彩色多普勒和能量多普勒显示其血供与正常肾组织一致,无横向或方向小动脉穿入。超声造影该结构与肾皮质增强时相与强度相同。

(二)驼峰肾

单驼峰征是肾脏常见的一种变异,与肥大肾柱相反,声像图表现为左肾外侧缘实质的局限性向外隆起,回声与肾实质相同(图5-6),血流灌注特征与毗邻的肾实质相似,与肾脏的肿块容易鉴别。

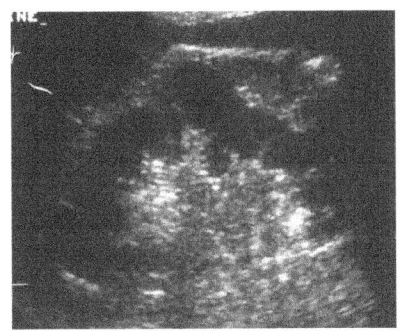

图5-6 驼峰肾

(三)结合部实质缺损

结合部实质缺损也称永存性肾胚胎分叶、肾叶融合线。常位于肾实质的上前段,表现为线状或三角形高回声结构(图5-7)。结合部实质缺损是由胚胎时期肾小叶连接处的肾窦延伸所致,它们同病理性损害的鉴别要点是位置特殊,并且通过一个被称为肾内隔膜的高回声线同中央部的肾窦相延续。

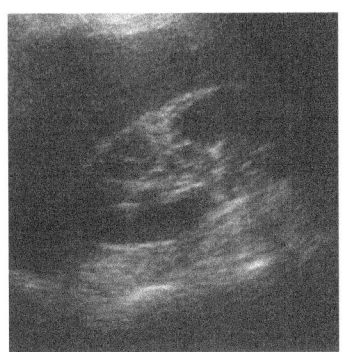

图5-7 肾结合部实质缺损

(四)分叶肾和肾叶畸形

胎儿期肾实质呈分叶状,在4~5岁前消失。若到成人仍保留肾分叶痕迹,称分叶肾。分叶肾是一种常见变异,易被误认为是慢性感染所致的肾脏瘢痕形成。二者的鉴别点在于前者肾脏表面的切迹不会像肾瘢痕那样覆盖到髓质锥体上面,而是仅仅覆盖在肾锥体之间,其下方的髓质和皮质是正常的。

肾叶畸形常见于肾旋转不良时肾叶的融合异常。当肾叶过分突向外周时,肾表面局部隆起,形成一个假瘤样结节(图5-8)。声像图显示肾窦回声区内与肾实质无分界且回声一致的团块,CDFI显示团块两侧有叶间动脉,皮髓质间有弓状动脉。

分叶肾和肾叶畸形一般无临床表现,偶尔有血尿者,极易误认为肾肿瘤。超声造影可以显示与肾实质同步一致的灌注,以明确诊断。

(五)肾窦脂肪沉积

肾窦由纤维结缔组织、脂肪、淋巴管和血管组成,正常声像图显示为椭圆形高回声结构。肾窦大量脂肪沉积可使肾窦回声增强,范围增大。常见于老年人。

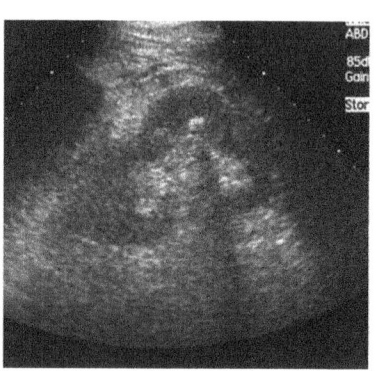

图 5-8　成人分叶肾伴肾叶畸形

左肾表面结合部实质缺损伴肾叶畸形，畸形肾叶内有结石，酷似肿瘤

（六）肾外肾盂和分支肾盂

通常情况下，肾盂是位于肾窦内的三角形结构。肾外肾盂往往部分或者全部超出肾脏的边界，声像图上显示肾脏中部囊性区域（图 5-9）。当患者由仰卧位转为俯卧位时，扩大的肾外肾盂往往能够缩小。

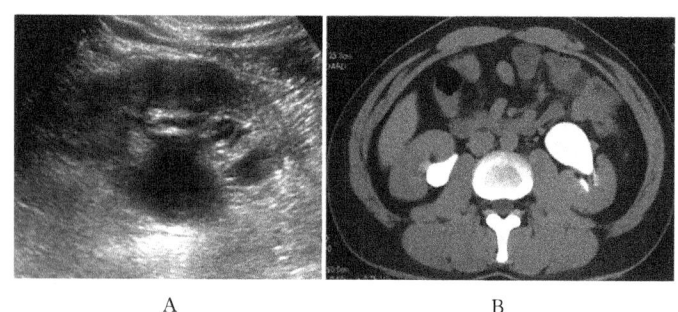

图 5-9　肾外肾盂

A.声像图显示左肾门部无回声区，肾盏扩张；B.同侧 CT 显示肾盂位于肾外，明显扩张

五、常见疾病

（一）肾弥漫性病变

1.病理与临床

肾弥漫性病变是指各种原因造成的肾脏炎性、非肿瘤性病变，主要是肾实质的损害。急性期病变包括急性肾小球肾炎、过敏性紫癜、药物或毒物引起的中毒性肾炎等，主要的病理变化为肾实质充血、肿胀、炎症细胞的浸润，肾脏常有不同程度的增大。慢性期病变包括慢性肾小球肾炎、慢性肾盂肾炎、高血压肾病、狼疮肾、糖尿病肾病等，疾病早期病理变化多样，但后期病理变化比较一致，均为肾毛细血管腔逐渐狭窄、闭塞，引起肾小球缺血、萎缩、硬化，肾小管、肾单位也随之萎缩，间质纤维化，肾实质明显变薄，肾脏小而硬。临床可表现为蛋白尿、血尿、水肿、高血压等，后期可发展为肾功能不全以致肾衰竭。

2.声像图表现

病变早期声像图无明显变化；当肾脏有充血、水肿时，双肾肿大，肾实质（锥体更明显）回声减低，低于脾脏回声，肾实质增厚；当结缔组织增生明显时，肾实质回声增强，双肾可稍大或缩小，也可在正常范围内;当病变以萎缩、纤维化为主时,双肾缩小,肾实质回声增强、变薄,皮髓质分界不清,结构紊乱(图 5-10)。

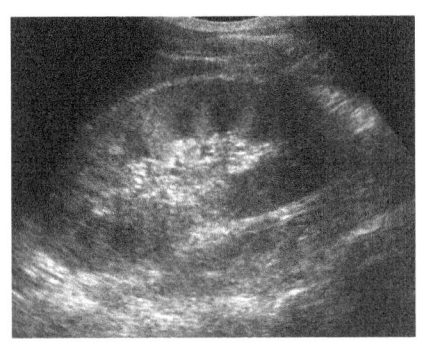

图 5-10 肾弥漫性病变声像图

图示病变肾脏,肾实质回声增强

3.鉴别诊断

本病需与先天性肾发育不良鉴别,前者多双侧发病,肾结构有改变;而后者常单侧发病,以肾缩小为主,肾结构正常。

(二)肾囊肿

1.病理与临床

肾囊肿分为皮质囊肿、肾盂旁囊肿、肾盂源性囊肿、肾髓质囊肿等。各种肾脏囊性病变的发病机制有所不同,可发生于皮质、髓质或皮髓质连接处。本病多无临床症状,囊肿较大时,侧腰部胀痛,可引起压迫症状;囊肿合并感染时,除局部胀痛外,尚有发热等感染症状;肾盂旁囊肿引起肾脏梗阻时还可引起肾积水,影响肾功能,也可继发肾性高血压,有时可引起血尿。

2.声像图表现

孤立性肾囊肿多数发生在单侧,呈圆形或椭圆形,位于肾皮质,较大者常向肾表面隆起、凸出,内部为无回声,壁薄、光滑,后方回声增强;多发性肾囊肿肾内可见多个呈圆形或椭圆形无回声,亦来自肾皮质,声像图表现与孤立性肾囊肿相同,较大者常向肾表面隆起(图 5-11)。

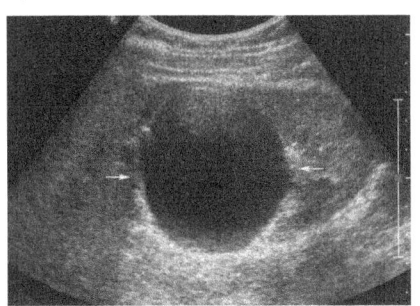

图 5-11 孤立性肾囊肿声像图

箭头所示为肾囊肿,内部为无回声,壁薄、光滑,后方回声增强

3.鉴别诊断

本病应与多囊肾鉴别。前者肾脏多为局限性增大,可单侧或双侧发生,囊肿之间能够显示正常肾实质回声;而后者肾脏为普遍性增大,累及双侧,囊肿间无正常肾实质结构回声,且常合并多囊肝。

(三)多囊肾

1.病理与临床

多囊肾是一种常见的先天性遗传性疾病,可分为成人型和婴儿型。其发展缓慢,病情较轻者无明显症状,病情较重者主要临床表现有腰腹部胀痛、恶心、呕吐、间歇性血尿和季肋部触及肿块等,晚期随肾功能减退可出现尿毒症症状。

2.声像图表现

(1)肾轮廓增大,形态失常。

(2)肾实质内显示无数大小不等的无回声,呈弥漫性分布,互不相通。

(3)未能显示正常的肾实质。

(4)肾动脉血流阻力指数明显增高(图5-12)。

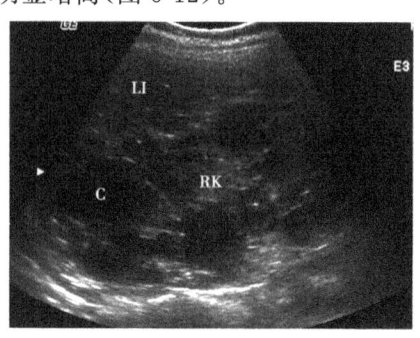

图5-12 多囊肾声像图

肾脏增大,实质内间无数大小不等的无回声,呈弥漫性分布,互不相通(LI:肝脏;C:囊肿;RK:右肾)

3.鉴别诊断

参见"肾囊肿"。

(四)孤立肾

1.病理与临床

孤立肾为单侧肾缺如,是肾脏先天性发育异常。患者往往无明显不适。

2.声像图表现

(1)单侧肾脏明显较正常均值大,但形态和结构未见明显异常。

(2)对侧正常肾脏位置、腹部、盆腔均未能发现肾脏结构。

3.鉴别诊断

本病诊断需慎重,须排除肾异位、游走肾、肾萎缩或肾发育不全。

(五)马蹄肾

1.病理与临床

马蹄肾又称蹄铁形肾,本病有90%为肾脏下极相连,形状像马蹄而得名。本病由胚胎早期两侧肾胚基在两脐动脉之间融合在一起而导致,融合部分称为峡部,由肾实质或结缔组织构成。其肾盂因受肾融合的限制,不能正常旋转,输尿管越过融合部前面下行,由于引流不畅,易出现积水、感染和结石,也易并发膀胱输尿管反流。患者可无任何症状,在体检中偶然被发现。或可出现肾盂积水、尿路感染或结石,因脐周痛、胃肠不适和下腹部肿块而就诊。

2.声像图表现

超声显示肾脏增大增长,形态失常,向内下走行,双肾下极横跨腹主动脉和下腔静脉前方而连成一体。肾皮髓质分界清,结构清。CDFI:肾内血流分布未见明显异常(图5-13)。

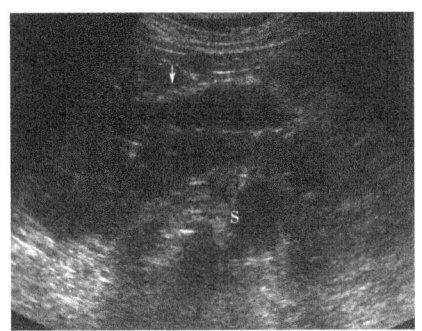

图5-13 马蹄肾声像图

箭头所示为双肾下极融合后横跨脊柱处(S:脊柱)

3.鉴别诊断

本病属先天性异常中比较常见的一种,声像图比较典型,容易诊断。马蹄肾需与腹膜后纤维化或腹膜后肿物相鉴别。马蹄肾虽亦位于腹膜后,但仔细观察其内可见肾窦回声,不包裹血管。而后两者内部无肾窦回声,腹膜后纤维化常包裹血管而生长,不难鉴别。

(六)肾积水

1.病理与临床

肾积水发生于尿路梗阻后,多由上尿路梗阻性疾病所致,常见原因为先天性肾盂输尿管连接部狭窄、输尿管结石等;长期的下尿路梗阻性疾病也可导致肾积水,如前列腺增生、神经源性膀胱功能障碍等。主要临床表现为肾区胀痛,腹部可触及囊性肿块。不同的梗阻病因,可产生相应的临床表现与体征。

2.声像图表现

(1)肾窦回声分离,其间出现无回声,且无回声相互连通。

(2)如合并输尿管积水,则无回声与输尿管相连通。

(3)轻度肾积水,肾实质及肾外形无明显改变。中度以上肾积水,肾脏明显增大。重度肾积水,肾实质受压变薄(图5-14)。

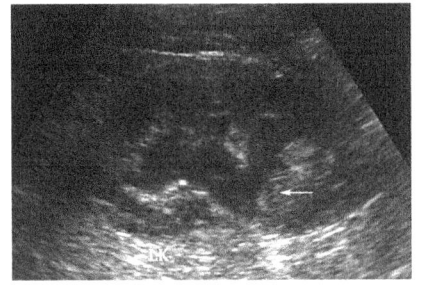

图5-14 左肾积水声像图

箭头所示为扩张的肾盂肾盏(LK:左肾)

3.鉴别诊断

(1)与正常肾盂的鉴别。大量饮水、膀胱充盈及有关药物可引起肾盂、肾盏的生理性分离,但生理性分离一般不超过 1.5 cm,且解除有关影响因素后可恢复正常。

(2)严重的肾积水需与多发性肾囊肿或多囊肾鉴别。前者无回声相互连通,而后两者无回声相互不连通。

(七)血管平滑肌脂肪瘤

1.病理与临床

肾血管平滑肌脂肪瘤多见于女性,以单侧肾发病为主,双侧肾发病多伴有结节性硬化。肿瘤无包膜,呈圆形或类圆形。多无临床症状。较大的肿瘤常有内部出血,当肿瘤出血时,患者会突发急性腹痛、腰部肿块、血尿和低热,严重时会发生休克。

2.声像图表现

(1)可分两种类型。一种为边界清晰的圆形高回声,内部回声不均,后方回声无明显衰减。另一种呈洋葱切面样图像,由高、低回声相间的杂乱回声构成,边缘不规则,呈毛刺样改变。

(2)肿瘤较小时,肾外形无明显改变。较大的肿瘤常使肾脏变形,肾窦偏移(图5-15)。

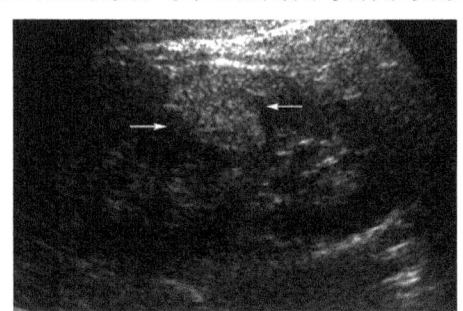

图 5-15　肾血管平滑肌脂肪瘤声像图

3.鉴别诊断

本病主要应与肾癌相鉴别。血管平滑肌脂肪瘤一般较肾细胞癌回声更强,周边呈毛刺样改变,且内部回声可以不均匀,一般无出血、坏死等囊性区域,血供不丰富;而肾癌边界常清晰,内部常有出血、坏死等囊性区域,血供较为丰富。

(八)肾细胞癌

1.病理与临床

肾细胞癌简称肾癌,好发年龄为中老年,男性多于女性,多为透明细胞癌,起源于肾小管上皮细胞,可发生于肾实质的任何部位,但以上、下极为多见,少数侵及全肾;左、右肾发病机会均等,双侧病变占 1%～2%。早期肾癌可无明显临床症状和体征。血尿为肾癌的主要临床表现,多数为无痛性血尿。生长在肾周边部或向外发展的癌肿,出现血尿时间较晚,往往不易及时发现。晚期肾癌有发热、消瘦等恶病质症状。

2.声像图表现

(1)肾内出现占位性病灶,呈圆形或椭圆形,边界清晰,但晚期肾癌向周围浸润时,边界常不清晰。

(2)肿瘤内部回声多变,较小的肾癌以低回声或高回声为主,中等大小的肾癌多呈低回声,较大的肿瘤以混合性回声、等回声或低回声为主(图 5-16)。

(3)依据生长方向和发生部位不同,肾癌可压迫肾窦或侵犯肾窦或肾包膜。

(4)肾癌晚期,可侵犯或随血行转移至肾静脉和下腔静脉,表现为静脉内径增宽,内有低回声。

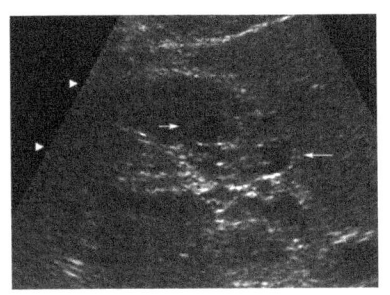

图 5-16　肾癌声像图

箭头所示为肾癌,内部回声不均,呈椭圆形,边界清晰

3.鉴别诊断

超声作为一种常规的影像学探查手段,能较好地发现小的肾占位,再结合增强 CT 等检测手段,能够较早地发现和诊断那些无症状的小肾癌。在探查中,应注意以下情况。

(1)与肥大的肾柱鉴别:由于等回声型肾癌与正常肾实质回声相近,当肿瘤边界不清时,可被误诊为肥大的肾柱。一般来说,肥大的肾柱与肾皮质回声相同,且与肾皮质相延续,CDFI 显示内部可见正常血管穿行。

(2)与血管平滑肌脂肪瘤的鉴别:见"血管平滑肌脂肪瘤"。

(3)与单纯肾囊肿的鉴别:文献报道非典型肾囊肿(壁不规则或增厚、囊内有回声、有钙化、后方回声增强效应减弱等)中有 42% 为肿瘤,所以对于不典型肾囊性肿块,仔细观察其内部回声特点及囊壁情况有助于做出正确判断。

(九)肾盂癌

1.病理与临床

肾盂癌系发生在肾盂或肾盏上皮的一种肿瘤,约占所有肾肿瘤的 10%,主要为肾移行细胞癌,左、右肾发病率无明显差异,双侧同时发生者,占 2%~4%。本病多发生于 40 岁以后的中老年,男性多于女性,单发或多发,也可与输尿管、膀胱等多部位并发。有 70%~90% 的患者临床表现为无痛性、间歇性、肉眼全程血尿,少数患者因肿瘤阻塞肾盂输尿管交界处后可引起腰部不适、隐痛及胀痛,偶可因凝血块或肿瘤脱落物引起肾绞痛,因肿瘤长大或梗阻引起积水出现腰部包块者少见,尚有少部分患者有尿路刺激症状。晚期患者出现贫血及恶病质。

2.声像图表现

典型超声表现为肾窦内的实性低回声区,部分肾窦强回声中断或扩张,或直接看到分离的输尿管、肾盂内有不规则实性肿物存在。CDFI:血流不丰富(图 5-17)。

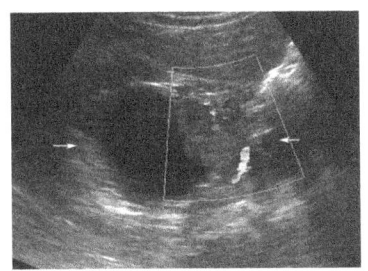

图 5-17　肾盂癌彩色多普勒声像图

箭头所示为肾盂癌,CDFI 周边和内部见血流

信号。肾盂癌旁可见呈无回声的扩张肾盂

3.鉴别诊断

肾盂癌小于1 cm或呈浸润性生长的扁平状肿瘤时,超声探查难以发现,当超声探查阴性时,并不能排除肾盂癌,还应做其他进一步探查。超声诊断肾盂癌,敏感性较差,但是患者有血尿时,超声探查具有辅助诊断的作用。肾盂癌需与肾盂腔内血凝块鉴别,后者为扩张的无回声暗区内形成不规则低回声光团,与肾盂肿瘤十分相似,但在患者体位变动时可有移位,而肾盂癌不会因为患者体位变动而发生位置变化。

(十)肾结石

1.病理与临床

肾结石是泌尿外科的常见疾病,是由于患者代谢障碍、饮水过少等,尿液中的矿物质结晶沉积在肾盂、肾盏内。根据结石成分的不同,肾结石可分草酸钙结石、磷酸钙结石、尿酸(尿酸盐)结石、磷酸铵镁结石、胱氨酸结石及嘌呤结石六类。大多数结石可混合两种或两种以上的成分。腰痛和血尿是肾结石的主要症状,且常在活动后发作或加重。腰痛多为钝痛或绞痛,并沿患侧输尿管向下放射。合并感染时,血尿和脓尿可同时发生。

2.声像图表现

肾结石的典型声像图为强回声团,其后方伴声影,结石周围有尿液形成的无回声带。但其声像图表现也因结石的大小、成分、形态和部位而有一些变化。有的结石后方声影可能较弱或无明显声影,有的结石可随体位改变而移动。如结石引起梗阻,可出现肾盂或肾盏扩张(图5-18)。

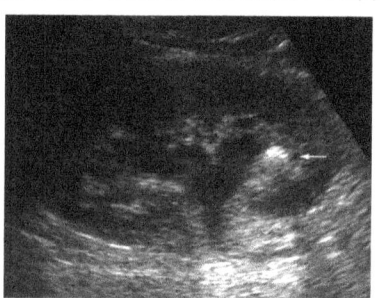

图 5-18 肾结石声像图

箭头所示为肾窦区扩张的下盏内的结石,呈团状强回声,后方有声影

3.鉴别诊断

肾结石的声像图表现较为复杂,应与肾窦灶性纤维化、肾内钙化灶鉴别。后两者病变不是位于肾盂或肾盏内,不随体位改变移动,其周围无尿液形成的无回声带。

(张 艳)

第二节 输尿管疾病

一、输尿管超声解剖

输尿管是一对细长肌性的管状器官,上端起于肾盂,下端止于膀胱三角区。长度为20～34 cm。

其管径粗细不均,平均为 0.5～0.7 cm。输尿管全长分为腹段(上段)、盆段(中段)和膀胱壁段(下段)。

腹段起自肾盂输尿管连接部,沿腰大肌前面下行,止于跨越髂总动脉处。盆段自总动脉前方,向下后内侧移行,并经盆底的结缔组织直达膀胱后壁。膀胱壁段斜穿膀胱壁,在膀胱后方向下内侧移行,止于膀胱三角区的输尿管嵴外侧端——输尿管口处。

每侧输尿管有三个狭窄处,其内径为 2 mm 左右,即第一狭窄位于肾盂和输尿管移行处;第二狭窄位于越过髂总动脉或髂外动脉处;第三狭窄为膀胱壁内侧。狭窄部是结石阻塞的常见位置(图 5-19)。

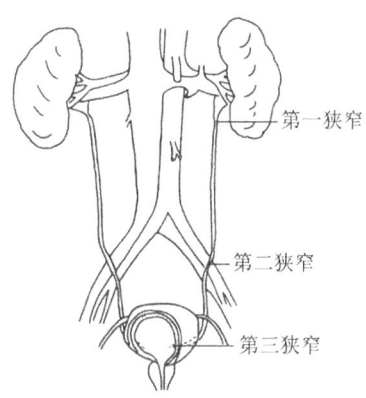

图 5-19 输尿管的三个狭窄处

二、输尿管超声检查技术

探头频率多用 3.5～5 MHz,在保证扫查足够深度的情况下,尽可能使用高频率探头,以提高分辨力。应在膀胱充盈后检查,并尽量避免肠气干扰。检查方法有以下 3 种途径。

(一)经腹壁检查

仰卧位或侧卧位。显示肾门后,追踪显示输尿管至盆部。亦可分别在下腔静脉或腹主动脉外侧 1～2 cm 处寻找扩张的腹段输尿管,向下追踪盆部输尿管。第二狭窄部在两侧髂总动脉末端及髂外动脉前方寻找。以充盈膀胱作为透声窗,能显示膀胱壁段和两侧输尿管口。检查过程中着重观察结石易存留处,即输尿管的三个生理狭窄部。输尿管肿瘤或转移性肿瘤压迫可发生在输尿管的任何部位,因此,重点应在扩张的输尿管中断处仔细寻找。

(二)经背部检查

俯卧位。显示扩张积水的肾盂,然后显示肾盂输尿管连接部,若该部输尿管也扩张积水,则向下做滑行扫查,追踪扫查至腹段输尿管。检查过程中,重点观察输尿管第一狭窄部有无病变。

(三)经直肠或经阴道检查

中度充盈膀胱,向前外侧倾斜扫查显示膀胱三角区,寻找输尿管开口,然后调整扫查平面,以显示输尿管盆段的下端。

膀胱高度充盈后检查,有助于提高输尿管梗阻性病变的显示率。

对输尿管膀胱壁段病变的检查,可因膀胱无回声区后方回声过强,可能掩盖病变的回声。适当抑制远场增益,探头适当加压扫查特别重要。但对体型较瘦的患者过分加压可以使扩张的输尿管压瘪,以致不能显示。

三、正常输尿管声像图

正常输尿管内径狭小,超声不易显示。对瘦体型或肾外型肾盂者,有时可显示肾盂输尿管连接部。嘱受检者膀胱充盈后检查,以膀胱作为透声窗,可显示输尿管膀胱壁段。声像图所见该两处输尿管均呈回声较强的纤细管状结构,其内径一般不超过 5 mm,管壁清晰、光滑,内为细条带形无回声区。

四、输尿管基本病变的声像图表现

几乎所有的输尿管疾病都可引起尿液引流阻碍。导致肾盂和近端输尿管扩张。扩张的输尿管呈无回声管状结构,壁薄而光滑。这一征象很容易被发现。因此,它既是输尿管病变的主要间接征象,又是寻找病变的向导。扩张的末端为病变所在部位。结石表现为管腔内的强回声团,管壁回声正常;肿瘤表现为局限性软组织团块或管壁不规则增厚;炎性狭窄表现为管壁均匀性增厚。

五、常见疾病

(一)输尿管结石

1.病理与临床

90%以上输尿管结石为肾结石降入输尿管,原发于输尿管的结石很少见,除非存在输尿管梗阻病变。临床上通常表现为腰部出现阵发性绞痛或钝痛,常伴有不同程度的血尿。由于输尿管结石大都来自肾,故痛点会随结石的移动而向下移动。

2.声像图表现

肾盂、输尿管扩张,扩张的输尿管中断处,其内可探及圆形、椭圆形或弧形强回声,后方有声影,与输尿管管壁分界清楚。当结石较小或质地较疏松时,后方可无声影(图 5-20)。

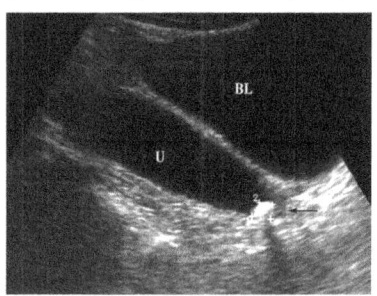

图 5-20 输尿管结石声像图
箭头所示为扩张的输尿管内的结石,呈团状强回声,后方有声影(U:输尿管;BL:膀胱)

3.鉴别诊断

典型的输尿管结石超声较易诊断,不典型的输尿管结石应注意与输尿管肿瘤相鉴别。输尿管肿瘤患者常有无痛性血尿发生,肿瘤回声较结石低,有些患者以输尿管管壁不规则增厚为特点,肿瘤与输尿管管壁分界不清,肿瘤较大时,对周围组织有浸润。

(二)输尿管囊肿

1.病理与临床

输尿管囊肿又称输尿管膨出,是指具有膀胱黏膜的下输尿管囊性扩张,致输尿管底部膨胀引起,囊肿外覆膀胱黏膜,内衬输尿管上皮,中间为肌纤维和结缔组织。输尿管囊肿轻者常无明显症状,重者出现下尿路梗阻症状,如排尿不畅等。输尿管梗阻可引起肾功能损坏,甚至导致尿毒症的发生。合并感染时有脓尿、血尿、尿频、尿急、尿痛等症状。

2.声像图表现

在膀胱三角区可探及圆形或椭圆形无回声区,壁薄而光滑,其大小随输尿管蠕动有节律性变化,可合并同则输尿管和肾盂不同程度的扩张。囊肿内合并结石时出现相应的声像图表现(图 5-21)。

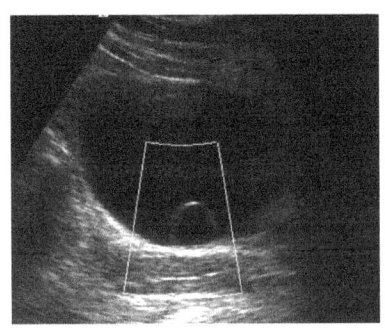

图 5-21　输尿管囊肿声像图

3.鉴别诊断

一般情况,超声依据其典型的声像图表现对本病能做出正确判断。需注意与输尿管脱垂和输尿管憩室相鉴别。

(三)输尿管肿瘤

1.病理与临床

原发性输尿管肿瘤在临床上较少见,约占尿路上皮性肿瘤的 1%,以移行细胞癌为多,好发于 41～82 岁的男性患者,约有 3/4 发生于输尿管下段。输尿管癌具有多中心性,即容易合并肾盂癌和膀胱癌,输尿管本身也可呈多发肿瘤状态。早期多无症状,患者常因无痛性血尿来就诊。

2.声像图表现

当病变较小、未引起尿路梗阻时,超声很难发现病变所在。当肿瘤引起输尿管梗阻时,梗阻处输尿管管壁不均匀性增厚、变形,有僵硬感。肿瘤常为低回声或稍强回声,梗阻处以上肾盂输尿管扩张(图 5-22)。CDFI 有时可显示肿瘤内有血流信号。

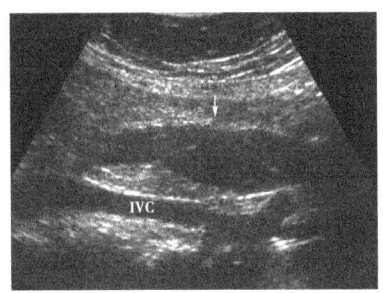

图 5-22　输尿管癌声像图

箭头所示为输尿管上段的实性占位,呈低回声(IVC:下腔静脉)

(任金霞)

第三节 膀胱疾病

膀胱为储存尿液的囊性器官,适于超声检查,其形态、大小及毗邻关系随尿液充盈量的多少而变化。膀胱充盈时呈类圆形或三角形,上端为顶部,呈尖角状指向前上方,膀胱顶下方膨大部分为膀胱体,体的下部为膀胱底,较宽,此处可见两侧输尿管开口,其与尿道内口连接的三角形区域构成膀胱三角区,它是膀胱肿瘤的好发部位。

一、膀胱正常解剖位置及毗邻

膀胱为贮尿器官,其大小、形状、位置及壁的厚薄随充盈程度和其相邻器官的关系而有所不同。膀胱空虚时成锥体形,膀胱充盈时呈椭圆形或近圆形。膀胱底的下方为膀胱颈部,尿道内口位于该处,它是膀胱声像图正中矢状断面的重要标志。

成人膀胱位于盆腔内耻骨联合后方。充盈的膀胱贴近腹壁,膀胱上面由腹膜覆盖,自其顶部后上方反折,在男性形成膀胱直肠陷窝,女性则形成膀胱子宫陷窝。膀胱后方两侧有输尿管。男性膀胱后下方有两侧精囊、输尿管及其壶腹部、前列腺;女性膀胱后下方与子宫颈和阴道相邻。

膀胱壁由肌层、黏膜下层和黏膜层构成,外表面为薄层疏松结缔组织。肌层有三层平滑肌组成,在尿道内口处构成膀胱括约肌。膀胱底部有一三角区,该三角区尖向下、续接尿道内口,底部两端有输尿管的开口,此处无黏膜下层,表面平滑,称之为膀胱三角,为肿瘤和结核的好发部位。

二、超声检查技术

(一)仪器

膀胱检查所用探头主要有两类。

1.腹部检查探头

目前常用的是线阵、凸阵及扇扫探头,三种探头频率可以是 3.5 MHz 或 5.0 MHz。其中线阵探头扫查面广,但要求膀胱充盈量多;扇扫探头灵活,远场宽,对膀胱颈部及侧壁检查效果好,但近场视野狭窄;而凸阵探头弥补了两者的缺点,是经腹壁扫查膀胱的最佳选择。这些探头也可用于经会阴部扫查膀胱,但以凸阵探头较好。

2.腔内检查探头

有经直肠的单平面及双平面扫查探头,还有尿道插入扫查膀胱的探头。经直肠单平面扫查探头有纵断面或横断面,其中纵断面扫查探头对膀胱颈部、三角区、后尿道及与前列腺、精囊、直肠毗邻关系显示较清楚,横断面扫查探头对膀胱侧壁显示的更好。双平面探头是纵断面和横断面扫查的组合。经尿道探头频率一般为 5~7.5 MHz,甚至有 20 MHz 微导管超声探头,显示膀胱壁有无病变,图像更清晰,层次分明,有利于对膀胱肿瘤进行分期,但经尿道检查有一定痛苦。

(二)检查前的准备

1.经下腹壁超声扫查

患者必须充盈膀胱,必要时插导尿管注入 300~500 mL 生理盐水充盈膀胱。经会阴部扫查时适度充盈膀胱,检查时取仰卧位,必要时取左侧卧位。

2.经直肠超声扫查

排空大便,适度充盈膀胱,检查时取膀胱截石位或左侧卧位。

3.经尿道超声扫查

与膀胱镜检查操作类似,有尿道感染者慎用,检查体位同膀胱镜检查体位。

(三)扫查方法

1.经腹壁扫查法

患者仰卧位,充盈膀胱可作纵断面、横断面或斜断面多切面扫查,必要时可左、右侧卧位扫查,注意观察膀胱壁及腔内的异常表现。

2.经会阴部扫查

多在男性使用,取截石位,探头置于阴囊根部与肛门口之间做纵、横断面扫查。由于探头距离膀胱颈部位置近,稍加压探头,对显示膀胱颈部、前列腺、精囊及后尿道膀胱层次更清楚。

3.腔内探头扫查法

经直肠探头扫查时取左侧卧位、经尿道探头扫查时取截石位,均可显示清楚膀胱壁及膀胱腔内的异常回声,有利于膀胱肿瘤的分期。

(四)膀胱超声检查中的测量方法

1.膀胱容量及残余尿量的测定

膀胱容量指膀胱充盈状态时膀胱内容积,膀胱残余尿量为排尿后仍留在膀胱内的尿液量,正常人膀胱容量为350~500 mL,残余尿量少于10 mL。计算膀胱容量和残余尿量的超声测定选取经腹壁测量,公式如下。

(1)$V=5PH$:V 为膀胱容量,P 为膀胱横断面的最大面积,H 为膀胱颈至膀胱顶的距离,有学者用此法测定31例正常人,平均误差为18.7%。

(2)$V=10\times(d1\times d2)$:V 为膀胱容量,$d1$、$d2$ 分别代表膀胱横断面的最大左右径及前后径。有学者经对100例正常人测定误差为0~44%。

(3)$V=1/2abc$:V 为膀胱容量或残余量,a、b、c 分别为膀胱的纵、横、前后三个径,有学者用此公式对26例患者测定值与导尿量误差仅5~10 mL。

2.膀胱内径的测量

取膀胱最大横断面测量膀胱腔最大前后径和左右径。取膀胱最大纵断面测量膀胱腔最大上下径,测量时取膀胱内缘至内缘测值。膀胱壁厚度是从浆膜层外缘至黏膜层内缘厚度。经会阴部或直肠扫查可测定后尿道内径。

(五)三维超声在膀胱检查中的应用

三维超声是近几年超声发展的主要方向之一,在心脏的应用上具有很大的成功。在腹部三维超声领域中由于膀胱内充满液体,透声性极佳尤其适用三维超声成像,为临床医师提供了膀胱及内部肿瘤立体结构与相邻结构的立体关系,弥补了二维超声的不足。能充分显示感兴趣病变区域,它可根据临床医师的要求对图像进行多方位的切割,可由前向后、由左至右、由上至下多方位观察膀胱壁及肿瘤的整体结构,肿瘤与膀胱壁的空间位置关系、肿瘤基底面和肿瘤表面的情况,可为外科医师安排手术提供参考信息。可用于病变的体积测量,特别对形态不规则病灶,明显优于二维超声。但三维超声也存在一些不足之处,主要是二维超声成像是三维超声成像的基础,如果二维超声成像质量不好就影响三维重建的质量,病灶与周围组织反差较小时其三维重建质量较差。而且三维成像的速度较慢,对细微结构分辨力不够理想。

三、正常膀胱的超声表现

(一)正常膀胱声像图
充盈正常的膀胱,内部呈均匀的无回声区,膀胱壁为完整光滑的回声带,各处膀胱壁厚度一致,膀胱壁的任一局限性增厚都可能是异常的。膀胱横切面在耻骨联合以上显示圆形或椭圆形,在小骨盆腔内略呈四方形;纵切面略呈钝三角。实时超声观察膀胱时,三角区可观察到输尿管口喷尿现象。排尿后,正常膀胱腔内无回声应基本消失。

(二)膀胱的正常值
膀胱体积由于充盈尿量的不同而异,膀胱形态横切面观察应基本对称,膀胱壁充盈时正常厚度一般小于 4 mm。

四、异常膀胱病因分析

(一)大膀胱
大膀胱指膀胱容量超过正常者原因如下:①前列腺肥大。②男性尿道狭窄。③男性尿道结石。④女性尿道损伤、狭窄。⑤新生儿尿道瓣或尿道隔。⑥某些患者的膀胱膨出。

(二)小膀胱
(1)慢性膀胱炎反复发作可引起膀胱缩小。
(2)膀胱结核性病变可引起单侧或整个膀胱壁厚、膀胱腔缩小。
(3)少见的呈浸润生长的新生物、有肿瘤时膀胱壁常不对称。
(4)恶性病变的手术或放疗引起。
(5)晚期血吸虫病由于钙化、壁纤维化可致膀胱缩小。

(三)局限性膀胱壁增厚
(1)不充分充盈所致的膀胱折叠。
(2)肿瘤、无蒂或息肉状的肿瘤。
(3)结核或血吸虫病结节(肉芽肿)。
(4)小儿对血吸虫病感染的急性反应。
(5)外伤引起的血肿。

(四)弥漫性膀胱壁增厚
(1)男性患者:前列腺梗阻。
(2)严重的慢性感染:如膀胱炎、结核。
(3)小儿膀胱壁极厚常因尿道瓣或尿道隔引起阻塞造成。
(4)神经源性膀胱。
(5)少见的膀胱浸润生长的肿瘤。
(6)血吸虫病:由于膀胱壁的钙化、纤维化引起壁增厚且回声增强。

五、常见疾病

(一)膀胱结石
1.病理与临床
膀胱结石可分为原发性与继发性。原发性膀胱结石多由于营养不良或低蛋白饮食所致,多见于儿童。继发性膀胱结石多由上尿路小结石下降并停滞于膀胱内形成,其主要病因有尿路梗阻、感染、膀胱异物、代谢性疾病等,多见于男性。我国膀胱结石多为草酸钙、磷酸盐和尿酸盐的混合结石。主要临床表现为排尿时尿流中断、尿痛、尿急、尿频和血尿等。

2. 声像图表现

在膀胱内探及团状强回声伴后方声影,多位于后壁,且团状强回声随体位改变而移动。超声对膀胱结石较易诊断,但小于 3 mm 的小结石易被遗漏,应引起注意(图 5-23)。

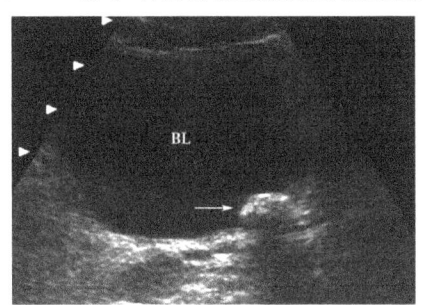

图 5-23　膀胱结石声像图

箭头所示为膀胱结石,呈团状强回声,后方有声影(BL:膀胱)

3. 鉴别诊断

应与膀胱肿瘤相鉴别。当膀胱肿瘤合并钙化时,易将肿瘤误诊为结石,此时 CDFI 若能探及肿瘤内的血管,则有助于做出明确诊断。对于随体位改变而位置不发生变化的"结石",应高度警惕肿瘤合并结石的可能。

此外还应与输尿管口结石及输尿管囊肿内结石相鉴别,只要注意观察,此两者不难做出正确诊断。

(二)膀胱肿瘤

1. 病理与临床

膀胱肿瘤是泌尿系统最常见的肿瘤,分为上皮性和非上皮性两类。上皮性肿瘤占 95%～98%,其中最常见的是移行上皮乳头状癌,少数为鳞癌和腺癌。其病因可能与尿液中某些代谢产物的刺激、慢性炎症等有关。好发于 40～60 岁男性。临床表现为间歇性或持续性无痛性全程肉眼血尿。当有血块或肿瘤堵塞尿道口时,可出现排尿不畅或发生尿潴留。多数晚期患者会出现尿频、尿急、尿痛等尿路刺激症状。当肿瘤引起尿路梗阻时,可有肾积水。

2. 声像图表现

膀胱内可探及乳头状或菜花样低回声,有蒂或较宽基底与膀胱壁相连,体位改变时可见其在尿液中漂动,但不能脱离基底部而在膀胱内滚动。膀胱壁局限性增厚,依浸润程度不同,膀胱壁连续性中断于不同深度。基底较宽者有时以浸润膀胱壁为主,突入腔内部分较少,浸润肌层较早,膀胱壁回声杂乱,失去正常结构。肿瘤多发生于三角区,其次为两侧壁(图 5-24)。CDFI 常可在肿瘤基底部探及肿瘤血管。

3. 鉴别诊断

(1)当膀胱肿瘤发生钙化时应与膀胱结石相鉴别。

(2)膀胱底部癌常侵犯前列腺,反之前列腺癌亦常侵犯膀胱,肿瘤较小时依其发生部位不难鉴别,但当肿瘤较大时,鉴别较难,经直肠探查常有助于区分。

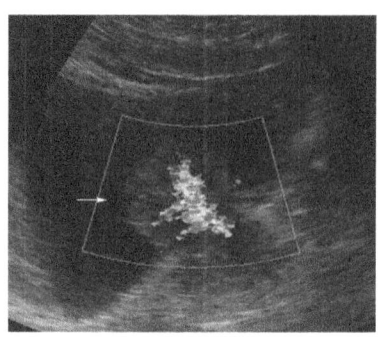

图 5-24　膀胱癌彩色多普勒声像图

箭头所示为膀胱壁上的实性占位,呈菜花样突起,基底部较宽。CDFI:肿块内可探及较丰富的动、静脉血流信号

(3)此外肥大的前列腺常向膀胱内突入,易误诊为膀胱肿瘤,应注意鉴别。

(三)膀胱憩室

1.病理与临床

膀胱憩室是指膀胱壁自分离的逼尿肌之间向外呈袋状膨出而形成的囊状物,其与膀胱内腔之间有孔道相通,称为憩室口,多发生于膀胱三角区周围。膀胱憩室分为先天性和后天性,一般认为无论先天性憩室还是后天性憩室,其发生均与先天性膀胱肌层发育局限性薄弱、下尿路长期梗阻使膀胱内压力长期增高等因素有关。膀胱憩室主要症状为二次排尿和尿液混浊,合并感染时有排尿刺激症状,合并肿瘤或结石时,可有血尿。

2.声像图表现

膀胱周围探及圆形或椭圆形的无回声区,并通过缺口与膀胱相连通。该无回声区壁薄,边界清晰,排尿后可变小,多见于后壁及两侧壁。依据彩色血流信号可观察到其与膀胱之间的液体相互流通。当合并感染,无回声内可有点状强回声,憩室底部可有沉积物。此外憩室内可合并结石或肿瘤(图 5-25)。

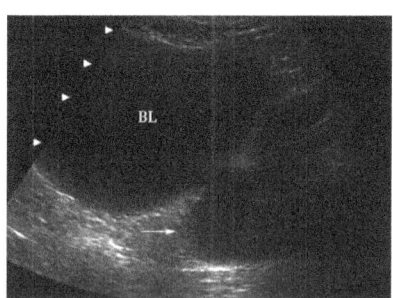

图 5-25　膀胱憩室声像图

箭头所示为膀胱憩室,呈无回声,与膀胱相通(BL:膀胱)

3.鉴别诊断

本病应与膀胱周围其他囊性病变如盆腔囊肿及输尿管囊肿相鉴别。膀胱憩室与膀胱相连通,且大小随膀胱充盈度不同而改变,依据其典型特点不难与其他病变相鉴别。

(四)膀胱凝血块

1.病理与临床

膀胱凝血块是指各种病因导致的膀胱内壁出血形成的实性团块。常见的病因有急、慢性炎症、结石、肿瘤及外伤等。临床主要表现为血尿伴膀胱刺激症状。

2.声像图表现

膀胱内探及形态各异、大小不等的低或中强回声团块,与膀胱壁分界明显。团块边界不规整,内部回声不均,且随体位改变而移动,CDFI 显示其内无血流信号。

3.鉴别诊断

膀胱内凝血块依据其典型声像图表现不难诊断,应注意与膀胱肿瘤相鉴别。

(任金霞)

第四节 前列腺疾病

一、前列腺增生症

前列腺的结构随着年龄不断发生变化。约从 45 岁开始,位于腺泡内的上皮组织开始消失,整个前列腺开始退化,但位于尿道周围的腺体开始增生,增生的腺体压迫外腺。至 80 岁时这种组织学增生可高达 90%。增生的前列腺由腺体、平滑肌和间质组成,但常以某种成分为主形成不同的病理类型,可以呈叶状或结节状,也有部分前列腺以纤维组织增生为主,质地变硬,但腺体并不大。

初期临床症状表现为夜尿增多、尿频、尿急,继之出现尿程短、尿线细,排尿等待、排尿时间延长和尿潴留。尿流率测定最大尿流率小于 15 mL/s,可合并感染、结石、膀胱憩室等并发症。肛指检查前列腺体积增大、质地变硬、可触及增生结节。其重量较正常的 20 g 左右可有成倍增加,但临床症状与前列腺体积并不平行。前列腺特异性抗原(prostate specific antigen,PSA)可有轻度升高。

(一)声像图表现

(1)前列腺体积增大、形态饱满。通常以横径超过 4 cm,纵径超过 3 cm,前后径超过 2 cm 为标准。形态由板栗形逐步变圆,边界规则、包膜可增厚但光滑无中断现象,可为对称性增大或以某侧移行区增生为著。内、外腺比例异常,内腺增大,外腺受压变薄,内外腺比例大于 1.5∶1。可用前列腺重量来确定是否存在前列腺增生。由于前列腺的比重在 1.00~1.05,因此,前列腺重量基本等于其体积(cm^3)。前列腺的重量计算公式:重量=体积=0.523 3×横径×纵径×前后径。

(2)部分患者前列腺肥大明显向膀胱内凸出,和膀胱三角区肿瘤鉴别点在于此处膀胱壁连续(图 5-26)。

(3)前列腺内部回声均匀、稍强,内腺回声不均,可呈结节样改变,增生结节多呈等回声或强回声。

(4)实质内,特别是内、外腺之间常出现点状或斑状强回声,可呈弧形排列,是前列腺结石的表现。

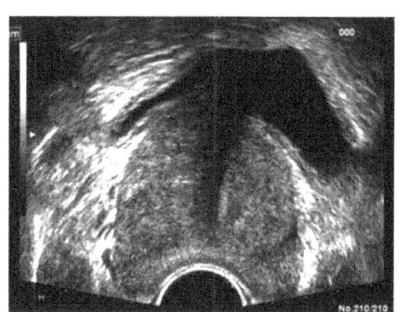

图 5-26　前列腺增生超声图像
增生的移行区前列腺组织突入膀胱内

(5)增生腺体内腺管扩张,呈"蜂窝样"改变,腺体内还常见多发性小囊肿,这是腺体退行性变,腺管内液体潴留所致。

(6)尿道受增生结节压迫时,经直肠超声可显示其走行扭曲。

(7)CDFI与正常组织比较,增生结节的供血增加,内腺可以见到较丰富的血流,脉冲多普勒显示这些血流是阻力较低的动脉血流频谱,即高舒张期血流频谱。

(8)继发性改变:①膀胱壁增厚,内壁凹凸不平,可见多个小隆起,和膀胱占位的鉴别在于改变方向扫查时呈条状。②膀胱憩室,表现为膀胱壁局限性外凸的无回声区,可以是单个或多个、圆形或类圆形,并与膀胱腔相通,当排空小便时憩室腔随膀胱体积缩小也变小,憩室腔内可以出现结石或占位性病变,鉴别点在于结石可随体位改变而移动,占位性病变不会随体位改变而移动。③膀胱结石,长期尿道梗阻、尿潴留可出现膀胱结石。④膀胱内残余尿量增多或尿潴留、双侧肾盂积水等征象。

(二)诊断及鉴别诊断

根据上述超声征象诊断前列腺增生症的准确性很高,此病需要与前列腺癌、前列腺炎及膀胱肿瘤鉴别。

1.前列腺癌

前列腺增生多发生在内腺,呈圆形弥漫性、对称性增大,包膜完整。前列腺癌多发生在外腺,表现为低回声结节。当肿瘤较大时,前列腺形态异常,两侧不对称,包膜变形。少数前列腺增生结节与前列腺癌结节比较类似,需要穿刺才能明确诊断。

2.前列腺炎

根据前列腺炎的内部回声及边缘的表现,可较准确地鉴别前列腺增生症与前列腺炎。前列腺炎者前列腺体积轻度增大,实质回声降低、不均匀,而前列腺增生的内部回声以增强为主。

3.膀胱肿瘤

当前列腺内腺增生突入膀胱时,回声酷似膀胱肿瘤,易误诊为膀胱肿瘤。但前列腺增生的病史较长,以排尿困难为主,后者病程较短,以血尿为主。膀胱肿瘤表面不光滑,基底向前列腺浸润生长,彩色多普勒显示血流从膀胱基底部进入瘤体。

二、前列腺炎

前列腺炎可以发生在各个年龄段,多见于中青年男子。因前列腺导管系统开口于后尿道,而且各开口的方向不同,易被感染,故炎症多开始于腺管。病因有:由尿道炎引起的上行性感染;尿道内留置导尿管引起的医源性感染;邻近器官的炎症,如直肠、结肠、下尿路的感染通过淋巴管引起前列腺炎。此外,性行为频繁、盆腔充血等均可诱发前列腺炎。

(一)病理

临床上按其病程可分为急性和慢性。急性前列腺炎腺体充血水肿,腺管和周围间质内炎细胞浸润,严重者可形成脓肿。炎症迁延不愈则发展为慢性前列腺炎,最后导致纤维组织增生,前列腺体积缩小,部分患者纤维化累及后尿道,使膀胱颈硬化。

(二)临床表现

多数患者无明显症状,临床表现多较轻微,较重者可出现全身感染征象、发热、尿路刺激症状、会阴区胀痛、前列腺触痛明显。前列腺液化验及细菌培养有助于诊断前列腺炎。

(三)声像图表现

一般情况下,无论是急性前列腺炎或是慢性前列腺炎,声像图特征都不明显,只有部分患者出现下列声像图改变(图5-27)。

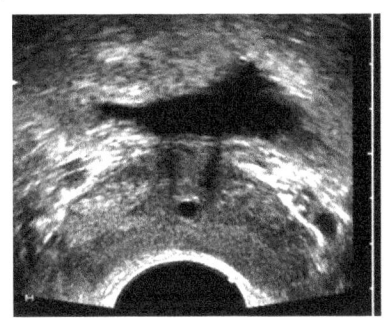

图5-27 前列腺炎超声图像

(1)前列腺内部回声不均,急性炎症主要以低回声为主,当有脓肿时甚至出现无回声区,形态不规则,边界不清楚。慢性炎症实质内可见增强的小钙化灶,回声以偏强回声为主。病变反复发作者,内部回声甚至呈结节状。

(2)前列腺周围间隙在炎性渗出明显时可出现间隙状少量积液,累及精囊时,精囊稍增宽,边缘模糊。

(3)部分患者出现尿道周围低回声晕环。

(4)CDFI 急性前列腺炎或慢性前列腺炎急性发作时,部分患者的前列腺内会出现血流信号增加,PW 会显示高速(收缩期血流速度增高)低阻的血流频谱。局灶性前列腺炎,特别是急性炎症,可显示局部血流信号异常增多,这种血流类型与前列腺癌相似。慢性前列腺炎的血流信号可以增多或变化不明显。

三、前列腺癌

在欧美国家前列腺癌占男性恶性肿瘤发病率的首位。随着医疗保健水平逐步提高和前列腺检查手段的增多,我国前列腺癌的发病率正呈明显升高趋势。PSA 检查和经直肠前列腺超声检查的推广,使早期诊断前列腺癌成为可能,对于提高患者的生存率具有重要的临床意义。

(一)病理

前列腺癌 95% 为腺癌,其余为移行细胞癌、鳞癌和肉瘤。80% 发生于外腺,20% 发生于内腺。病理组织学 30% 为结节型,50% 为结节浸润型,20% 呈浸润型,肿瘤细胞不形成明显的结节,而是混杂在增生的前列腺组织内,影像学上常难以辨别,需要超声引导下穿刺活检才能确诊。多数癌肿质地坚硬,形成单个或多个小结节。前列腺癌好发转移的器官为骨,还可侵犯射精管、精囊、膀胱颈、输尿管及后尿道。

(二)临床表现

临床上将前列腺癌分为3种类型。

1.潜伏型

无明显临床表现,仅在行组织病理检查时发现,无远处转移。

2.隐匿型

肿瘤较小,无明显临床症状,但可能有远处转移。

3.临床型

临床症状和体征均较明显,可出现明显的局部浸润和盆腔淋巴转移,精囊常受侵犯,骨转移亦多见。

(三)声像图表现

由于经腹壁、经会阴前列腺检查的探头频率低,超声难以发现较早期的前列腺癌。因此,本节所涉及内容主要是经直肠超声检查前列腺癌的征象。

(1)部位大多数前列腺癌发生于外腺,发生在移行区的内腺癌仅占20%。当外腺发现异常回声病灶应高度怀疑前列腺癌(图5-28)。

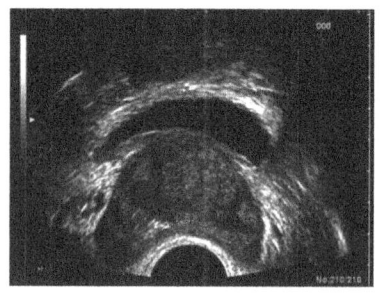

图5-28 前列腺癌超声图像

右侧外腺见一低回声结节,穿刺活检后组织学证实为前列腺癌

(2)浸润型前列腺癌腺体回声弥漫性减低、不均匀(图5-29)。结节型前列腺癌60%为低回声,20%为等回声,另有20%呈高回声。癌结节回声的高低可能与下列因素有关。①肿瘤的大小:通常较小病灶多呈低回声。②癌的分化程度与分期:分化程度越低且早期病变则其回声越低。③有无结晶或钙盐沉积。④是否有坏死、出血、液化和纤维化:通常组织成分越复杂回声越强。

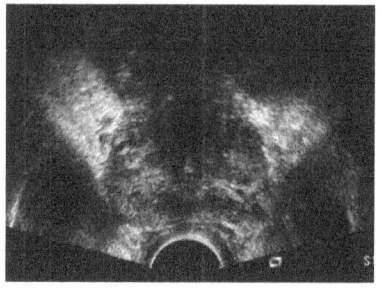

图5-29 浸润型前列腺癌超声图像

前列腺结构紊乱,内外腺分界不清,穿刺活检后组织学证实为前列腺癌

(3)前列腺包膜不规则,连续性中断,可呈锯齿样改变。
(4)前列腺癌组织可凸向膀胱,容易与膀胱癌相混淆。
(5)由于前列腺癌浸润范围的不均匀性,前列腺可出现非对称性增大。
(6)CDFI癌结节内血流可以分为弥漫型、局限型和周围型。癌结节的血流信号多较丰富。病灶内血流信号不是前列腺癌所特有,其他良性病变也可出现。
(7)精囊、膀胱颈部、直肠等邻近组织受累,盆腔淋巴结肿大。
(8)肿块造成尿路梗阻后可以出现肾盂积水、膀胱小梁或憩室形成、尿潴留等。

(四)其他检查

1.实验室检查

PSA是前列腺上皮细胞产生的糖蛋白,是目前检测前列腺癌最敏感的实验室检查指标,总PSA正常值小于4 ng/mL。引起PSA增高常见的病理原因:①前列腺癌。②良性前列腺增生。③炎症。④梗死等。另外,某些因素会引起前列腺PSA非病理升高,如直肠指诊、前列腺按摩等。若患者PSA>20 ng/mL被认为是前列腺癌的高危人群。前列腺癌患者血清酸性磷酸酶通常升高。

2.直肠指诊

若病灶较表浅可通过直肠指诊触及,触诊时应注意病灶的大小、质地、位置(左、右)等。

3.其他影像学

经直肠超声对前列腺癌的早期发现和诊断起到了积极作用,能发现60%~80%的前列腺癌。但超声对盆腔淋巴结的显示能力不足,前列腺癌的术前临床分期多须依靠CT、MRI。

4.经直肠超声前列腺穿刺活检

早期确诊前列腺癌要通过经直肠超声引导下穿刺活检。活检前患者需行清洁灌肠和口服预防性抗生素。器材为自动活检枪和18G的穿刺针。通常采用六区系统穿刺活检。对短期内血清PSA水平明显升高的患者穿刺活检为阴性者并不能除外前列腺癌,可动态观察,必要时行重复穿刺活检。有学者主张增加活检针数、行多达13点的穿刺活检,增加针数虽能提高诊断的阳性率,但并发症的发生率较高。报道的穿刺后并发症包括血尿、血便、血精和精囊炎。该技术具有以下优点:能够快速完成取材,取材部位高度可靠,可为病理诊断提供足够量的组织标本,可在门诊进行,无须住院,安全,术后并发症少。

(五)鉴别诊断

1.前列腺增生

前列腺增生多发生在移行区,前列腺癌多发生在外腺,但是外腺也可出现良性增生结节。发生于移行区的癌结节通常伴有增生结节,常规超声难以区分移行区癌和移行区增生。因此,鉴别诊断需要前列腺穿刺活检。

2.膀胱肿瘤

膀胱底部癌可侵入前列腺使之增大变形,前列腺癌也可侵犯膀胱,向膀胱突入生长。当前列腺癌较小时可以发现癌肿多数自腺体外后侧向前延伸,而膀胱癌则自膀胱向腺体内侵犯。但当肿瘤较大时通过常规超声鉴别二者很困难,需要借助于膀胱镜检查及前列腺穿刺活检后的组织学检查帮助明确诊断。

四、前列腺脓肿

前列腺脓肿患者常有全身症状,直肠指诊发现前列腺肿块有剧烈压痛,可有波动感。超声检查前列腺内有低回声区,边界不清晰,形态欠规则。

五、前列腺囊肿

前列腺囊肿临床较为常见,可分为先天性和后天性两种。前者包括苗勒管囊肿和前列腺小囊肿,是副中肾管未完全蜕化的残迹;后者包括射精管囊肿和前列腺潴留囊肿(图 5-30、图 5-31)。射精管囊肿多因结石阻塞,精液潴留所致,前列腺潴留囊肿好发于前列腺增生时,是一种退行性改变。小的囊肿不出现症状,无临床意义。大的前列腺囊肿可压迫尿道及射精管,出现梗阻症状。

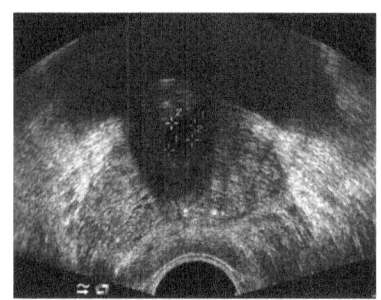

图 5-30 前列腺囊肿
大小约 0.8 cm×0.7 cm

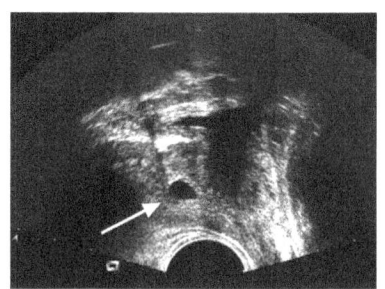

图 5-31 前列腺苗勒管囊肿
箭头所示处为内外腺之间苗勒管囊肿

苗勒管囊肿和前列腺小囊肿位于腺体中央、尿道后方,呈梭形无回声区,内部透声好,尖端指向尿道,探头加压后囊肿的形态无改变。射精管囊肿位置多偏向一侧,该侧的射精管内常可见小结石,探头加压后囊液可部分退入精囊内。前列腺潴留囊肿一般较小,经腹壁超声受分辨力所限,常难以显示。较大的前列腺潴留囊肿可压迫尿道或向膀胱内凸出。

六、前列腺结石

前列腺结石通常为前列腺炎、前列腺增生的继发改变。前列腺结石的声像图可分为以下 4 种类型。①散在小结石型:结石大小 1~2 mm,无明显声影,经腹超声检查难以探及。②弧形结石型:结石出现在内外腺交界处。③成堆小结石型。④单个大结石型。

前列腺结石一般无症状,发生在射精管内的结石能够阻塞射精管,使其囊状扩张。结石的类型可对疾病起提示作用,弧形结石者可提示前列腺增生(图 5-32),散在小结石常为慢性前列腺炎改变。

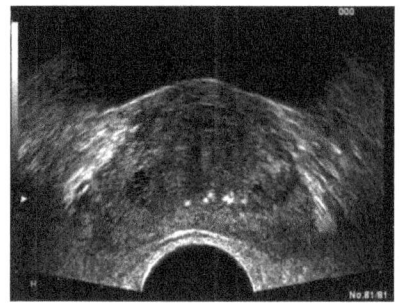

图 5-32 前列腺结石
强回声为内外腺之间结石

七、前列腺结核

前列腺结核常与泌尿生殖系结核或其他脏器结核同时存在。早期症状不明显,晚期由于前列腺组织破坏而出现血精、血尿、射精疼痛、精量减少、排尿困难等,超声可显示病变呈单发、多发或呈弥漫性改变,形态不规则,以低回声为主,不均匀,甚至出现液性回声,边界多不清楚,这些征象缺乏特异性,可误诊为前列腺炎或前列腺脓肿。因此,需要多种检查和综合分析方可明确诊断。

(任金霞)

第六章 骨科疾病的超声诊断

第一节 肌肉疾病

一、超声检查技术

(一)患者准备

检查前患者无须特殊准备。

(二)体位

根据实际检查的肌肉解剖位置,以最大限度显露扫查区域和患者肢体舒适为原则。如腘绳肌扫查患者采用俯卧位;而上肢肌肉的扫查,坐位即可。

(三)仪器

高频线阵探头(5~10 MHz)基本满足全身各部位肌肉病变的超声检查。臀部肌肉位置相对深在,有时需要改用凸阵探头。

(四)检查方法

1.肌肉超声检查

要求进行连续系列扫查,即沿肌纤维方向进行长轴扫查,然后沿垂直肌纤维方向进行短轴扫查。扫查范围要涵盖整个肌肉,特别是肌肉、肌腱连接处,以免漏诊小的肌肉撕裂。扫查过程中,观察肌外膜的连续性和完整性,肌纤维的走行和连续性,记录肌肉的回声。判断肌肉回声异常与否,多与对侧肌肉比较或与邻近其他肌肉比较。如果肌肉内出现结节,则需要多切面扫查,判别结节与肌肉及肌肉内部血管、神经结构的关系,记录结节在三个方位上的径线。

2.动态观察

怀疑细小撕裂或肌疝时,可以在肌肉收缩-舒张动态活动过程中判别。

3.CDFI检查

观察肌肉及结节内血流信号的分布和丰富程度。

二、正常超声表现与正常值

肌肉外面包被着深筋膜形成的肌外膜,呈层状强回声结构,厚度因肌肉部位不同而有所变化。肌纤维本身超声无法分辨,声像图所能显示的为肌束结构,呈低回声,受各向异性伪像干扰,其回声强弱有所变化。长轴切面各肌束彼此排列有序,并按照肌肉的解剖结构平行排列、羽状排列或半羽状排列,肌束与肌束之间由纤维脂肪隔形成断续的线状强回声;短轴切面,肌束被纤维脂肪隔分成不规则的多边形。在纤维脂肪隔内,有时可显示血管结构(图6-1、图6-2)。分辨率高的彩色多普勒超声仪显示肌肉内散在分布的点状、条状血流信号。

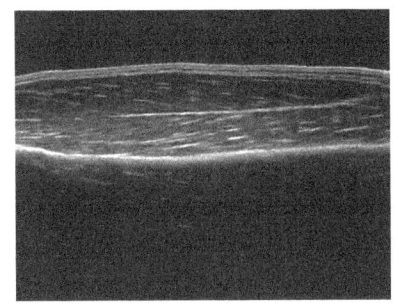

图6-1 正常胫骨前肌长轴切面声像图

显示肌肉整体为低回声,肌肉中央可见清晰的中央腱膜强回声,周围的肌束呈羽毛状排列在腱膜两边。肌束之间的纤维脂肪隔呈断续的强回声

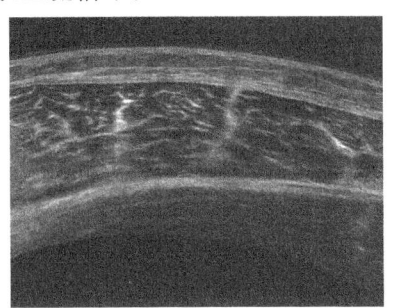

图6-2 正常肌肉短轴切面声像图

显示肌束呈不规则的多边形,周围由纤细的纤维脂肪隔强回声围绕

三、常见疾病的超声诊断

(一)肌肉牵拉伤

1.诊断要点

(1)患者多有急性外伤史,如突然发力或转换体位。

(2)急性肌肉牵拉伤多累及解剖空间上跨越两个关节的肌肉,如小腿三头肌的腓肠肌内侧头、腘绳肌、股直肌等。

(3)牵拉损伤处肌肉肿胀,肌束与肌外膜或肌腱连续性中断,依据损伤的程度,局部肌肉可以表现为单纯肿胀,而无明显断裂和血肿。也可呈现部分或完全断裂,断端填充血肿(图6-3)。如果牵拉的应力发生在肌肉与肌肉之间,形成剪切力,往往造成穿越肌肉筋膜的小血管完全断裂,此时,肌肉本身的撕裂可能并不明显,而是在肌间隙处形成大量血肿(图6-4)。

2.鉴别诊断

肌肉牵拉伤的超声表现非常直观,结合病史,往往可以明确诊断,根据肌肉撕裂的范围还能够进行程度分级。超声诊断的困难在于明确撕裂肌肉的名称,多需要结合解剖位置,并与健侧反复比较得出。

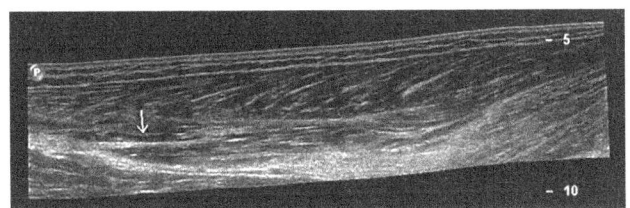

图6-3 股二头肌牵拉伤

声像图显示局部肌肉肿胀,肌束与腱膜连接处连续性中断,并见少量无回声(↓)。由于撕裂范围较小,并未形成明显血肿

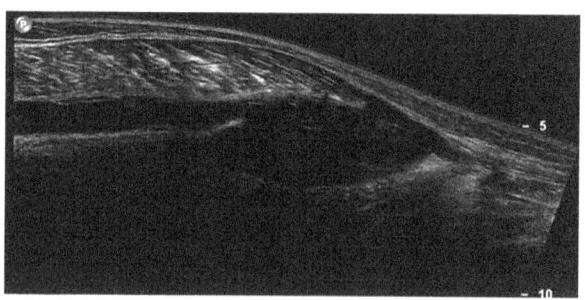

图 6-4　小腿三头肌牵拉伤

声像图显示腓肠肌内侧头局部未见明显撕裂,于腓肠肌与比目鱼肌之间可见大量血肿形成的无回声,提示牵拉发生在肌肉之间,大量出血聚集在肌间隙

(二)骨化性肌炎

1.诊断要点

(1)80%见于下肢及骨盆肌肉,股中间肌最常见。外伤是重要的易感因素,但部分患者外伤史不详。

(2)外伤后 3~4 周出现,骨化沿肌纤维走行方向分布,急性期局部血流信号丰富。受累肌肉局部质硬,压痛明显。

(3)骨化出现前期,声像图表现为局部肌肉结构紊乱,呈不规则的低回声。一旦骨化出现,进展迅速,呈现为肌肉内斑片状强回声,局限于肌肉损伤区域。

2.鉴别诊断

骨化性肌炎主要应与骨肿瘤鉴别,超声扫查时,应多方位调整探头,显示深方的骨皮质结构。若骨皮质连续性完整,骨膜无增厚,则可与皮质旁骨肉瘤鉴别。超声显示不清时,需要 CT 扫描进一步明确。

（张　艳）

第二节　肌 腱 疾 病

一、超声检查技术

(一)患者准备

检查前患者无特殊准备,需暴露相应区域。

(二)体位

根据实际检查的肌腱解剖位置,以最大限度显露扫查区域和患者肢体舒适为原则。主要肌腱的超声检查应该调整肢体位置,使肌腱呈紧张状态,利于超声检查。大部分肌腱无须特殊体位即可直接扫查,部分肌腱则对体位要求较高。

下面以肩关节周围肌腱为例进行说明:患者坐于可以调节高度的旋转椅,这样只需简单的转动座椅就可以完成肩部各部分的检查。检查者先面向患者,从肩关节前面和内侧面开始,通过旋转座椅再依次检查外侧面和后面。肩关节周围肌腱超声检查主要包括肩袖和肱二头肌长头肌腱。

1.肱二头肌长头肌腱

肘关节屈曲90°,手掌面向上,上臂贴于胸壁并轻微内旋。

2.肩胛下肌腱

肘关节屈曲90°,肘部紧贴侧胸壁,肩关节外旋位,并做前臂旋后动作。

3.冈上肌腱

冈上肌腱的检查可有两种体位。第一种是患者上肢置于身后,屈肘,肘尖尽量指向人体后正中线,手掌贴于腰部,该体位更易于显示肌腱-肌肉连接处。第二种体位是使患者肩关节尽可能内旋,屈肘同时前臂后伸,手背紧贴对侧的后背,肘部紧贴外侧胸壁,肘窝与胸壁不留空隙。这种体位使冈上肌腱更多地移向前方,适于检查者坐于患者正对面检查。

4.冈下肌腱和小圆肌腱

受检侧手放在对侧肩上,肘部贴近胸壁,检查者坐于后方或侧方。

(三)仪器

高频线阵探头(5~10 MHz)适于全身各部位肌腱病变的超声检查。手部,特别是手背伸肌腱位置浅表且纤细,需采用更高频率探头。

(四)检查方法

1.肌腱的超声检查

要求进行连续系列扫查,即首先从相应的肌肉位置开始,探头逐渐移行至肌腱区,这样使得肌腱更加容易识别,也不容易漏诊肌肉肌腱连接处病变。扫查过程中,注意在长轴和短轴两个方向上观察肌腱的回声和结构,注意肌腱辅助结构的形态和回声异常,这些辅助结构包括腱鞘、肌腱旁滑囊、肌腱旁体以及籽骨。

2.动态观察

在肌肉收缩-舒张动态活动过程中判别肌腱活动顺畅度,明确有无腱鞘狭窄,肌腱有无细小撕裂。此外,相应关节做内收、外展、屈曲、伸展等活动,观察关节周围肌腱的稳定性,判断肌腱有无脱位。

3.CDFI检查

观察病变区肌腱内血流信号的分布和丰富程度。注意,评价肌腱内血流信号时,应使肌腱处于松弛状态。

二、正常超声表现与正常值

肌腱由致密的胶原纤维规则排列而成,尽管不同的肌腱形态有差异,但是肌腱内部均呈层状排列的强回声结构,短轴切面则为点状强回声结构。肌腱的各向异性伪像非常明显,表现为肌腱回声夸张性减低,扫查过程中注意随时调整探头与肌腱之间的夹角,使声束尽量垂直所观察的肌腱,此时肌腱呈现正常的强回声结构特征(图 6-5、图 6-6)。正常肌腱内无血流信号显示。正常肌腱的腱鞘、肌腱周围的滑囊不易显示,偶尔可见少量无回声,深度小于 2 mm。

人体各部位肌腱厚度见表 6-1。

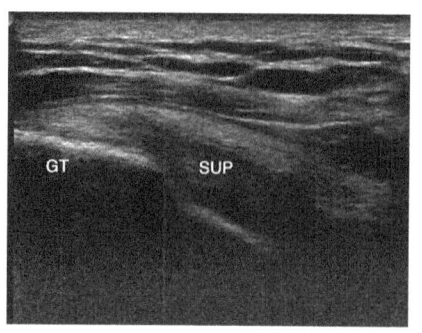

图 6-5 肌腱的各向异性伪像

冈上肌腱(SUP)长轴切面声像图,显示肌腱在肱骨大结节(GT)附着处呈强回声,同一肌腱的后半部分(SUP)由于各向异性伪像呈低回声

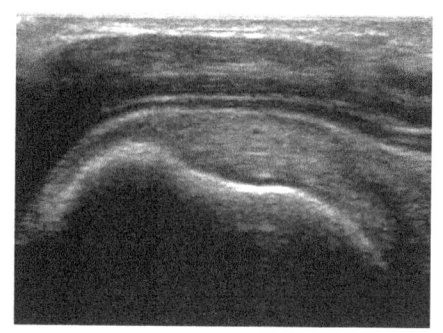

图 6-6 肌腱各向异性伪像的识别

通过调整探头与肌腱之间的角度,图 6-5 所示的肌腱回声减低区回声增强,显示为正常的肌腱结构

表 6-1 正常成人肌腱厚度正常值范围

部位	厚度
髌腱	3~6 mm
跟腱	4~6 mm
肱二头肌长头腱	4~6 mm
跖腱膜	2~3 mm
指伸肌腱	1~1.5 mm

三、常见疾病的超声诊断

(一)腱鞘炎

1.诊断要点

(1)发生在有腱鞘的肌腱,主要在手腕及踝关节周围的肌腱。患者多有明显的局部疼痛,狭窄性腱鞘炎伴发肌腱活动障碍。

(2)声像图显示肌腱周围的腱鞘积液,呈环形无回声环绕肌腱(图 6-7)。慢性期,腱鞘滑膜增厚,呈低至中等回声(图 6-8)。动态观察,可以显示肌腱与腱鞘之间存在阻碍滑动。

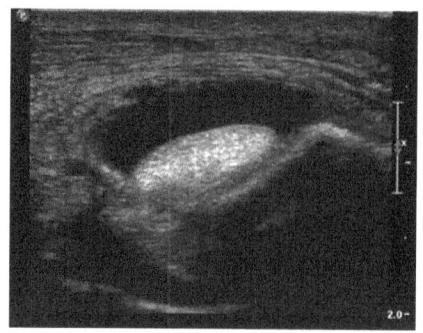

图 6-7 腱鞘炎声像图

肌腱短轴切面显示肌腱周围包绕着明显的无回声腱鞘积液

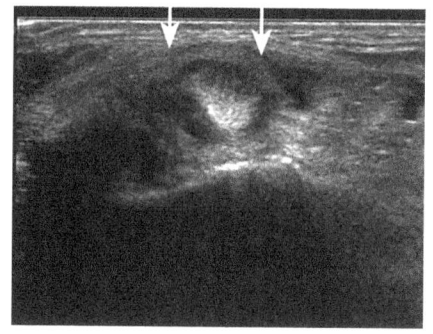

图 6-8 慢性腱鞘炎声像图

肌腱短轴切面声像图显示肌腱周围腱鞘滑膜增厚(↓),呈环形低回声包绕在肌腱周围

(3)增厚的腱鞘内血流信号增多。

2.鉴别诊断

腱鞘炎的超声诊断非常直观。超声检查中,首先要鉴别腱鞘积液与腱鞘滑膜增厚,均匀增厚的滑膜回声酷似积液,此时采用探头加压和 CDFI 检查能够明确判断。其次,超声对腱鞘炎的病因诊断并无特异性,需要结合病史。

(二)肌腱病

1.诊断要点

(1)多为慢性肌腱退行性病,随年龄增长,发病率增加,常累及肌腱末端附着处,因此亦称为肌腱末端病。

(2)体检触诊肌腱质硬,局部按压痛。

(3)灰阶超声显示肌腱局部肿胀,回声减低,内部结构不清晰或消失。肌腱内可见钙化强回声,肌腱附着处的骨表面也可伴发破坏,骨赘形成(图6-9、图6-10)。

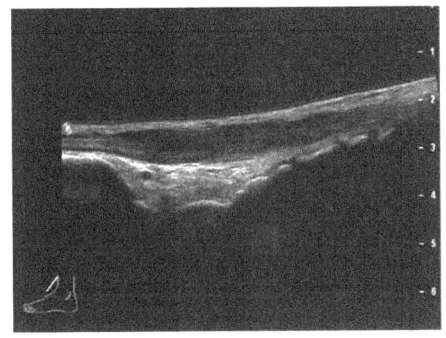

图 6-9 肌腱病声像图

胫骨前肌腱长轴切面声像图,显示肌腱明显肿胀,增厚,回声减低

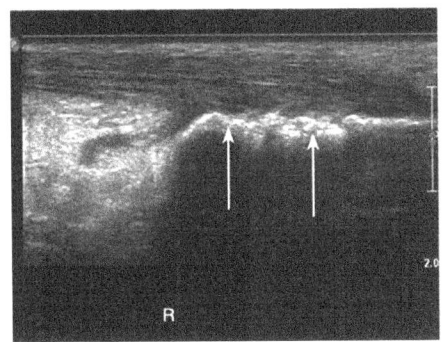

图 6-10 肌腱末端病声像图

右侧跟腱末端长轴切面声像图,显示肌腱跟骨附着处肿胀,回声减低,箭头所示跟骨表面骨皮质合并骨质破坏

(4)CDFI 显示肌腱局部血流信号增加,具有辅助诊断价值。

2.鉴别诊断

超声诊断肌腱病的基础上,主要应判别肌腱内是否存在小的撕裂,采用多切面扫查、加压扫查能够发现肌腱病可能合并的腱体内小撕裂。对于肌腱病的病因,除慢性劳损退行性改变外,类风湿、痛风等都是常见病因,诊断需结合临床表现。

(三)肌腱撕裂

1.诊断要点

(1)青壮年好发,多有急性运动创伤史,患者多自述撕裂瞬间听到"喀"声或感觉患肢局部被踢打。

(2)老年肌腱撕裂患者发病相对隐匿,患者多因肌腱撕裂后,肌肉挛缩形成的肿物就诊。

(3)长轴切面是判断肌腱撕裂范围的重要切面,声像图显示肌腱连续性中断,断端填充血肿、肌腱周围脂肪等(图6-11)。短轴切面对于发现部分撕裂非常重要。

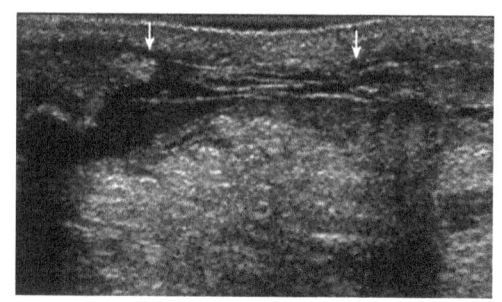

图 6-11 跟腱断裂声像图

跟腱长轴切面声像图,显示跟腱连续性中断,箭头所指为跟腱的两断端,断端间填充不规则的无回声和条索状强回声

(4)对于肌腱断端不明显的患者,在超声实时扫查条件下进行肌腱的动态观察,如果肌腱活动连续性缺失,则支持肌腱完全性断裂。

2.鉴别诊断

主要鉴别肌腱的部分撕裂和完全撕裂,多切面扫查和动态观察是诊断的关键。

(张 艳)

第三节 韧带疾病

一、超声检查技术

(一)患者准备

检查前患者无特殊准备。

(二)体位

根据实际检查的韧带解剖位置,以最大限度显露扫查区域和患者肢体舒适为原则。例如,膝关节的韧带主要是膝关节内、外侧副韧带。检查内侧副韧带时患者仰卧位,轻度屈膝,髋及膝关节轻度外旋,或取侧卧位检查。而检查外侧副韧带时则需要髋及膝关节轻度内旋,或取侧卧位检查。踝关节的韧带非常多,主要的几条韧带扫查体位要求包括:首先患者取坐位,屈膝,足底平置于检查床。①距腓前韧带的扫查:踝关节轻度内旋,内收,使胫腓前韧带处于紧张位以利于显示。②内侧三角韧带:踝关节背屈,探头一端指向内踝下缘,另一端分别指向足舟骨、距骨和跟骨,可分别观察胫距韧带、胫跟韧带和胫舟骨韧带的长轴声像图。③跟腓韧带:踝关节内旋、内收。探头上端置于外踝骨下缘(尖部),下端轻度后斜,指向跟骨。

(三)仪器

高频线阵探头(5～10 MHz)能够满足全身各部位韧带的超声检查。

(四)检查方法

(1)韧带的超声检查对扫查手法要求比较高,扫查过程中强调多切面扫查,同时与健侧比较。

(2)动态观察:韧带的微小撕裂,可以避免加重损伤的基础上,适当活动关节,增加关节间隙,使得细小撕裂更加明显,利用诊断。

(3)CDFI 检查:韧带损伤时血流信号往往增加。

二、正常超声表现与正常值

韧带的正常声像图表现与肌腱类似,长轴切面呈层状强回声,根据位置不同,薄厚变化很大。如膝关节内侧副韧带较薄(图 6-12),而内踝处的胫距韧带,呈肥厚的三角形(图 6-13)。

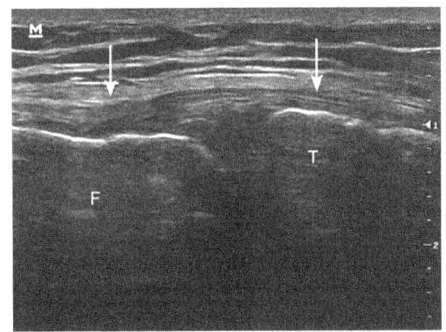

图 6-12 膝关节内侧副韧带长轴切面声像图

显示韧带贴附于股骨(F)和胫骨(T)表面,韧带呈层状强回声(↓)

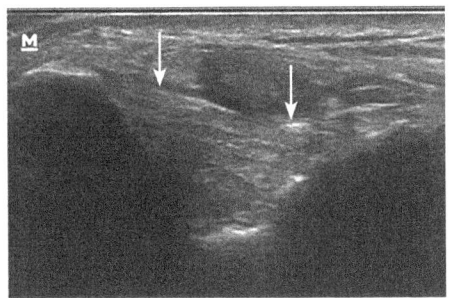

图 6-13 胫距韧带长轴切面声像图

显示韧带(↓)呈三角形的强回声结构

三、韧带撕裂的超声诊断

(一)诊断要点

(1)患者外伤史明确,往往同时合并其他软组织损伤。

(2)根据撕裂的程度不同,可以分为部分撕裂和完全撕裂。

(3)膝关节内侧副韧带撕裂最容易诊断,声像图显示韧带肿胀,回声不均匀。不完全撕裂主要累及韧带深层,声像图表现为形态不规则,回声减低,由于出血可出现不规则的无回声(图 6-14)。

当超声表现不典型时,应注意与健侧比较观察。合并股骨内侧髁撕脱骨折时,肿胀韧带内可见骨质碎片,呈强回声伴声影。完全撕裂时,韧带连续性中断,断端裂口处可见无回声积液或血肿。陈旧性内侧副韧带撕裂主要表现为韧带近端股骨附着处韧带内出现大小不等的不规则钙化强回声伴声影(图 6-15)。

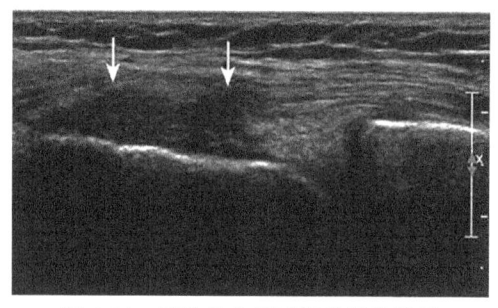

图 6-14　膝关节内侧副韧带部分撕裂

膝关节内侧副韧带部分撕裂,膝关节内侧副韧带长轴切面声像图显示韧带局部肿胀,回声减低(↓),内部结构缺失,但韧带表面结构连续性完整,符合部分撕裂

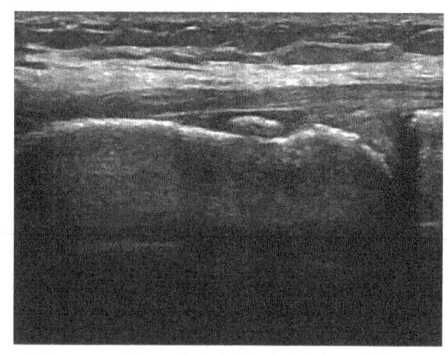

图 6-15　膝关节内侧副韧带陈旧性撕裂

膝关节内侧副韧带陈旧性撕裂,韧带长轴声像图显示韧带无明显肿胀,但深方可见撕脱骨片

(二)鉴别诊断

韧带撕裂诊断的同时,应注意不要遗漏其他软组织的合并损伤。位置较深,关节内部的结构,可能需要 MRI 帮助明确诊断。

（张　艳）

第四节　骨、软骨与关节疾病

一、超声检查技术

(一)患者准备

检查前患者无特殊准备,对于局部包扎敷料的患者,需祛除敷料,充分暴露。

(二)体位

根据不同关节扫查的需要和便于操作,而取不同体位。必要时采用不同角度的屈曲、内收、外展、抬高或内外旋(翻)位等。四肢关节伸直位便于长轴扫查。

(三)仪器

首选 5~10.0MHz 高频线阵探头,对于深部软组织、骨及关节(如髋关节)以及关节屈侧声窗受限时可选用 3.0~5.0 MHz 凸阵探头。

(四)检查方法

采用直接扫查法。手指小关节、关节骨缘明显突起的关节,探头与皮肤间可多敷耦合剂凝胶或加垫导声垫。

骨、关节的扫查特别要求遵循一定的扫查顺序,以关节为例,除重点关注临床提出的检查要求外,还应按关节的内、外、前、后各方面有序地进行多方位分段扫查。另外,对于骨、关节周围软组织的扫查不容忽视。

二、正常超声表现与正常值

四肢关节形态、大小不同,但多数为滑膜关节,基本解剖结构一致,因此有共同的声像图表现:关节面表面被覆的透明软骨为均匀薄层低回声,完整连续、厚度一致,其厚度在成人指关节 0.4~1.0 mm,膝、髋关节 2 mm 左右。关节面骨皮质为光滑的强回声。关节间隙或隐窝可含少量关节液呈无回声,关节囊壁为条带样高回声,其内滑膜层甚薄不易被超声显示。关节隐窝脂肪组织及关节内脂肪垫为高回声。关节周围均有各自的肌腱、韧带和肌肉包裹。

由于骨骼与周围软组织之间的强声阻抗差,超声仅能显示骨皮质,骨皮质表面的正常骨膜参与声界面形成,但不能明确辨别。骨皮质深方的髓质及髓腔内部结构不能显示。正常骨皮质连续性良好、平直光滑,呈致密的强回声带后伴声影。骨骺端膨大,表面覆盖透明软骨。

婴幼儿及青少年骨发育过程中,骨化不完全,骨化中心周围的软骨性骨骺及骺板显示为低回声,骨化区为强回声结构,表面形态可极不规则,不要误认为骨质破坏。

三、常见疾病的超声诊断

(一)关节积液与滑膜增厚

1.诊断要点

(1)滑膜关节的滑膜层受到各种原因的刺激,滑液生成与吸收平衡打破,即可出现关节积液和关节滑膜的增厚。关节积液的病因很多,主要原因可以用英文单词 CRIT 进行记忆。C 即 crystal,代表痛风尿酸结晶沉积所致关节滑膜炎症;R 即 rheumatoid,代表类风湿等一大类疾病;I 即 infection,代表感染所致关节滑膜炎症,临床相对少见;T 即 trauma,代表急、慢性损伤导致的关节积液与滑膜增生。

(2)关节积液的超声检查要点是观察关节隐窝,部分正常关节隐窝可以存在少量无回声液体,但是液深在 2 mm 以内。正常滑膜无法显示,只能显示关节隐窝处的脂肪垫。主要关节积液的扫查部位:①肩关节积液液体受重力影响主要分布于肱二头肌长头腱鞘、后隐窝和腋下隐窝(图 6-16)。②肘关节由前部或后部探查积液,将肘关节保持在 45°屈曲位可使积液由关节前部间隙移至鹰嘴隐窝,利于积液的观察。③髋关节积液首先出现在关节前隐窝,即关节囊股骨颈附着处(图 6-17)。④膝关节积液多首先出现在髌上囊内,髌上囊在股四头肌腱远端的深方与股骨之间,其远段位于髌上脂肪垫与股骨周围脂肪垫之间。⑤踝关节积液主要扫查踝关节前隐窝。

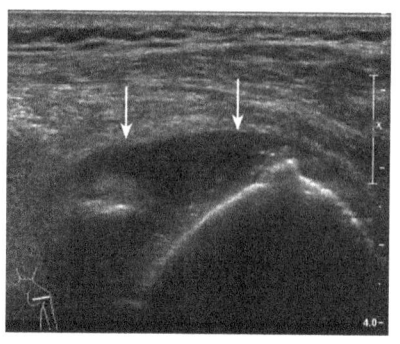

图 6-16 肩关节后隐窝积液

探头与右肩关节后隐窝处横断面声像图,
显示后隐窝处明显积液,呈低回声(↓)

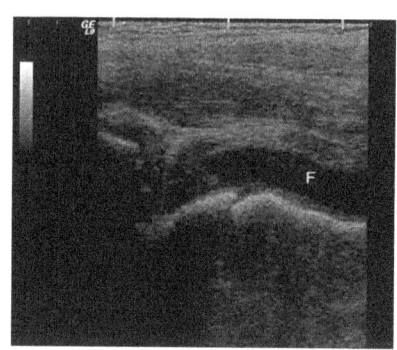

图 6-17 髋关节前隐窝积液

沿股骨颈长轴切面扫查,显示髋关节前隐窝内无回声积液(F)

(3)关节积液的声像图表现多样,可以为单纯的无回声,也可在无回声内出现条索状强回声及点状中等回声。合并出血、骨折时,液体也可呈现分层表现。

(4)增厚的关节滑膜多为中低回声,有时不易与积液鉴别。

(5)CDFI 显示增厚滑膜上的血流信号,有利于判别滑膜炎症程度。

2.鉴别诊断

(1)超声发现关节隐窝积液敏感,少量积液时,双侧对比扫查能够帮助明确。

(2)鉴别关节积液与滑膜增厚,可以采用探头加压的方法。关节积液在探头加压时,通常被挤压出探头平面,而增厚的滑膜仅仅发生少许形变。此外,CDFI 显示滑膜内的血流信号,也可与积液鉴别。

(3)对于关节积液的病因,单纯超声表现往往无法判别,需结合临床资料。必要时可行超声引导下积液抽吸,一方面减轻关节压力,缓解患者症状,另一方面可送实验室检查,明确病因。

(二)关节周围囊肿与滑囊炎

1.诊断要点

(1)关节周围囊肿在手腕、足踝区最常见,多为可触及的质韧肿物。滑囊炎在肘、膝关节附近较常见,创伤性滑囊炎多有外伤病史。

(2)关节周围囊肿多为外形不规则的无回声囊肿结构,边界清晰,深方有时可见细窄的窦道与关节腔相延续。内部可出现条索状强回声或点状中等回声。如果合并陈旧出血,也可酷似实性肿物。

(3) 腘窝囊肿又称 Baker 囊肿,属于滑膜囊肿,为腓肠肌内侧头与半膜肌之间的滑囊积液形成,多与膝关节腔相通。成人腘窝囊肿的最常见原因是膝关节的骨关节炎,而儿童和青少年则主要为特发性青少年关节炎,一般可自愈。

无论腘窝囊肿的外形、位置及内容物如何,囊肿总有一颈部自腓肠肌内侧头与半膜肌之间突出,这是超声诊断的关键(图 6-18)。体积较大的腘窝囊肿可发生破裂,超声表现为囊肿失去圆钝饱满外形,破裂处局部凹陷,探头追踪扫查常可见液体外渗至肌肉间隙。

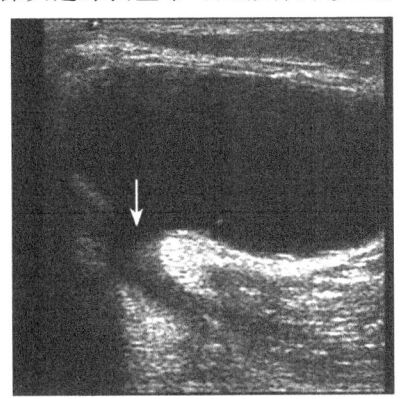

图 6-18　腘窝囊肿声像图

腘窝横断面声像图显示软组织深方囊状无
回声结构,囊肿深部可见一颈部(↓)位于
腓肠肌内侧头与半膜肌腱之间

由于腘窝囊肿破裂,囊液外渗导致周围组织继发炎症反应,引起小腿肿胀、疼痛,临床表现类似急性小腿深静脉血栓形成。同时,较大腘窝囊肿压迫静脉回流又会引起深静脉血栓。因此,超声检查腘窝囊肿应常规扫查小腿深静脉。

(4) 滑囊炎声像图表现为关节周围固有滑囊积液扩张,正常滑囊超声不易显示,如有少量液体,其深度小于 2 mm。一旦液体较多即可诊断为滑囊炎。滑囊滑膜增生时,声像图显示滑膜增厚,囊内出现多少不等的中等回声(图 6-19)。

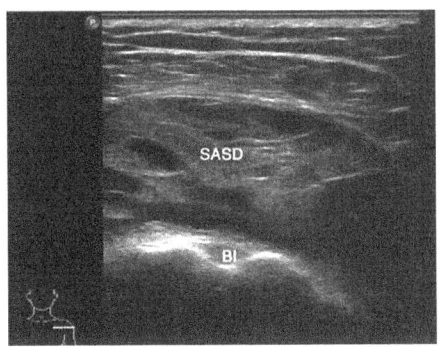

图 6-19　肩峰下三角肌下滑囊声像图

肩关节前面横断面声像图,显示肩峰下三角肌下滑囊(SASD)明显
扩张,内部充满中等回声,滑囊覆盖在肱二头肌长头腱(BI)浅方

(5)关节周围囊肿内无血流信号,滑囊炎合并滑膜增生时,往往局部血流信号丰富。

2.鉴别诊断

关节周围囊肿临床称为滑膜囊肿或腱鞘囊肿,常贴附于肌腱、肌肉或关节囊旁。一般认为滑膜囊肿源于关节囊、腱鞘、滑囊等结构,而腱鞘囊肿源于软组织的退行性变。也有理论认为关节滑囊向外疝出增大,呈囊状突出至关节附近,由于此时囊肿内表面为滑膜层,因此称为滑膜囊肿。当囊状疝出逐渐增大后,逐渐与关节滑囊脱离,内含液体则吸收浓缩,囊壁滑膜细胞退行性变,此时则形成腱鞘囊肿。病理上两者的主要区别在于滑膜囊肿囊壁上内衬滑膜上皮,囊腔内多为滑膜液;而腱鞘囊肿囊壁由纤维组织形成,无上皮被覆,腔内为无定形的黏稠胶状物。

滑囊炎的诊断主要依靠滑囊的解剖位置判断,对于引起炎症的病因,需要结合临床。

(张　艳)

第七章 妇科疾病的超声诊断

第一节 盆腔疾病

一、盆腔炎性疾病

(一)病理与临床

盆腔感染的主要途径是上行性感染,微生物由阴道和宫颈向上蔓延,经过子宫内膜感染输卵管黏膜。微生物培养标本中发现的病原菌通常是多种的,包括淋球菌、沙眼衣原体,以及需氧和厌氧细菌。而且,病原菌的种类和数量取决于获取标本时疾病所处的不同发展阶段。子宫内膜炎常常是急性盆腔炎的一部分,炎症导致宫颈粘连闭塞后可发生宫腔积脓。病变进一步发展形成输卵管炎,是最常见、最具代表性的一类盆腔炎。病灶多位于子宫后方或阔韧带后叶与肠管间粘连处。典型症状为下腹疼痛伴发热,可以出现膀胱或直肠刺激症状。如果炎症累及卵巢并形成脓肿时,则称为输卵管-卵巢脓肿。单独的卵巢脓肿极少见。炎症消退后产生纤维粘连,造成输卵管伞端闭锁,输卵管内液体积聚,形成输卵管积水,输卵管卵巢脓肿可演变为输卵管卵巢积水。结核性盆腔炎往往继发于身体其他部位的结核,其中,输卵管结核占90%,并且多为双侧性。

(二)声像图表现

(1)子宫内膜炎时声像图无特异性表现,往往仅有非特异性的内膜增厚、不规则或有少量的宫腔积液。

(2)卵巢、输卵管病变在疾病的早期声像图表现可以完全正常。诊断必须结合临床。

(3)宫腔积脓时超声检查可见宫腔扩张,根据感染和出血程度的不同,液体的回声不同。发现宫腔积脓后,应考虑宫颈口闭塞的原因,寻找有无占位性病变。

(4)典型的输卵管积水或积脓(图 7-1):输卵管积水形成梭形或腊肠形的无回声区,内见不完整分隔(输卵管皱襞),积脓时无回声区内见点状低回声,或呈低回声表现,大小粗细在不同病例间差异较大。包块壁由输卵管形成,壁的厚薄在急慢性炎症表现不同,一般急性期输卵管壁增厚,边界不清;慢性期壁薄。有时沿着扩张的输卵管可以追踪到子宫角区域。

(5)输卵管卵巢脓肿时,附件区见多房囊性混合回声区,囊肿壁增厚,壁上可见多个结节样强回声突起,大小均匀,内有光点及中等回声光团,为脓液、细胞碎片和结缔组织产生的回声;包块与周围组织粘连;子宫直肠陷凹可见积液。图像与卵巢浆液性肿瘤相似。

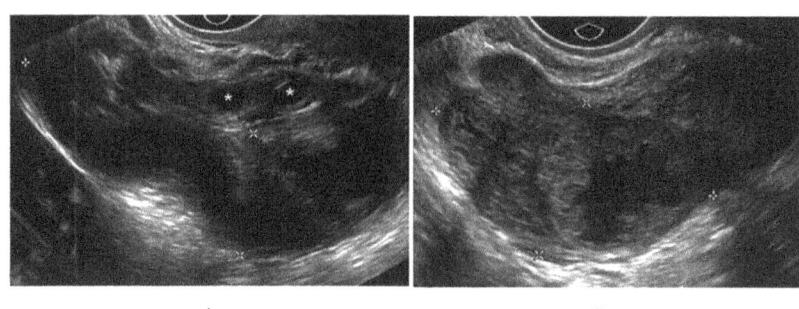

图 7-1 输卵管炎症、积水
A.附件区混合回声呈腊肠样,内有不完整分隔,卵巢位于其一侧;
B.同一患者附件区混合回声,内见低回声及不规则无回声区(*:卵泡)

(三)鉴别诊断

1.需与卵巢瘤样病变鉴别

黄体囊肿随诊可见变化(缩小或消失);巧克力囊肿内见细小密集的点状回声。而输卵管积水未累及卵巢时可探及正常卵巢回声,这一点对鉴别诊断很重要。应仔细观察两侧卵巢回声、囊性包块内有无不完整分隔等,以明确输卵管积水的诊断。

2.需与卵巢肿瘤鉴别

输卵管卵巢炎、输卵管卵巢脓肿等,均表现为非特异性的囊实性包块,且盆腔炎时 CA125 也可以升高,因此临床及超声上与卵巢肿瘤鉴别比较困难。若包块内或其旁见到正常卵巢回声,则炎性包块可能性很大;另外,双侧性囊实性包块,尤其是可见卵巢样结构时,为炎性包块。但是在某些病例中,特别是缺乏盆腔炎临床症状时,输卵管卵巢炎、输卵管卵巢脓肿的声像图表现不易与肿瘤,特别是有时与恶性肿瘤鉴别不易,需行穿刺或腹腔镜手术检查明确诊断。

二、异位妊娠

(一)病理与临床

孕卵在子宫腔以外着床发育,称为异位妊娠,又称宫外孕。以输卵管妊娠最为多见,约占异位妊娠的 95%,其中又以输卵管壶腹部妊娠最多见。异位妊娠的临床症状包括停经、阴道淋漓出血、腹痛和附件区包块等。尿 HCG 呈阳性及血 HCG 升高。异位妊娠破裂造成腹腔内出血时,可并发出血性休克,延误处理可危及患者生命。其他异位妊娠约占异位妊娠的 5%,包括宫角妊娠、剖宫产瘢痕妊娠、卵巢妊娠、残角子宫妊娠、腹腔妊娠等,本部分主要描述输卵管壶腹部妊娠的声像图特点和诊断。

(二)声像图表现

(1)子宫腔内未见孕囊,子宫内膜增厚,有时宫腔内可出现假孕囊征(单环状无回声)。

(2)输卵管壶腹部妊娠的病灶多位于子宫与卵巢之间。根据妊娠囊是否破裂可分为孕囊型和包块型两种。孕囊型表现为附件区厚壁囊性回声,有面包圈征,内见胎芽及胎心搏动或未见胎芽及胎心搏动;包块型宫外孕无面包圈征,表现为附件区包块,依据破裂出血时间长短、出血量大小可表现为不均匀中低/中等/中高回声包块,内部回声不均(图 7-2)。

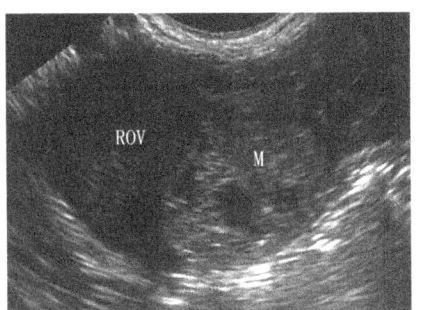

图 7-2 输卵管妊娠

右侧卵巢(ROV)与子宫之间中高回声光团(M)

(3)输卵管妊娠破裂时,附件区可见形态不规则的中高回声包块,边界模糊,可将卵巢包绕其中。子宫直肠窝、子宫前方及双侧宫旁均可出现积液,内含细密点状回声。

(4)CDFI:多能够显示异位妊娠病灶周边环绕血流。

(三)鉴别诊断

宫外孕具有典型的妊娠囊特征时容易明确诊断。破裂出血型宫外孕呈不均匀回声包块,且有急腹症表现,应与黄体囊肿破裂、卵巢肿瘤蒂扭转等相鉴别。黄体囊肿破裂出血时,患者有腹痛和内出血的症状,附件区可出现不均匀中低回声包块伴子宫直肠凹内积液,临床症状及声像图表现与异位妊娠相似,但其包块位于卵巢内,有助鉴别。宫外孕合并黄体囊肿破裂出血时,鉴别困难。

三、原发性输卵管癌

(一)病理与临床

原发性输卵管癌罕见,多发生于绝经后老年女性。单侧多见,输卵管呈结节状或腊肠样增大,切面见灰白色乳头状或菜花样肿物,镜下特征为腺癌。本病早期无特异性症状,进展期出现输卵管癌三联征,即阴道排液、腹痛、盆腔包块。阴道排液是特征性症状,呈间歇性,多为浆液性、黄色、无臭液体,有时为血性液体,阴道排液前可出现一侧下腹部疼痛。

(二)声像图表现

见图 7-3。

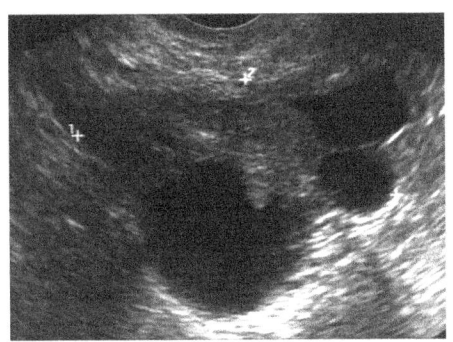

图 7-3 原发性输卵管癌

肿物位于宫旁附件区,呈囊实性混合回声,多为腊肠形或类圆形,内见不规则实性中等或中低回声,有时可见乳头状回声;子宫宫腔可见积液。CDFI:于实性成分内可见血流信号。

(三)鉴别诊断

本病应与输卵管炎性包块和卵巢肿瘤相鉴别,临床特征是鉴别的有力帮助。但鉴别较困难,诊断依靠手术病理获得。

四、盆腔静脉淤血综合征

(一)病理与临床

本病可分为原发性和继发性两类。原发性 PCS 是指由于卵巢静脉瓣功能障碍导致卵巢静脉、宫旁静脉扩张迂曲、流速减低,Valsalva 动作时可见反流引起的一系列不适综合征,主要有盆腔慢性钝痛、压迫感和沉重感等。继发性 PCS 是由于静脉以外因素造成的静脉扩张迂曲,病因包括:胡桃夹现象和盆腔血供增多等,后者包括炎症、多次妊娠和较大子宫肌瘤等;输卵管结扎术也是引起 PCS 的原因之一。

(二)声像图表现

超声显示盆腔静脉扩张呈串珠状、蚯蚓状、湖泊样无回声区,内径 5~10 mm(图 7-4);静脉流速低,Valsalva 动作时可出现反向血流信号;可伴有子宫肌层弓形静脉扩张。

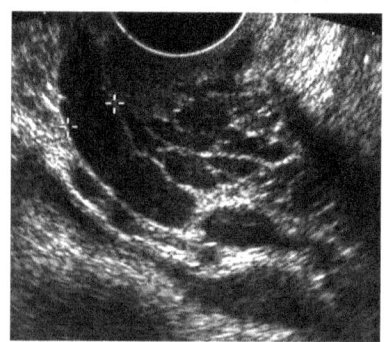

图 7-4 盆腔静脉淤血综合征
宫旁可见迂曲的静脉丛回声,呈湖泊样或串珠状,最宽 0.78 cm,内见细密光点

(三)鉴别诊断

主要与包裹性积液相鉴别,CDFI 特征结合 Valsalva 动作表现可明确诊断。

五、盆腔包裹性积液

(一)病理与临床

常见于盆腔炎、卵巢子宫内膜异位症、盆腹腔手术或创伤后,囊肿周边有间皮细胞围绕,囊肿的直径可达 20 cm,囊内液体可以是无色透明,也可以是血性的。患者出现下腹疼痛,并可扪及肿块,囊肿合并感染时有发热。包裹性积液手术治疗后复发率高,可达 30%~50%。

(二)声像图表现

常见表现为无回声区,形态欠规则,张力低,有时内部可见纤细的分隔;有时无回声区内可以见到形态正常的卵巢或输卵管伞端,居于一侧(图 7-5)。

(三)鉴别诊断

(1)卵巢冠囊肿:也在囊肿旁见到正常卵巢,应与包裹性积液相鉴别。卵巢冠囊肿的形态多为圆形或椭圆形,有一定张力,有助鉴别。

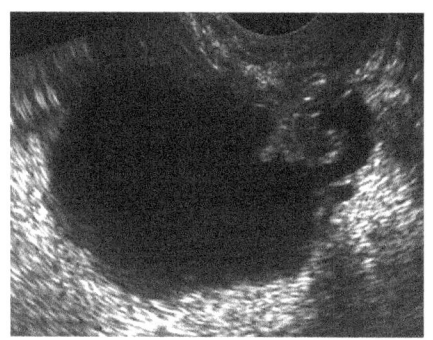

图 7-5　盆腔包裹性积液

一侧附件无回声区,形态欠规则,张力低,内可见输卵管伞端被包绕其中

(2)淋巴囊肿:患者有手术史,进行淋巴结清扫手术后易出现淋巴囊肿,淋巴囊肿为圆形或椭圆形囊肿,且有特定的发生部位,即双侧的髂血管旁,而包裹性积液可发生在盆腔不同部位。

六、盆腔手术后血肿或脓肿形成

(一)病理与临床

盆腔手术后患者出现血红蛋白进行性下降或不明原因的发热时,应考虑有无活动性出血或脓肿形成。此时超声检查的主要目的是判断有无血肿、脓肿及其部位。出血可以发生在腹膜内、腹膜外(如筋膜下)、腹壁内,所以超声检查的部位应包括:腹壁手术切口处和膀胱前方。

(二)声像图表现

1.血肿

(1)筋膜下血肿:往往发生在腹直肌的深面,位于腹膜外,为无回声包块内部有点状强回声,或因血块收缩而呈囊实性包块。出血进一步增多时,包块向下延伸可达耻骨后。

(2)膀胱反折处血肿:往往发生在剖宫产术后,包块位于膀胱后方、子宫下段手术切口附近。出血进一步增多时,包块在两侧阔韧带内延伸。

2.脓肿

血肿可继发感染形成脓肿。可在超声引导下穿刺抽液等,既是诊断也是治疗。

3.肾积水

血肿或脓肿压迫输尿管,可引起同侧肾积水。手术损伤也可造成同侧肾积水。超声可帮助判断肾积水的程度和原因。

(三)鉴别诊断

患者有明确手术史,术后出现血红蛋白进行性下降、发热等临床症状,结合超声检查显示腹水、混合回声包块、同侧肾积水等,诊断并不困难。需鉴别的疾病包括手术未能切除的肿物、腹腔肿大的淋巴结、淋巴囊肿等。综合分析声像图特点、血清学检验以及临床症状是鉴别的关键。

七、盆腔手术后淋巴囊肿

(一)病理与临床

本病为妇科恶性肿瘤淋巴清扫术后的并发症之一,由于淋巴管手术结扎而造成淋巴液回流障碍形成潴留性囊肿,一般发生于术后1周,单侧或者双侧均可发生,多位于双侧髂窝区域、髂血管旁及腹股沟区域。较小的未经治疗可自行缓慢消失,较大囊肿产生压迫症状或炎症、出血,引起发热、腹痛,需要治疗,可于超声引导下进行囊肿穿刺引流。

(二)声像图表现

位于髂血管旁的无回声区,体积变化较大。内部回声多为透声好的无回声,合并出血和炎症反应时出现内部透声性差、可见细密点状低回声,少数病例囊内见部分薄的分隔。CDFI:内部未见血流信号。

(三)鉴别诊断

本病应与包裹性积液、复发肿瘤和淋巴结肿大相鉴别,根据其特殊部位、内部回声特点较易鉴别。

八、妇科恶性肿瘤术后盆腔复发病灶

(一)病理与临床

妇科恶性肿瘤的恶性程度普遍较高,手术后不乏复发病例。其中卵巢癌的复发可位于腹腔脏器、肠系膜和大网膜表面,而阴道残端并不一定出现病灶,检查时应当进行全面的全腹腔扫查。而宫颈癌、子宫内膜癌以及子宫肉瘤等的复发病灶主要位于阴道残端,其形态不规则,内部回声特点与原发病相似。临床症状包括下腹胀痛、腰痛、腹部扪及包块。部分患者可无明显自觉症状。

(二)声像图特点

不同组织学类型肿瘤的复发病灶具有不同的声像图特点,浆液性乳头状癌的复发病灶呈囊实性(图 7-6),而肉瘤的复发病灶可呈完全实性的病灶(图 7-7)。CDFI:实性成分内常常出现较丰富血流信号。

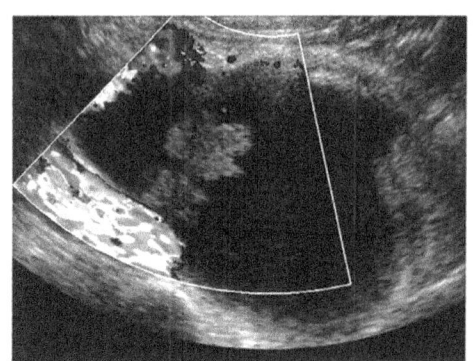

图 7-6 卵巢浆液性乳头状癌术后复发病灶

患者系低分化卵巢浆液性乳头状癌 3c 期分期术后 6 年,发现腹部包块及 CA125 升高来检查。图中可见混合回声,形态不规则,内可见乳头状中等回声及无回声。CDFI:于中等回声内可见点状血流信号

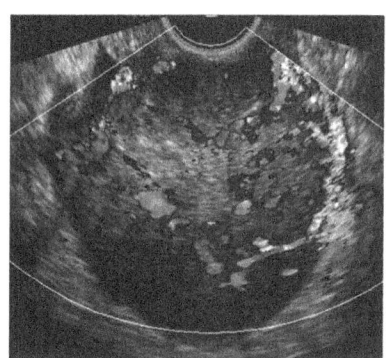

图 7-7 子宫肉瘤复发病灶

患者因子宫肉瘤两次手术,子宫、双侧附件已切除,腹痛并发现腹部包块半年来检查,图中可见盆腔中低回声,边界尚清,形态不规则;CDFI:内见条状分支血流信号

(三)鉴别诊断

囊实性病变应与盆腔术后包裹性积液或血肿相鉴别,结合临床特征、血液检查等手段可以帮助鉴别。实性病变应与盆腔淋巴结肿大相鉴别,CDFI特点和病变部位有助于鉴别。

(闫 鑫)

第二节 子宫疾病

一、子宫先天性发育异常

子宫先天性发育异常是生殖器官发育异常中最常见的,临床意义亦比较大。

(一)病理与临床

女性生殖器官在胚胎发育过程中,若受到某些内在或外来因素的影响,两侧副中肾管在演化过程的不同阶段停止发育,形成各种子宫发育异常。副中肾管发育不全所致异常包括先天性无子宫、始基子宫、子宫发育不良或幼稚子宫、单角子宫、残角子宫等;副中肾管融合障碍所致异常包括双子宫、双角子宫;副中肾管融合后中隔吸收受阻所致异常为纵隔子宫。女性生殖系发育异常多于青春期后发现,患者常因原发性闭经、周期性腹痛、自然流产等就医。

(二)声像图表现

1. 先天性无子宫

于充盈的膀胱后作纵向、横向扫查,均不能显示子宫的声像图。常合并先天性无阴道,不能探及阴道回声;双侧卵巢可显示正常。

2. 始基子宫

于充盈的膀胱后方探及条索状呈低回声的肌性结构,长径<2 cm,难辨宫体宫颈结构,无宫腔线和内膜回声。常不能探及阴道回声,双侧卵巢可显示正常。

3. 子宫发育不良

又称幼稚子宫。表现为青春期后妇女子宫的各径线均小于正常,宫体前后径<2 cm,宫颈相对较长,宫体与宫颈的长径之比≤1。可显示宫腔线和内膜回声,内膜较薄。

4. 单角子宫

单角子宫的二维超声表现常不明显,有时可见子宫向一侧稍弯曲,宫底横切面显示子宫横径偏小,仅见一侧宫角;三维超声上对诊断帮助较大,于三维成像的子宫冠状切面上仅可见一个宫角,并向一侧略弯曲(图7-8)。

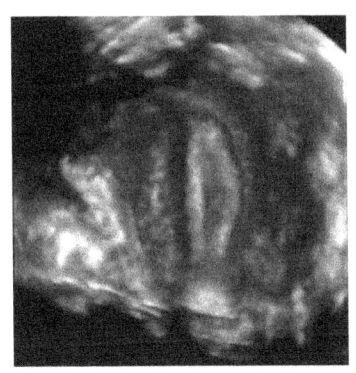

图 7-8 单角子宫

三维超声成像显示左侧宫角缺如,仅见右侧宫角

5.残角子宫

(1)无内膜型残角子宫的声像图表现:盆腔内见一发育正常子宫,其一侧可见一低回声包块,回声与子宫肌层相似,但与宫颈不相连,需与浆膜下肌瘤相鉴别。

(2)有内膜相通型残角子宫,表现为子宫一侧见与子宫相连的低回声包块,中央可见内膜回声(图7-9)。

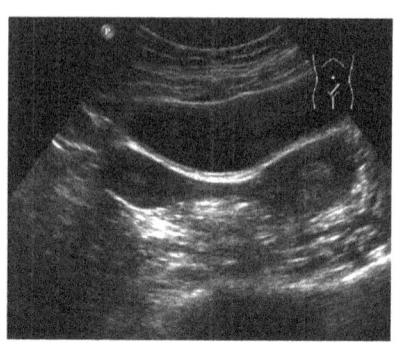

图7-9 残角子宫

图像显示附件区见一实性低回声包块与子宫相连,其中心可见内膜回声

(3)有内膜不相通型残角子宫,月经初潮后即形成残角子宫腔积血,表现为子宫一侧见中心为无回声的囊实性包块。

6.双子宫

在动态纵向及斜向扫查时可见两个完全分开的独立子宫回声,均有完整的内膜、肌层和浆膜层。横切面观察尤为清楚,见两个子宫体完全分开,之间有深的凹陷,内部均可见内膜回声。两个子宫大小相近或其中之一稍大。常可探及两个宫颈管及阴道的回声(图7-10)。

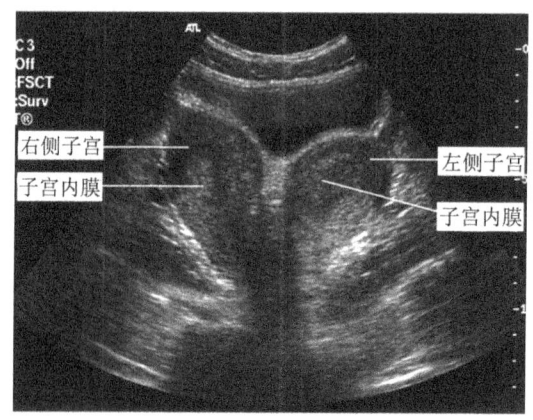

图7-10 双子宫

图像显示两个独立完整的子宫

7.双角子宫

子宫外形异常,见两个分开的宫角,即子宫上段完全分开,子宫下段仍部分融合;子宫横切面观察,可见子宫底部增宽,中间凹陷呈Y形;子宫腔内膜回声也呈Y形。三维超声获得的子宫冠状切面显示宫底部凹陷,见两个分开的宫角,整个子宫外形呈Y形,内膜形态也呈Y形。

8.纵隔子宫

子宫底部横径稍增宽,连续横切面扫查显示宫腔中部见从宫腔下段至宫底处逐渐增厚的低回声带,将子宫内膜分隔开来。三维超声获得的子宫冠状切面显示宫底形态正常,内膜呈 V 形(完全性纵隔子宫)或 Y 形(不完全性纵隔子宫)。三维超声不仅可以清晰显示宫腔中的纵隔长度,鉴别完全性与不完全性纵隔子宫,而且还可以显示纵隔的形态、厚度等(图 7-11)。

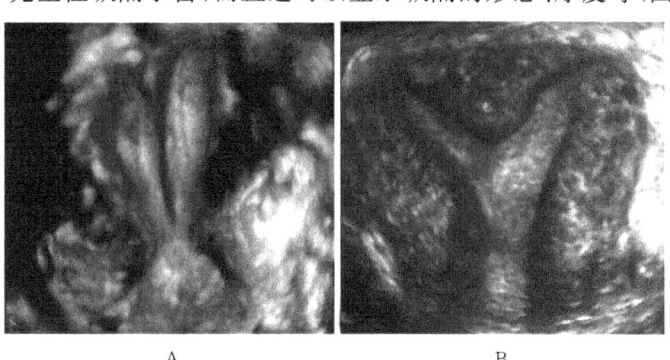

图 7-11 纵隔子宫
A.完全性纵隔子宫;B.不完全性纵隔子宫

(三)鉴别诊断

残角子宫应与浆膜下肌瘤、卵巢实性肿瘤、宫外孕包块等相鉴别。双角子宫应注意与部分性纵隔子宫相鉴别,前者子宫外形及宫腔内膜回声均呈 Y 形;后者宫腔内膜回声呈 Y 形,但子宫外形正常。

二、子宫腺肌症

(一)病理与临床

子宫腺肌症是指子宫内膜腺体及间质侵入子宫肌层,是子宫内膜异位症最常见的形式之一。多发生在 30~50 岁妇女。其发病机制尚未完全阐明。异位的子宫内膜弥散于子宫肌壁(以后壁多见),在性激素作用下发生周期性少量出血,在局部形成微小囊腔,肌纤维弥散性反应性增生。大体病理上,于肌层组织内见增粗的肌纤维和微囊腔。局灶性的子宫腺肌症病灶称为子宫腺肌瘤。

子宫腺肌症的主要临床表现为痛经进行性加重,经期延长及月经量多。妇科检查时扪及增大而质硬的子宫。

(二)声像图表现

见图 7-12。

(1)子宫增大,形态饱满,前后壁肌层多不对称性增厚,后壁肌层增厚较前壁多见;或仅表现为后壁或前壁的明显增厚。

(2)受累肌层回声增强、明显不均,见紊乱的点状或条索状强回声,间以蜂窝状小低回声区,有时也可见散在的小无回声区,仅数毫米。

(3)肌层内及子宫后方常伴有栅栏状细线样的声影。

(4)腺肌瘤时,可见肌层内局灶性中低回声区,单发多见,边界不清,周边无包膜回声及声晕,内部见点条状血流信号。

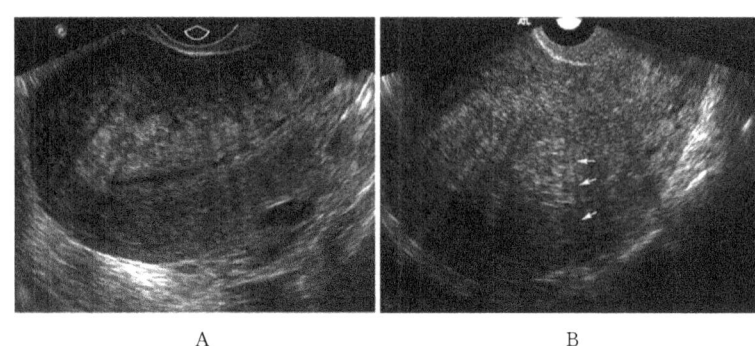

图 7-12 子宫腺肌症

A.子宫前壁肌层弥漫增厚,回声不均,可见条索状及片状中强回声,间以蜂窝状小低回声区;B.箭头示栅栏状细线样声影

(5)可伴发卵巢巧克力囊肿。

(三)鉴别诊断

局灶性的子宫腺肌瘤需与子宫肌瘤相鉴别。子宫肌瘤周边有假包膜,边界清楚,周边可见环绕或半环绕的血流信号。

三、子宫肌瘤

(一)病理与临床

子宫肌瘤是女性生殖器最常见的良性肿瘤,由子宫平滑肌组织增生而成。多见于中年妇女。大多数患者无明显症状,仅是在妇科检查时偶然发现。根据生长部位的不同分为肌壁间肌瘤、浆膜下肌瘤及黏膜下肌瘤。子宫肌瘤的临床症状与肌瘤的生长部位、生长速度、大小等有关。主要症状包括:①月经改变,如月经周期缩短、经量增多、经期延长。②压迫症状,如尿频、排尿障碍、便秘等。③疼痛,肌瘤本身不引起疼痛,一般最常见的症状是下腹坠胀、腰背酸痛等。④阴道分泌物增多。⑤贫血等。

(二)声像图表现

子宫肌瘤的声像图表现各异,取决于肌瘤的大小、部位和生长时间长短。

1.子宫的形态和大小

肌瘤为多发或位于子宫表面时,子宫体积增大、形态失常;有蒂的浆膜下肌瘤有时可清楚地观察到肌瘤与子宫相连的蒂(图 7-13A);单发的小肌瘤位于肌层内,子宫形态和大小无明显异常。

2.宫腔线位置

宫腔线可因肌瘤的压迫变形、移位,黏膜下肌瘤时内膜基底处可见内膜线中断,宫腔内见低回声或中等回声区(图 7-13B)。

3.肌瘤的回声特征

子宫肌瘤声像图以低回声为主,根据平滑肌组织及纤维组织的构成和排列不同,其回声分布有所差异。以平滑肌组织成分为主的肌瘤,回声低,后方可有声衰减;纤维组织增多时,肌瘤的回声相对增强;肌瘤较大时可发生囊性变,出现回声明显不均区域及无回声区。若肌瘤有钙化时,钙化部分呈强回声带,肌瘤内见灶状、团块状、半环状或环状强回声区,后方伴声影,肌瘤钙化更多见于绝经后。较大的肌瘤内部可呈旋涡状回声,并伴有不同程度的后方衰减。

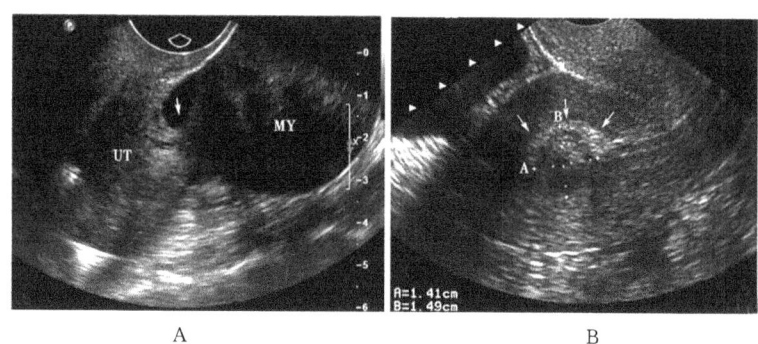

图 7-13 子宫肌瘤
A.子宫左侧实性低回声包块,箭头所指为其与子宫相连的蒂部;B.子宫黏膜下肌瘤子宫后壁内膜下方见 1.5 cm×1.8 cm×1.4 cm 低回声,约 50% 的体积突向宫腔,其前方可见内膜受压弯曲(箭头所示)

4.彩色多普勒血流

血流信号多分布在肌瘤病灶的周边区域,病灶周边的假包膜区域常见环状或半环状血流,包绕肌瘤。

(三)鉴别诊断

1.子宫黏膜下肌瘤与子宫内膜息肉鉴别

子宫黏膜下肌瘤多为低回声,基底处可见内膜线中断。子宫内膜息肉多为中强回声,基底处内膜连续性无中断。

2.卵巢肿瘤

子宫浆膜下肌瘤突出于子宫表面,应与卵巢实性肿瘤鉴别。鉴别要点在于观察包块是否与子宫相连,包块血流来源以及包块同侧是否可见正常卵巢。

四、子宫内膜增生

(一)病理与临床

子宫内膜增生症是由于子宫内膜受雌激素持续作用而无孕激素拮抗,发生不同程度的增生性改变,多见于青春期和更年期。大体病理见子宫内膜呈灰白色或淡黄色,表面平坦或呈息肉状突起,可伴有水肿,切面有时可见扩张腺体形成的腔隙。根据子宫内膜增殖的程度分为单纯型、复杂型和不典型增生。临床最常见的症状是月经紊乱、经期延长或不规则阴道出血,可伴贫血。

(二)声像图表现

(1)内膜增厚。育龄妇女的子宫内膜厚度超过 15 mm,绝经妇女的内膜厚度超过 5 mm。

(2)宫腔线清晰。

(3)内膜回声偏强,回声均匀或不均匀。

(4)服用三苯氧胺的患者,增厚的内膜中常可见到小囊状无回声区(图 7-14)。

(5)血流信号轻度增加或无明显异常。

(三)鉴别诊断

子宫内膜癌:多发生于绝经后的妇女,常有阴道不规则出血。超声检查发现宫腔内局限性或弥散性中强回声,形态不规则,与子宫肌层分界不清,肌层局部变薄。CDFI 显示其内部可见丰富血流信号,血流形态及分布不规则,可探及低阻动脉频谱。需要注意的是,早期的内膜癌与内膜增生在声像图上很难鉴别。因此,对于有阴道不规则出血的绝经后妇女,应行诊断性刮宫明确诊断。

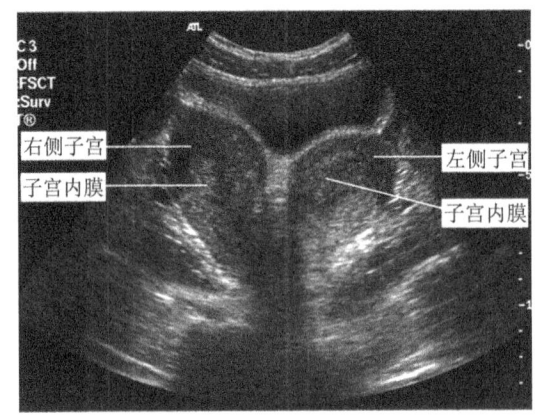

图 7-14　子宫内膜囊性增生

子宫内膜增厚,与子宫肌层分界清晰(箭头所示),内可见多个小囊状无回声区

五、子宫内膜息肉

(一)病理与临床

子宫内膜息肉是由内膜腺体及间质组成的肿块,向宫腔突出,是妇科常见的一种宫腔良性病变。子宫内膜息肉形成的原因,可能与炎症、内分泌紊乱,特别是体内雌激素水平过高有关。单发较小的息肉一般无临床症状,多发息肉或较大的息肉可引起月经过多、月经不规则、经间出血(月经间期出血)或绝经后出血等症状。

(二)声像图表现

见图 7-15。

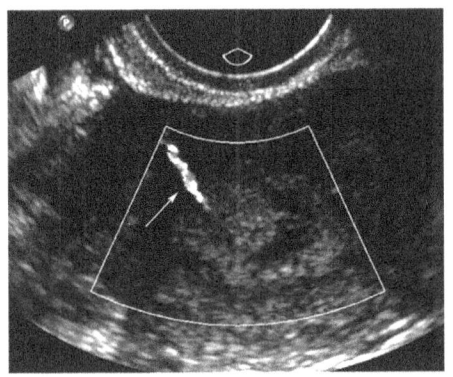

图 7-15　子宫内膜息肉

宫腔内见一形态规则边界清晰的中强回声,CDFI显示一条状滋养血流穿入其内(箭头所示)

(1)宫腔内见一个或多个团状中高回声区,形态规则,边界清晰。

(2)病灶处宫腔线分开并弯曲。

(3)内部回声较均匀,少数伴囊性变者内部可见蜂窝状小无回声区。

(4)CDFI可见滋养血管自蒂部伸入病灶中心区域内。

(三)鉴别诊断

1.子宫内膜癌

多发生于绝经后的妇女,常有阴道不规则出血。超声检查发现宫腔内局限性或弥散性中强回声,形态不规则,边界不清,病灶内部可见较丰富血流信号。

2.黏膜下肌瘤

黏膜下肌瘤多为低回声,基底处内膜线中断。

六、子宫颈癌

(一)病理与临床

子宫颈癌是女性生殖系统常见的恶性肿瘤之一,发病年龄以 40～50 岁多见,近些年呈现年轻化趋势。子宫颈癌的组织发生可能来源于子宫颈阴道部或移行带的鳞状上皮或子宫颈管黏膜柱状上皮。子宫颈癌 80%～95% 为鳞状细胞癌,其次为腺癌。浸润型宫颈癌肉眼观主要表现为内生浸润型、溃疡型或外生乳头、菜花型。子宫颈癌的主要扩散途径为直接蔓延和经淋巴道转移,向两侧可侵犯或压迫输尿管而引起肾盂积水。宫颈癌浸润范围的判断对治疗方式的选择具有重要意义。子宫颈癌的主要症状为阴道分泌物增多、接触性出血或阴道不规则出血。

(二)声像图表现

见图 7-16。

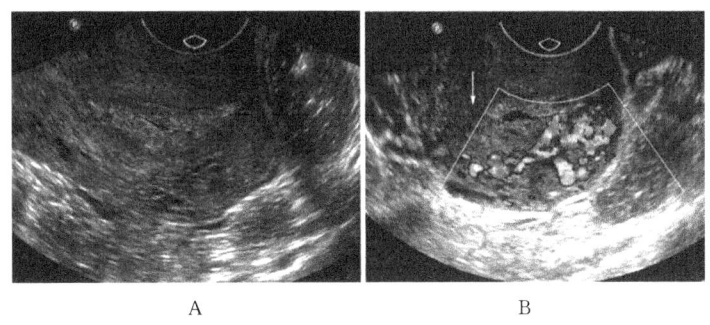

图 7-16 宫颈癌

宫颈后唇低回声(A),边界不清,彩色多普勒显示其内丰富血流信号(箭头所示),病理证实为宫颈癌

超声不能识别和诊断早期宫颈癌,子宫颈刮片细胞学检查是发现宫颈癌前病变和早期宫颈癌的主要方法。浸润性宫颈癌声像图表现如下。

(1)宫颈结构紊乱,可见低回声区病灶。

(2)内生浸润型和溃疡型病灶常边界不清,外生型病灶则多边界清。

(3)CDFI 显示病灶内见丰富血流信号。

(4)宫旁浸润时,宫旁结构不清,呈低回声,与宫颈病灶相延续。

(5)肿瘤引起宫颈狭窄时,可见宫腔积液;肿瘤向宫旁浸润至输尿管下段受累,或肿瘤压迫输尿管时,可见一侧或双侧肾积水。

(三)鉴别诊断

与宫颈肌瘤相鉴别:多无明显临床症状,超声表现为宫颈内低回声占位,形态规则,圆形或椭圆形,边界清晰,回声不均,血流信号较稀疏,沿周边分布。

七、子宫内膜癌

(一)病理与临床

子宫内膜癌是女性生殖道常见的肿瘤之一,多发生在 50～65 岁的绝经后妇女。子宫内膜癌的发病一般认为与雌激素对子宫内膜的长期持续刺激有关,镜下最常见的病理类型为子宫内膜样腺癌。临床症状主要为阴道不规则出血或绝经后阴道出血、白带增多等。

(二)声像图表现

见图 7-17。

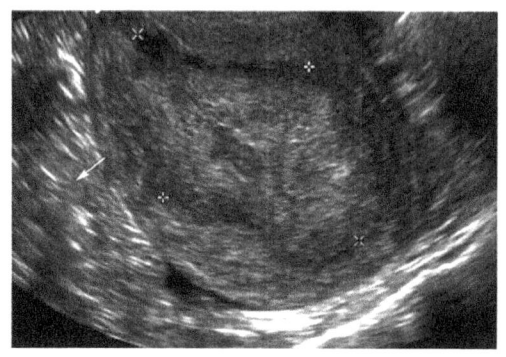

图 7-17 子宫内膜癌
宫腔线消失,宫腔内充满中等回声,局部与子宫肌层分界不清,子宫肌层变薄(箭头所示),病理证实为子宫内膜癌伴深肌层浸润

(1)子宫内膜不均匀增厚:当育龄期妇女的内膜厚度>15 mm,绝经后妇女的内膜厚度>5 mm 时,应视为内膜增厚。内膜厚度不均匀,形态不规则。

(2)大多数的内膜癌表现为弥散性或局限性不规则的中等回声,少数可以是低回声。

(3)肿瘤浸润肌层时,增厚的内膜与肌层间的低回声分界消失,肌层局部变薄。

(4)宫腔内有积液、积脓时,可见无回声区或无回声区内有点状回声。

(5)彩色多普勒显示肿瘤病灶周边及内部有较多的点状或迂曲条状彩色血流信号,呈低阻型动脉频谱。

(三)鉴别诊断

子宫内膜癌需与良性子宫内膜病变相鉴别。子宫内膜增生时,内膜呈均匀性增厚,与子宫肌层分界清晰,血流不丰富。子宫内膜息肉表现为局限性中强回声,形态规则,边界清晰,中心部可见条状滋养血流。但内膜癌与局灶性内膜增生以及部分表现不典型的内膜息肉在超声上仍较难鉴别,需通过诊断性刮宫获得病理诊断。

八、子宫肉瘤

(一)病理与临床

子宫肉瘤是一种罕见的高度恶性的女性生殖器肿瘤,来源于子宫肌层或肌层内结缔组织。子宫肉瘤组织学成分复杂,包括子宫平滑肌、内膜间质、结缔组织、上皮或非上皮等成分。分类繁多,且分类仍未统一。根据不同的组织发生来源主要分为:平滑肌肉瘤、内膜间质肉瘤和恶性苗勒管混合瘤。子宫肉瘤好发于围绝经期妇女,最常见的症状是不规则阴道流血,部分患者自诉下腹部包块在短时间内迅速长大。

(二)声像图表现

(1)子宫肌层或盆腔单发巨大占位:病灶位于子宫肌层,使子宫不规则增大,或取代子宫肌层结构,显示为盆腔占位。平均直径>8 cm,多呈分叶状或不规则形态,边界不清。

(2)常见的病灶内部回声呈不均匀中、低回声或不均质混合回声,内部失去旋涡状的典型平滑肌瘤样回声,可见不规则无回声区。

(3)肿瘤内部、周边血流信号显著增多,流速增快,血管形态不规则,排列紊乱,管径粗细不均。

(4)可探及高速低阻动脉频谱。

(三)鉴别诊断

子宫肉瘤主要与子宫肌瘤相鉴别,内部回声及血流丰富程度是鉴别重点。体积较大的子宫肌瘤内部回声呈旋涡状,周边可见环状或半环状血流信号,形态规则。

九、宫腔妊娠物残留

(一)病理与临床

宫腔妊娠物残留是早、中期流产后的常见并发症,是指妊娠终止后妊娠物没有完全排出,仍有部分残留在宫腔,清宫后病理检查可见绒毛。临床表现为流产后不规则或持续阴道流血。

(二)声像图表现

(1)部分宫腔线模糊或不连续。

(2)宫腔可探及团块状中高回声,以宫腔近宫角处多见,大小为1~3 cm,形态不规则,边界欠清,内部回声不均。

(3)CDFI显示中高回声内部及其附着处肌层探及较丰富血流信号,可探及低阻动脉血流。

(三)鉴别诊断

1.内膜息肉

声像图也表现为中强回声,但回声均匀,边界清晰,蒂部可见条状滋养血流,血流不丰富。

2.妊娠滋养细胞肿瘤

该类肿瘤临床表现及实验室检查与妊娠物残留有交叉。声像图表现的鉴别要点是病灶位置及血流情况,妊娠物残留的病灶位于宫腔,附着处肌层血流可较丰富,但走行规则;妊娠滋养细胞肿瘤病灶侵犯肌层,血流极其丰富且紊乱。

十、宫角妊娠

(一)病理与临床

目前,关于宫角妊娠的准确定义尚有异议,本节所讨论的宫角妊娠是指胚胎种植在走行于子宫角部的输卵管间质部的异位妊娠,即输卵管间质部妊娠。而非宫腔角部妊娠(即偏心性宫腔妊娠)。宫角妊娠发生率约占所有异位妊娠的1%~2%。临床表现为停经后不规则阴道出血及下腹痛,诊断不及时者可能发生子宫角破裂,造成失血性休克甚至危及生命的严重后果。

(二)声像图表现

见图7-18。

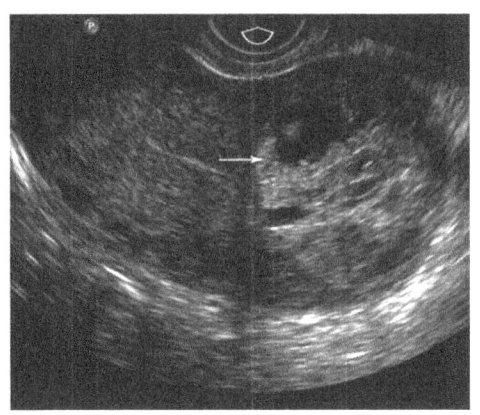

图 7-18　宫角妊娠

左侧宫角膨隆外突,可见 3.8 cm×3.2 cm 混合回声包块(箭头),边界清晰,内回声不均。病理证实为左子宫角凝血、坏死物及破碎的平滑肌组织呈现慢性炎性病变,其中可见退变的绒毛

宫角妊娠声像图表现可分为孕囊型及包块型。孕囊型较易诊断,超声可见妊娠囊明显偏于宫角一侧,周边无蜕膜环绕,与宫腔蜕膜之间可见肌层回声。包块型宫角妊娠见于一次或多次宫角妊娠清宫后的患者或宫角妊娠胚胎发育不良时。包块型宫角妊娠的声像图表现如下:

(1)子宫略饱满,未清宫者内膜稍增厚,已行清宫者内膜可不厚。

(2)子宫底部横切面上可见一侧宫角增大,明显外突。

(3)一侧宫角处可见混合回声包块,以中低回声为主,内部及周边可见不规则无回声区,包块形态较规则,边界尚清。

(4)包块周边探及丰富血流信号,可探及低阻动脉血流。病灶同侧子宫动脉增粗,阻力指数降低。

(三)鉴别诊断

包块型宫角妊娠需与妊娠滋养细胞肿瘤相鉴别,包块位置、边界及血流特点是鉴别要点。宫角妊娠包块位于子宫角部,包块与子宫肌层分界较清楚,血流以周边分布为主;妊娠滋养细胞肿瘤可发生于子宫肌层的任何部位,大部分病灶与子宫肌层分界不清,血流信号丰富且极其紊乱。

十一、瘢痕妊娠

(一)病理与临床

瘢痕妊娠是指胚胎种植于子宫前壁下段剖宫产瘢痕处。近年来,随着剖宫产率的上升,其发生率也逐渐上升。瘢痕妊娠的临床表现包括停经后不规则阴道出血及下腹痛,部分患者为早孕常规超声检查时偶然发现。

(二)声像图表现

瘢痕妊娠的声像图表现可分为孕囊型及包块型;孕囊型又分为瘢痕处孕囊型及宫腔下段孕囊型。

孕囊型的声像图表现包括:①瘢痕处孕囊全部或部分位于子宫前壁瘢痕处肌层内

(图7-19A)。②CDFI于孕囊周围可探及滋养层低阻血流。③瘢痕处的肌层明显变薄。④宫腔下段孕囊型表现为孕囊大部分位于宫腔下段甚或宫腔中上段,少部分位于瘢痕处,孕囊常变形,如拉长、成角等(图7-19B)。⑤瘢痕处孕囊型较易诊断,而宫腔下段孕囊型由于孕囊大部分位于宫腔下段甚或宫腔中上段,少部分位于瘢痕处,易误诊。需引起足够重视。

包块型瘢痕妊娠常见于瘢痕妊娠误诊为宫内妊娠进行一次或多次清宫后的患者。其声像图表现如下(图7-19C):①子宫前壁下段处可见混合回声包块,以中低回声为主,内部可见不规则无回声区,包块形态多较规则,边界清或不清。②包块向子宫前方膀胱方向突出。③包块周边探及丰富血流信号,可探及低阻动脉血流。

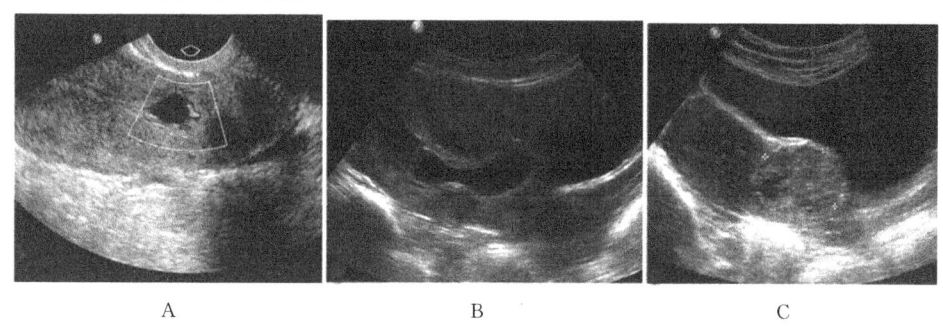

图7-19 瘢痕妊娠
A.瘢痕妊娠孕囊型:孕囊型大部分位于子宫前壁瘢痕处肌层内;B.瘢痕妊娠孕囊型:孕囊大部分位于宫腔中下段,少部分位于瘢痕处,前壁下段肌层明显变薄;C.瘢痕妊娠包块型:子宫前壁下段处可见混合回声包块,边界较清晰

(三)鉴别诊断

包块型瘢痕妊娠需与妊娠滋养细胞肿瘤相鉴别,包块位置、边界及血流特点以及临床资料是鉴别要点。瘢痕妊娠包块位于子宫前壁下段,包块与子宫肌层分界较清楚,血流以周边分布为主。妊娠滋养细胞肿瘤可发生于子宫肌层的任何部位,大部分病灶与子宫肌层分界不清,血流信号丰富且极其紊乱,且临床上常有HCG值的明显升高等。

十二、葡萄胎

(一)病理与临床

葡萄胎亦称水泡状胎块,是指妊娠后胎盘绒毛滋养细胞异常增生,终末绒毛转变成水泡;水泡间相连成串,形如葡萄而得名。葡萄胎分为完全性葡萄胎和部分性葡萄胎两类,其中大多数为完全性葡萄胎,且具较高的恶变率,少数为部分性葡萄胎,恶变罕见。葡萄胎的真正发病原因不明。临床表现包括停经后阴道流血,子宫异常增大、变软等。目前多数患者为在无临床症状时,因停经常规行超声检查而诊断。

(二)声像图表现

(1)子宫增大,宫腔扩张,肌层变薄。
(2)宫腔内充满混合回声,以中等回声为主,其内弥散分布大小不等的小囊状无回声,与子宫肌层分界尚清。
(3)宫腔积血征象:宫腔内可见不规则液性暗区或低回声。
(4)部分可合并双侧卵巢的黄素化囊肿。

(三)鉴别诊断

葡萄胎声像图具有特征性,较易诊断。但仅依据声像图表现较难区分完全性葡萄胎和部分性葡萄胎,需依靠清宫后的病理诊断确诊。

十三、侵蚀性葡萄胎

(一)病理与临床

侵蚀性葡萄胎是指葡萄胎组织侵入子宫肌层内,少数转移至子宫外,因具恶性肿瘤行为而命名。侵蚀性葡萄胎来自良性葡萄胎,多数在葡萄胎清除后 6 个月内发生。临床表现为葡萄胎清除后阴道不规则出血,子宫复旧延迟,HCG 下降不满意或升高。

(二)声像图表现

见图 7-20。

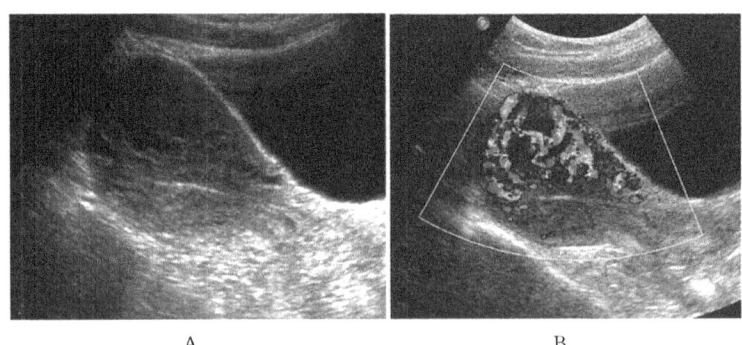

图 7-20　侵蚀性葡萄胎
A.子宫前壁增厚,肌层回声不均;B.CDFI 其内见异常丰富的血流信号,部分区域血流紊乱

(1)子宫增大,肌层回声不均。

(2)子宫肌层内见不规则中等回声或低回声区,内部回声不均,可见裂隙状或不规则状无回声区,病灶区与正常肌层分界不清。部分体积较大者病灶内部可见多个小囊状无回声区。病灶处正常肌层变薄,部分病灶可穿破浆膜层。

(3)CDFI 显示子宫肌层及宫旁血流信号增加,病灶周边探及丰富而紊乱的血流信号,病灶内部裂隙状无回声内充满血流信号,体积较大者病灶内部的小囊状无回声内无血流。频谱多普勒显示病灶侧子宫动脉阻力指数减低,病灶周边及内部血窦内均可探及低阻动脉血流。

(4)部分可合并双侧卵巢黄素化囊肿。

(三)鉴别诊断

1.妊娠物残留

妊娠物残留病灶位于宫腔,附着处肌层血流可较丰富。

2.包块型宫角妊娠

宫角妊娠包块位于子宫角部位,包块与子宫肌层分界较清楚,血流以周边分布为主。妊娠滋养细胞肿瘤可发生于子宫肌层的任何部位,大部分病灶与子宫肌层分界不清,血流信号丰富且极其紊乱。

十四、绒毛膜癌

(一)病理与临床

绒毛膜癌是一种高度恶性肿瘤,早期就可通过血行转移至全身,破坏组织及器官,引起出血坏死。妊娠绒癌可继发于葡萄胎,也可以发生于流产或足月产后。临床表现为不规则阴道出血,以及其转移灶的相应临床表现,伴有HCG显著升高。组织学上绒癌与一般癌肿有很大区别,绒癌没有固有的结缔组织性间质细胞,也没有固有的血管。镜下见增生的滋养细胞和合体滋养细胞侵犯子宫肌层和血管。在癌灶中心部,往往找不到癌细胞,为大量出血坏死。边缘部可见成团滋养细胞,但不能找到绒毛结构。

(二)声像图表现

(1)子宫增大,肌层回声不均。

(2)子宫肌层内见不规则中等回声或低回声区,内部回声不均,可见不规则无回声区,病灶区与正常肌层分界不清。部分体积较大或化疗后的病灶可与肌层分界较清晰,内部回声较均匀。病灶后方回声增强。病灶处正常肌层变薄,部分病灶可穿破浆膜层。

(3)CDFI显示子宫肌层及宫旁血流信号增加,病灶周边探及丰富紊乱血流,病灶内部不规则无回声内充满紊乱的血流信号,体积较大者病灶中心部分可无明确血流。频谱多普勒显示病灶侧子宫动脉阻力指数减低,病灶周边及内部血窦内可探及低阻动脉血流。

(4)部分可合并双侧卵巢黄素化囊肿。

(三)鉴别诊断

1.妊娠物残留

妊娠物残留病灶位于宫腔,附着处肌层血流可较丰富。

2.包块型宫角妊娠

宫角妊娠包块位于子宫角部,包块与子宫肌层分界较清楚,血流以周边分布为主。妊娠滋养细胞肿瘤可发生于子宫肌层的任何部位,血流信号丰富且极其紊乱。

十五、宫内节育器

(一)病理与临床

我国约70%的妇女选用IUD作为避孕方法,约占世界UD避孕总数的80%。IUD一般是采用防腐塑料或金属制成,部分IUD附加有避孕药物(如可释放出女性激素或吲哚美辛等)。目前,国内外现有的IUD 30~40种,我国临床常用的IUD形态各异,有T形、V形、γ形、宫型等10余种形态。

(二)声像图表现

正常IUD位置为近宫底的宫腔中上部内,其下缘在宫颈内口之上。经阴道超声较经腹超声能更清晰地显示子宫腔与IUD的关系以及各类型IUD的形态。

(1)IUD的共同特点为强回声区,但不同类型的IUD回声水平不同。含金属的IUD回声最强,后方伴有彗星尾征或伴有声影;而塑料材质IUD回声强度稍减弱,无明显彗星尾征及声影。

(2)宫内节育器位置下移表现为:IUD未位于宫腔的中上部,IUD上缘不贴近宫腔底部,其上方可见子宫内膜线回声,IUD下缘达宫颈内口以下(图7-21)。

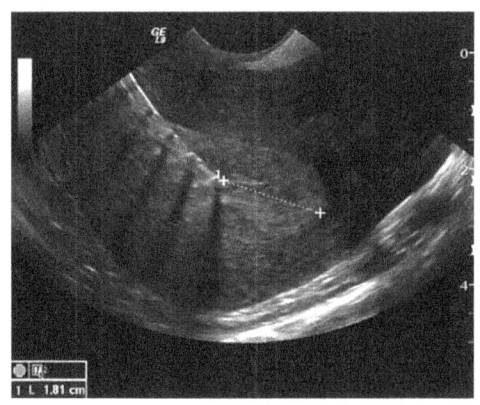

图 7-21 宫内节育器位置下移

宫内节育器主要位于宫腔下段,上端距离宫腔底部约 1.8 cm

(3) 宫内节育器肌层嵌顿表现为：IUD 位置偏于一侧；IUD 周边未见内膜回声,可见肌层环绕。

（闫　鑫）

第三节　卵巢疾病

卵巢疾病主要包括卵巢瘤样病变和卵巢肿瘤。

卵巢瘤样病变又称卵巢非赘生性囊肿,包括卵巢生理性囊肿、黄素化囊肿、多囊卵巢综合征和卵巢子宫内膜异位症。

卵巢肿瘤种类繁多,根据其来源可分为上皮性肿瘤、性索间质肿瘤、生殖细胞肿瘤和转移性肿瘤。其中主要良性肿瘤包括卵巢浆液性/黏液性囊腺瘤、卵巢成熟性畸胎瘤、卵巢泡膜细胞瘤-纤维瘤。主要恶性肿瘤包括卵巢浆液性/黏液性囊腺癌、卵巢子宫内膜样癌、卵巢透明细胞癌、卵巢颗粒细胞瘤、卵巢未成熟畸胎瘤、卵巢无性细胞瘤、内胚窦瘤和卵巢转移癌。

各类卵巢肿瘤均可并发肿瘤蒂扭转,出现妇科急腹症。

一、卵巢生理性囊肿(滤泡囊肿、黄体囊肿)

(一)病理与临床

本病常见于生育年龄段妇女,通常无症状,少数病例可出现一侧下腹部隐痛。多数生理性囊肿可在 1～3 个月内自行消失,无须特殊治疗。滤泡囊肿是最常见的卵巢单纯性囊肿,为卵泡发育至成熟卵泡大小时不破裂,且其内液体继续积聚所致,囊内液体清亮透明,直径一般小于 5 cm,偶可达 7～8 cm,甚至 10 cm。一般无症状,多在 4～6 周内逐渐消失。正常排卵后形成的黄体直径一般为 1.5 cm 左右。当黄体腔内积聚较多液体或卵泡壁破裂引起出血量较多而潴留于黄体腔内,形成直径达 2.5 cm 以上的囊肿时,称为黄体囊肿,也有称黄体血肿、出血性黄体囊肿等。黄体囊肿的直径可达到 4 cm 左右,一般不超过 5 cm,偶可达 10 cm。较大的黄体囊肿破裂时可出现腹痛、腹膜刺激征等急腹症症状,是妇科较常见的急腹症之一。

(二)声像图表现

1. 滤泡囊肿

于一侧卵巢内见无回声区,壁薄而光滑,后方回声增强,一侧或周边可见少许卵巢回声(图7-22)。

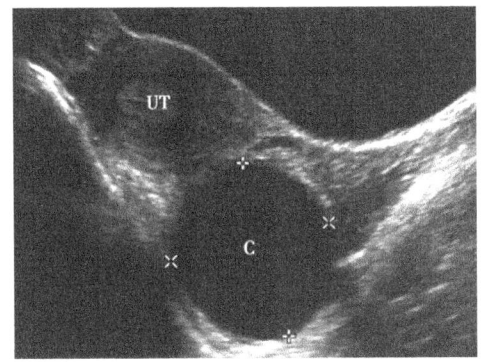

图 7-22 卵巢滤泡囊肿

纵切面显示子宫(UT)左后方无回声(C),壁薄而光滑、透声好

2. 黄体囊肿

其超声表现在不同病例中变化较大,与囊内出血量的多少、残余卵泡液的多少以及机化血块的大小和形成时间长短等相关。早期急性出血可表现为强回声,可能被误认为实性肿物;此后囊内血液机化形成不规则中低或中高回声;后期血块溶解时可以见到低回声网状结构。囊肿壁塌陷时则形成类圆形实性中等或中高回声。CDFI表现为囊肿周边有环绕血流,频谱呈低阻型。而囊内包括机化的血块等则均不显示血流信号(图7-23)。

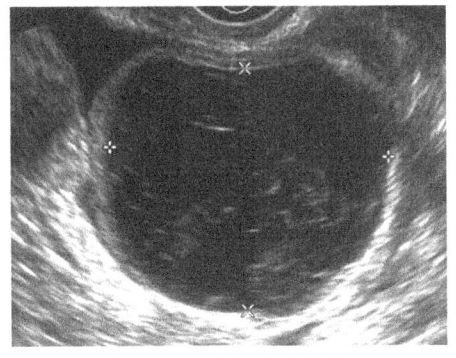

图 7-23 卵巢黄体囊肿

卵巢内见混合回声,类圆形,内见网状中等回声

(三)鉴别诊断

黄体囊肿的超声表现多样,应与卵巢肿瘤相鉴别。囊壁上有血块附着时,可能被误认为是卵巢囊性肿瘤壁上的乳头;囊内较多急性出血或囊肿壁塌陷时可能被误认为是卵巢实性肿瘤或卵巢子宫内膜异位囊肿。鉴别要点包括:①滤泡囊肿和黄体囊肿为单侧、单发囊肿,多于1~3个月自行消失;而巧克力囊肿可多发、双侧,不会自行消失。随诊复查,可帮助两者的鉴别。②黄体囊肿周边有环绕血流信号,走行规则,频谱呈低阻型,内部未见血流信号,而卵巢实性肿瘤的实性成分内可见血流信号,必要时进行微泡超声造影剂的超声造影检查,有助于明确诊断。

黄体囊肿破裂需与宫外孕破裂相鉴别,前者常发生在月经周期的后半段,表现为一侧卵巢增大、结构模糊,卵巢内见不规则囊性包块。后者多有停经史,超声表现为一侧附件区包块,多位于卵巢与子宫之间,形态不规则,双侧卵巢均可见。

二、黄素化囊肿

(一)病理与临床

见于促排卵治疗时出现的卵巢过度刺激综合征(外源性 HCG 过高)患者和滋养细胞疾病(内源性 HCG 过高)患者。临床症状表现为恶心、呕吐等,严重者可伴有胸腔、腹水,出现胸闷、腹胀症状。卵巢过度刺激综合征患者停促排卵药物后囊肿缩小、症状逐渐消失;滋养细胞肿瘤患者化疗后 HCG 水平下降、囊肿也随之缩小。

(二)声像图表现

卵巢过度刺激综合征患者双侧卵巢呈对称性或不对称性增大,内见多个卵泡回声,体积较正常卵泡大;另子宫直肠陷凹可见少量至中等量的积液。滋养细胞肿瘤的黄素化囊肿可出现在单侧,囊肿数目通常并不多。

(三)鉴别诊断

此类疾病的诊断主要依靠病史和声像图特点,多数情况下容易诊断。当因黄素化囊肿而增大的卵巢发生扭转时,患者可出现一侧下腹部剧痛等急腹症症状,此时需与其他妇科急诊相鉴别,如卵巢黄体囊肿破裂、宫外孕破裂、卵巢畸胎瘤扭转等。根据其声像图特点并结合病史,可资鉴别。

三、多囊卵巢综合征

(一)病理与临床

本病由于女性内分泌功能紊乱导致生殖功能障碍、糖代谢异常,体内雄激素增多,卵泡不能发育成熟,无排卵。临床表现为月经稀发或闭经、不孕,多毛、肥胖、胰岛素抵抗等。本病常见于青春期女性,关于其发病机制至今尚不十分清楚。大体病理上,60%~70%的多囊卵巢综合征患者表现为双侧卵巢对称性增大,少数病例卵巢无增大或仅单侧增大;切面显示卵巢白膜明显增厚,白膜下排列多个卵泡,数个至数十个不等,直径 0.2~0.6 cm。

(二)声像图表现

典型病例中,子宫略小于正常水平;双侧卵巢增大,长径大于 4 cm,卵泡数目增多,最大切面卵泡数≥10 个,沿卵巢周边分布(图 7-24);卵泡直径较小,平均在 5 mm,无优势卵泡;卵巢髓质部分增多、回声增强。不典型病例中,卵巢体积可在正常范围内,或仅一侧卵巢体积增大,卵泡数目、大小和分布特点同上,超声发现卵巢的卵泡数目增多时,应提示卵巢的卵泡数目增多或卵巢多囊样改变,请临床注意除外多囊卵巢综合征。

(三)鉴别诊断

根据其临床表现、实验室激素水平检测结果,结合超声声像图特点,不难对本病作出判断。但仍应注意与其他因素引起的卵巢多囊性改变相鉴别,如慢性盆腔炎时卵巢的多囊性改变等。

第七章 妇科疾病的超声诊断

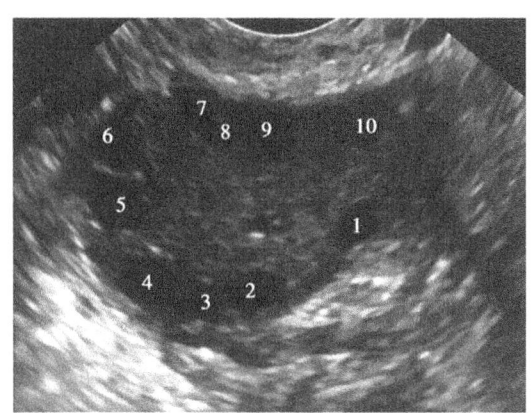

图 7-24 多囊卵巢综合征

卵巢内可见多个小卵泡,沿卵巢周边分布(数字标示 1~10 为卵泡)

四、卵巢子宫内膜异位症

(一)病理与临床

卵巢子宫内膜异位症是指具有生长功能的子宫内膜组织异位到卵巢上,与子宫腔内膜一样发生周期性的增殖、分泌和出血所致的囊肿,临床上本病又称"巧克力囊肿",简称巧囊。巧克力囊肿是子宫内膜异位症最常见的类型之一。卵巢子宫内膜异位症的发生学说包括子宫内膜种植、体腔上皮化生、转移等,其中以种植学说得到最为广泛认同,认为子宫内膜及间质组织细胞随月经血通过输卵管逆流进入盆腔,种植到卵巢和盆腔腹膜上,经过反复增生、出血形成囊肿,囊内液通常呈暗褐色、黏稠。由于子宫内膜异位症导致盆腔粘连,卵巢可固定于盆壁或子宫后方。临床表现主要有继发性、渐进性加重的痛经和不孕,部分患者痛经于月经来潮前即出现,来潮后2~3天即缓解;部分患者还有月经失调的表现。约有25%的患者可无任何症状。卵巢内异症囊肿破裂或合并急性感染时亦可引起急腹症。

(二)声像图表现

子宫内膜异位症的声像图表现多样,典型的子宫内膜异位囊肿特点包括以下几点。

(1)囊肿内充满均匀的点状低回声。

(2)有时囊内可见不规则中等回声或网状回声,为出血机化表现(图 7-25)。

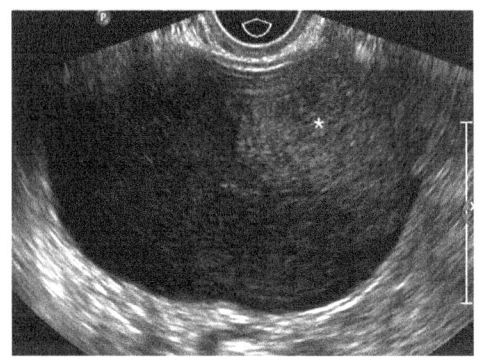

图 7-25 卵巢子宫内膜异位症

病变内见均匀点状低回声,一侧可见不规则中等回声(＊)

(3)囊肿壁较厚。有时一侧卵巢内出现多个囊肿,聚集而形成一个较大的多房性囊肿,之间有厚的分隔。

(4)1/3～1/2 的病例呈双侧性发生,囊肿出现于双侧卵巢。

(5)含有巧克力囊肿的卵巢与周围组织粘连,可固定于子宫的后方。

(6)CDFI:囊肿壁上可探及少许血流信号。

(三)鉴别诊断

卵巢子宫内膜异位症虽有较特异的超声声像图特点,多数病例诊断并不困难。但少数不典型病例的卵巢内异症囊肿内血液完全机化,可出现实性不规则的中等或中高回声,或出现厚薄不均的网状分隔,应注意与卵巢肿瘤、卵巢黄体囊肿等相鉴别。CDFI 肿物内部是否探及血流信号是鉴别诊断的关键,巧克力囊肿内不论是否存在实性回声均不出现血流信号;鉴别困难时,可行静脉超声造影检查明确肿物内血供情况,对鉴别诊断帮助很大。经腹超声检查时,应注意调高仪器 2D 增益,使用仪器的谐波功能或观察囊内有无密集的点状低回声,以与卵巢的滤泡囊肿相鉴别。

五、卵巢冠囊肿

(一)病理与临床

卵巢冠囊肿并不直接来自卵巢,而是来源于卵巢系膜里的中肾管。以生育年龄妇女多见,通常囊肿直径在 3～5 cm,但也可像卵巢囊腺瘤一样大。少数情况下,囊肿合并囊内出血;极少数情况下,囊内有分隔。囊肿体积较小时患者通常无明显不适症状,当囊肿长大到一定程度时,患者可出现腹部隆起、腹胀或一侧下腹隐痛的症状;当其合并囊肿蒂扭转时,则出现急性腹痛等症状。

(二)声像图特点

卵巢冠囊肿表现为一侧附件区的囊性肿物,壁薄、透声好,最主要的特点是同侧卵巢形态完整,位于其旁(图 7-26)。

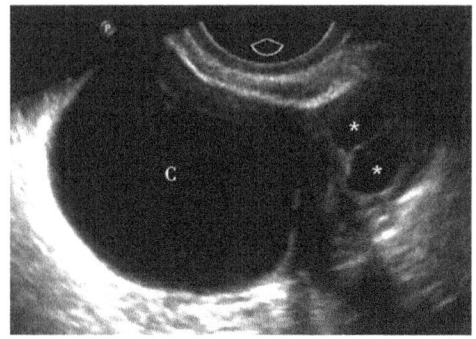

图 7-26　卵巢冠囊肿

卵巢的一侧可见薄壁无回声(C),类圆形,内部无分隔,透声好,其旁可见卵巢回声(*:卵巢内的卵泡)

(三)鉴别诊断

本病应与卵巢生理性囊肿和卵巢内异症囊肿等相鉴别,能够观察到卵巢的完整结构位于其旁是鉴别的关键。

六、卵巢囊腺瘤

(一)病理与临床

卵巢囊腺瘤是最常见的卵巢良性肿瘤之一,分为浆液性囊腺瘤和黏液性囊腺瘤。浆液性肿瘤大体病理上为囊性肿物,大多单侧发生,直径1～20 cm,单房或多房;囊内壁及外壁均光滑,多数囊内含清亮的浆液,少数也可能含较黏稠液;囊内壁有乳头者为乳头状囊腺瘤。黏液性囊腺瘤大体病理上为囊性肿物,多呈圆形、体积巨大;表面光滑,切面常为多房性,囊壁薄而光滑,有时因房过密而呈实性。囊腔内充满胶冻样黏稠液,但少数囊内为浆液性液;较少出现乳头。卵巢囊腺瘤早期体积小,多无症状。中等大的肿瘤常引起腹胀不适。巨大的肿瘤占据盆、腹腔出现压迫症状,腹部隆起,可触及肿块。合并感染时出现腹水、发热、腹痛等症状。黏液性囊腺瘤可发生破裂,种植于腹膜上形成腹膜黏液瘤病,肿瘤体积巨大,压迫但不侵犯实质脏器。

(二)声像图表现

浆液性和黏液性囊腺瘤超声特点有所不同。

(1)浆液性囊腺瘤:中等大小,外形呈规则的类圆形,表面光滑,内部呈单房或多房囊性,分隔薄而规则,囊内透声好。浆液性乳头囊腺瘤囊内见单个或多个内生性和(或)外生性乳头,乳头形态较为规则(图 7-27);CDFI乳头内可见血流信号。少数病例发生于卵巢冠,仍可见部分正常卵巢组织的回声。

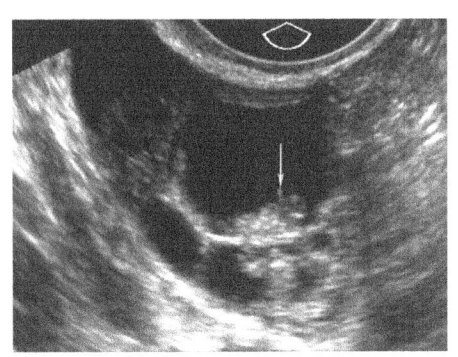

图 7-27 卵巢浆液性乳头状囊腺瘤
卵巢内见无回声,内含网状分隔,隔上可见
多个乳头样中高回声(箭头所指为乳头)

(2)黏液性囊腺瘤:常为单侧发生,常呈多房性囊肿,体积通常较大,直径可达15～30 cm;分隔较多而厚(图 7-28),内部可见散在的点状回声,为黏液性肿瘤的特征性表现;本病较少出现乳头。

(3)腹膜黏液瘤病表现为腹腔内见多个病灶,回声表现与单发病变相似,分隔更多、囊腔更小。

(4)交界性囊腺瘤的表现与上述相似,但乳头可能更多、更大,CDFI可能显示乳头上较丰富血流信号。

(三)鉴别诊断

注意与卵巢生理性囊肿、卵巢子宫内膜异位症、输卵管积水及炎性包块等疾病相鉴别。

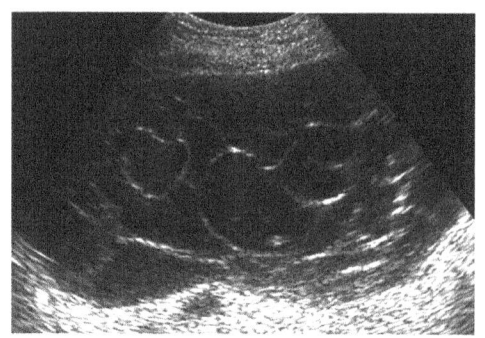

图 7-28　卵巢黏液性乳头状囊腺瘤
附件区见多房性无回声,大小约 20 cm×18 cm×9 cm,
内含较密集的网状分隔,内部可见散在的点状回声

七、卵巢囊腺癌

(一)病理与临床

卵巢囊腺癌是卵巢原发的上皮性恶性肿瘤,包括浆液性囊腺癌和黏液性囊腺癌,其中浆液性囊腺癌是最常见的卵巢恶性肿瘤。浆液性囊腺癌肿瘤平均直径 10～15 cm,切面为囊实性,以形成囊腔和乳头为特征,有多数糟脆的乳头和实性结节,囊内容为浆液性或混浊血性液;黏液性囊腺癌切面呈多房性,囊腔多而密集,囊内壁可见乳头及实性区,囊液为黏稠黏液或血性液,但有约 1/4 囊内为浆液性液。组织学可分为高、中、低分化三级。卵巢囊腺癌患者早期多无明显症状。出现症状时往往已届晚期,迅速出现腹胀、腹痛、腹部肿块及腹水。预后较差。目前筛查卵巢肿瘤的主要方法是盆腔超声和肿瘤标志物 CA125 的检测,两者联合应用,可提高诊断准确性。

(二)声像图特点

(1)肿物通常体积巨大,外形不规则。

(2)可双侧发生,双侧等大或一侧大而另一侧小。

(3)肿物表现为混合回声,常为一个巨大的肿物内部可见低回声及无回声与分隔。当肿物以低回声为主时,低回声内部明显不均匀、不规则(图 7-29)。以囊性成分为主时,肿瘤内可见多个厚薄不均、不规则的分隔,并可见乳头样中等或中高回声,数目多、体积大、形态不规则,乳头内有圆形无回声区域。囊内有时可见充满细密光点。黏液性囊腺癌超声表现与浆液性囊腺癌相似,不同的是黏液性囊腺癌的无回声区内常见充满密集或稀疏点状回声,为黏液的回声。

(4)CDFI:分隔、乳头及肿瘤内低回声区可见较丰富条状血流信号,频谱呈低阻型($RI<0.5$)。

(5)常合并腹水。

(三)鉴别诊断

超声检查通常难以在术前确定卵巢恶性病变的病理类型,主要的鉴别诊断包括良性病变与恶性病变的鉴别、卵巢肿瘤与炎性包块的鉴别。鉴别要点如下。

(1)二维形态:①有实性成分的单房或多房囊肿,乳头数目较多、不规则时要考虑到恶性病变。②以实性为主的囊实性病变,或回声不均匀的实性肿瘤则大多为恶性。恶性肿瘤较大时形态不规则、边界欠清、内部回声明显不均,可见厚薄不均的分隔,多合并腹水。③良性肿瘤多表现为囊性或以囊性为主的混合性包块,如单房囊肿、无实性成分或乳头,或多房囊肿,有分隔,但无实性成分或乳头,且分隔薄而均匀时,一般为良性;有乳头但数目少且规则,也多为良性。④盆腔炎性包块的二维及 CDFI 特征与卵巢恶性肿瘤有不少相似之处,是超声鉴别诊断的难点。通过仔细观察输卵管炎症的腊肠样回声,以及是否有正常的卵巢回声结构是鉴别诊断的关键,若在附件区域或病灶内见到正常卵巢结构,则首先考虑为炎性病变。当然,盆腔炎症明显累及卵巢(如输卵管-卵巢脓肿)时,单凭超声表现是很难确定的,必须密切结合临床病史、症状及体征进行综合判断。

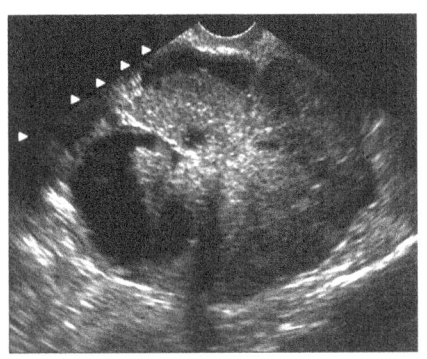

图 7-29 卵巢浆液性乳头状囊腺癌
附件区可见巨大混合回声,形态不规则,内部以不规则中等回声为主,间以不规则无回声区

(2)CDFI 对卵巢肿瘤良恶性鉴别的帮助也是肯定的。恶性肿瘤由于其大量新生血管及动静脉瘘形成、血管管壁缺乏平滑肌,CDFI 可见丰富血流信号,动脉血流多呈低阻型,多数学者认为 RI<0.4 可作为诊断恶性卵巢肿瘤的 RI 阈值。

因卵巢肿瘤组织学的种类繁多,除典型的畸胎瘤、浆液性囊性瘤和黏液性囊腺瘤外,超声检查通常无法判断其组织学类型。根据卵巢肿物二维声像图上的形态学特点,可以对一部分肿瘤的性质作出良恶性鉴别。但是非赘生性囊肿合并出血、不典型的卵巢子宫内膜异位症囊肿以及盆腔炎时声像图变异很大,给良恶性肿瘤的鉴别诊断带来困难。

八、卵巢子宫内膜样癌

(一)病理与临床

卵巢子宫内膜样癌为卵巢上皮来源恶性肿瘤,大体病理上,肿物为囊实性或大部分为实性,直径为 10~20 cm,囊内可有乳头状突起。部分肿瘤为双侧性。镜下组织结构与子宫内膜癌极相似。临床表现包括盆腔包块、腹胀、腹痛、不规则阴道出血、腹水等。本病可能为子宫内膜异位囊肿恶变,也可与子宫内膜癌并发,因此当发现囊实性类似囊腺癌的肿块时,若有内膜异位症病史,或同时发现子宫内膜癌,应注意卵巢子宫内膜样癌的可能性。

(二)声像图特点

本病声像图特点类似卵巢乳头状囊腺癌,呈以中等回声为主的混合回声,或无回声内见多个乳头状中等回声或形态不规则的中等回声(图 7-30)。

(三)鉴别诊断

见卵巢囊腺癌。

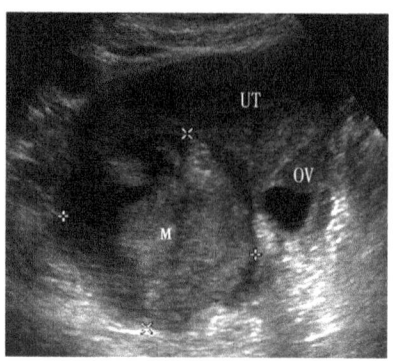

图 7-30 卵巢子宫内膜样癌
附件区可见混合回声包块,部分边界不清、形态欠规则,内见不规则中高回声(M:肿物;UT:子宫;OV:另一侧的卵巢)

九、卵巢颗粒细胞瘤

(一)病理与临床

卵巢颗粒细胞瘤为低度恶性卵巢肿瘤,是性索间质肿瘤的主要类型之一;75%以上的肿瘤分泌雌激素。自然病程较长,有易复发的特点。大体病理上,肿瘤大小不等,圆形、卵圆形或分叶状,表面光滑;切面实性或囊实性,可有灶性出血或坏死;少数颗粒细胞瘤以囊性为主,内充满淡黄色液体,大体病理上似囊腺瘤。颗粒细胞瘤可分为成人型及幼年型,成人型约占95%,而幼年型约占5%。幼年型患者可出现性早熟症状。成人患者好发年龄为40~50岁妇女及绝经后妇女,主要临床症状包括月经紊乱、月经过多、经期延长或闭经,绝经后阴道不规则出血;高水平雌激素的长期刺激使子宫内膜增生,或出现息肉甚至癌变,还会出现子宫肌瘤等。其他临床症状包括盆腔包块、腹胀、腹痛等。

(二)声像图特点

(1)颗粒细胞瘤可以为实性、囊实性或囊性,因而声像图表现呈多样性。小者以实性不均质低回声为主,后方无明显声衰减。大者可因出血、坏死、囊性变而呈囊实性或囊性,可有多个分隔而呈多房囊实型,有时表现为实性包块中见蜂窝状无回声区;囊性为主包块可表现为多房性甚或大的单房性囊肿。

(2)CDFI:由于颗粒细胞瘤产生雌激素,使瘤体内部血管扩张明显,多数肿瘤实性部分和分隔上可检出较丰富血流信号。

(3)子宫:肿瘤产生的雌激素可导致子宫内膜增生、息肉甚至内膜癌表现。

(三)鉴别诊断

实性卵巢颗粒细胞瘤需与浆膜下子宫肌瘤鉴别;多房囊实性者需与其他卵巢肿瘤如浆液性囊腺癌、黏液性囊腺瘤/癌等相鉴别;囊肿型颗粒细胞瘤内含清亮液体回声且壁薄,需与囊腺瘤甚或卵巢单纯性囊肿鉴别。鉴别困难时,需密切结合临床资料综合判断。

十、卵泡膜细胞瘤-纤维瘤

(一)病理与临床

卵泡膜细胞瘤和卵巢纤维瘤均为性索间质肿瘤,为良性肿瘤。前者可与颗粒细胞瘤合并存在,分泌雌激素,出现子宫内膜增生症、月经不规律或绝经后出血等相关症状。后者不分泌激素,但有时并发腹水或胸腔积液,此时称 Meigs 综合征。卵泡膜细胞瘤与卵巢纤维瘤常混合存在,故有泡膜纤维瘤之称。病理检查前者由短梭形细胞构成,细胞质富含脂质,类似卵巢卵泡膜内层细胞;后者瘤细胞呈梭形、编织状排列,内含大量胶原纤维。卵泡膜细胞瘤好发于绝经前后,约65%发生在绝经后;卵巢纤维瘤也多发于中老年妇女。卵泡膜细胞瘤的临床症状包括月经紊乱、绝经后阴道出血等雌激素分泌引起的症状及腹部包块等。卵巢纤维瘤的主要临床症状包括腹痛、腹部包块以及由于肿瘤压迫引起的泌尿系统症状等。卵巢纤维瘤多为中等大小、光滑活动、质实而沉,很容易扭转而发生急性腹痛。也有相当的病例并没有临床症状,于体检及其他手术时发现,或因急性扭转始来就诊。

(二)声像图表现

两者均为单侧实性肿物,肿物类圆形、边界清晰,内部回声均匀或不均匀。泡膜细胞瘤表现为中高或中低水平回声区,透声性尚好,后方回声可轻度增强(图 7-31)。CDFI:内可见散在血流信号。少数病例呈囊实性表现。卵巢纤维瘤特点为圆形或椭圆形低回声区(回声水平多较子宫肌瘤更低),边界轮廓清晰,常伴后方衰减,此时后方边界不清(图 7-32)。有时难与带蒂的子宫浆膜下肌瘤或阔韧带肌瘤鉴别。

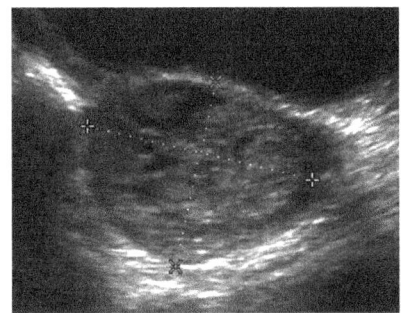

图 7-31 卵泡膜细胞瘤图像
病变呈混合回声,类圆形、边界清晰,内见中等回声及少许无回声

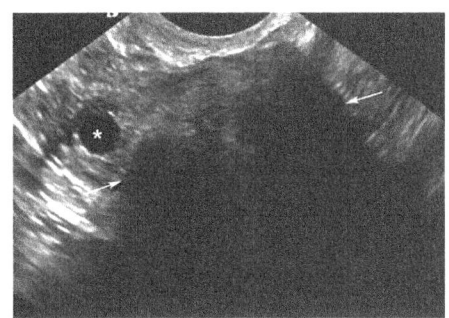

图 7-32 卵巢纤维瘤图像
病变呈低回声(箭头),后方回声衰减,其旁可见卵巢回声(*:卵泡)

(三)鉴别诊断

应与浆膜下子宫肌瘤、卵巢囊肿等相鉴别。多数情况下,可以发现浆膜下肌瘤与子宫相连的蒂,鉴别较易;不能观察到蒂时,若见双侧完整、正常的卵巢结构,则有助判断为浆膜下子宫肌瘤,若同侧的卵巢未显示或不完整,则卵巢纤维瘤可能性大。少数质地致密的纤维瘤,声像图上回声极低,尤其经腹扫查时可表现为类似无回声样的包块,可能误诊为卵巢囊肿,经阴道超声仔细观察囊肿后方回声增强的特征及病灶内有否血流信号可帮助明确诊断。

十一、成熟性畸胎瘤(皮样囊肿)

(一)病理与临床

成熟性畸胎瘤即良性畸胎瘤,肿瘤以外胚层来源的皮肤附件成分构成的囊性畸胎瘤为多,故又称皮样囊肿,是最常见的卵巢良性肿瘤之一。大体病理上,肿瘤最小的仅 1 cm,最大可达 30 cm 或充满腹腔,双侧性占 8%~24%;肿瘤为圆形或卵圆形,包膜完整光滑;切面单房或多房。囊内含黄色皮脂样物和毛发等。囊壁内常有一个或数个乳头或头结节。头结节常为脂肪、骨、软骨,有时可见到一个或数个完好的牙齿。成熟畸胎瘤可发生在任何年龄,但80%~90%为生育年龄妇女。通常无临床症状,多在盆腔检查或影像检查时发现。肿瘤大者可及腹部包块。并发症有扭转、破裂和继发感染。由于肿瘤成分多样、密度不一,易发生蒂扭转,扭转和破裂均可导致急腹症发生。

(二)声像图表现

由于本病组织成分多样,其声像图表现也多种多样,诊断主要依靠以下特征性表现(图7-33)。

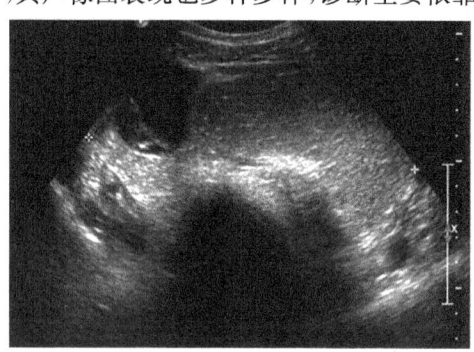

图7-33 卵巢成熟畸胎瘤图像
腹盆腔巨大混合回声,内部可见点状回声、线状回声、无回声以及强回声光团后伴声影

(1)为类圆形混合回声,边界较清晰,外形规则。

(2)内部可见散在点状、短线样强回声(落雪征),为毛发的回声。

(3)内有多发强回声光团后伴声影,其组织学类型为毛发和油脂,有时几乎充满整个囊腔,易被误认为肠道气体造成漏诊。

(4)脂-液分层征,高回声油脂密度小而浮在上层、含有毛发和上皮碎屑的液性成分密度大而沉于底层。两者之间出现分界线,此界线于患者发生体位变化时(平卧、站立和俯卧等)随之变化。

(5)囊壁上可见强回声,后方声影明显,此为壁立结节征,其成分为骨骼或牙齿。

(6)杂乱结构征:肿瘤内因同时含有多种不同成分而同时出现落雪征、强光团和脂液分层征象。

(三)鉴别诊断

成熟性畸胎瘤的声像图表现较典型,鉴别较易。但仍需与巧克力囊肿、黄体囊肿、肠管等相鉴别。畸胎瘤内密集点状回声的回声水平常高于巧克力囊肿,且常见有后方声影的团状强回声;黄体囊肿囊内回声水平较畸胎瘤低。特别需要注意的是与肠管及肠道胀气相鉴别,应仔细观察肠管蠕动,必要时嘱患者排便后复查。此外,还应注意有无畸胎瘤恶变及畸胎瘤复发。

十二、未成熟性畸胎瘤和成熟畸胎瘤恶变

(一)病理与临床

少见的卵巢恶性肿瘤,好发于儿童和青年女性。成熟畸胎瘤恶变发生率为1%~2%,主要发生于年龄较大妇女。可出现血AFP升高。大体病理上,大多数肿瘤为单侧性巨大肿物。瘤体包含三个胚层来源的组织。未成熟畸胎瘤中除三胚层来的成熟组织外还有未成熟组织,最常见的成分是神经上皮。肿瘤多数呈囊实性,实性部分质软,肿瘤可自行破裂或在手术中撕裂。可见毛发、骨、软骨、黑色脉络膜及脑组织等,但牙齿少见。未成熟畸胎瘤多见于年轻患者,平均年龄

为 17~19 岁。常见症状为腹部包块、腹痛等；因腹腔种植率高,60%有腹水。血清 AFP 可升高。

(二)声像图表现

肿瘤结构杂乱,以囊实性表现为主,声像图与其他卵巢癌无特征性差异(图 7-34)。有时可见伴声影的团状强回声。

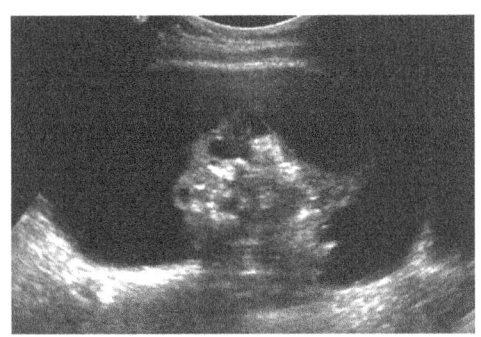

图 7-34　未成熟畸胎瘤

盆腹腔巨大混合回声,边界尚清、外形欠规则,内可见不规则中高回声、分隔及无回声

(三)鉴别诊断

本病超声表现与其他原发卵巢癌相似,鉴别依靠病理。

十三、卵巢转移癌

(一)病理与临床

卵巢转移癌的原发部位主要是胃和结肠,其次还有乳腺、肺、泌尿道、淋巴瘤、生殖器官(子宫、阴道、宫颈、对侧卵巢等)。通常发生在生育年龄妇女。60%~80%为双侧发生。库肯勃瘤(Krukenburg's Tumor)特指内部含有"印戒"细胞的卵巢转移性腺癌,原发于胃肠道,肿瘤呈双侧性、中等大小,多保持卵巢原状或呈肾形。一般与周围组织无粘连,切面实性、胶质样、多伴腹水。镜下见典型的印戒细胞,能产生黏液；周围是结缔组织或黏液瘤性间质。本病预后差。

(二)声像图表现

双侧卵巢增大,但多保持原有形状,有时外缘不规则呈结节状,有清晰轮廓。为以实性成分为主的实性包块,或间以囊性成分的囊实性包块(图 7-35),内部呈中高、中等或低回声,后方回声可衰减；CDFI 显示瘤内血流丰富。常伴腹水。

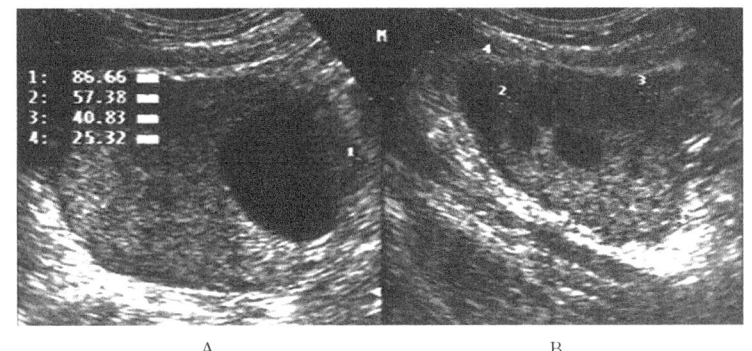

A　　　　　　　　　B

图 7-35　卵巢库肯勃瘤

右侧(A)及左侧(B)附件区混合回声,边界尚清,均呈类圆形、以中等回声为主

(三)鉴别诊断

卵巢原发肿瘤和继发肿瘤的鉴别相当重要,因为两者的临床治疗方式和预后有很大差别。本病的主要特点是双侧、以实性为主、具有一定的活动度的附件区肿物。如患者有消化道、乳腺等部位的恶性肿瘤病史或有不适症状,应考虑到转移性卵巢癌的可能。

十四、卵巢肿瘤蒂扭转

(一)病理与临床

卵巢肿瘤蒂扭转是常见的妇科急腹症,单侧常见。卵巢畸胎瘤、卵巢冠囊肿以及卵巢过度刺激综合征等是造成扭转的常见病因,卵巢体积增大导致其蒂部相对变细而使卵巢易发生扭转;正常卵巢发生扭转少见。蒂由输卵管、卵巢固有韧带和骨盆漏斗韧带组成。急性扭转发生后,静脉、淋巴回流受阻,瘤内有出血,瘤体急剧增大,可导致卵巢发生坏死。慢性扭转症状不明显,间歇性或不完全扭转时,卵巢明显水肿。急性扭转的典型症状是突然发生一侧下腹剧痛,常伴恶心呕吐甚至休克。妇科检查可触及张力较大的肿块,压痛以瘤蒂处最为剧烈。卵巢蒂扭转一经确诊应立即手术。

(二)声像图表现

卵巢蒂扭转的声像图表现取决于扭转发生的时间、扭转的程度(完全性扭转、不完全性扭转)、伴发的肿瘤或卵巢内出血的情况,所以在扭转的早期声像图无特征性表现,往往给早期诊断带来困难。典型的病例声像图特征包括以下几点。

(1)扭转的卵巢多位于子宫的上方、靠近中线的部位。

(2)扭转的卵巢体积弥漫性增大,并包含一个或多个出血性坏死导致的低回声或中等回声区(图7-36)。

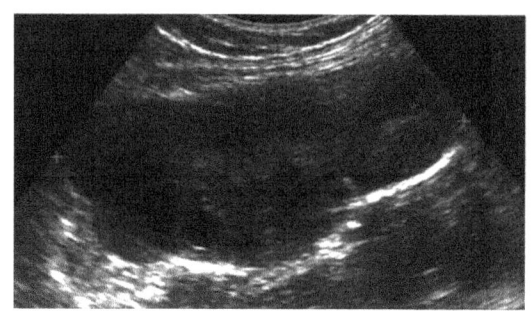

图 7-36 卵巢刺激综合征合并卵巢蒂扭转
患者曾行 IVF-EP,后行减胎术。患侧卵巢增大(卡尺之间),边界尚清,形态不规则,内部多个低-无回声,边界模糊;卵巢实质回声普遍减低

(3)在蒂部有时可以见到低回声的缠绕的血管结构,由多普勒检查可以沿卵巢韧带和漏斗带显示卵巢血供,如果检测到高阻动脉或动静脉血流缺失,可以帮助超声作出特异性诊断。

(4)非特异性表现:附件区无回声、混合回声,壁厚,内部有出血,盆腔积液。

(三)鉴别诊断

本病多出现于妇科急诊患者,临床症状对于诊断非常有帮助。超声医师往往由于卵巢的肿瘤性疾病容易为超声所观察到,而忽略本病的存在导致漏诊。因此,应提高对本病的认识。

(姜志海)

第八章 产科疾病的超声诊断

第一节 异位妊娠

当孕卵在子宫体腔以外的部位着床发育,称异位妊娠,着床在子宫以外的部位,也叫宫外孕。异位妊娠包括输卵管妊娠、卵巢妊娠、宫角妊娠、宫颈妊娠、腹腔妊娠、残角子宫妊娠、剖宫产瘢痕妊娠等。

一、病因及病理

各种原因引起的输卵管功能性或器质性病变,如慢性输卵管炎、输卵管发育不全、发育异常、输卵管手术后和盆腔子宫内膜异位症等,使受精卵经过输卵管时受到阻碍、时间延长,不能按时将受精卵运送到宫腔而在输卵管内种植着床。宫内放置节育器后也可能引起慢性输卵管炎。一侧的卵巢排卵后未向同侧输卵管移行而向对侧移行,称孕卵游走。移行时间的延长使孕卵发育到着床阶段时仍未抵达宫腔,便就地着床,引起了输卵管妊娠、腹腔妊娠、对侧卵巢妊娠等。

病理上,输卵管妊娠最为常见。其中,尤以输卵管壶腹部居多,壶腹部约占70%,其次是峡部约占22%,伞部及间质部约5%。

孕卵着床于输卵管后,由于输卵管黏膜不能形成完整的蜕膜层,孕卵的滋养层便直接侵蚀输卵管肌层和肌层微血管,引起局部出血。输卵管管壁薄弱,管腔狭小,不能适应胚胎的生长发育,发展到了一定程度即可发生输卵管妊娠流产或输卵管妊娠破裂。

输卵管妊娠流产是指妊娠囊向管腔突出并突破包膜,妊娠囊与管壁分离,落入管腔,经输卵管逆蠕动排至腹腔。输卵管妊娠流产有完全及不完全两种,完全流产时腹腔内出血不多,不完全流产时由于滋养细胞继续侵蚀管壁形成反复出血。由于输卵管肌层的收缩力较差,开放的血管不易止血,盆腔内形成血肿。偶尔,输卵管妊娠流产至腹腔内后,胚胎仍然存活,绒毛组织附着于腹盆腔内的其他器官重新种植而获得营养,胚胎继续生长,最终形成腹腔妊娠。

输卵管妊娠破裂是指妊娠囊向管壁方向侵蚀肌层及浆膜,最后穿通浆膜而破裂,往往出血量很大。若短时间内大量出血患者则可迅速陷入休克状态;若反复出血则在盆腔内形成血肿。血肿可机化吸收,亦可继发感染化脓。

壶腹部妊娠当以流产为多见,一般发生在妊娠第8～12周。峡部妊娠因管腔狭小,多发生破裂,而且时间较早,大多数在妊娠第 6 周左右出现体征。间质部妊娠与宫角妊娠的部位相当接近,且相对少见,但后果很严重,其结局几乎都是破裂。由于该处肌层较厚,故破裂较迟,多在妊娠 4 个月时发生。又因周围血供丰富,故破裂后出血甚多,往往在极短时间内发生致命性腹腔内出血。

剖宫产瘢痕妊娠破裂的机会极高,可发生在任何孕周。

二、临床表现及检查

宫外孕临床表现主要有停经、腹痛及阴道流血。早期宫外孕可能无症状,一般腹痛及阴道流血多发生在妊娠 6～8 周。输卵管妊娠流产、破裂等都可引起腹痛,还可伴恶心、呕吐、肛门坠胀感等。腹腔内急性大量出血往往由宫外孕破裂造成,血容量的急剧减少可引起昏厥,甚至休克。患者可有阴道流血,但一般不很多。有时虽然宫外孕已破裂,腹腔内出血也很多,但阴道内流血仍为少量,与内出血量及症状不成比例。

妇科检查子宫饱满,但小于停经周数。宫颈举痛明显,一侧附件可触及软包块。腹盆腔内出血时,腹肌紧张,附件触痛明显,子宫有漂浮感,移动性浊音阳性。出血较多时患者呈贫血貌,大量出血时面色苍白,表现出休克症状。

三、诊断

目前,超声是诊断宫外孕的主要方法,声像图上,宫外孕的特征有以下几种。

(一)宫腔空虚

宫腔内未见妊娠囊,内膜较厚。经阴道超声一般在末次月经后 5 周就能见到宫内妊娠囊,尽管此时还不能见到妊娠囊中的胚芽和胎心搏动。但若见到卵黄囊,就可以肯定宫内妊娠的诊断(自然妊娠者宫内、宫外同时妊娠的机会极小)。宫外孕时子宫内膜呈蜕膜样反应,有时高分泌型的内膜可分泌少量液体积聚在宫腔内,或是宫腔内存有少量血液,此时声像图上也可显现一小囊状结构,称假妊娠囊。有报道,异位妊娠时,宫腔内假妊娠囊的出现率高达 10%～12% 及 13%～48%。真假妊娠囊的鉴别要点是:真妊娠囊位于子宫内膜内,假妊娠囊位于宫腔内;真妊娠囊周围有发育良好的绒毛,呈"双环"征,假妊娠囊的囊壁是子宫内膜,无典型双环征;真妊娠囊为独立的囊,与颈管不通,假妊娠囊是游离液体,其形态常取决于宫腔的形态,有时可一直延续至颈管内。然而,有时真、假妊娠的鉴别仍不容易,尤其是较小的假妊娠囊。

(二)附件包块

子宫外、附件处、卵巢旁发现包块回声,多数为混合性包块。如果异位妊娠尚未发生流产或破裂,有时在包块内能见到妊娠囊,甚至卵黄囊、胚芽及胎心搏动。有人描述输卵管妊娠的妊娠囊呈"甜圈圈"(donut)样,其特征是较厚的中强回声环围绕着一个小的无回声区,有一定的立体感。若输卵管妊娠流产或破裂,混合性包块往往较大,包块内主要是血块、流产或破裂后的妊娠组织,以及输卵管、卵巢结构。输卵管妊娠的附件包块经阴道超声检查比经腹超声检查更易观察。宫外孕包块的径线常很不一致,在早期未流产未破裂病例中包块可小至仅 1 cm 左右。当大量血块与附件交织在一起时,包块可达 10 cm。

间质部妊娠或宫角妊娠时胚囊多位于一侧宫角处,表现为妊娠囊远离宫腔,妊娠囊与宫腔之间有肌层相隔,有时肌层内的弓状动脉也能清晰显示。但是妊娠囊周围的子宫肌层则很薄。

(三) 盆腹腔游离液体

异位妊娠流产或破裂后,血液积聚在盆腹腔内。声像图上可见子宫直肠陷凹游离液体。若出血量较多,子宫及包块周围出现大量游离液体,患者仰卧位时,游离液体出现在腹腔内。

有报道,86%的宫外孕患者第一次超声检查就能做出明确诊断,经过一次或多次超声检查 95%的宫外孕患者都能获得检出。超声诊断异位妊娠的特异性为 99.7%。另一组一次或数次经阴道超声检查,诊断异位妊娠的敏感性可达 100%,特异性 98.2%,阳性预测值 98%,阴性预测值 100%。其中,未破裂宫外孕占 66%,其内见胎心搏动的宫外孕占 23%。可见,超声是发现及诊断宫外孕的极好手段,但也常常需要一次以上的复查。

腹腔镜下超声,可以发现极早期的异位妊娠。有报道,利用腹腔镜超声探头(7.5 MHz),成功诊断出了非常早期的输卵管壶腹部妊娠。

血 β-HCG 是辅助诊断宫外孕的一个有效方法。虽然大多数病例经超声检查,特别是经阴道超声检查可清楚地识别宫内妊娠或宫外妊娠,但还有一小部分患者超声检查后既不能肯定宫内妊娠,也不能排除宫外妊娠。这些患者中多数孕周界于 4~6 周,有人称这段时期为"妊娠盲区"。处于这段时期有时超声不能识别和做出妊娠诊断。而血 β-HCG 定量分析可相对准确地判断孕龄。停经 4~6 周超声宫内未见妊娠囊,妊娠试验阳性、血 β-HCG>750 mU/mL、有腹痛、阴道流血者,须高度怀疑异位妊娠,尤其是当超声提示可疑有附件肿块存在时。早期宫内妊娠流产,妊娠囊变形塌陷时声像图也难以识别,24~48 小时后重复 β-HCG 定量测定,如果测值呈上升趋势并超过 750 mU/mL,不管超声是否见到异位妊娠,都应当考虑进行腹腔镜检查。这里需要指出,很多即将流产的宫内妊娠 β-HCG 可呈下降趋势,少数异位妊娠 β-HCG 也呈下降趋势,这可能与种植在输卵管内的妊娠囊绒毛发育不良,或与输卵管妊娠流产型(胚胎死亡)有关。

血孕酮有时也用来判断异位妊娠。与正常妊娠相比,宫外孕患者和异常妊娠患者的血孕酮水平明显偏低。正常妊娠者以孕酮值 20 ng/mL(63 nmol/L)或以上作为标准,其敏感性为 92%,特异性为 84%。血孕酮测定对鉴别正常妊娠和有并发症的妊娠,其阳性预测值为 90%,阴性预测值为 87%。若用血孕酮值低于 15 ng/mL 作为界限,所有异位妊娠患者(28 例)血孕酮都低于 15 ng/mL,所有正常宫内妊娠者都高于 15 ng/mL,大部分都高于 20 ng/mL。94%的异常宫内妊娠者血孕酮含量界于 15~20 ng/mL。

子宫直肠陷凹游离液体是诊断宫外孕的一个标志。输卵管妊娠流产或破裂时,血液积聚在盆腹腔内,最容易积聚的部位是子宫直肠陷凹。有人注意到异位妊娠中,81%的患者可检测到子宫直肠陷凹积液。然而,正常宫内妊娠者中也有 22%可以检出到子宫直肠陷凹积液。阴道后穹隆穿刺抽取子宫直肠陷凹内游离液体可证实其是否为不凝固血液,将有助于做出异位妊娠的诊断和鉴别诊断。

腹腔镜目前已被广泛用来诊断及治疗异位妊娠。腹腔镜下可直接观察输卵管是否增粗肿大,盆腔内有无不凝固血液,卵巢等盆腔脏器是否正常。同时,对很多超声已诊断的异位妊娠病例,也可在腹腔镜下进行手术治疗,如输卵管切开去除妊娠物或输卵管切除术等。

四、鉴别诊断

异位妊娠时的宫内假妊娠囊要与宫内妊娠的真妊娠囊相鉴别。前面已经提到鉴别方法是观察囊的位置、有无双环征、囊的形态结构。但是,当宫内妊娠流产时,妊娠囊也会失去张力、双环征不明显等,此时鉴别有一定困难。

异位妊娠的附件包块或附件包块合并子宫直肠陷凹积液,要与其他非异位妊娠如卵巢内卵泡、卵巢肿瘤、盆腔炎性包块和黄体破裂等的附件包块相鉴别。后者临床表现及声像图酷似异位妊娠破裂。仔细询问病史、测定血 β-HCG 含量可以协助做出诊断与鉴别诊断。但在急性内出血时,腹腔镜是一项快速诊断及治疗的方法。

有时,宫内妊娠早孕的妊娠囊偏于宫腔一侧,甚至偏于宫角处,与间质部妊娠或宫角妊娠相似。鉴别要点是妊娠囊内侧与子宫内膜紧贴,之间无肌层相隔(图 8-1)。

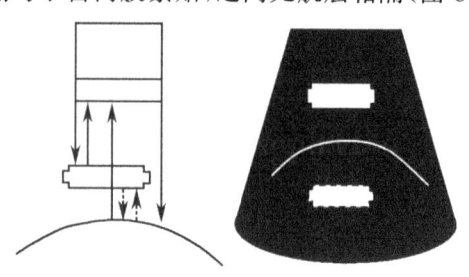

图 8-1　宫内早孕
停经 6 周,妊娠囊位于宫腔偏左宫角处

五、预后

异位妊娠若早发现早处理,预后均很好。处理方法可以在腹腔镜下或剖腹手术中切开输卵管,刮除妊娠物或行输卵管切除术。有时,早期未流产未破裂的输卵管妊娠,或宫角妊娠、剖宫产瘢痕妊娠及宫颈妊娠,也可全身应用甲氨蝶呤(MTX),配合超声监视下向妊娠囊内或胚体内注射氯化钾或 MTX,但一般仅用于血 β-HCG 偏低,估计胚胎已经死亡的病例。之后,还必须密切随访超声及血 β-HCG,观察有无异位妊娠破裂的迹象。保守治疗成功与否与操作技术、术后观察治疗经验密切相关。

宫外孕破裂大量内出血若不及时手术,患者将很快进入休克状态,严重者可以致死,故及时诊断迅速处理非常重要。

陈旧性宫外孕患者如无明显腹痛症状,血 β-HCG 下降至正常,月经恢复正常,则无须特殊处理,仅需定期随访包块吸收情况。

(闫　鑫)

第二节　多胎妊娠

中晚期妊娠临床检查确认多胎妊娠并不是很困难。但有资料表明,在超声检查应用于产科临床前,临床对双胎妊娠诊断有时迟至足月,甚至分娩一胎后方被诊断。随着超声检查的广泛应用,在妊娠早中期即可明确多胎妊娠的诊断。

一、超声检查的作用

从早期妊娠直至胎儿娩出,超声检查在多胎妊娠的监护中发挥了不可或缺的作用。通过超声检查可以确认绒毛膜特性、确定胎龄、异常和并发症,测量宫颈长度、评估胎儿生长发育情况和羊水量、胎盘定位,确定胎位指导分娩等。

(一)超声监护意义

早期诊断多胎妊娠可以及时地提醒孕妇和医师注意妊娠期的监护,尽早发现问题及尽早临床干预,保证胎儿正常发育,预防或减少并发症的发生。有资料表明,在超声显像检查使用以前,分娩前能够确定的多胎妊娠不足50%。由于超声显像胎儿监护的广泛应用,医师可以在停经6~7周后做出多胎妊娠的诊断,即便是单羊膜囊双胎妊娠,通过对胎体、胎心的显示,也可以分辨两个胎体而明确双胎妊娠,并且在整个妊娠期超声监护可通过各种指标的测量对多胎妊娠中每个胎儿的发育做出评价。

由于多胎妊娠时子宫较大,在孕妇平卧位接受超声显像检查时应注意预防仰卧位低血压综合征的出现。一旦孕妇出现头晕、眼花、恶心、心悸等表现,及时改变孕妇平卧位为侧卧位多可获得缓解。

(二)多胎妊娠分型

超声显像检查对双胎妊娠类型的分辨有一定的难度,或许有些困难。早期超声显像检查通过显示孕囊位置、孕囊间隔的厚度和层次、胎盘位置及中期妊娠胎儿性别的辨认和某些特殊的征象等,或可以分辨不同类型的多胎妊娠。

(三)检查多胎妊娠并发症

超声显像检查可以发现与多胎妊娠有关的并发症,并指导治疗,帮助选择分娩方式和分娩时机。对 IUGR、胎儿畸形、多胎妊娠时特有的并发症(如胎儿绞锁、双胎输血综合征等)、胎盘早剥、前置胎盘等进行检查和诊断;通过对宫颈长度的检查评价早产的风险。

(四)多胎妊娠减胎术

随着妊娠胎数的提高,胎儿早产及伴随的新生儿死亡的风险也随之增加,多胎妊娠减胎术作为减少多胎妊娠胎儿数目和(或)减除发育异常胎儿、维持保留胎儿的正常发育应运而生。多胎妊娠的减胎术均需在超声定位或引导下进行,多为三胎或三胎以上减为双胎。但应当充分认识到并告知孕妇减胎术的风险,在 Lynch 等报告的 85 例接受减胎术的孕妇中,有 8 例引起了所有胎儿的丢失。

二、多胎妊娠超声检查时机

在多胎妊娠中,超声检查的重要性显而易见。适当的检查频度既可以很好地监测胎儿正常发育、保证妊娠的正常进行,又不至于过多地检查避免超声对胚胎/胎儿发育不必要的影响。18~22周要对所有的孕妇进行系统的检查以排除胎儿发育的异常。有研究者提出在正常双胎妊娠过程中,25周以后每5周进行一次常规检查、必要的测量评估,但也有研究者认为超声检查的频度要根据胎儿的发育情况和前次检查的情况进行调整,并提出比较适宜的超声显像检查频度是2~4周一次;但对单绒毛膜囊双胎的检查频度应当增加,在16~18周以后应每2~3周进行一次超声显像检查,以尽可能早地发现异常。

正常的双胎妊娠在晚期妊娠过程中每3周做一次随访检查。发现胎儿生长受限或双胎发育不一致时应当增加检查频度。

三、多胎妊娠声像图

在妊娠的任何时期,宫腔内显示两个或两个以上的胚胎/胎儿时即可做出多胎妊娠诊断。可以是在一个羊膜腔内显示多个胚胎/胎儿回声,也可以是在多个羊膜腔内显示各自的胚胎/胎儿回声。超声显像检查主要通过观察羊膜囊和绒毛膜囊数目来确定多胎妊娠的类型。由于早期妊娠子宫和妊娠囊比较小,可以在一幅声像图上同时显示多个妊娠囊和多个胚胎/胎儿回声,准确地计数妊娠囊个数。曾有超声检查同时显示 8 个妊娠囊和胚胎的报告。随着妊娠的继续和胎儿发育生长,子宫和胎体迅速增大,超声显像检查多不可能同时显示多个胎儿,导致超声检查显示和鉴别多胎妊娠的困难。在中晚期妊娠过程中,超声显像检查多可明确地诊断双胎妊娠和三胎妊娠,但对四胎以上的妊娠,要准确地追踪显示每个胎体的回声常是很困难的;越是到妊娠晚期,多胎妊娠的完整、准确显示就越困难。

以下以双胎妊娠为例介绍超声显像检查的应用。

(一)早期妊娠

早期妊娠超声显像检查可以通过妊娠囊的数量确定多胎妊娠。

1.妊娠囊

妊娠囊的计数是超声显像检查早期诊断多胎妊娠的基础。由于早期妊娠中多胎妊娠和单胎妊娠的胎儿发育无明显差异,超声显像检查妊娠囊回声及其评价方法可采用同单胎妊娠囊及胎儿发育一样的评估标准。经腹检查于停经后第 6 周即可显示妊娠囊回声及妊娠囊数目,据此诊断单胎妊娠或多胎妊娠;经阴道超声检查于第 5 孕周即可显示妊娠囊。需要注意的是早期妊娠显示的单胎妊娠或多胎妊娠可能会有一定的误差,主要是超声检查可能会漏数妊娠囊数目而低估多胎妊娠。

在妊娠早期,超声检查显示的分离的妊娠囊个数即为绒毛膜囊个数,两个妊娠囊则提示双绒毛膜囊双胎妊娠,三个妊娠囊即提示三个绒毛膜腔。随着妊娠的继续,停经 10 周时羊膜腔扩大、绒毛膜逐渐变薄,羊膜与绒毛膜融合,超声显像检查对绒毛膜特性评估的难度明显增加。

2.羊膜囊

显然,双绒毛膜囊时可以确认是双羊膜囊双胎妊娠。在第 6 孕周可通过超声检查计数每个妊娠囊内卵黄囊和(或)胎心搏动的个数明确多胎妊娠,妊娠囊和卵黄囊和(或)胚芽的数目相等即为绒毛膜囊数和羊膜囊数是相同的,双绒毛膜囊双羊膜囊双胎妊娠可以确认。如果在一个妊娠囊内显示两个囊腔和两个卵黄囊和(或)胎心搏动则明确是双羊膜囊双胎妊娠;双羊膜囊双胎妊娠可以是两个绒毛膜囊也可以是一个绒毛膜囊。但在一个妊娠囊内显示两个胎心搏动则可明确是单羊膜囊双胎妊娠。

经腹第 7~8 孕周超声检查时能常规显示清楚羊膜囊,经阴道超声检查对羊膜和胚胎显示的会更早、更清晰,更有助于确定诊断。

3.卵黄囊

卵黄囊数可以确认胚胎数目。超声检查可以较显示羊膜囊提前 1~2 周显示卵黄囊。但是有时早期显示卵黄囊也可能有一定的难度,或卵黄囊显示时间较短而超声检查错过显示卵黄囊的时机。因此对一个单绒毛膜囊双胎妊娠在显示羊膜以前,可通过超声显示两个卵黄囊来精确地诊断双羊膜囊双胎妊娠。单绒毛膜囊单羊膜囊双胎妊娠多数仅有一个卵黄囊,极少数可能显示部分分开的卵黄囊。因此,早期在孕囊内显示 2 个卵黄囊可以提示为双胎妊娠,但 1 个卵黄囊并不是单胎妊娠的绝对声像图特征,应当在以后的检查中继续观察,评估胚胎的个数,以明确是否为单羊膜囊双胎妊娠。

4. 胚胎/胎儿及其附属物

在早期妊娠过程中，多胎妊娠胚胎/胎儿的显示时间、胎心的显示、生长速率同单胎妊娠；胎盘的显示有助于对双胎类型的判断，位置分离的胎盘提示受精卵着床的位置不同，为双卵双胎的证据，毗邻一起的胎盘并不能说明一定是单卵双胎。

5. 多胎妊娠中的特殊情况

(1) "假孕囊"：早孕期是显示多胎妊娠的最佳时期，也是评价绒毛膜性和羊膜性的最好时期。除前述的超声显像检查可能低估多胎妊娠数外，有时还会出现"假孕囊"问题并因此而多估多胎妊娠数。受精卵种植过程中的宫腔积血可以形成类似孕囊的回声，尤其是经腹超声显像检查时，超声波的分辨力较低，使用高分辨力的经阴道检查有助于对宫腔内积血形成的"假孕囊"和真正妊娠囊的辨认；显示每个妊娠囊后通过显示其内部的卵黄囊、胚胎回声及其心管的搏动，可以排除"假孕囊"。

(2) 绒毛膜性及羊膜性：绒毛膜性及羊膜性的超声显像检查判断是显示不同类型双胎的依据。其中重要的征象包括双胎之间隔及间隔厚度、"T"型征、"双胎峰"等。

(3) 双胎之一丢失：早孕中显示的单胎或多胎妊娠，并不一定都能维持到足月，有一部分可在孕早期胚胎期死亡，形成孕卵枯萎或称为妊娠的早期丢失。在双胎妊娠中，一胎的孕卵枯萎或丢失称为"双胎之一丢失"。研究者发现，"双胎之一丢失"可伴有或不伴有早期妊娠的阴道流血。这种现象可能更多地发生在妊娠 8 周以前；在早期超声检查中显示的胚胎数量越多，随后"丢失"风险就越高。研究发现，双胎之一丢失后存活胎儿神经系统发育障碍的发生率增高。因此，应重新认识"双胎之一丢失"现象，认真对待和随访、检查存活胎儿的生长发育非常重要，及时对新生儿进行评估有助于发现早期的神经系统发育障碍。

(4) 畸形子宫多胎妊娠及异位多胎妊娠：子宫发育异常并多胎妊娠是比较特殊的情况，常见的是双子宫多胎妊娠。可以是双子宫分别妊娠，形成两个子宫腔内各自的单胎妊娠，也可以是一侧子宫内双胎妊娠。在后者的情况下，未孕子宫腔内常可以显示假孕囊回声。偶尔可以发现双子宫内一侧双胎妊娠、另一侧单胎妊娠，形成双子宫、三胎妊娠。

诱导排卵的治疗增加了子宫腔内外同时妊娠的危险性。

(二) 中晚期多胎妊娠超声检查

中期妊娠以后，多胎妊娠子宫增大程度和速度明显超过单胎妊娠的变化，相应的体征越来越明显。胎儿各部分的检查，包括胎儿各部分的解剖结构、生理活动、胎儿方位、羊水及胎盘情况等检查和评估基本同单胎妊娠检查，但要对各个胎儿逐个检查，分别评价。相关内容可参考单胎妊娠超声检查。

(三) 三胎以上的妊娠

三胎以上的妊娠超声显像检查要复杂得多。可能三个胎儿有各自的绒毛膜囊和羊膜囊，形成三绒毛膜囊、三羊膜囊多胎妊娠，或可能其中两个胎儿位于一个绒毛膜囊各自的羊膜囊或一个羊膜囊内，另一个在单独的绒毛膜囊羊膜囊内，或三个胎儿位于一个绒毛膜囊三个羊膜囊内，有时还可以见到双子宫多胎妊娠。早期妊娠超声显像检查多可明确妊娠囊和(或)胚胎的个数，胎盘显示分离或融合，但到妊娠中晚期几乎都显示为拥挤在一起的胎盘或似乎在整个宫腔内都显示胎盘和胎体的回声，各胎体之间的分隔多数显示不清。超过三胎时晚期妊娠超声显像检查常导致胎体追踪扫查的困难。

(四)胎盘-脐带超声多普勒检查

多胎妊娠中胎盘脐带循环的差异可以引起胎儿发育的不平衡。胎盘-脐带循环的超声多普勒检查有助于对胎儿宫内发育迟缓或胎儿发育不一致的评估。Giles 等对 526 例胎儿分别在妊娠 25、30 和 35 周进行了常规超声检查测量值和脐动脉血流速度资料的比较,发现两组在产前、产时和新生儿期都没有差别。但脐带血流的 S/D 增加和羊水量、羊水物理性状改变及新生儿 Apgar 评分的降低有一定的关系,在晚期妊娠中发现羊水指数或羊水回声特性的改变或脐带动脉 S/D 的异常应引起产科临床医师的重视,注意寻找可能的原因,以减少胎儿宫内窘迫和新生儿缺氧的发生。SOGC 建议,在双胎妊娠产前超声检查中,超声多普勒可用于涉及胎儿血流动力学和胎盘循环的并发症检查中,不建议将超声多普勒检查作为常规胎儿超声检查方法。

(五)羊水评估

对于双胎妊娠羊水的超声评估,目前还缺少理想的方法。辨认双胎之间的膜状分隔是评价双胎各自羊水状况的前提。在单胎妊娠中使用的主观评估、羊水池垂直深度、羊水指数等方法都可以在双胎妊娠中使用,注意辨认、分别评估各自的羊水状况是重要的,但多数是比较困难的。怀疑羊水过多或过少时,要分别垂直测量羊水池的最大值。当羊水测值最大深度<2 cm 时为羊水过少,>8 cm 时为羊水过多。

(六)宫颈的评估在多胎妊娠中的意义

早产是双胎妊娠新生儿死亡的主要原因之一。超声检查观察宫颈长度可以很好地评估早产的风险,正常的宫颈长度提示可以近足月分娩。经腹超声检查前应要求孕妇适当饮水充盈膀胱,以便可以显示子宫下段和子宫颈。检查时应当纵向检查辨认前羊水,其下端可以显示子宫颈内口,测量子宫颈内外口之间的距离获得子宫颈的长度。经阴道检查可以更清晰地显示子宫颈的长度。在显示清晰的情况下,经腹部和经阴道超声检查获得的子宫颈的长度没有明显的差异。另外需要注意的是前羊膜囊对应子宫颈内口处的形态,没有临产的孕妇子宫颈内口对应的前羊膜囊显示为与羊膜囊一致的圆滑的形态;子宫颈内口松弛可以引起前羊膜囊相应部位成角呈漏斗状向子宫颈内口处突出。显示此征象则早产的风险增加。

SOGC 提出,可以使用经腹超声检查评估宫颈长度,对于有早产风险的可以使用经阴道超声检查技术,或对不适合或不接受经阴道超声检查的孕妇,经会阴部超声检查也可以评估宫颈长度。

超声显像检查测量子宫颈的长度尚无统一评价标准。但是可以确认的一点是,随着孕龄的增加宫颈缩短的孕妇早产的发生率要高于宫颈不缩短的孕妇。

有研究发现,在妊娠 24~26 周时宫颈长度>35 mm 的在 34 周前早产的风险很低,孕 34 周后分娩的敏感性为 49%,特异性 94%,阳性预测价值为 97%。

在妊娠的不同时期,宫颈的长度有不同的意义,没有办法设定一个宫颈长度的统一标准。在不同的孕周中,宫颈长度≥35 mm 可能是一个安全的标准。

四、多胎妊娠多普勒超声检查

自 1985 年 Giles 首次将多普勒超声用于双胎妊娠的研究以来,多普勒超声检查技术已成为重要的胎儿检查方法。由于多胎妊娠的风险较单胎妊娠明显增加,包括早产、子痫前期、IUGR(包括选择性 IUGR)、畸形、宫内死亡及多胎妊娠特有的风险如 TTTs、TAPS、TOPS 等,胎儿的流产、早产、死亡以及畸形、生后病率及死亡率更高。在特殊的情况下,多普勒超声检查可以通过母儿血液循环和胎儿血液循环的评估对胎儿的发育作出评价,为临床医师的诊断、处理及对妊娠结局的评估提供依据。

依照加拿大妇产科学会的要求,不推荐多普勒超声作为正常妊娠常规检查手段。在需要排除以下情况或已诊断双胎特发性异常需要进行监测评估时应进行多普勒超声检查:双胎间胎盘循环-胎儿发育受限评估、TTTS、TAPS、双胎反向动脉灌注综合征(Twin Reversed Arterial Perfusion Syndrome,RAPS)等。

五、不同类型多胎妊娠的超声检查评估

(一) 多胎妊娠结构的显示和辨认

1.双胎性别

来自同一个受精卵的双胎肯定性别相同,来自不同受精卵的双胎性别可以相同,也可以不同。前者为单绒毛膜囊双羊膜囊双胎妊娠或单绒毛膜囊单羊膜囊双胎妊娠,后者为双绒毛膜囊双羊膜囊双胎妊娠。因此,性别的不同有助于诊断双绒毛膜囊双羊膜囊双胎妊娠,并且可以排除单卵双胎特有的一些异常或疾病。关键是同性别的双卵双胎妊娠。根据性别分布规律,所有单卵双胎及50%的双卵双胎妊娠是相同性别的,因此有2/3的同性别的双胎妊娠不能确定其为双卵双胎或是单卵双胎。

2.绒毛膜性

在妊娠6~9周时超声检查可以很容易显示双胎及多胎妊娠,通过孕囊数目对绒毛膜性的辨认达100%,但在中期妊娠以后的正确显示率明显降低。绒毛膜性的辨认可以帮助确定双胎的性质。

在早期妊娠中,分离的妊娠囊的数量就是绒毛膜囊的数量,显示分离的胎盘提示受精卵种植的位置不同,也可以确认绒毛膜性;妊娠10~14周以后可以通过双胎间的羊膜与胎盘交界的形态判断绒毛膜性。对于单一的或融合的胎盘,孕囊之间隔膜的厚度、层次、膜的根部的"T"征、"λ"征等有助于双绒毛膜囊和单绒毛膜囊的辨认。检查时注意调节仪器增益条件以利于胎儿之间分隔膜的显示。

由于结构不同,双绒毛膜囊双胎妊娠和单绒毛膜囊双羊膜囊双胎妊娠的分隔厚度不同。前者由两层羊膜和两层绒毛膜四层组成,后者由两层羊膜组成。这些组织学特点有助于超声显像检查显示分隔膜厚度。

胎儿之间隔膜的观察分析在评估绒毛膜囊的类型方面有一定的作用,但超声显像检查标准尚不明确,对超声检查医师的技术水平及仪器分辨能力要求比较高。

3.胎盘

妊娠早期第7周时胎盘即可显示,典型的胎盘回声可以在第10周得以显示。而此时多胎妊娠也容易显示,可以比较容易辨认双绒毛膜囊和各自胎盘的位置,对双卵双胎及单卵双胎做出诊断。如果受精卵着床位置比较近,胎盘边缘融合在一起,超声检查则不能显示两个独立的胎盘,也就难以凭超声显像检查显示胎盘数目来区分单绒毛膜囊双胎和双绒毛膜囊双胎。随着胎儿的生长胎盘的超声显像检查辨认愈加困难,有时候位于子宫腔侧壁的胎盘超声显像检查有可能在羊膜腔前壁和后壁均有胎盘回声显示,或当胎盘分叶时超声显像检查可能将一个胎盘误为两个胎盘,由此误为双绒毛膜囊双胎或单绒毛膜囊双羊膜囊双胎。

尽管有时双卵双胎着床的位置非常近,但在生长过程中会出现生物学竞争,随着胎盘的增

大,两个胎盘的竞争明显,相互推移会在其接触处形成高起的回声凸向羊膜腔内,形成所谓的"双胎峰"征;在高起的回声顶部可见膜状回声伸向羊膜腔内分隔两个胎儿,呈"人"字形(或"λ"征)向胎盘表面延续。在单卵单绒毛膜囊双羊膜囊双胎妊娠中,其分隔的羊膜直接起源于胎盘的表面,呈"T"形,不会出现上述的"双胎峰"征和"λ"征。借助此回声特点,可以区分双绒毛膜囊双胎和单绒毛膜囊双羊膜囊双胎。

需要注意的是在单绒毛膜囊双胎中会显示类似"双胎峰"的回声,但内部无绒毛回声;在中期妊娠,单独利用"双胎峰"征分辨双绒毛膜双胎妊娠可能不够准确,结合使用胎盘数量、胎儿表型、分隔膜的厚度等敏感性可以达到91.7%,特异性97.3%,随着妊娠的继续,到16~20周有7%的双绒毛膜妊娠"双胎峰"征会消失。因此在中晚期妊娠"双胎峰"征消失并不能排除双绒毛膜双胎。

(二)多胎妊娠超声评估要点

双卵双胎和由单个受精卵在不同时期形成的双胎妊娠形成了双胎的不同类型。超声检查中要特别注意不同类型双胎的特点。

1.双卵双胎妊娠

双卵双胎妊娠均形成双绒毛膜囊双胎妊娠。胎体之间存在两层绒毛膜和两层羊膜,相对单绒毛膜双胎要厚一些,尤其是在早期妊娠超声检查时更为明显;高频超声检查放大图像有时可以显示分隔的层次;"双胎峰"征或"人"字状回声、"λ"征也是早期妊娠中分辨双绒毛膜双胎的重要征象。当双胎具有不同的性别时,可以肯定为双绒毛膜双胎。但同性别并不排除为双卵双胎,有37%的双卵双胎性别相同。

来自双卵双绒毛膜双羊膜囊双胎多有较好的结局。

2.单卵双胎妊娠

两个胎儿来自同一受精卵,分别或共同享有一个绒毛膜腔(双绒毛膜双羊膜囊双胎或单绒毛膜双羊膜双胎),或共享一个羊膜囊(单绒毛膜—单羊膜双胎)。除双绒毛膜双羊膜囊双胎外,所有的单绒毛膜双胎均为单卵双胎,其中,单绒毛膜双胎妊娠可占单卵双胎妊娠的2/3,单羊膜囊双胎妊娠仅占1%。

与双卵双绒毛膜囊双胎妊娠比较,单卵多胎妊娠需要关注的问题更多,孕妇和胎儿发育过程中均面临较高的风险。首先是孕妇和胎儿的并发症比较多,包括妊娠期糖尿病、妊娠子痫等,三体综合征、新生儿脑瘫的发生率也比较高。除并发症较多且严重外,较高的死亡率也是残酷的,有统计报告双胎妊娠活产的死亡率高出单胎妊娠活产死亡率5倍;妊娠12周至足月妊娠双绒毛膜囊双胎的流产死亡率是3%,单绒毛膜囊妊娠的流产率高达15%。

单卵双胎特有并发症的检查是超声显像检查的重要内容。10%~15%的单绒毛膜双胎妊娠会发生双胎输血综合征(TTTs),由其引发的围产儿死亡占多胎妊娠围产儿死亡的17%;一胎宫内死亡后,约一半的存活胎儿出现继发损伤。在单羊膜腔双胎中,脐带缠绕也是围产儿死亡的重要原因。

多胎妊娠胎儿畸形的发生率明显高于单胎妊娠,可以发生在单卵双胎妊娠中,也可以发生在多卵多胎中;常见的是单卵双胎妊娠中的胎儿畸形。可以是双胎中两个胎儿发育都不正常,也可以是双胎中一个胎儿发育异常,但多数畸形比较严重。除联体双胎、无心畸形序列等双胎特有的并发症外,超声显像检查必须注意对每一个胎儿进行检查以排除胎儿其他的异常存在。不同部位发育异常的超声显像检查特点见有关章节。

六、双胎妊娠常见异常超声检查

(一) 双胎输血综合征

双胎输血综合征(twin-twin transfusion syndrome, TTTs)又称宫内联体综合征、胎儿间输血综合征或胎盘输血综合征。双胎输血综合征是指双胎间通过胎盘的吻合血管引起两个胎儿间的血流分布不均衡引起的多种异常。在单绒毛膜囊双胎妊娠中,几乎所有的双胎之胎盘间都有血管吻合,但TTTs仅发生在15%~30%的单绒毛膜囊双胎之间;在所有双胎妊娠中发生率约为1.6%,偶可见于双绒毛膜双羊膜囊双胎妊娠胎儿之间。

典型的超声检查发现出现在中期妊娠及其以后,形成TOPS。超声检查显示以下部分或全部声像图,应当考虑TTTs。

1. 超声显像检查

超声显像检查可以发现胎儿性别相同、一个胎盘等单卵双胎的证据,缺少"双胎峰"征或"λ"征或合并脐带帆状附着。

以下超声显像检查发现具有诊断意义:双胎发育明显不均衡,早期就可以显示两个孕囊大小差异明显,双胎NT厚度差异大于20%;双胎之间的CRL、BPD、HC、AC、FL等各项指标均可有明显的差异,CRL差异>12 mm、BPD差异>5 mm、HC差异>5%、AC差异>20 mm、FL差异>5 mm等对提示TTTs发生的可能性均有意义;胎儿体重估计相差>20%;双羊膜囊双胎中一胎羊水过多而另一胎出现羊水过少;羊水过多胎儿为受血儿,心胸比例增大,心肌肥厚,并可出现心包积液、胸腔积液和腹水等血容量增高的表现;水肿,膀胱充盈明显;羊水过少胎儿为供血儿,胎体"贴附"在子宫壁上,胎动受限,膀胱不显示。

根据以上发现,研究者提出超声显像诊断TTTs标准:①MCDA双胎,胎儿同性别。②两个胎儿大小差别明显,BPD差异>5 mm,AC差异>18~20 mm,估计胎儿体重差异>20%。③两个胎儿羊水量明显差异,受血儿孕20周前羊水池深度>8 cm,孕20周后>10 cm,或伴有充盈的膀胱;供血儿最大羊水池深度<2 cm,膀胱中少尿或无尿。④两个胎儿脐带直径差异明显,受血儿脐带粗,血管充盈,供血儿脐带细,两个胎儿脐动脉S/D差异>0.4,有时受血儿脐带中为单脐动脉。⑤胎儿脏器差异,受血儿肝脏明显大于供血儿肝脏。受血儿心脏明显增大,心肌肥厚。

美国母胎医学会提出产前超声检查诊断满足以下2项即可诊断TTTs:首先是单绒毛膜囊单卵双胎,其次是两个孕囊羊水过少(MVP<2 cm)和羊水过多(MVP>8 cm)共存。鉴别诊断主要包括选择性IUGR、胎儿发育异常引起的羊水异常、双胎贫血-红细胞增多序列征等。

2. 脉冲多普勒检查

显示脐动脉血流速度曲线异常。不论受血儿还是供血儿的脐动脉搏动指数均高于正常胎儿,其中,供血儿的改变要早于受血儿。除了脐动脉血流的改变外,胎儿其他血管的血流也会发生相应的变化。供血儿颅内血流由于贫血和血氧过低而血管收缩,搏动指数增高;受血儿可由于血容量过多出现心力衰竭而出现血流速度下降和搏动指数的降低,并且由于心力衰竭、心脏扩大而出现三尖瓣反流。胎盘内或胎盘表面有时可以显示交通血管血流。

超声显像检查如果能显示双胎盘,双胎间隔膜较厚,或出现双胎峰,或两胎性别不同,均提示为双绒毛膜囊双胎妊娠,多可排除TTTs。

需要与双胎输血综合征鉴别的主要是胎儿IUGR。在双胎输血综合征中,供血儿也发生IUGR,无双胎输血综合征的双胎中之一胎儿也可由于其他原因引起胎儿IUGR。检查时注意双胎之间的关联。如果能够显示分离的胎盘、胎儿性别的不同等双卵双胎征象,则提示为双胎之一胎儿 IUGR,否则应首先考虑双胎输血综合征。

(二) 双胎贫血-红细胞增多序列征

双胎贫血-红细胞增多序列征(twin anemia-polycythemia sequence, TAPS)是一种特殊类型的慢性双胎间输血,或可称为轻型 TTTs,其特点是双胎之间明显的血红蛋白浓度的差异而不伴有如 TTTs 那样的羊水异常。发生率在 2‰~13%。与 TTTs 形成 TOPS 不同的是,TAPS 仅有供血儿明显的贫血,受血儿明显的血红细胞增多、血红蛋白增高。

TAPS 产前超声显像检查诊断参考 TTTs 部分,多普勒超声检查胎儿 MCA-PSV 可以对供血儿和受血儿的贫血-红细胞增多序列征作出评价。

(三) "贴附"儿

在双胎妊娠中,一胎羊水正常或过多,另一胎羊水过少。羊膜包裹并紧贴胎体,导致胎儿固定在子宫腔一侧并明显限制胎儿活动时即为"贴附"儿。双绒毛膜囊双胎时,下尿道梗阻、肾脏不发育或严重发育不良等均可能成为畸形胎儿形成"贴附"儿的原因;在单卵双胎中,TTTs 可引起供血儿羊水过少形成"贴附"儿。除原发性畸形或 TTTs 外,同单纯羊水过少一样,胎儿体表和四肢会因羊水过少发育异常,胸廓和肺的发育限制常会严重影响"贴附"儿的预后。

"贴附"儿的超声诊断有时比较困难,首先必须确定为双羊膜囊双胎,严重的羊水过少或消失、羊膜紧贴胎体可导致超声检查的无法辨认,应当注意观察胎儿颈前颏下区及其他可能留存少量羊水的区域或可显示分隔的膜状回声;当显示胎儿处于最小体积状态、无肢体伸屈活动,另一胎羊水正常或羊水过多、活动正常时,可提示"贴附"儿。如果可以显示另一胎羊水过多并发现心脏增大、心肌肥厚、心包积液、胸腔积液、腹水等血容量增高的表现则提示为 TTTs,否则,则可能为胎儿发育畸形所致。

在超声显像引导下"贴附"儿羊膜腔液体灌注可能对诊断有一定的帮助,但多数由于很难选择合适的进针位置而难以实施。羊膜腔灌注可以帮助诊断羊水过少胎儿的羊膜腔破裂,有利于显示"贴附"儿的发育情况,并可以获取胎儿染色体做核型分析。

(四) 胎儿生长受限

多胎妊娠胎儿 IUGR 的发生率较单胎明显增高。单羊膜囊双胎输血综合征时,供血胎儿多发育很小,形成 IUGR;双胎妊娠中两个胎儿脐带发生缠绕或其他异常,也可以引起单胎或两个胎儿都发生 IUGR。在单胎妊娠中引起胎儿 IUGR 的各种因素都可能影响双胎或其中一个胎儿出现 IUGR。

一般认为,当双胎中胎儿体重差异大于 20% 时,双胎即形成不协调发育,发育小的胎儿即成为生长受限儿,即所谓的选择性 IUGR(selective intrauterine growth restriction,SIUGR)。超声显像检查在不同的孕期可通过不同的参数测量获得两个胎儿的体重,比较其体重差异可获得明确的诊断。考虑到超声检查测量参数的误差,研究者们建议以体重误差 25% 为双胎不平衡发育的界限值。但在应用时要注意多种因素的评估,在连续追踪、随访检查中以胎儿生长曲线比较双胎发育的差异,以避免单纯依靠体重诊断选择性 IUGR 的不足。

(五) 脐带缠绕

在单羊膜囊双胎妊娠中,引起胎儿死亡最常见的原因是脐带异常。由于胎儿处于同一羊膜腔内,在相互运动的过程中引起脐带打结、扭转、缠绕等。超声检查可以发现两个胎儿的脐带相互绞合或盘缠一起。当然,单纯超声显像检查发现胎儿脐带相互绞合或盘缠一起并不一定有血流的异常,但可以提示有发生脐带缠绕的可能。如果彩色多普勒血流显像监测显示脐动脉血流异常,则应考虑有脐带缠绕、受压的存在。

(六)胎儿宫内死亡

单绒毛膜双胎妊娠胎儿宫内死亡的发生率是双绒毛膜双胎妊娠的3.6倍。可以是两个胎儿死亡,也可以是两个胎儿之一死亡,并且以后者常见。胎儿宫内死亡可以发生在妊娠的任何时期,最常见的是在早期妊娠过程中,形成双胎之一的丢失。越早诊断的双胎丢失率越高,在妊娠第10周以前超声检查诊断的双胎妊娠,仅有不到30%的双胎妊娠可以维持到足月分娩。比较公认的是双胎妊娠之一胎儿的死亡率为20%左右,妊娠第12周以后,一胎儿宫内死亡率可下降到5%左右。死亡最主要的原因是胎儿染色体异常、结构发育异常、TTTs、TAPS、严重的SIUGR及单羊膜囊双胎脐带缠绕等。

胎儿死亡的时间不同,产生的后果不一。早期妊娠时一胎死亡后可以完全吸收,甚至分娩后检查也无任何迹象发现;12~16孕周死亡的胎儿由于躯干尚未骨化,胎儿组织水分和羊水被吸收后受活胎的压迫,残存的组织形成很薄的结构贴附于子宫壁上,形成纸样儿;但有报告存活的胎儿常发生中枢神经系统的异常。胎儿死亡时间越晚,变形程度越轻。

超声显像检查在早期妊娠中可以无明显异常显示,或可显示两个孕囊回声,但仅在一个孕囊内显示胚胎、心管搏动及卵黄囊,另一个孕囊无胚胎回声或显示很小的胚胎组织,无心管搏动,无卵黄囊或显示异常增大的卵黄囊。胎儿死亡形成纸样儿后超声检查常难以发现;妊娠中晚期检查时可以发现典型的胎儿死亡的声像图改变。需要注意的是,发现双胎之一胎儿死亡后,要仔细检查存活胎儿,评价存活胎儿的生长发育情况,排除胎儿畸形。

早孕期双胎之一死亡对孕妇和存活胎儿影响极小,但中、晚孕期双胎之一死亡后,死亡胎儿体内血管张力消失,血压下降,胎盘血液过多地流向死胎内形成逆输血,引起存活胎儿IUGR,心、脑、肝、肾等器官缺血或引起胎盘梗死影响存活胎儿的发育,明显增加存活胎儿的病死率和发病率,尤其在单绒毛膜囊双胎妊娠中发病率更高。存活胎儿中出现的病变主要有脑、肝、肾等器官的梗死或坏死,从而导致存活儿严重的神经系统和肾脏等功能受损,严重时死胎内血凝块或坏死物进入存活胎儿体内导致其血管栓塞或弥散性血管内凝血,如果这些物质进入孕妇血液循环,可导致孕妇弥散性血管内凝血等严重并发症。由于双胎之一死亡后7周以上者活胎出生后严重并发症发生率较高,建议在胎儿出生后能够生存、又无明显早产并发症的情况下尽可能早分娩,对存活胎儿可能更有利。

(七)联体双胎

发生在受精后13~15天胚盘时期或之后的双胎分裂常常不完全而导致联体双胎。所有的联体双胎都是单卵单羊膜囊双胎,估计发生率在1/(50 000~100 000)次妊娠。

超声显像检查显示单羊膜囊双胎。对称性纵行联体双胎从各个角度观察都显示双胞胎位置基本相同,胎体处于同一水平,胎方位及胎产式一致,位置相对固定;对称性横行联体双胎显示为方向直接相反,胎儿相同的解剖结构,如胎儿脊柱末端或头部顶端连接。如果显示两个胎儿接触部位固定、体表连续则可确定联体双胎。早期超声检查对称性纵行联体双胎常常漏诊,如果双胎显示为分叉状回声应高度怀疑联体双胎。一旦诊断联体双胎,即应仔细系统检查以判断联体的范围、胎体内部器官的发育状况,确定胎儿自用器官、共用器官及共用的程度,了解胎儿之间的血管交通,以对选择分娩方式及联体胎儿出生后的处理提供依据。超声多普勒检查可以发现多血管脐带、单脐动脉等异常。

非对称性联体双胎以不同的连接方式和双胎的发育差异声像图表现有很大的差异。比较小的寄生胎难以在产前甚至出生后也难以做出诊断。Gul 等在一例妊娠 28 周孕妇检查时发现胎儿髂区有寄生物回声，同时合并羊水过多；在体内的包涵胎有时可显示为胎儿体内的占位性病变，但更多的是在出生后手术做出明确诊断。借助于内部包含有不同的器官可以与畸胎瘤等病变鉴别而明确诊断。

(八) 无心畸形

无心畸形是一种罕见的、对双胎均是致死性的严重畸形，也可能是 TTTs 的一种严重形式。无心畸形又称为无头畸形、无头无心畸胎、无心寄生胎畸胎等。发生率在所有妊娠中约为 1/35 000，在单绒毛膜双胎妊娠中发生率为 1‰。多数表现为一胎无心畸形，另一胎正常或合并其他部位的畸形。除无心畸形外，常合并无头畸形，形成无头无心畸形。

早期超声检查，尤其是超声显像检查多难以诊断无心畸形或可显示不规则的胎体，因无心脏搏动而误认为胚胎/胎儿早期死亡，但可能显示囊状水瘤或显示股骨，下肢仍存有一定的张力；或在随访过程中显示其继续生长、增大可排除死胎；结合显示单绒毛膜双胎妊娠、单胎盘，另一胎相对正常，超声多普勒检查显示反向的脐带血流而提示无脑无心畸形。

中期妊娠中超声检查显示双羊膜囊或单羊膜囊双胎。如果发现一胎严重畸形，应考虑无心畸形的可能。

(九) 染色体异常

最常见的染色体异常为 21 三体综合征即 Down 综合征。与 21 三体综合征发生相关的是孕妇年龄。在同年龄中，双胎妊娠患 Down 综合征的风险比单胎妊娠的风险要大得多。

双胎妊娠 Down 综合征产前筛查的原则和方法与单胎妊娠相同，超声检查 21 三体综合征最有价值的是 $11 \sim 13^{+6}$ 孕周胎儿颈项部透明层的增厚，检查时应严格检查测量方法，厚度的评价与单胎一致，结合胎儿鼻骨、静脉导管、三尖瓣反流情况等，对唐氏综合征的检出率可达 80%；不建议单独使用妊娠中期生化血清学方法对双胎妊娠进行唐氏综合征的筛查。需要注意的是，除 21 三体综合征外，其他非整倍体异常也可以引起 NT 的增厚；有时候，NT 的增厚还可以继发于胎儿心脏衰竭、颈部淋巴性水肿等。诊断时应当注意结合孕妇的年龄、血清学筛查等资料，在超声引导下绒毛膜取样法或羊膜腔穿刺可以获得胎儿细胞，进行染色体分析可以获得明确的诊断。

(十) 其他畸形

除了上述双胎妊娠特有的畸形外，各种胎儿畸形都可以发生在不同类型的多胎妊娠的全部胎儿或其中一个胎儿。超声检查时应当对每一个胎儿进行严格、规范地检查，避免遗漏。

(姜志海)

第三节 胎 盘 异 常

一、胎盘大小异常

(一) 胎盘过小

胎盘过小是指成熟胎盘厚度小于 2.5 cm，见于 FGR、染色体异常、严重的宫内感染、糖尿病、羊水过多等。胎盘变薄或过小,羊水过多时常可见胎盘受压呈很薄一层。FGR者,胎盘多显示小于正常。

(二)胎盘过大

胎盘过大是指成熟胎盘厚度大于5.0 cm(图8-2)。分为两类:①非均质型见于水泡状胎块、三倍体、胎盘出血、间质发育不良等。②均质型见于糖尿病、贫血、水肿、感染、非整倍体等。

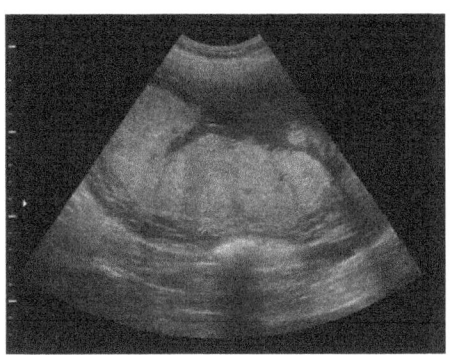

图8-2　胎盘过大

胎盘增厚与母亲糖尿病、贫血、水肿、胎盘出血、宫内感染、肿瘤、畸胎瘤、染色体异常有关

(三)胎盘水肿

胎盘厚度>5 cm,见于Rh血型不合和非免疫性胎儿水肿(图8-3)。

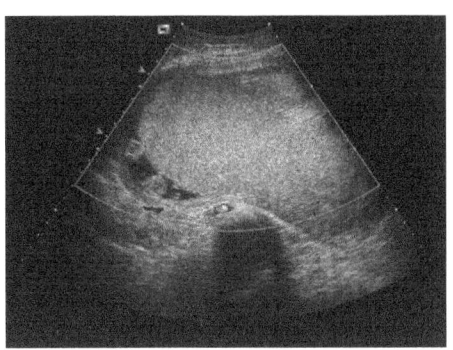

图8-3　胎盘水肿

二、胎盘形状异常

(一)副胎盘

发生率3%,在离主胎盘的周边一段距离的胎膜内,有一个或数个胎盘小叶发育(图8-4)。副胎盘与主胎盘之间有胎儿来源的血管相连。跨过宫颈内口到对侧的副胎盘可能出现血管前置。

(二)轮廓胎盘

胎盘子面比母面小,子面周边由双折的羊膜和绒毛膜形成环。大血管中断于环的边缘(图8-5)。轮廓状胎盘与胎盘早剥、早产、FGR、围产儿死亡增加有关。副胎盘、轮廓状胎盘可增加胎儿死亡和母亲出血的危险。

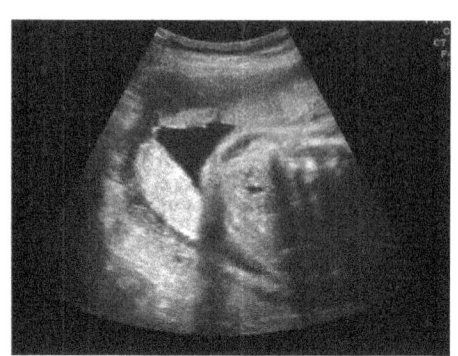

图 8-4 副胎盘

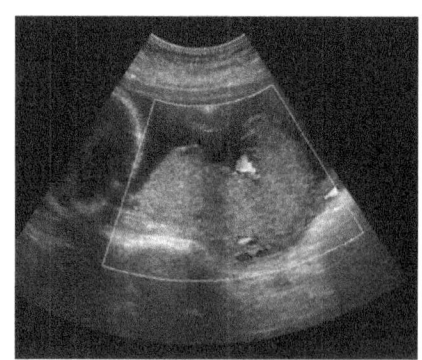

图 8-5 轮廓状胎盘

三、胎盘异常

(一)前置胎盘

1. 检查方法

前置胎盘是晚期妊娠出血的常见原因之一,中孕期发生率为 5%,而足月为 0.5%,一般在晚孕期经腹部二维超声检查可明确诊断。检查前要求孕妇适度充盈膀胱,超声诊断通过观察胎盘与宫颈内口的关系来做诊断,以子宫颈内口与胎盘最低点为准,测量宫颈内口与胎盘下界之间的距离。

超声诊断前置胎盘准确性较高,但也有假阳性或假阴性。妊娠中期因胎盘分布相对较大,子宫下段又未完全形成,容易造成胎盘低置假象。膀胱充盈过度可致假阳性。胎盘附着在子宫后壁时也常使探查困难,用手轻轻将儿头向上推,可能有助于观察。此外,子宫下段肌瘤或子宫下段收缩时,常被误诊为前置胎盘。建议中晚期孕妇应当有一次检查胎盘,对严重的前置胎盘应密切随访。

2. 前置胎盘的分型

据胎盘下缘与子宫内口关系分三型。

(1)完全性前置胎盘(中央性前置胎盘):胎盘完全覆盖子宫颈内口(图 8-6)。

(2)部分性前置胎盘:胎盘部分覆盖子宫颈内口(图 8-7)。

(3)边缘性前置胎盘:胎盘下缘达子宫颈内口(图 8-8)。

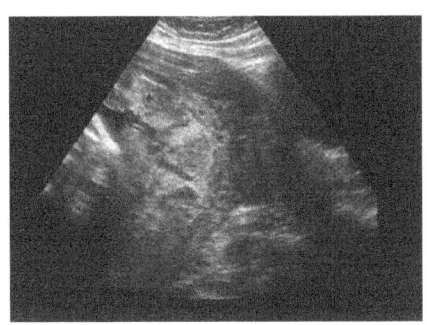

图 8-6　完全性前置胎盘

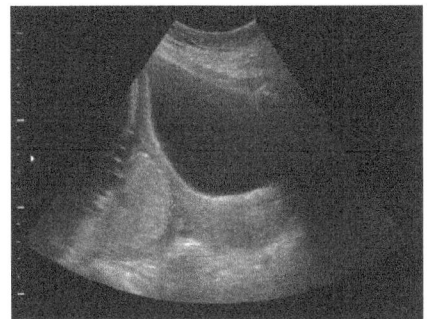

图 8-7　部分性前置胎盘

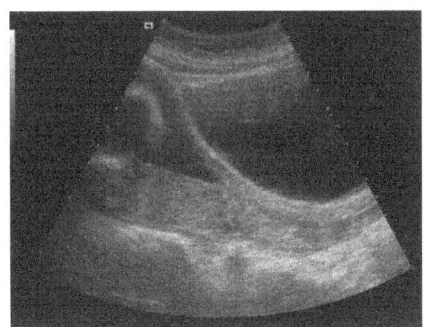

图 8-8　边缘性前置胎盘

(4)低置胎盘:胎盘下缘距离宫颈内口 3 cm 以内者,还有学者认为胎盘下缘距宫颈口 2 cm 以内者(图 8-9)。

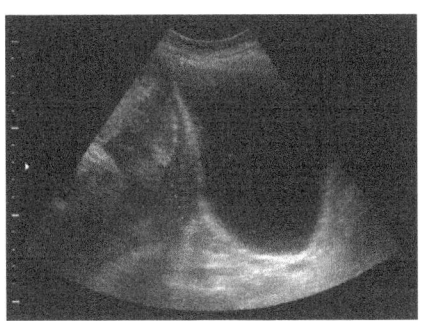

图 8-9　低置胎盘

(二) 血管前置

指胎膜血管位于胎儿先露前方跨越宫颈内口或接近宫颈内口，是绒毛的异常发育所致。发生率为1/5 000～1/2 000。

(三) 胎盘早剥

1.定义

晚期胎盘早剥的发生率为0.5%～1.3%。植入位置正常的胎盘在胎儿娩出前部分或全部从子宫壁剥离。

2.分型

分为显性（胎盘剥离血液经阴道流出）、隐性（胎盘剥离血液积聚在子宫和胎盘之间）、混合性（出血多时积聚在子宫和胎盘之间的血液冲开胎盘边缘外流）三种。根据剥离面积分型：①轻度，外出血为主，剥离面<1/3，多见于分娩期；②重度，以隐性、混合性为主，剥离面>1/3，同时有较大的血肿。

3.超声表现

胎盘早剥时胎盘后方可出现不规则暗区，其大小、形态视出血及发病缓急和时间长短而异，表现多种多样。声像图表现为正常胎盘与子宫肌层之间均匀一致低回声网状结构消失，胎盘及子宫肌壁间出现不规则无回声或低回声，或局部增厚（图8-10、图8-11）。

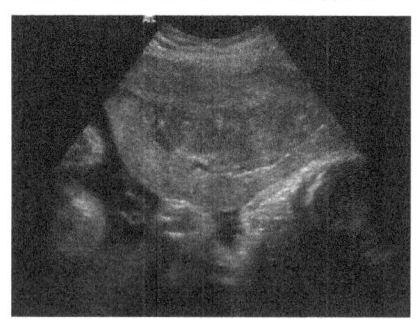

图8-10 胎盘早剥

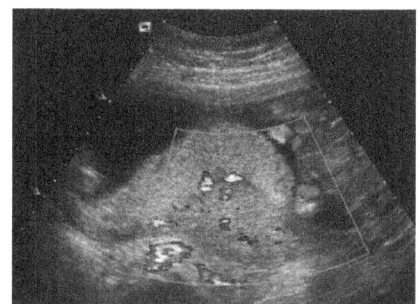

图8-11 子宫收缩

异常回声范围的大小与剥离程度有关，若大部或全部剥离，则胎盘增厚明显。少量小范围出血可在胎盘后形成出血灶。轻型的胎盘早剥，由于剥离面小，出血量少，超声检查易出现假阴性。局部底蜕膜回声增强，呈眉线样改变，为胎盘早剥的早期征象；胎盘与宫壁之间出现局限性无回声或低回声区，为胎盘早剥的典型声像；胎盘非均质增厚是胎盘早剥的明显图像；当二维图像不典型或诊断困难时，可采用彩色多普勒显像及频谱探查帮助诊断（胎盘后方血流信号消失）；无明显原因的胎儿脐动脉血流异常可能是胎盘早剥直接迹象，需提高警惕。

超声在胎盘早剥的诊断中也存在一定的局限性，胎盘早剥诊断困难，且常易与胎盘后的静脉丛、血管扩张等相混，有时变性的肌瘤也可致误诊。应结合临床情况分析，也可用彩色多普勒探测血流帮助诊断。

(四) 胎盘植入

发生率为(1～500)/70 000妊娠。既往有剖宫产史；前壁胎盘合并前置胎盘时应警惕。

超声表现：胎盘植入声像可表现为：在胎盘与子宫浆膜、膀胱壁之间看不到低回声带或只有极薄层回声带，胎盘后方子宫肌层消失或变薄≤2 mm；子宫与膀胱壁的强回声线变薄、不规则或中断；胎盘组织的强回声超越过了子宫浆膜，甚至侵入邻近器官如膀胱壁；胎盘内常存在多个无回声腔"硬干酪"(图 8-12)。

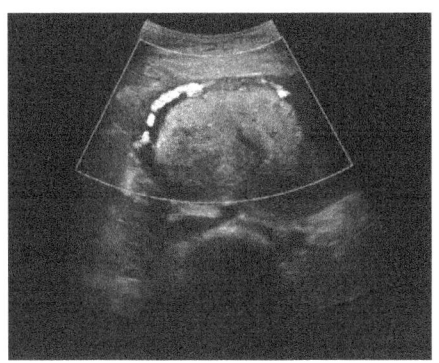

图 8-12 胎盘植入

(五)胎盘血肿

胎盘血肿分为羊膜下、绒毛下、胎盘内、胎盘后的血肿(图 8-13、图 8-14)。

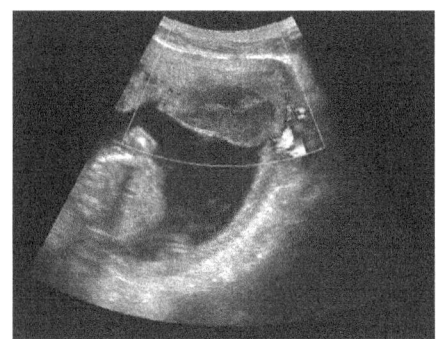

图 8-13 胎盘内血肿

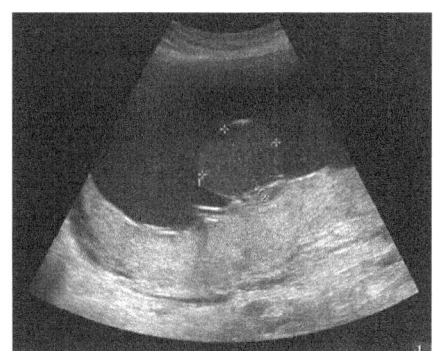

图 8-14 胎盘羊膜下积血

(六)胎盘内绒毛膜下血池

10%～15%的妊娠合并胎盘内绒毛膜下血池(图 8-15)。正常中、晚期妊娠时胎盘内常见形态各异的无回声区或低回声区,原因各异,可为正常胎盘内血窦。胎盘实质小叶内无回声为螺旋动脉射血的部位,边缘为血窦,中心血窦可较大延伸到基底,与胎盘或胎儿异常无关,当受累范围增大,影响胎儿发育时有意义。如果很明显直径大于 3 cm,或 5 个以上的胎盘内无回声灶可能与 Rh 血型不合,或母体 AFP 升高有关。

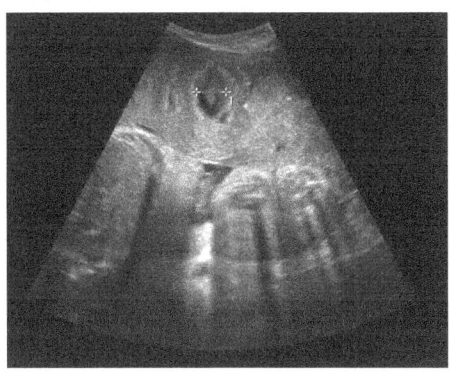

图 8-15 胎盘内绒毛膜下血池

(七)胎盘肿瘤

常见的为绒毛膜血管瘤,多呈实性、边界清楚的肿块,可位于胎盘内任何部位,但多向羊膜腔突出(图 8-16A、B)。有的可合并羊水过多或 AFP 升高,肿瘤较大者可致胎儿发育不良。其他如畸胎瘤多呈半囊半实性,极为罕见。乳腺癌、黑色素瘤等也可转移至胎盘内。

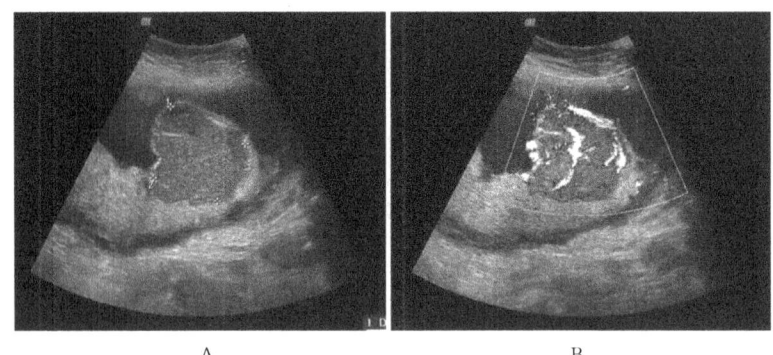

图 8-16 胎盘肿瘤
A:胎盘内绒毛膜血管瘤;B:胎盘内绒毛膜血管瘤

(姜志海)

第四节 脐带异常

一、单脐动脉

正常脐带内有一条脐静脉及两条脐动脉。单脐动脉(single umbilical artery,SUA)是指脐动脉只有一条,是脐带异常中最常见的一种。发生率约为1%,其中左侧缺失约占70%,右侧缺失占30%。

单脐动脉可以是单发性的,但也可合并其他部位的畸形。合并的畸形多为泌尿道及心血管畸形,如肾盂积水、马蹄肾、多囊性肾发育不良、单侧肾缺如、膀胱输尿管反流、法洛四联症、左心发育不良、主动脉缩窄、三尖瓣闭锁、室间隔缺损、心内膜垫缺损等。消化道、中枢神经系统、呼吸道畸形以及染色体异常(多为 18-三体综合征、13-三体综合征、染色体易位)也较为常见。单脐动脉合并畸形的病例中染色体异常占23%,而且大部分为左脐动脉缺失。

除了合并胎儿畸形及染色体异常,单脐动脉病例中早产、胎儿生长受限、胎儿死亡的发生率也高于正常。

声像图特征是在脐带横断面仅见到两个管腔,其中较大的一个为脐静脉,另一个稍小的为脐动脉(图 8-17~图 8-19)。与正常脐动脉相比,单脐动脉的管腔稍大,可能是因为集中了本来应该两条脐动脉所容纳的血量。在脐带长轴断面观上,正常时所见的一条脐静脉与两条脐动脉相互缠绕的结构,变成了一条脐静脉与一条脐动脉相间(图 8-20)。在盆腔膀胱水平横切面上能鉴别缺失的脐动脉方位,正常情况下膀胱左右各见一条脐动脉(图 8-21),而单脐动脉者仅见一侧显示脐动脉,另一侧缺如(图 8-22)。如果合并胎儿畸形,超声也能显示相应的畸形改变。有人发现,单脐动脉脐带内华通胶减少,胎儿异常的概率增高。偶尔,脐动脉在发出胎体时有两条,但在中途两条脐动脉融合成一条,近胎盘端成了单脐动脉脐带。单脐动脉的多普勒测定显示血管阻力与正常相似。

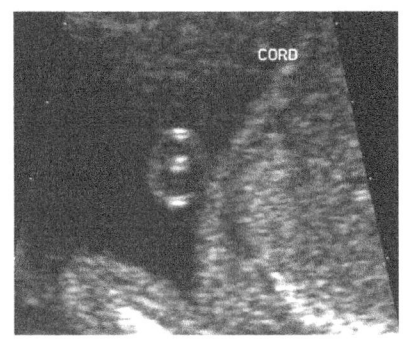

图 8-17　单脐动脉(一)

妊娠 20$^+$ 周,脐带横断面显示只有两个血管管腔

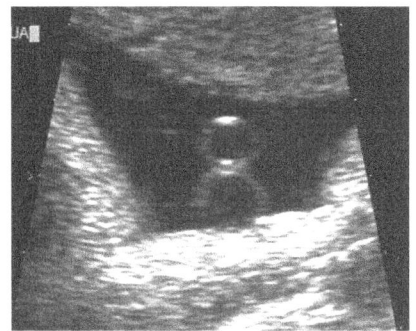

图 8-18　单脐动脉(二)

妊娠 37$^+$ 周,脐带横切面显示只有两个血管管腔,较大的一个为脐静脉(下方),较小的一个为脐动脉(上方)

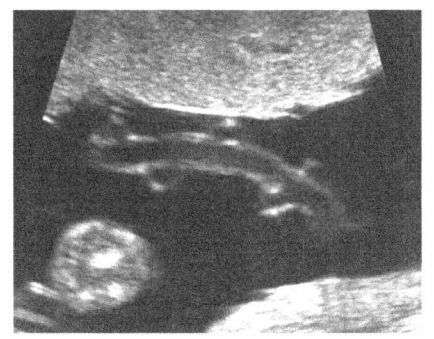

图 8-19　单脐动脉(三)

妊娠 21$^+$ 周,脐带纵切面观,见一条脐动脉围绕脐静脉旋转

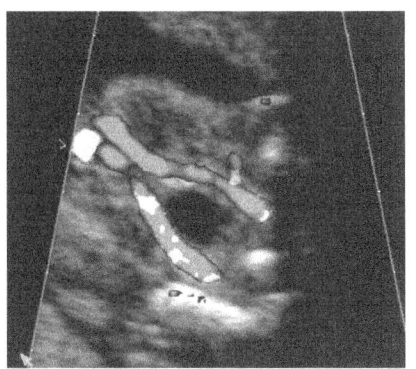

图 8-20　盆腔内脐动脉

盆腔横切面观,正常脐动脉位于膀胱两侧,向前向上行走,经过腹壁脐孔进入脐带

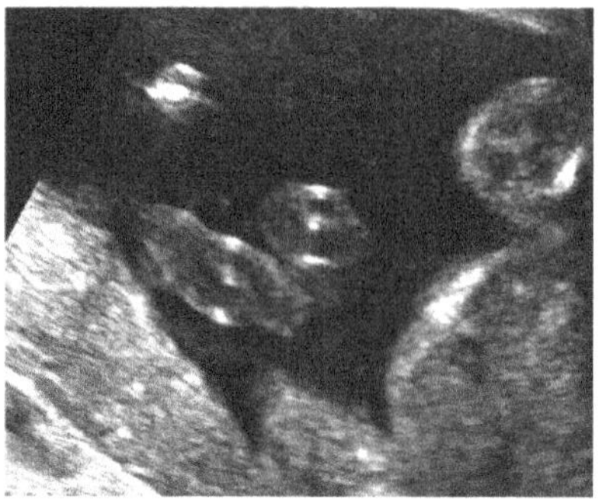

图 8-21 单脐动脉(四)

妊娠 20⁺周,脐带横切面观仅见两个血管管腔

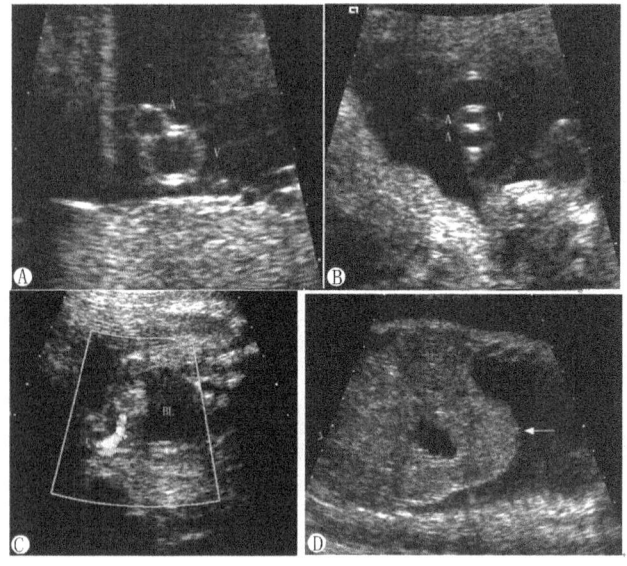

图 8-22 "部分性"单脐动脉

A.脐带近胎盘端仅见一条脐动脉(A)及一条脐静脉(V);B.同一病例,脐带近胎儿端声像图显示两条脐动脉(A)及一条脐静脉(V);C.同一病例,盆腔彩超示膀胱(BL)两侧均有脐动脉回声;D.同一病例,声像图显示膈膨升(箭头)及胸腔积液(箭头所在位置)

有学者报道,中孕中期胎儿畸形筛选超声时对单脐动脉检出的敏感性为 36%,特异性为 99%,阳性预测值为 32%,阴性预测值为 99%。

单纯性单脐动脉预后良好。合并畸形者预后视畸形情况而定。常规超声发现单脐动脉,应仔细检查其他各个器官。若合并畸形或见染色体异常标记(如颈项软组织层增厚、鼻骨缺失等),应建议抽羊水除外染色体异常。

二、脐带肿块

脐带肿块不常见,但可有以下几种:脐带真结或假结、脐带血肿、脐带假囊肿、尿囊囊肿、脐带赘生物等。

脐带真、假结是由于胎儿在宫腔内运动时形成脐带打结,一旦拉紧(胎动或临产后胎体下降),胎儿死亡率很高。脐带血肿的原因可能是机械因素,如外伤、牵拉、脐带绕颈绕身过紧或先天性脐静脉壁薄弱,引起脐静脉破裂,胎儿死亡率也很高。脐带假囊肿是指局部脐带增粗,呈囊肿样改变,但并不是脐肠系膜及尿囊的遗迹,被认为可能与局部华通胶退行性变或水肿、液体积聚有关。20%以上的脐带假囊肿合并染色体异常,其中尤以18-三体综合征为常见。尿囊囊肿是胚胎发育过程中,尿液积聚在尿囊内形成的囊肿,可与膀胱相通或不相通。即使是较大的尿囊囊肿,一般也不影响脐带的血液循环。脐带赘生物极少见,可有血管肌瘤、肌肉瘤、畸胎瘤、血管瘤等。

通常,脐带真、假结超声很难观察到,因为超声是切面成像,脐带在宫腔内行走迂回弯曲,方向不定;也常常被胎体所遮挡。只有当孕妇诉说胎动少或胎心监护(NST、CTG)异常疑及有脐带问题时,超声检查者才会刻意去寻找脐带有无打结。此时可能发现一团缠绕较紧的脐带,反复观察始终不见散开。然而,观察到这一现象也只能是高度怀疑,最终诊断要靠产后检查脐带。脐带血肿声像图表现为脐带内混合性或囊性包块状结构,如果出血不止,该包块可有进行性增大改变。脐带假囊肿则显示为局部脐带增粗,假囊肿边界清晰或欠清晰、无张力,有些内有稀疏点状回声(图8-23~图8-25)。若合并胎儿畸形,超声也能见到相应的表现,多见于18-三体综合征。尿囊囊肿为脐带根部边界清晰、圆形或椭圆形、有一定张力的囊肿,内部无回声。与膀胱相通的尿囊囊肿会随膀胱的排空或充盈而缩小或增大,有时还能见到两者之间的交通通道。脐带赘生物则是脐带上的实质性肿块。

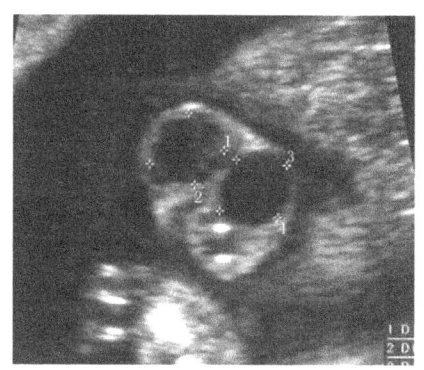

图8-23 脐带假囊肿(一)
妊娠20⁺周,脐带横切面观显示两个低回声圆形结构(测量键),其下方三个横切面的小管腔为脐动脉与脐静脉。该处的脐带直径显著增大

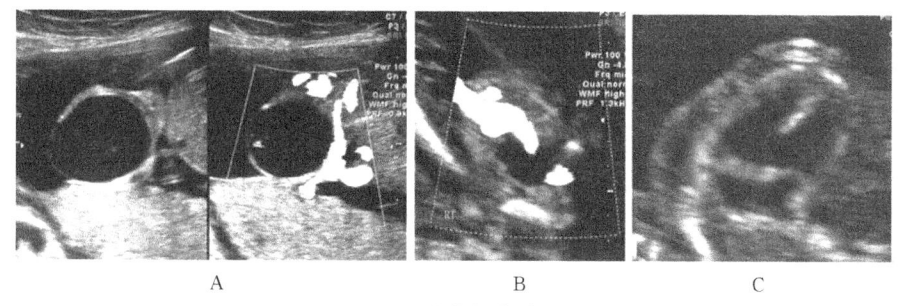

图8-24 脐带假囊肿(二)
A.妊娠20⁺周,脐带横切面观,见一较大脐带假囊肿,脐带血管位于囊肿一侧;B.同一病例,胎儿盆腔彩超显示膀胱右侧脐动脉缺失;C.同一病例,胎儿心脏四腔心观,见大型室间隔缺损

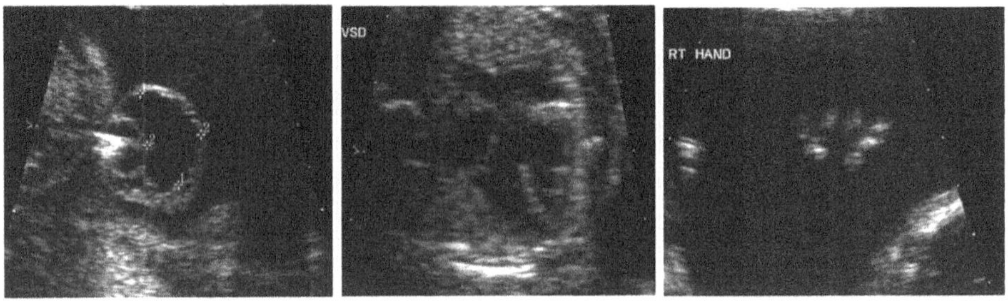

图 8-25　**脐带假囊肿（三）**

A.妊娠 25⁺ 周,示脐带假囊肿（测量键）；B.同一病例,胎儿室间隔缺损；C.同一病例,手指重叠。本例无染色体核型检查,但从声像图表现分析,18-三体综合征可能性极大

脐带打结一旦拉紧,胎儿死亡率很高。如果超声怀疑脐带打结,应密切随访 NST、CTG,根据孕周决定是否立即娩出胎儿。进行性增大的脐带血肿若不及时分娩,胎儿死亡率也很高。发现有脐带假囊肿时,要特别仔细检查胎儿是否合并畸形,而对合并畸形者应进行染色体检查。通常,尿囊囊肿的预后均较好。

三、脐静脉扩张

脐静脉扩张本身不是一种疾病,而是一个症状,一种超声所见。脐带内脐静脉,有时包括肝内脐静脉可发生扩张,其管径大于正常。此现象常见于胎儿严重贫血（α-地中海贫血纯合子、ABO 溶血、Rh 溶血等）、胎儿血容量过大（双胎输血综合征中的受血儿、胎盘绒毛膜血管瘤）等病症。

α-地中海贫血纯合子、严重 ABO 溶血及 Rh 溶血等都是因为胎儿严重贫血、组织缺氧、血液稀释、血容量增加,引起心力衰竭而继发脐静脉扩张。双胎输血综合征中的受血儿,因接受了过多的血液,血容量的增加造成心脏不胜负荷。胎盘绒毛膜血管瘤则是因为发生微血管内溶血、胎母出血及大量胎儿胎盘血流使回心血量增加引发心力衰竭。

脐静脉扩张很容易在声像图上被观察到,无论在脐带纵切面或横断面上均可见到脐静脉充盈,管径明显大于正常测值。正常时,妊娠 20 周左右的脐静脉横径小于 5 mm；晚期妊娠的脐静脉小于 8 mm。如果脐静脉扩张合并胎儿水肿、胸腔积液等,超声也能显示相应图像（图 8-26、图 8-27）。双胎输血综合征则会发现羊膜腔不等大,一胎过小另一胎过大。绒毛膜血管瘤患者胎盘内可见到实质实性肿块。有时,脐带内的脐静脉管径正常,而腹腔内脐静脉扩张,较常见的部位是刚进入腹腔的那段脐静脉（图 8-28、图 8-29）。

脐静脉扩张的预后视合并疾病的严重程度而定。超声发现脐静脉扩张应特别注意检查胎儿有无畸形、水肿、腹水和胎盘有无包块等。必要时应选择适当的实验室检查,包括胎儿脐血穿刺以确定是否存在合并上述疾病。

单纯腹腔内脐静脉扩张大部分预后良好,但有报道,少数宫内死亡或产科不良结局。

四、脐带绕颈

脐带绕颈是很常见的一种现象,发生率为 15.8%～34%。绕颈的脐带可以一圈、两圈、三圈,甚至四圈。

脐带绕颈一至两圈,较松的,一般不影响胎儿血液循环,不引起胎儿缺血缺氧。但绕颈两圈以上且缠绕较紧时,一旦临产胎头下降,脐带会因此而拉得更紧,造成脐带血流减少,胎儿缺血缺氧,发生胎儿窘迫,甚至死亡。有研究发现,产时胎心异常的病例中脐带绕颈占 17%,羊水胎粪污染、异常胎心心动描计(CTG)、阴道分娩助产(产钳、头吸)、低 Apgar 评分的发生率明显升高。

脐带绕颈的超声诊断并不困难。当作胎儿颈部纵切面观时,声像图可见脐带横断面位于胎儿颈部,如果绕得较紧,还能见到颈部皮肤软组织受压切迹。绕颈一圈的声像图显示脐带横断面呈"U"形,两圈则呈"W"形。在胎儿颈部横切面上,有时能见到长条状脐带回声。彩超检查可以更清晰地显示胎儿颈部周围环绕的脐带彩色血流信号。

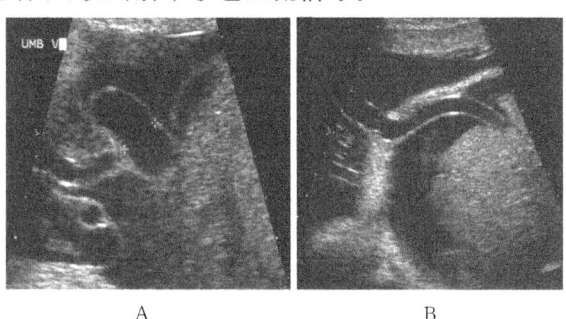

图 8-26　脐静脉扩张(一)

A.妊娠 31+周,α-地中海贫血纯合子,脐静脉明显扩张(9.9 mm);B.同一病例,同时发现胎体水肿和胎儿腹水,脐静脉经过脐孔进入腹腔后先经过腹水再进入肝脏

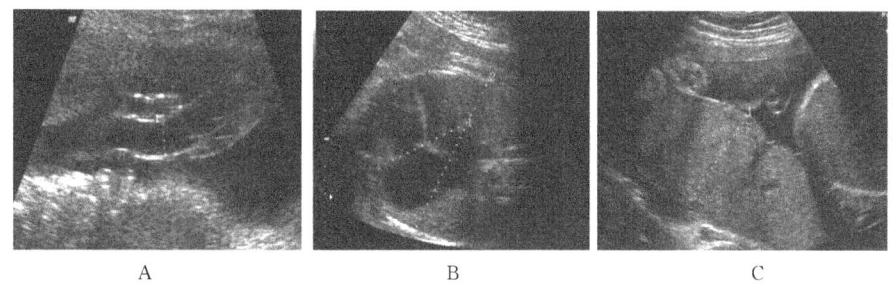

图 8-27　脐静脉扩张(二)

A.妊娠 31+周,α-地中海贫血纯合子,脐静脉明显扩张(9.4 mm);B.同一病例,心胸比率明显增大(58%);C.同一病例,胎盘增厚(59 mm)

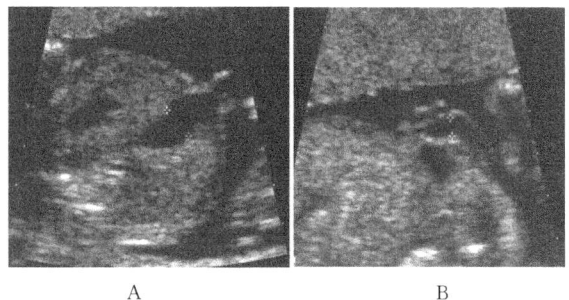

图 8-28　腹腔内脐静脉扩张(一)

A.妊娠 20+周,腹围平面略低,显示腹腔内脐静脉扩张(8.4 mm);
B.同一病例,脐带内脐静脉宽度正常(4.2 mm)

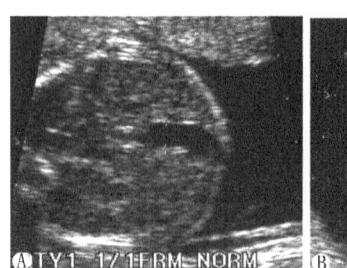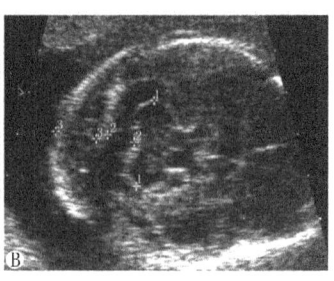

图 8-29　腹腔内脐静脉扩张(二)

A.妊娠21⁺周,腹腔内脐静脉轻度扩张(6.2 mm);B.同一病例,颈项软组织层增厚(9.8 mm)。染色体检查证实为唐氏综合征

对于超声发现脐带绕颈的处理,学术界的意见不完全一致。有人认为,脐带绕颈会增加胎儿窘迫的风险率,因此,建议一旦超声发现,就应通知孕妇,密切随访,必要时改变产科处理方案(如选择剖宫产结束妊娠)。但也有人认为一旦通知孕妇或予以报告,会引起孕妇不必要的紧张,也可能会增加不必要的产科干涉,引起剖宫产率上升。晚孕期只要按常规进行产科监护,孕妇自数胎动,定期胎心率监护等,就能及时发现脐带缠绕过紧或受压。

五、脐带先露及脐血管前置

脐带先露是指脐带低于胎儿的先露部。如果胎膜破裂,脐带进一步脱出于胎先露之下或脱出于阴道内,称为脐带脱垂,对胎儿危害极大。球拍状胎盘若脐带连接于胎盘下缘,就有可能发生脐带先露。脐血管前置是指脐带附着在胎膜上,即帆状胎盘,裸露的脐血管通过羊膜与绒毛膜之间进入胎盘,当这些血管穿过子宫下段或跨过子宫颈内口时,称脐血管前置。如果胎膜破裂造成经过该处的脐血管破裂,对胎儿的危害是极大的。双叶胎盘、多叶胎盘、副胎盘、胎盘低置等都可能造成脐血管前置。

脐带先露的原因包括头盆不称、胎位异常、脐带过长及破膜时脐带滑落。临产后的宫缩、胎先露下降,脐带受压于先露部与骨盆之间,很快引起胎儿缺氧、胎心率改变,甚至胎儿死亡(脐带血循环阻断超过8分钟,即可发生胎死宫内)。

脐血管前置的病例临产后前置的血管被胎先露压迫时,可致循环受阻而发生胎儿宫内窘迫。一旦胎膜破裂撕裂了脐血管,临床上可出现无痛性阴道流血、胎心不规则或心搏停止。脐带帆状附着或球拍状胎盘破膜后还可出现脐带脱垂。

脐带先露时超声可见脐带位于胎先露下方,脐血管前置若不注意较易漏诊,彩超能显示前置的脐血管及其走向,因此,彩超检查有助于明确诊断。脐血管前置易合并低置胎盘、副胎盘及脐带先露等。有人建议,每位孕妇在妊娠20周左右时都应检查胎盘、脐带与胎盘的连接部位,以及早发现脐带帆状附着、副胎盘等情况,跟踪脐血管走向,明确有无脐血管前置。孕周越大,超声越难发现脐带与胎盘的连接部位。

脐带先露及脐血管前置一旦发生脐带受压、脱垂或脐血管破裂,情况都很紧急,若不及时抢救,胎儿死亡率极高。因此,临产前超声发现脐带先露或脐血管前置,应密切监护胎心情况。如已足月或近足月,应以剖宫产结束妊娠。

(李晓霞)

第五节 羊水异常

一、羊水过多

当最深羊水平段≥8 cm或羊水指数≥25 cm时即可诊断为羊水过多。凡可造成羊水产生过多或羊水吸收障碍的任何因素,都可导致羊水过多。消化道梗阻如食管闭锁、十二指肠狭窄或闭锁、小肠狭窄或闭锁等,使羊水吞咽量减少;口腔异常如严重唇裂腭裂、口腔寄生胎(畸胎瘤)等造成羊水吞咽障碍;中枢神经系统异常包括某些染色体异常,可引起中枢性吞咽障碍;开放性神经管缺陷,如脑膜脊膜裸露,使渗出液增加;肺部病变、胸腔占位、纵隔移位、胸腔狭小、胸腔积液、横膈抬高都可因压迫食管而减少羊水的吞咽;宫腔感染早期羊膜渗出增加也可出现暂时性羊水过多;各种原因引起的心脏过度负荷,如α-地中海贫血纯合子、双胎输血综合征的受血儿因肾脏血流量增加而排尿增加、糖尿病孕妇的胎儿可能因血糖过高产生宫内多尿;母儿血型不合时胎儿贫血以及绒毛水肿,影响液体交换,也可产生羊水过多。但是,有时羊水过多的原因不明。

除了子宫大于孕周,子宫张力高外,声像图上可见大片羊水池,测量最深羊水平段或羊水指数大于正常值。同时,一部分病例还可能见到相应的结构异常,或发现羊水过多的原因(图8-30~图8-34)。但另一部分胎儿畸形可能难以被超声发现,如腭裂、下消化道梗阻、中枢性吞咽障碍、染色体异常等。另外,羊水过多的病例在声像图上胎儿往往沉搁在大片羊水池的底部,胎儿远离探头,使显像清晰度下降。

羊水过多合并胎儿畸形或存在其他产科异常的处理原则根据各具体情况而定。继续妊娠者为预防子宫张力过高而早产,可在超声监视下定期做羊水减量术,其他需要特别内科处理的病症,如糖尿病孕妇血糖的控制问题等也不能忽视。此外,临产后应预防破膜时羊水突然大量流出,导致子宫腔压力迅速减低而发生胎盘早剥。

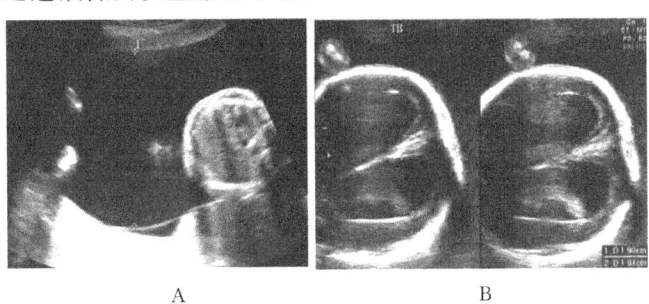

图8-30 羊水过多(一)

A.单绒毛膜囊双羊膜囊双胎妊娠,妊娠25⁺周,其中一胎羊水过多,最大平面深度83 mm(测量键);B.同一胎儿,双侧脑室明显扩张(测量键)

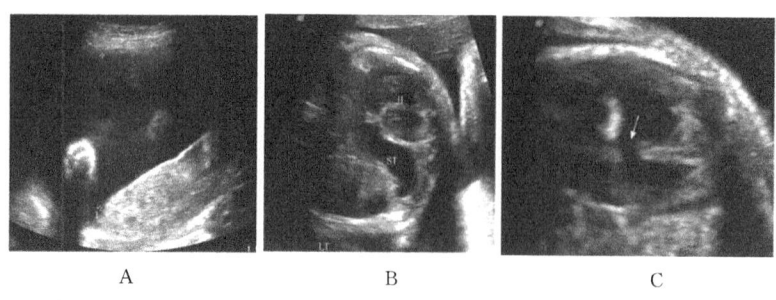

图 8-31　羊水过多(二)

A.羊水最大平面深度 96 mm(测量键);B.同一病例,胸腔横切面观,见胃泡位于左侧胸腔内(ST),心脏被推向右侧(H)。为左侧膈疝;C.同一病例,侧面四腔心观显示室间隔缺损(箭头所示)

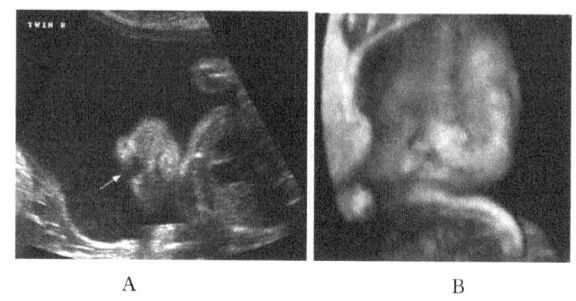

图 8-32　羊水过多(三)

A.妊娠 27$^+$周,胎儿口部冠状切面观,显示上唇右侧连续性中断(箭头),同时显示羊水过多;B.同一病例,胎儿面部三维表面成像,右侧唇裂清晰可见

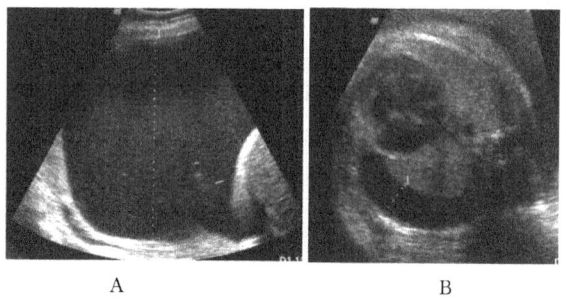

图 8-33　羊水过多(四)

A.妊娠 30$^+$周,羊水最大平面深度 140 mm(测量键);B.同一病例,右侧胸腔内见积液(测量键)

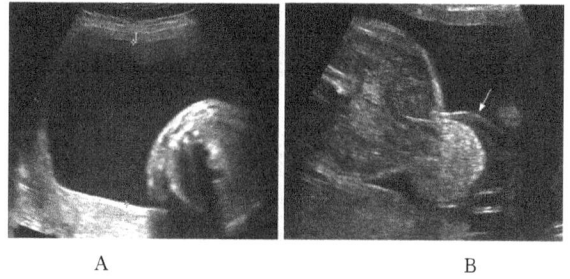

图 8-34　羊水过多(五)

A.妊娠 25$^+$周,羊水最大平面深度 89 mm(测量键);B.同一病例,腹部脐孔水平横切面观,见脐膨出(箭头所示)。产后诊断为 Pierre Robin 综合征

二、羊水过少

当最深羊水平段≤3 cm或羊水指数(AFI)≤5 cm时,可认为是羊水过少。凡羊水产生受阻或羊水去路加速,都可出现羊水过少。有报道,11.1%的羊水过少病例存在先天性胎儿畸形,包括双肾缺如、胎儿型多囊肾、双侧多囊性肾发育不良、双侧囊性发育不良肾等,这些畸形都使肾脏产生尿液大大减少或无尿液产生,往往出现严重羊水过少;双输尿管梗阻或尿道梗阻使尿液无法排出也可发生羊水过少;有些胎儿异常如染色体异常,可能同时伴有羊膜发育异常或功能异常导致羊水产生减少;还有可能是羊膜薄弱羊水渗漏至胚外体腔,使羊膜腔内羊水减少。另外,在55.6%的病例中可见胎儿生长受限(fetal growth restriction,FGR)。FGR胎儿由于肾血流量减少,尿液产生也减少。过期妊娠时因胎盘老化,胎盘缺血引起胎儿缺氧和肾血流量减少;胎儿宫内死亡,则不再产生羊水,原有的羊水又被慢慢吸收。约10%的病例见于胎膜早破,大量羊水外漏宫内羊水显著减少。

已知妊娠期胎儿吸入适量羊水有助于胎肺的膨胀和发育。羊水过少时,胎儿面部前方可能缺少羊水池,严重羊水过少胎儿胸部受压,影响肺膨胀,肺泡也因无羊水刺激而发育受到抑制,引致肺发育不全。严重羊水过少胎儿在宫内长期受压,体位强直,还可出现外界机械压迫性畸形,如骨骼肢体的畸形、面部因受到挤压而出现的特殊面容(Potter面容)。

羊水过少者声像图显示羊水少或无羊水。严重羊水过少时胎儿与胎盘、宫壁紧贴,体位强直且长期无改变,胎动极少或无胎动。由于胎儿躯干、肢体挤成一团,使超声能见度大大降低,很难观察清楚胎儿解剖结构细节,有时需在超声引导下羊膜腔内注射生理盐水后,再进行畸形筛选检查。若合并胎儿畸形,超声可能发现相应畸形(图8-35~图8-37),在接下来的章节中将对胎儿畸形作进一步的详细介绍。若为胎儿生长受限,除了胎儿径线小于正常,多普勒超声显示脐动脉阻力指数升高。出现肺发育不良时,超声测量肺径线也可显示小于正常。

羊水过少发生越早则预后越差,严重羊水过少产后新生儿常因肺发育不全、呼吸窘迫综合征而死亡。羊水过少合并的畸形越严重,预后也越差,如双肾缺如、胎儿型多囊肾、双侧多囊性肾发育不良等本身就是致死型畸形。羊水过少合并严重胎儿生长受限及新生儿死亡率都有明显增高。同样,羊水过少临产后极易发生胎儿宫内窘迫和新生儿窒息。胎膜早破有时细菌从破口进入羊膜腔引起宫腔感染,处理也很棘手。因此,一旦发现羊水过少,首先要明确有无合并畸形,寻找羊水过少的原因。对检出的合并畸形按畸形处理原则处理,FGR者若胎儿有生存机会应在促使肺成熟治疗后尽早娩出胎儿,必要时予以剖宫产,胎膜早破者不宜等待太久,除非有迹象显示羊膜破口被修复(阴道不再流水、羊膜腔内羊水量增加),才能在定期随访下继续妊娠。

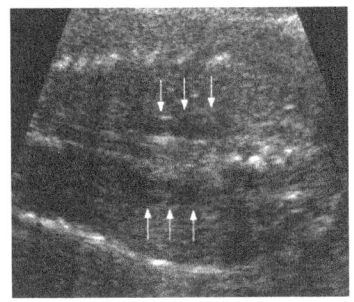

图8-35 羊水过少(一)

妊娠23⁺周,胎体近脊柱冠状切面观,双侧肾区未显示正常肾脏,见双侧肾上腺平躺(箭头),同时发现严重羊水过少

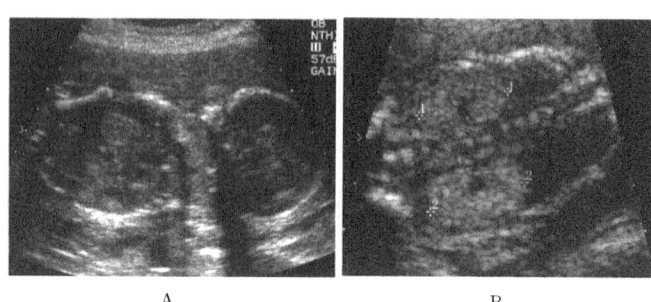

图 8-36　羊水过少（二）

A.妊娠 21⁺周,严重羊水过少;B.同一病例,双侧
肾脏冠状切面观,示双肾偏大,回声增强

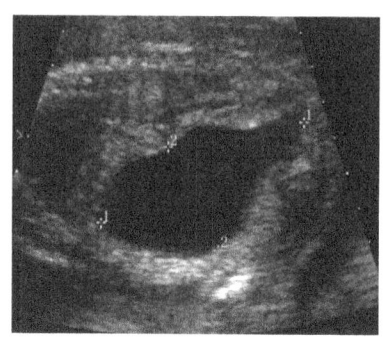

图 8-37　羊水过少（三）

妊娠 19⁺周,三绒毛膜囊三胎妊娠,胎儿
C 羊水过少,膀胱明显增大(测量键)。
新生儿死亡,尸检证实尿道后瓣膜

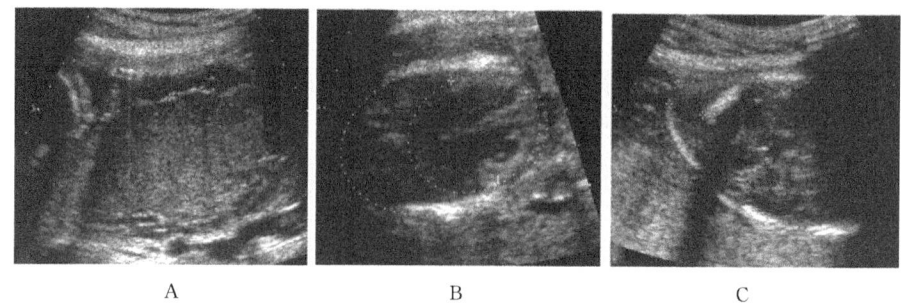

图 8-38　羊水过少（四）

A.妊娠 23⁺周,羊水过少合并胎盘增厚(测量键);B.同一病例,胸部四腔心
观平面,显示心脏明显增大,心胸比例 0.82;C.同一病例,颈项软组织层增
厚,11.8 mm。胎儿 DNA 检查证实 α-地中海贫血纯合子

（李晓霞）

第六节 胎儿心功能异常

一、概述

(一)胎儿心功能评价

胎儿超声心动图不仅能够发现胎儿心脏畸形,而且在评价胎儿心脏功能方面具有不可替代的作用。胎儿心功能不全是高危妊娠胎儿宫内死亡的重要原因之一。一些妊娠期合并症、并发症及胎儿自身因素均可导致胎儿心功能异常。如妊娠期糖尿病、胎儿心律失常、心脏畸形、先天性膈疝等心外畸形、胎儿贫血、双胎输血综合征等。早期发现胎儿心脏功能异常,对指导临床确定产前的护理方案、及时采取有必要的保护及治疗措施均有很大帮助,对优生优育具有重要意义。

评价胎儿心脏功能的方法主要源于成人超声心动图,包括:M型超声、二维超声、三维或四维超声、彩色及频谱多普勒超声,由于这些技术的原理、方法不同,其临床应用的价值及局限性亦有一定差别。

由于胎儿心脏在解剖结构和血液循环方面存在很多和成人心脏的不同之处,因此,在胎儿期对心功能的评价更为复杂。首先,因在解剖结构上卵圆孔和动脉导管持续开放,使得胎儿期的心排血量为体循环和肺循环联合输出量、胎儿的心脏收缩和舒张功能相互影响。其次,由于胎儿肺循环具有高阻力、低血流量的特点,胎儿期肺动脉压始终高于主动脉压,右心室后负荷高于左心室,心脏做功呈右心优势型。最后,随着孕期的进展,胎儿心室顺应性及外周阻力亦随之发生改变,胎儿心脏功能在整个妊娠期是一个动态变化过程。因此,对胎儿心脏功能的评估需结合不同时期胎儿心脏的生理特点加以综合评价。

(二)胎儿心脏收缩功能

目前评价胎儿心脏收缩功能的主要方法包括:采用M型、二维、三维/四维超声观察室壁运动、测量心腔内径大小;多普勒结合二维超声测量房室瓣及半月瓣血流速度、动脉直径大小计算心功能参数。

1. 心排血量

心排血量为每搏量与心率乘积,即 $CO=SV\times HR$。左、右心室每搏量的计算为分别测量主动脉和肺动脉血流速度和管腔内径,根据公式 $SV=VTI\times\pi\times(d/2)^2$(注:d 为主动脉或肺动脉直径)。SV 也可通过 M 型超声测量左、右心室舒张末期和收缩末期内径后根据仪器所备公式自动算出。多数基于二维或 M 型超声研究表明胎儿期左、右心排血量随着孕周的增加而增长,但右心排血量高于左心,右心排血量占整个心排血量的 2/3。而近年采用四维时间-空间关联成像和虚拟器官计算机辅助分析的研究提出:胎儿期右心室舒张期和收缩期的容量均高于左心室,但左右心室之间的每搏量和心排血量无明显差别。不同的研究方法和结果不尽相同,胎儿左右心排血量的差异还有待于进一步研究证实。基于胎儿期为左右心联合供血的特点,采用左右心室联合输出量较为合理。计算公式:$CCO=RVCO+LVCO$。CCO 正常范围:$400\sim 500\ mL/(kg\cdot min)$,平均 $425\ mL/(kg\cdot min)$。

2. 射血分数和缩短分数

采用 M 型或二维超声在四腔心切面测量心室舒张末期内径（EDD）和收缩末期内径（ESD），仪器根据公式：EF=SV/EDV 可自动得出 EF 值。胎儿心腔内径较小，M 型方法通常高估心室容积，所得 EF 值较高，因此 EF 值并不能真正反映胎儿心脏功能。缩短分数计算公式：SF=EDD-ESD/EDD。SF 应用较 EF 更为广泛。SF 在中孕期较为稳定，左、右心室 SF 值约为 31%。Huhta 报道胎儿期心功能正常时 SF 值大于 28%。因其为无心电图引导下的单平面测量，以及切面的获得受胎位影响等因素，并非所有研究对象都可检测到，应用有一定限制。

（三）胎儿心脏舒张功能

胎儿心脏舒张功能评价主要通过频谱多普勒超声检测房室瓣口、静脉系统的频谱形态和组织多普勒技术评价心肌运动进行分析。

胎儿期房室瓣口舒张期血流频谱呈双相波：心室舒张早期 E 峰和心室舒张晚期（心房收缩）A 峰。由于胎儿的心肌僵硬度较高，心房的收缩功能对心室充盈具有更加重要意义，整个孕期表现为 E/A 比值<1。随着孕周的增加，E/A 比值随之增加，由妊娠早期的 0.53±0.05 增加至妊娠晚期 0.70±0.02。随着孕周增长 E/A 比值增加，表明心肌顺应性不断完善，胎盘血管阻力降低。正常二尖瓣口血流频谱为双峰，三尖瓣血流频谱可为双峰也可表现为单峰。当双侧房室瓣口血流频谱均为单相波改变时，表明心脏舒张明显受限。另外胎儿心动过速时表现为 E 峰、A 峰融合，呈单峰。

胎儿静脉血流能够客观、非特异性的用于评价心脏功能。对静脉系统频谱波形的分析主要包括：近心水平的静脉导管、下腔静脉、肝静脉、肺静脉；远心水平的腹内段脐静脉。与心房紧密相关的近心端静脉血流频谱正常均表现为多相血流波形。远心端脐静脉表现为无波动性的、低阻力连续静脉频谱波形（图 8-39）。当上述静脉系统波形异常时，表明胎儿心脏舒张或收缩功能异常、心脏后负荷增加（图 8-40）。

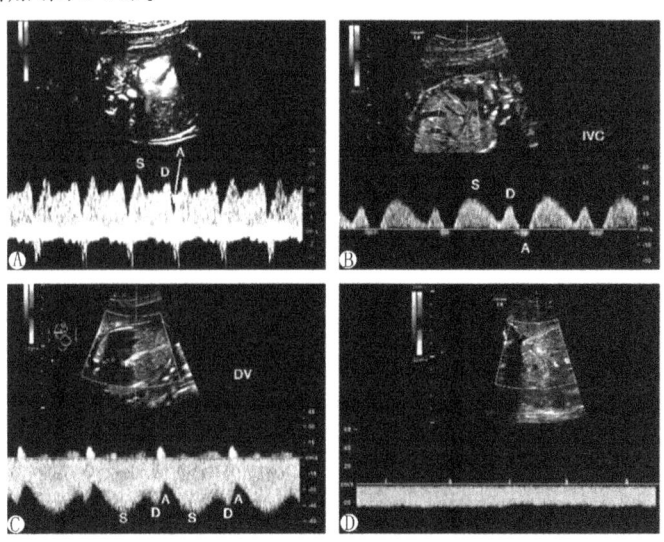

图 8-39 胎儿近心端及远心端静脉血流频谱

A：肺静脉血流频谱；B：下腔静脉血流频谱；C：静脉导管血流频谱；D：脐静脉（腹内段）血流频谱。IVC：下腔静脉；DV：静脉导管

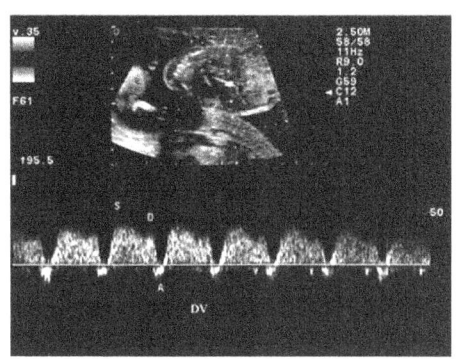

图 8-40　静脉导管频谱异常,静脉导管舒张晚期 A 波倒置
DV:静脉导管;S:收缩期峰值;D:舒张早期峰值;A:舒张晚期峰值

(四)Tei 指数对胎儿心脏功能综合评价

Tei 指数不受心腔几何形态改变和心率的影响,是一项检测心功能异常的敏感指标。胎儿心脏收缩和舒张功能处于一个动态发展、相互关联的过程,心功能异常时两者相互影响,因此综合评价两者比较合理。Tei 指数=(ICT+IRT)/ET(注:ICT:心室等容收缩时间,IRT:心室等容舒张时间,ET:心室射血时间)。以频谱多普勒取二尖瓣、三尖瓣、主动脉、肺动脉的血流频谱代入公式进行计算(图 8-40)。Tei 指数在整个孕周中保持相对稳定范围内,各孕期间无明显差别,正常 Tei 指数<0.50,Tei 指数>0.60 为异常。

二、临床所见

胎儿超声心动图检查所见:胎儿心脏位置正常,心脏比例增大:心脏横径 41 mm,胸廓横径 56 mm。心内膜回声增强。房室比例正常,室壁厚度正常,运动幅度减低。M 型超声测左、右心室射血分数分别为 20% 和 30%。心脏十字交叉存在,三尖瓣增厚,回声增强。CDFI:收缩期三尖瓣房侧见大量反流信号,TRVmax 为 308 cm/s。二尖瓣房侧见少量反流信号。大动脉连接关系及比例正常,动脉导管正常。心包腔内探及液性暗区,最深处为 2.5 mm。

超声提示:胎儿心脏比例增大;左、右心功能减低;三尖瓣反流(重度);二尖瓣反流(轻度);心包积液(少量)(图 8-41～图 8-44)。

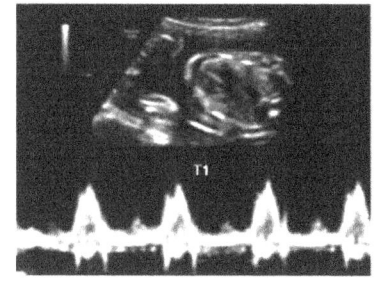 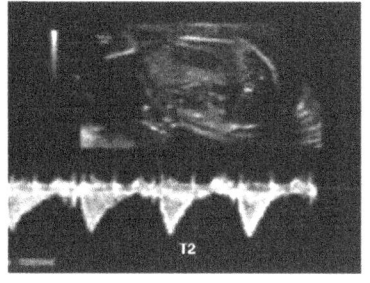

　　　　A　　　　　　　　　　　　B

图 8-41　右心室 MPI 计算方法

A:三尖瓣血流频谱;B:肺动脉血流频谱。T_1:两个三尖瓣血流频谱间期;T_2:肺动脉射血时间;MPI(RV)=$(T_1-T_2)/T_2$

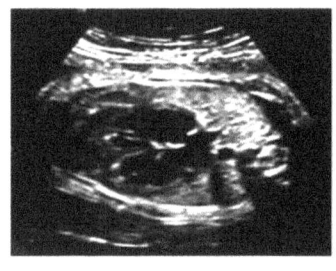 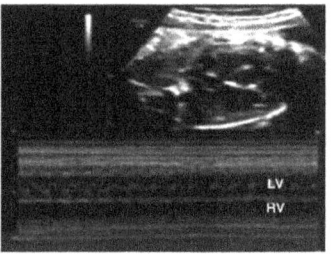

A   B

图 8-42 胎儿心功能不全：心脏增大、室壁运动减低

A：二维超声显示心脏与胸腔比例明显增大；B：M 型超声显示左、右室壁运动减低。RV：右心室；LV：左心室

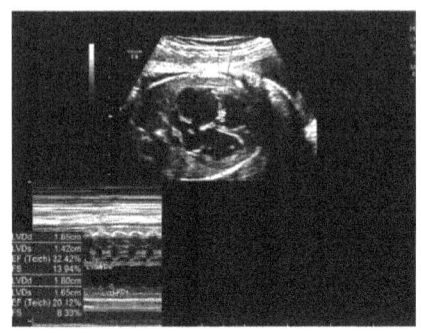

图 8-43 胎儿心功能不全

左、右室射血分数减低，M 型超声测量左心室射血分数 32%，右心室射血分数 20%

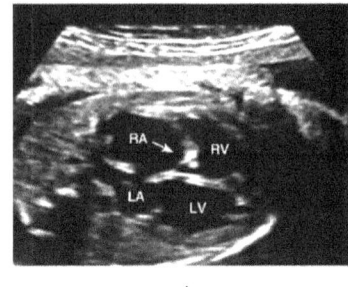 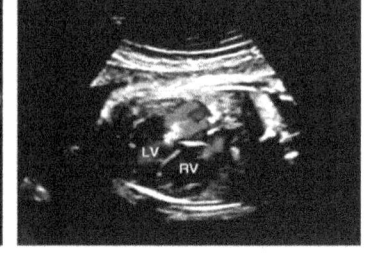

A   B

图 8-44 胎儿心功能不全：三尖瓣大量反流，二尖瓣少量反流

A：四腔心切面显示三尖瓣叶增厚、回声增强（箭头所示）；B：CDFI 显示收缩期三尖瓣大量反流信号，二尖瓣少量反流信号。LV：左心室；RV：右心室；LA：左心房；RA：右心房

三、超声诊断要点

胎儿心功能不全是组织灌注不足或高充盈压下维持排出量的状态。早期识别胎儿心功能不全对及时进行宫内干预、采取合理分娩方案等至关重要。目前，可用于评价胎儿心功能的方法较多。虽然在二维和彩色多普勒超声表现正常时，并不对每个胎儿都进行心功能评价，但当胎儿出现病理结构或血流动力学异常时，应选择性的采用相关评价方法对胎儿心脏功能进行评估。每种

心功能的评价方法均有各自优点和局限性,互相间不能完全取代。

胎儿心功能可受心脏以外因素或本身结构异常的影响,如心脏前、后负荷的增加,心肌病变,心律失常等。心脏前负荷增加时见于产生高输出量性心力衰竭的动-静脉畸形、静脉导管阙如、双胎反向动脉灌注综合征(TRAP)、双胎输血综合征(TTTS);也可见于Ebsteins畸形和三尖瓣发育异常产生的三尖瓣反流。后负荷增加主要见于腹主动脉狭窄和尿路梗阻、动脉导管提前闭合、主动脉缩窄、肺动脉狭窄或闭锁,以及胎儿宫内发育迟缓(IUGR)等。在上述因素存在时,应对胎儿心功能进行详细评价。

胎儿心功能不全除包括心室收缩或舒张功能减低,以下征象的出现也表明胎儿心力衰竭:心脏扩大、房室瓣反流、静脉血流频谱异常、心脏输出量重新分配(大脑中动脉舒张期血流速度增快和搏动指数减低、脐动脉舒张期血流消失或呈反向波)、胎儿水肿。

测定胎儿心功能的准确性受很多因素的影响,如:超声诊断仪器的因素、对胎儿心脏较成人心脏测量距离的增加、无心电图引导、胎儿活动、较快的心率等。另外检查者自身经验和技术也是不可忽视的因素。尽管胎儿超声心动图在评价心功能方面存在以上的局限性,但随着超声分辨率的提高和对评价方法的不断探索,对胎儿心功能评价的认识将会更加深入。

(李晓霞)

第七节 胎儿二尖瓣发育不良

一、概述

二尖瓣病变主要指二尖瓣狭窄、关闭不全和关闭。常见病因包括:炎症、黏液样变性、退行性改变、先天发育异常、缺血性坏死和创伤等。其中胎儿期主要病因为先天二尖瓣发育不良(mitral valve dysplasia,MVD)和黏液样变性。二尖瓣由瓣膜、瓣环、腱索、乳头肌及邻近二尖瓣的左室心肌组成,任何一个或多个结构均可出现发育异常。二尖瓣闭锁或严重狭窄常发生在左心发育不良综合征和功能单心室病例。本节主要讨论MVD和黏液样变性引起的瓣膜狭窄和关闭不全。

(一)定义

MVD所引起的狭窄或关闭不全是由于胚胎发育过程中单个或多个二尖瓣器结构发育异常所致;二尖瓣黏液样变性,是由于二尖瓣胶原分解及其支架腱索及相连纤维组织部分黏液性退化而致瓣叶过长过大,瓣膜密度减少,腱索肿胀,破裂,多累及二尖瓣前叶、后叶。MVD与黏液样变性的病因尚不清楚,可能与遗传、染色体异常及后天因素均相关。

(二)胚胎发育

胚胎发育至第4周时二尖瓣结构开始形成。至第6周时,融合的心内膜垫将房室管分离为左侧和右侧房室连接通道。通常,心内膜垫的侧部(左侧房室管心内膜垫)形成二尖瓣后叶,前叶由上、下心内膜垫的左侧形成。在第8周,二尖瓣口形似新月形,瓣叶两端连接到左心室致密的柱状小梁肌上,这些柱状小梁之后形成肌性嵴,前部和后部最后发育成乳头肌。二尖瓣腱索在胚胎发育的第11~13周时开始出现。腱索也是由心内膜垫结构发育而来,连接于乳头肌顶端和二尖瓣叶之间。由此可见,二尖瓣器的瓣叶和腱索的组织胚胎学相同,均由心内膜垫发育而来,而乳头肌的发育是源自左心室心肌。腱索的发育异常将引起吊床样或拱道状二尖瓣,严重瓣叶发育异常则会引起二尖瓣闭锁。总之,在二尖瓣发育期间,每个组织的形成阶段出现障碍,都会产生单纯或联合二尖瓣畸形。

(三)病理解剖与分型

MVD 所致的病变主要为二尖瓣狭窄和二尖瓣关闭不全。

先天性 MS 的主要病理解剖分类包括:①MS 伴正常乳头肌包括交界处融合、过多的瓣膜组织和双孔二尖瓣、二尖瓣瓣上环 3 种病变。②MS 伴异常乳头肌包括单组乳头肌即降落伞形二尖瓣、多个乳头肌即吊床形二尖瓣、单个或两个乳头肌阙如 3 种畸形。

先天性 MI 的解剖分类包括:①瓣叶运动正常,瓣环扩大、瓣叶先天裂、瓣叶缺损。②瓣叶脱垂,腱索或乳头肌延长、腱索阙如。瓣膜黏液样变性时也会引起瓣膜脱垂。③瓣叶运动受限,乳头肌发育正常但交界处融合或腱索缩短、乳头肌发育异常如降落伞形二尖瓣、吊床样二尖瓣或乳头肌阙如。

(四)发病率、合并畸形及预后

单独先天性 MVD 很少见,在先天性心脏血管疾病的尸检材料中仅占 0.6%,在临床病例中占 0.21～0.42%。二尖瓣黏液变性中,Davies 等人在 1978 年做前瞻性研究认为,男、女发病率分别为 3.9%及 5.2%。另一尸检研究报道,本病发病率为 7.4%。在胎儿期及新生儿期瓣膜黏液样变性的发病率低,查阅国内外文献尚无报道。

60%的先天性 MVD 常与房室管畸形、大动脉转位、单心室、房间隔缺损,室间隔缺损、左心室流出道或主动脉狭窄、主动脉缩窄、法洛四联症等多种先天性心脏畸形合并存在。Rogers LS 等将胎儿期 MVD 合并左室流出道或主动脉发育不良、左心室扩张、卵圆孔开放受限或房间隔完整称为二尖瓣发育不良综合征。单纯 MS 或 MR 胎儿期血流动力学改变不明显,则需在出生后进行瓣膜置换或瓣膜成形进行治疗。影响手术后存活率的主要原因为是否合并肺动脉高压或低心排血量的发生。MVDS 的预后较差,部分病例在胎儿期就需进行主动脉球囊扩张或房间隔穿刺治疗,而出生后的病例也需进行 Norwood 手术或原位心脏移植。Rogers LS 等的研究中对 10 例 MVDS 进行回顾分析,死亡率占 50%;VogelM 等的报道则显示 14 例有 MVDS 特征的胎儿死亡率达 78%。胎儿期超声心动图指标:左/右心室面积比值和肺静脉频谱异常对提示预后及早期采取干预措施具有重要价值。左/右心室面积比>1.5,提示预后较差,胎儿死亡率较高;肺静脉频谱心室收缩期或心房收缩期出现反向波提示需在早期进行宫内干预治疗。

单纯二尖瓣黏液样变性根据病变程度不同,出现症状的时间可不同。若胎儿期即出现明显血流动力学改变如明显二尖瓣反流,则提示预后不良。病变程度较轻、不引起明显血流动力学障碍的患者,可定期随访,密切观察有无并发症发生。瓣膜置换术和瓣膜修复术是目前最有效的治疗手段。安贞医院诊断的 1 例胎儿心脏瓣膜黏液样变性的病例在胎儿超声心动图检查中发现二尖瓣、三尖瓣瓣叶松散冗长、回声增强,瓣膜脱垂伴二尖瓣反流(中度)、三尖瓣反流(中度);提示瓣膜黏液样变性可能性大。告知孕妇及家属详细检查结果后决定终止妊娠,最后病理解剖结果为各瓣膜黏液样变性。

二、超声诊断要点

胎儿超声心动图四腔心切面显示左/右心比例失常、二尖瓣回声及运动异常,和(或)出现明显二尖瓣反流时,需注意对二尖瓣瓣膜、腱索、乳头肌等进行仔细评估,以明确有无 MVD。胎儿期单纯 MVD 很少见,多合并房室管畸形、大动脉转位、单心室、左心室流出道或主动脉狭窄等畸形。

MVD 伴重度反流,同时包括主动脉重度狭窄、卵圆孔受限或房间隔完整、左心明显增大时是一组特殊的累及左心系统的疾病,称为二尖瓣发育不良综合征(MVDS)。该病变二尖瓣的超声图像特点主要为:①二尖瓣瓣叶增厚,发育不良,回声增强,瓣叶活动幅度明显减低;腱索增厚、短小,乳头肌回声增强,可表现为拱道状(arcade)二尖瓣,即由前后乳头肌和二尖瓣前叶连成一拱道,形成一个纤维组织桥,腱索短,形似乳头肌直接连于瓣叶。CDFI:收缩期伴有大量二尖瓣反流信号。二尖瓣反流是本病主要血流动力学异常之一。PW:二尖瓣口舒张期血流速度可增快,伴有轻度二尖瓣狭窄。②主动脉重度狭窄,以主动脉瓣重度狭窄或闭锁,主动脉发育不良为主。③卵圆孔受限或房间隔完整,卵圆孔受限时表现为卵圆瓣活动幅度明显减低,卵圆孔血流束细小。房间隔完整的病例表现为左心房内无卵圆瓣摆动征象,房间隔回声完整,CDFI:左、右心房间无血流信号相交通。④左心增大,以左心房为著,是本病的继发性改变。左心/右心面积比>1.5 提示预后不良,死亡率较高。⑤其他表现:如肺静脉频谱异常,表现为心室收缩期或心房收缩期呈反向频谱波形。心室收缩期和心房收缩期均出现反向波的病例,提示预后不良,需在胎儿期进行宫内房间隔穿刺等干预治疗。二尖瓣或三尖瓣频谱异常:E 峰>A 峰。合并心包积液或胸腔积液等。

心脏瓣膜原发黏液样变均具有以下超声特点:瓣叶增厚、冗长、松软、瓣叶翻腾征及瓣叶脱垂。陈健等的报道指出,成人二尖瓣黏液样变性的主要特点为二维超声心动图可观察到瓣叶回声增厚,多达 3 mm,瓣叶松散冗长,面积增大,瓣环扩张,瓣膜交界处无粘连,开放时活动度大,呈典型的瓣膜翻腾征,关闭时瓣叶整体对合点后移,典型者呈"吊床"样改变,并可见关闭裂隙。在原发性心脏瓣膜黏液样病变中,瓣膜脱垂及反流是一个重要的超声心动图特征。胎儿期心脏瓣膜黏液样变性超声心动图的诊断较为困难,可以从以下几个方面来提示瓣膜的黏液样变性:①联合瓣膜病变;②瓣叶松散冗长;③瓣膜反流。超声心动图对大多数病例可以做出形态学(瓣叶脱垂、瓣叶松散、增厚、冗长)的描述,可以做病因提示性诊断,但最终以病理结果为标准。

三、鉴别诊断

(一)MVDS 主要需与其他左心系统梗阻性疾病相鉴别

如左心发育不良综合征、主动脉狭窄。另外,需与卵圆孔提前闭合相鉴别。

(1)左心发育不良综合征(HLHS):包括两种类型。

HLHS 一种类型为二尖瓣和主动脉瓣闭锁,左心房室无连接,左心室重度发育不良或近阙如,此种类型 HLHS 的左心室明显狭小甚至近阙如,左心房内径较小,无二尖瓣反流,与 MVDS 中的左心室增大、巨大左心房和重度二尖瓣反流可进行鉴别。

HLHS 另一类型为二尖瓣发育不良,主动脉瓣闭锁,左心室腔可变小或正常或增大,伴左室收缩功能减低。左心室增大时多呈球形,发育不良,心尖部由右心室构成,左心室心内膜纤维弹性组织增生导致左心室心内膜回声增强。左心房内径通常相对较小,卵圆瓣反常活动,从左心房摆向右心房。此种病变 MVD 以狭窄引起的血流动力学为主,反流较少见,或仅出现轻度的反流信号。上述特征与 MVDS 中以重度二尖瓣反流、左心房明显扩张、卵圆孔受限或房间隔完整为典型表现有所不同。且 MVDS 患者左心室增大时,心腔发育良好,心尖部仍由左心室构成。

(2)主动脉狭窄:轻型主动脉狭窄易与本病鉴别,四腔心切面显示正常,无二尖瓣明显反流及左心增大。重度主动脉狭窄伴左室流入道梗阻即 Shone 综合征时需与本病鉴别。经典的 Shone 综合征为二尖瓣瓣上环、降落伞形二尖瓣、主动脉瓣下狭窄合并主动脉缩窄的四联征。同时合并四种畸形的 Shone 综合征很少见。目前,广义定义 Shone 综合征指以左心系统流入道和流出道多个水平梗阻为特征的心脏畸形,包括二尖瓣瓣上环,二尖瓣膜异常(包括降落伞形二尖瓣、二尖瓣腱索融合和单组乳头肌),主动脉缩窄,主动脉瓣狭窄等。因此类病变与 MVDS 不同之处为二尖瓣病变以明显狭窄为主,无重度二尖瓣反流和巨大左心房。

(3)胎儿期卵圆孔提前闭合:卵圆孔提前闭合表现为早期胎儿超声检查无明显异常,妊娠中晚期时出现右心明显增大、三尖瓣反流、心包积液等表现。无左心流入及流出系统梗阻,仅卵圆孔瓣活动幅度减低,卵圆孔开放受限或房间隔完整。尖瓣形态无明显异常。MVDS 的卵圆孔受限或房间隔完整时,二尖瓣、主动脉瓣等存在器质性病变是特征性表现。

(二)二尖瓣黏液样变性需与下列疾病鉴别

(1)纤维弹性组织缺失症:Carpentier 认为,二尖瓣黏液样病变与纤维弹性组织缺失是两种不同的病变。前者在晚期病变时二尖瓣瓣叶明显冗长,受累节段常与相应的瓣环对应,后者瓣叶、腱索纤细,也可出现腱索断裂、二尖瓣严重反流,鉴别点是瓣叶受缚。

(2)风湿性瓣膜病:瓣叶增厚,交界粘连,病理改变主要为玻璃样变。鉴别点是瓣膜多短缩,交界粘连,是成人获得性心脏病,多不会在胎儿期发生。

(3)瓣膜钙化:瓣膜退行变的一种,瓣膜钙化主要位于瓣体及瓣根处,病理改变为钙盐沉积。也是成人获得性心脏病,不会在胎儿期发生。

(李晓霞)

第八节 胎儿三尖瓣发育不良

一、概述

(一)定义

三尖瓣发育异常是与三尖瓣有关的一组多样化畸形,是先天性瓣叶局限性或广泛性增厚、腱索乳头肌发育异常、隔瓣紧附室间隔上和(或)部分瓣叶缺失,但三尖瓣瓣叶仍附着于三尖瓣瓣环的水平。三尖瓣发育不良可以是孤立的,更常见的是合并其他畸形,如右室流出道梗阻和房间隔缺损。超声对孤立的三尖瓣发育不良容易漏诊,因为四腔心切面及大血管的结构、位置看上去相对正常。常常是因为发现了明显的三尖瓣反流、右室扩大和右室功能不良而去仔细观察三尖瓣的瓣叶形态由此发现增厚的三尖瓣瓣叶,收缩期瓣叶不能合拢,此类患者的三尖瓣反流速度大于 80 cm/s,持续时间超过半个收缩期,甚至为全收缩期反流。

(二)病理分型

根据三尖瓣瓣叶及腱索乳头肌受累程度及病变范围,可分为三种病理分型。

Ⅰ型主要是瓣膜组织变薄,局限结节性增生,瓣下结构正常。

Ⅱ型主要是腱索乳头肌异常,融合,腱索增粗,变短;瓣膜不规则变长、增厚,部分瓣膜直接附着于乳头肌或右室壁。

Ⅲ型为局限性瓣膜组织缺失、增厚和伸长,伴有多个孔洞;或紧贴于室壁,融合,不能分清瓣下结构和瓣膜组织。

(三)发病率、合并畸形及预后

胎儿三尖瓣发育异常的预后取决于瓣叶的病变程度及伴随的畸形,比较常见的合并畸形是右室流出道的狭窄和闭锁。三尖瓣病变程度较轻且三尖瓣反流量不大,右室流出道狭窄程度也较轻时,如果胎儿卵圆孔足够大,胎儿能够适应反流造成的右心容量负荷过重则预后较好;如果合并心力衰竭、严重三尖瓣反流等严重且罕见的三尖瓣发育异常病例预后差,其新生儿死亡率高。孤立性三尖瓣发育异常不合并大量三尖瓣反流预后通常良好。

二、超声诊断要点

胎儿超声心动图诊断三尖瓣发育异常需符合下述特征。
(1)三尖瓣瓣膜发育异常,瓣叶明显增厚、回声增强、以隔叶短小常见。
(2)三尖瓣发育不良导致三尖瓣口收缩期大量反流,从而使右心容量负荷增加,右心扩大。
(3)右心容量负荷增加常致胎儿宫内充血性心力衰竭,胎儿严重水肿甚至胎死宫内。
(4)由于严重的三尖瓣关闭不全,右心室多为无效收缩,减少了肺动脉血流,肺动脉可因血流量减少而狭窄,甚至关闭。

三、鉴别诊断

三尖瓣发育不良主要与Ebstein畸形及肺动脉瓣狭窄鉴别。Ebstein畸形时后叶和(或)隔叶有不同程度的位置下移,彩色多普勒显示三尖瓣反流束起源点靠近右心室心尖,而三尖瓣发育不良反流起源点位于三尖瓣瓣环水平,这是与Ebstein畸形的不同特征。与肺动脉瓣狭窄的鉴别要点在于肺动脉瓣狭窄表现为主肺动脉狭窄后扩张、右心室肥厚,CDFI显示肺动脉瓣口五彩镶嵌血流信号,并探及明显的湍流频谱,如果合并三尖瓣反流其起源点亦位于三尖瓣瓣环水平。

(李晓霞)

第九节 胎儿法洛四联症

一、概述

(一)定义

法洛四联症(tetralogy of Fallot,TOF)是以室间隔缺损、主动脉骑跨、漏斗部肺动脉狭窄和右室肥厚为特征的一组先天性心脏畸形。

(二)胚胎发育

TOF的胚胎基础是圆锥动脉干发育异常。胚胎发育第五周时,圆锥动脉和心球内出现螺旋形嵴,并继之形成主-肺动脉隔,将动脉干和心球分隔为主动脉和肺动脉。之后圆锥动脉逆时针旋转,主动脉瓣下圆锥旋至左后方,逐渐吸收后与二尖瓣前叶呈纤维连续。当该发育期异常时,导致螺旋形主-肺动脉间隔异常右移,圆锥动脉干扭转不充分,主动脉不能充分向左后移位,而骑跨于室间隔之上。漏斗部发育不良,圆锥间隔前移,室间隔不能与心内膜垫融合封闭室间孔而形成主动脉瓣下 VSD。右心室肥厚是继发性改变,在胎儿期表现不明显。

(三)病理解剖与分型

1. 伴肺动脉狭窄的典型 TOF

肺动脉狭窄可位于漏斗部、肺动脉瓣、肺动脉瓣环、肺动脉干及左右分支。漏斗部狭窄较局限时,漏斗腔和肺动脉发育较好。漏斗部呈弥散狭窄时,漏斗腔和肺动脉多发育不良。绝大多数病例均有肺动脉瓣狭窄,表现为肺动脉瓣增厚、粘连,开放受限。典型 TOF 的 VSD 位于主动脉瓣下,大多数为膜周部 VSD。当漏斗间隔缺损时,VSD 可延伸至肺动脉瓣下,为双动脉下 VSD。主动脉骑跨一般为 50% 左右(图 8-45)。

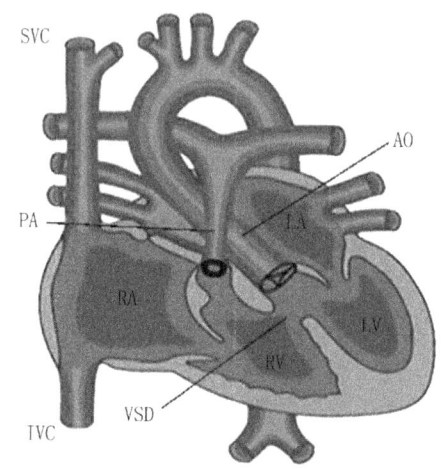

图 8-45 典型伴肺动脉狭窄的法洛四联症示意图

图中所示:较大室间隔缺损位于主动脉瓣下,主动脉内径增宽骑跨于室间隔之上,肺动脉瓣及漏斗部狭窄。AO:主动脉;PA:肺动脉;VSD:室间隔缺损;SVC:上腔静脉;IVC:下腔静脉;RA:右心房;RV:右心室;LA:左心房;LV:左心室

2. 伴 VSD 的肺动脉闭锁

以往称为重症 TOF。表现为肺动脉瓣闭锁、肺动脉系统发育不良、漏斗部或膜部 VSD、主动脉骑跨。由于肺循环严重发育不良,其肺部血供完全来自体循环,包括来自动脉导管和体-肺之间的循环(图 8-46)。

3. 伴肺动脉瓣阙如的 TOF

又称为肺动脉瓣阙如综合征,是一种罕见的心脏畸形,以肺动脉瓣阙如、发育不良或未完全发育为特征,伴有流出道 VSD 和主动脉骑跨。常归为 TOF 的一个亚类。肺动脉干和左右肺动脉明显扩张,肺动脉瓣环水平狭窄并伴有严重关闭不全(图 8-47)。

(四)发病率、合并畸形

经典伴肺动脉狭窄的 TOF 占所有 TOF 的 80%,伴 VSD 的肺动脉闭锁占所有 TOF 约 20%,伴肺动脉瓣阙如的 TOF 占 3%~6%,但在胎儿期较高,占出生前 TOF 的 15%~20%。约 57% 的 TOF 患者可合并其他心脏畸形,较常见的畸形有右位主动脉弓、房间隔缺损、卵圆孔未闭、永存左上腔静脉、房室间隔缺损、冠状动脉循环异常等。TOF 胎儿有更高的心外畸形、染色体异常和遗传性综合征的发生率,大多数病例中为 21-三体、13-三体和 18-三体综合征。

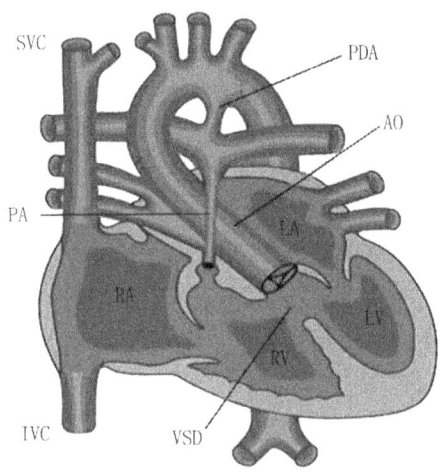

图 8-46　法洛四联症伴室间隔缺损的肺动脉闭锁示意图

图中所示:主动脉瓣下室间隔缺损,主动脉骑跨,漏斗部呈弥散重度狭窄,漏斗腔发育不良,主肺动脉闭锁,肺循环依靠较粗大动脉导管供血。AO:主动脉;PA:肺动脉;VSD:室间隔缺损;PDA:动脉导管;SVC:上腔静脉;IVC:下腔静脉;RA:右心房;RV:右心室;LA:左心房;LV:左心室

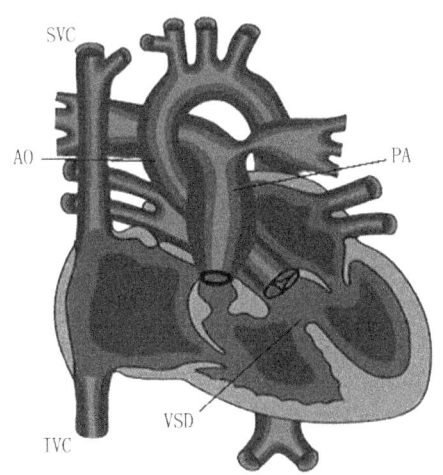

图 8-47　伴肺动脉瓣阙如的法洛四联症示意图

肺动脉瓣阙如,瓣环水平狭窄,肺动脉主干及左右肺动脉明显扩张。室间隔缺损,主动脉骑跨,漏斗部狭窄。AO:主动脉;PA:肺动脉;VSD:室间隔缺损;SVC:上腔静脉;IVC:下腔静脉;RA:右心房;RV:右心室;LA:左心房;LV:左心室

二、超声诊断要点

(一)伴肺动脉狭窄的典型 TOF

胎儿 TOF 在四腔心切面表现为四腔心对称,右心室壁厚度正常,VSD 较大时可在此切面显示,多因 VSD 位置较高,四腔心显示为室间隔连续完整。因为标准四腔心切面扫查多显示 VSD

流入道部分,因而易造成 TOF 漏诊,故应从短四腔心向五腔心进行动态扫描,以免漏诊 VSD。五腔心切面、大动脉短轴切面或左心长轴切面可显示主动脉瓣下 VSD 伴主动脉增宽、骑跨于室间隔之上。CDFI 显示收缩期左、右心室血流均进入主动脉内。三血管切面及右室流出道切面可显示漏斗部狭窄和肺动脉内径明显窄于主动脉的典型 TOF 特征。合并肺动脉瓣狭窄时,表现为肺动脉瓣增厚、回声增强、活动受限。CDFI 漏斗部及肺动脉瓣口可探查到彩色混叠的湍流信号,但频谱多普勒所测的流速可轻度增快也可正常。对于部分病例在妊娠早期至中期初诊断 TOF 有一定困难,因一些轻型的 TOF 在妊娠早中期肺动脉干和主动脉之间大小差异和主动脉骑跨并不明显,随着孕周的增长上述差异会逐渐增加。五腔心切面二维和彩色多普勒成像显示主动脉根部的增宽和(或)细小的肺动脉可为诊断提供线索。三维超声的断层模式可显示 VSD、主动脉骑跨和肺动脉狭窄。STIC 玻璃体模式的彩色多普勒可在三血管气管切面显示病变血管。

(二) 伴 VSD 的肺动脉闭锁

与经典 TOF 的区别为无右室流出道,右心室与肺动脉无连接征象。五腔心切面显示大的膜周部 VSD,主动脉根部宽大,骑跨于 VSD 之上。CDFI:收缩期右心室血流完全通过 VSD 进入主动脉内。当肺动脉瓣或肺动脉主干近端闭锁时,肺动脉主干呈细小的管状结构,远端管腔存在并与左、右肺动脉相连,三血管切面可见发育不良的细小肺动脉。部分病例表现为肺动脉血管发育严重不良,闭锁的肺动脉呈纤维条索状,并与左、右肺动脉和动脉导管相连。三血管切面显示动脉导管内径通常宽于闭锁的肺动脉,尤其当其为肺循环的血供来源时,内径通常扩张。CDFI:可探查到动脉导管逆向血流信号及在主动脉长轴切面可显示起源于降主动脉的主动脉-肺动脉间侧支循环动脉的血流信号。

(三) 伴肺动脉瓣阙如的 TOF

四腔心切面显示右心室扩张。五腔心切面可显示 VSD 和主动脉骑跨,与经典 TOF 不同,主动脉根部并不增宽。大动脉短轴切面或三血管切面可显示明显扩张的肺动脉和左右分支、肺动脉瓣环狭窄、无肺动脉瓣启闭活动。大多数病例合并动脉导管阙如,在三血管-气管切面不能显示肺动脉与降主动脉相连接征象。CDFI:收缩期和全舒张期跨肺动脉瓣的高速射流和反流信号。同时伴有三尖瓣反流。

三、鉴别诊断及预后

(一) 鉴别诊断

如果发现室间隔缺损且疑有主动脉骑跨而又未见肺动脉,或存在两条大血管但其中一条狭窄时,应注意与以下几种疾病相鉴别。

1. 永存动脉干

也表现为室间隔缺损、"主动脉骑跨"和肺动脉不显示。但是,如经仔细观察若能发现肺动脉出自骑跨的"主动脉"这一特征,就可以做出永存动脉干的诊断。然而因肺动脉分支的变异很大,有时产前超声鉴别很困难。

2. 右室双流出道

右室双流出道必定合并室间隔缺损,且两条流出道往往一大一小,其中一条可能骑跨在室缺上。若骑跨的是主动脉,声像图酷似法洛四联症。但是,右室双流出道的两条大血管更明显地应该是发自右心室,临床上以骑跨的百分比来区分法洛四联症或右室双流出道;也有人通过观察主动脉根部是否与二尖瓣相连来鉴别,但产前超声判断仍然相当困难。

3.大血管错位

前后关系的大血管错位合并室间隔缺损同时其中一条血管又有狭窄时,与法洛四联症不易鉴别,因为此时很容易观察到"大血管骑跨"。鉴别要点是仔细识别主动脉与肺动脉。

4.单纯室间隔缺损

室缺在左室流出道平面上可显示室间隔与主动脉连续线的中断,比较像主动脉骑跨。但不存在肺动脉狭窄。

5.其他

如正常心脏若因切面关系出现室间隔膜部回声失落,声像图表现犹如室间隔缺损及主动脉骑跨。检查时,只要适当移动探头改变扫描平面即可避免误诊。

(二)预后

自手术方法改进后,法洛四联症的预后大为乐观。新的手术方法分两步完成,第一步先做一个简单的分流手术以保证肺部有相对充足的血流。这种分流手术吻合了锁骨下动脉和肺动脉,被称为 Blalock-Taussing 分流。第二步的手术较复杂。必须在体外循环下进行,手术包括关闭室间隔缺损、重建右室流出道,以及纠正解剖学上的缺陷。现在,法洛四联症的术后存活率可高达 85%,大部分存活者无症状且活动正常。

然而,法洛四联症合并肺动脉闭锁或肺动脉瓣缺失时,预后就较差。尤其是合并肺动脉瓣缺失可引起胎儿或新生儿充血性心力衰竭和肺动脉及其分支的瘤样扩张,造成新生儿呼吸窘迫。有报道,出现严重呼吸困难者虽经治疗死亡率仍高达 76%,其中,经手术治疗的死亡率为41%,那些仅有轻微呼吸道症状患儿的手术后死亡也近 1/3。若合并 DiGeorge 综合征,预后也很差。

产前超声发现法洛四联症,应仔细观察有无合并其他的心内或心外畸形。并且应当作染色体检查,有条件时还应检查 22q11 有无微缺失。有生机儿前可考虑终止妊娠;对继续妊娠者,应咨询小儿心外科医师,根据当地的儿科心脏手术水平作决定。而且,分娩时应有儿科、心脏科医师在场。

(张 艳)

第十节 胎儿心脏房间隔缺损

一、概述

(一)定义

房间隔缺损是胚胎发育期房间隔发育不全导致的残留缺损,形成左右心房间血流相交通的心脏畸形。ASD 是最常见的先天性心脏病之一,由于胎儿期特殊血流循环状态,房间隔是开放状态,无法诊断出生后 ASD,但可以根据一些解剖发育特点对生后的 ASD 进行预测。

(二)胚胎发育

房间隔由继发隔和原发隔组成。胚胎发育至第 4~6 周时,在原始心房顶部出现一薄弱、新月形的膜性结构即原发房间隔,由房间隔顶部向下方的心内膜垫部位发育,位于原发房间隔与心内膜垫之间的交通即为原发孔,若此部位始终不能完全融合,即为原发孔型 ASD。当原发隔与心内膜垫完全融合时,原发孔随之消失。在原发隔与心内膜垫融合之前,在原发隔房间隔上会出现多发的小穿孔,这些穿孔融合后则形成继发孔。继发间隔也是一个呈新月形的膜性结构,位于原发隔的右侧,由房顶部向心内膜垫发育。当继发隔向心内膜垫处生长时,继发隔会遮盖继发孔。新月形的继发隔下缘始终不与心内膜垫完全融合,此处形成的交通口为卵圆孔。原发隔顶部会吸收,下部则形成卵圆孔瓣遮盖卵圆孔。继发孔型 ASD 通常是由于卵圆孔瓣过短、原发隔吸收过多或继发间隔发育不充分引起的。静脉窦型 ASD 发生是围绕上、下腔静脉的静脉窦右角发育异常,导致该部位的缺损引起的。冠状静脉窦型 ASD 是由于冠状静脉窦发育不全,冠状静脉窦壁远端缺损,引起左心房与右心房间通过冠状静脉窦相交通(图 8-48)。

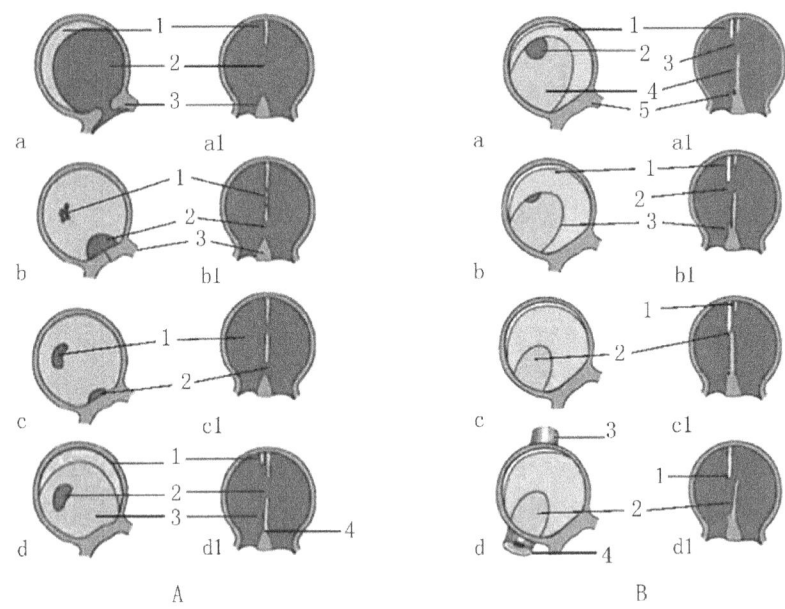

图 8-48 房间隔胚胎发育示意图

A、B:分别为从右心房面(侧方)和前后方向观察房间隔。A:a-a1:原发隔开始发育。1:原发隔;2:原发孔;3:背侧心内膜垫。A:b-b1:原发隔逐渐向融合的心内膜垫处生长、发育。1:继发孔形成;2:原发孔;3:心内膜垫融合。A:c-c1:原发隔几乎与心内膜垫融合。1:继发孔;2:原发孔。A:d-d1:原发孔闭合,同时继发隔开始发育。B:a-a1:继发隔发育。1:继发隔(上缘);2:继发孔;3:卵圆孔;4:卵圆孔瓣(原发隔);5:继发隔(下缘)。B:b-b1:继发隔覆盖卵圆孔。1:继发隔(上缘);2:卵圆孔;3:继发隔(下缘)。B:c-c1:继发隔不断发育,覆盖卵圆孔,使卵圆孔闭合。1:退化的原发隔;2:继发隔发育使卵圆孔闭合。B:d-d1:下腔静脉与卵圆孔瓣之间关系。1:卵圆孔开放;2:卵圆孔瓣;3:上腔静脉;4:下腔静脉

(三)病理解剖与分型

根据房间隔缺损的胚胎发育形成特点、发生部位、发病率,以及缺损的大小,可将房间隔缺损分为四种类型:Ⅱ孔型(继发孔型)、Ⅰ孔型(原发孔型)、静脉窦型、冠状静脉窦型(无顶冠状静脉窦综合征)。静脉窦型缺损可分为下腔型和上腔型(图 8-49)。

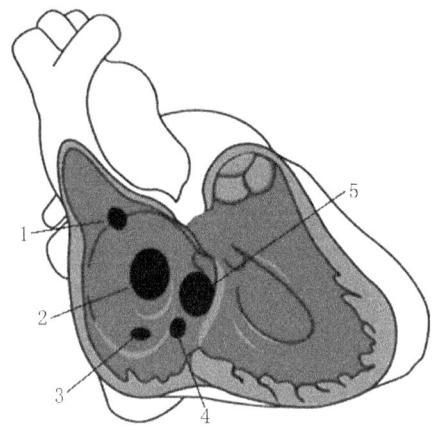

1：上腔静脉型缺损；2：中央型缺损；3：下腔静脉型缺损；
4：冠状静脉窦型缺损；5：原发孔型缺损

图 8-49 房间隔缺损解剖分型示意图

(四) 发病率、合并畸形及预后

Ⅱ孔中央型 ASD 最常见，为房间隔中央卵圆窝部位缺损，约占所有 ASD 的 80%。Ⅰ孔型 ASD 发病率仅次于继发孔型 ASD，是指胚胎发育期原发隔缺损，紧邻房室瓣，呈新月状，虽然Ⅰ孔型 ASD 可单独发生，但更多见于合并房室瓣畸形，即部分型房室间隔缺损（房室通道缺损）也称为部分型心内膜垫缺损。典型静脉窦型 ASD 发病率较低，约占 ASD 的 10%～15%。上腔静脉型 ASD 位于房间隔后上方、紧邻上腔静脉入口处的下部，因此上腔静脉通常横跨于缺损处，引起上腔静脉血流同时汇入左、右心房。此型缺损距离右上肺静脉非常接近，易引起右肺静脉异位引流。下腔型 ASD 一般缺损较大，位于下腔静脉开口处，多伴有右下肺静脉畸形引流。冠状静脉窦型 ASD 发病率十分低，缺损常位于冠状静脉窦，在右心房入口处，因冠状静脉窦壁的缺损，使冠状静脉窦与左心房相通，其内血容量增多，冠状静脉窦扩张。当缺损巨大、房间隔缺损>50%的房间隔组织或房间隔几乎完全阙如时形成单心房。

ASD 经常伴发其他心血管畸形，主要包括：部分型肺静脉畸形引流、室间隔缺损、二尖瓣脱垂、主动脉缩窄和肺动脉狭窄等。

由于胎儿期卵圆孔持续开放，大多数的卵圆孔，尤其是直径较大时，能否会在出生后闭合在产前很难预测，因此原则上Ⅱ孔型 ASD 不能在出生前诊断。但对于卵圆孔直径大于 8 mm 且伴有卵圆活瓣较短小、活动幅度受限的胎儿可提示卵圆孔直径偏大，提示出生后存在Ⅱ孔型 ASD 可能性较大。安贞医院何怡华课题组刘琳报道：不同孕周的卵圆孔直径（FO）和卵圆孔直径与主动脉直径比（FO/AO）可预测出生后发生 ASD 的可能。采用 FO 和 FO/AO 预测产后 ASD 的 ROC 曲线分析显示：孕 18～22 周，FO 与 FO/AO 分界点为 5.02 mm、1.28；23～26 周分界点为 5.15 mm、1.40；孕 27～30 周分界点为 6.55 mm、1.32；孕 31～34 周分界点为 8.55 mm、1.33；孕 35～40 周分界点为 7.90 mm、1.22。应用卵圆孔与主动脉直径之比（FO/AO）可预测出生后 ASD 的发生，当 FO/AO>1.4 时，高度预示出生后发生 ASD。胎儿期可对Ⅰ孔型 ASD 和巨大型 ASD 形成的功能单心房做出明确诊断。

另外胎儿期可见到部分病例表现为房间隔膨出瘤：房间隔卵圆窝部位或整个房间隔薄弱，无正常的卵圆孔与继发孔相交错、遮盖的解剖结构，左心房内无卵圆孔瓣飘动。瘤体部形成一个或多个小孔,由于右房压高于左房,使房间隔中部向左房侧膨出。当瘤体较大时,可突向左室流入道。

预后:单纯 ASD 预后良好,可通过外科手术或内科介入封堵治愈。单心房多伴有其他心血管畸形,手术难度大,风险高,产前诊断后应向孕妇阐明。Ⅰ孔型 ASD 患儿,如不伴有严重房室瓣畸形,手术治疗后预后良好。但由于胎儿期对二尖瓣裂、三尖瓣发育不全的程度二维超声难以明确诊断,而房室间压差较小,房室瓣口的反流程度与出生后不同,因此,胎儿超声心动图难以准确评估房室瓣发育异常的程度,因此,需向孕妇解释病情,如其希望继续孕育,应对其进行定期随访,监测胎儿心脏结构及心功能的变化。并建议对胎儿进行染色体检查,以排除唐氏综合征等。房间隔膨胀瘤多存在房间隔缺损,缺损较大时,在胎儿期起到卵圆孔和继发孔的作用,不影响胎儿病理生理。若缺损较小时,使右心房向左心房的分流受限,易引起右心容量负荷增加,右房室扩大,甚至发生右心力衰竭。因此,需密切随诊观察直至出生。出生后有较大房间隔缺损的患儿自然闭合可能性较小,可考虑选择适当时机进行手术治疗。

二、超声诊断要点

胎儿期不能对Ⅱ孔型 ASD 及静脉窦型 ASD 做出明确诊断,但可提示卵圆孔直径过大;对Ⅰ孔型 ASD 和单心房可明确诊断。

(一)卵圆孔过大

卵圆孔直径的测量应选择在超声声束方向与房间隔相互垂直的胎儿横位四腔心切面或双心房切面上进行。在可清晰地显示卵圆瓣后,冻结图像,在其开放幅度最大时候进行测量。目前认为,卵圆孔直径大于 8 mm,并伴有卵圆孔瓣发育短小或消失、活动幅度小,或卵圆瓣较长但活动幅度过大,卵圆瓣向左房侧膨出的深度>左心房直径的 50% 时,提示卵圆孔直径过大。有文献报道,不同孕周胎儿卵圆孔大小随孕周增加,应参考不同数值。FO/AO 值随着孕周的增加变化不明显,可作为一个较好的参考值,如比值大于 1.4 则考虑生后存在 ASD 可能性非常大。应建议孕妇在胎儿出生后进行超声心动图随诊检查,排除Ⅱ孔型 ASD。

(二)Ⅰ孔型 ASD

四腔心切面显示房间隔下部与心脏十字交叉间回声中断。收缩期可见双侧房室瓣呈线状插入。CDFI:可显示缺损部位右向左分流信号。当有双侧房室瓣反流时,多提示合并房室瓣发育异常。注意当扫查的切面偏向心脏后方时,出现冠状静脉窦时易误认为是Ⅰ孔 ASD。应在出现明确的二尖瓣、三尖瓣开放的切面上观察Ⅰ孔房间隔。

(三)单心房

四腔心切面或双房切面显示房间隔几乎完全缺失仅存残片样回声,或完全未发育,左、右心房间形成一共同心房。CDFI:双房间血流相混合。

(四)房间隔膨胀瘤

四腔心切面显示房间隔卵圆孔与继发孔相互交错、遮盖的结构消失,无卵圆瓣飘动。房间隔中部向左房侧呈瘤样膨出。当瘤体较大时,可突向左室流入道。右心房明显大于左心房,右心室可轻度增大。CDFI:膨出瘤的中部或上、下端可见一束或多束细小右向左分流信号。

(张　艳)

第十一节　胎儿心脏室间隔缺损

一、概述

(一) 定义

室间隔缺损是胚胎时期心脏室间隔部位发育不全形成异常通道导致缺损,在左、右心室之间出现异常分流的先天性心脏病。室间隔缺损是最常见的先天性心脏病。室间隔缺损约为先天性心脏病总数 20%,它可单独存在,也可是某种复杂心脏畸形的组成部分。本节内容只叙述单纯性室间隔缺损的胎儿超声心动图诊断。

(二) 胚胎发育

胚胎发育的第 4~5 周,在原始心管中出现一条矢状走形的肌肉嵴,称为室间隔嵴,此嵴是构成左、右心室的原始分界,中间的圆形孔洞为第一室间孔(图 8-50)。室间隔嵴向上生长,形成室间隔的光滑部,其前后端分别与房室前后端心内膜垫融合。下方随着心室内壁的海绵样吸收,向下加深形成室间隔的小梁化部。与此同时,圆锥部的两条圆锥嵴互相对合形成圆锥间隔,即漏斗部室间隔,漏斗部室间隔与肌部室间隔相融合,使第一室间孔后缘消失,称为第二室间孔(图 8-51)。室间隔的漏斗部与室间隔的光滑部构成室间孔的上缘及前缘,房室管的上(前)下(后)心内膜垫汇合后形成中心心内膜垫(即心室十字交叉结构)将房室管分为左右房室孔,并形成室间孔的后缘,此后肌部室间隔、漏斗部室间隔及中心心内膜垫共同生长靠拢形成一完整的环,即第三室间孔(图 8-52),最后在胚胎发育第 7 周由室间孔四周发出的膜样组织将室间孔闭合,即称为室间隔的膜部,至此室间隔已发育完成。

在心室间分隔发育过程中,任何因素影响细胞移行、增殖、分化及死亡,均可使参与形成室间隔的各种胚胎组织发育停滞或发育不良,或在肌部小梁部室间隔形成过程中吸收过多能使相应的室间隔部位导致缺损。

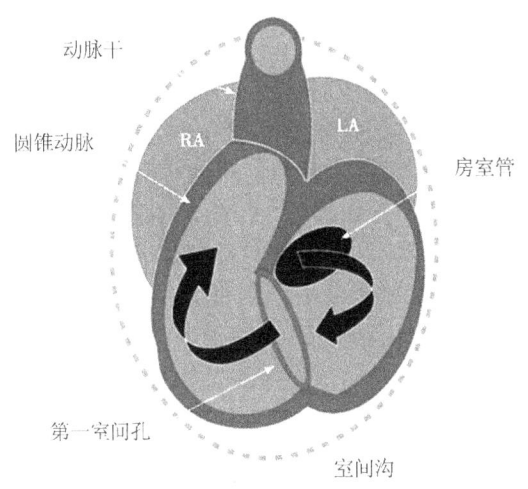

图 8-50　第一室间孔示意图

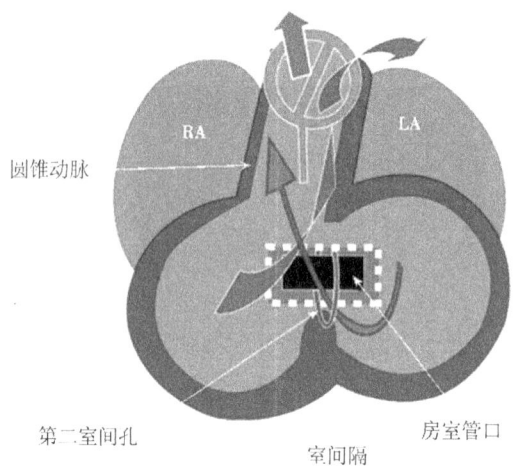

图 8-51　第二室间孔示意图

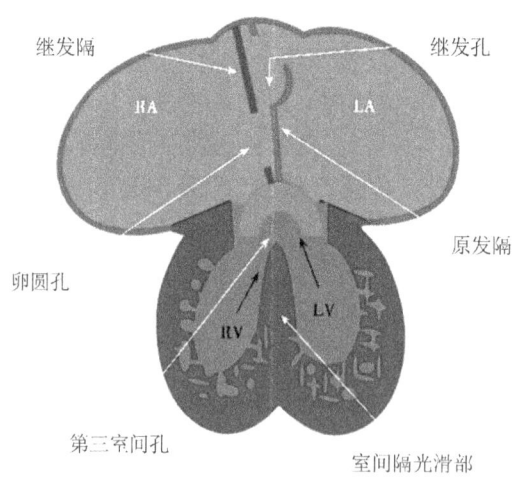

图 8-52　第三室间孔示意图

(三) 病理分型

室间隔缺损可发生于室间隔的任何部位,因此,室间隔缺损的病理类型较多,其分类及命名方法尚未完全统一,多数学者主张将室间隔缺损根据其缺损部位分为膜周部缺损、漏斗部缺损和肌部缺损三类,再根据临床实际应用情况将膜周部和漏斗部两种类型分出 5 个亚型,即分别为膜周型、单纯膜部型、隔瓣下型、嵴下型、嵴内型、干下型、肌部型。

室间隔缺损通常发生于 4 个位置,已有很多学者对其加以描述和定义。对室间隔缺损的命名尽管意见不一,但依据胚胎学和解剖学命名原则仍属经典和存在一定共识。Ⅰ型 VSD:也称为圆锥隔型、室上嵴上型、漏斗隔型、动脉下型,起因于球干系发育不良,常为圆形,位于右心室流出道漏斗部,肺动脉瓣正下方,上缘与主动脉右冠瓣直接相连。缺损上方常无肌性组织,是肺动脉瓣环和主动脉瓣环间的纤维条带。缺损的下缘是肌性的,处于室上嵴内或上方。偶尔Ⅰ型 VSD 周缘全是肌性,又称为流出道肌性 VSD,如果有主动脉瓣叶脱入 VSD 会导致主动脉瓣关闭不全。传导束离缺损边缘较远,在西方国家发生率小于 10%,在亚洲法洛四联症占 VSD 的 10%。Ⅱ型 VSD:最常见的膜旁 VSD,命名来源于缺损近室间隔膜部。这里需要指出的是"膜部缺损"和"膜周缺损"的含义分别为"在膜部"和"围绕膜部",用词上均有一定的不确切性。Ⅱ型 VSD 位于室上嵴的后下方,上缘邻近主动脉瓣右冠瓣和无冠瓣,向下延伸至肌嵴和圆锥乳头肌,传导束走行于其后下缘,右侧邻近三尖瓣隔瓣。Ⅲ型 VSD:房室通道型或流入道型 VSD,意指缺损位于室间隔流入道和三尖瓣隔瓣后下方,缺损上缘延伸至隔瓣瓣环或之间有细肌束隔开,一般认为是由于胚胎期心内膜垫发育停止所致。传导束位于缺损下缘,术中有损伤的危险。Ⅳ型 VSD:即肌型 VSD,位于室间隔小梁部,可单发或多发。由于 VSD 的边缘处于不同的平面,形状不一,手术时较难暴露。

(四)发病率、合并畸形

室间隔缺损是最常见的先天性心脏病之一,发病率常居首位,约占全部先天性心脏病患者的 20%～30%,约占出生人口的 0.2%,没有明显的性别差异。

室间隔缺损多数为单纯性,也可与一些复杂先天性心脏病合并存在,合并畸形包括法洛四联症、共同动脉干、心内膜垫缺损、完全型或矫正型大动脉转位、肺动脉闭锁、心室双出口、主动脉缩窄、房间隔缺损、动脉导管未闭、肺动脉瓣下狭窄、主动脉瓣下狭窄和二尖瓣狭窄等。

二、超声诊断要点

(一)二维超声切面对胎儿单纯性室间隔缺损分型定位(图 8-53～图 8-56)

分型定位包括:①采用标准四腔心切面定位隔瓣后室间隔缺损及流入道肌部室间隔缺损;②左心室流出道切面定位膜部、膜周部室间隔缺损及流出道肌部室间隔缺损;③右心室流出道切面定位干下室间隔缺损;④大动脉短轴切面定位嵴下、嵴内室间隔缺损。

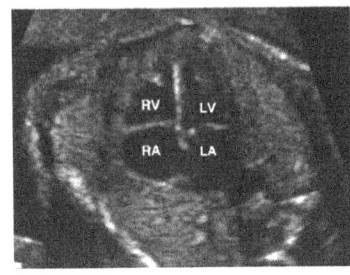
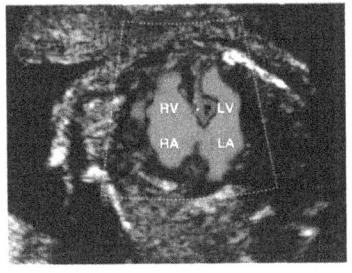

A　　　　　　　　　　　　　B

图 8-53　胎儿超声心动图四腔心切面

A:二维显像;B:彩色多普勒显像。LA:左心房;LV:左心室;RA:右心房;RV:右心室

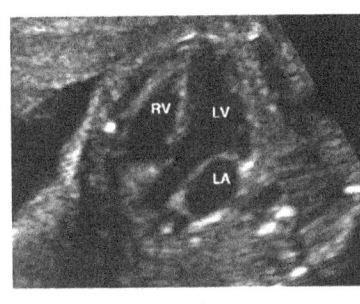
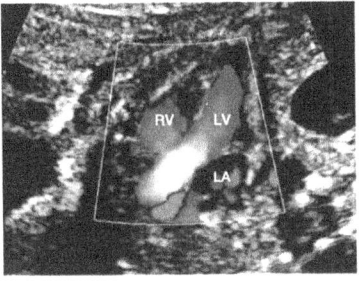

A　　　　　　　　　　　　　B

图 8-54　胎儿超声心动图左心室流出道切面

A:二维显像;B:彩色多普勒显像。LA:左心房;LV:左心室;RV:右心室

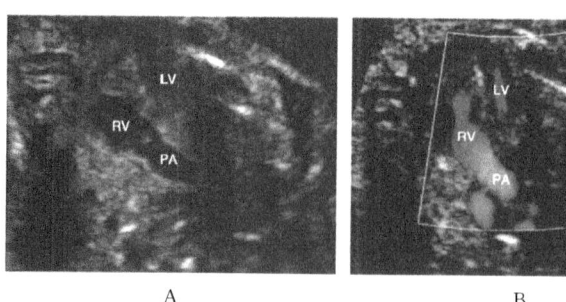

图 8-55 胎儿超声心动图右心室流出道切面
A:二维显像;B:彩色多普勒显像。LV:左心室;RV:右心室;PA:肺动脉

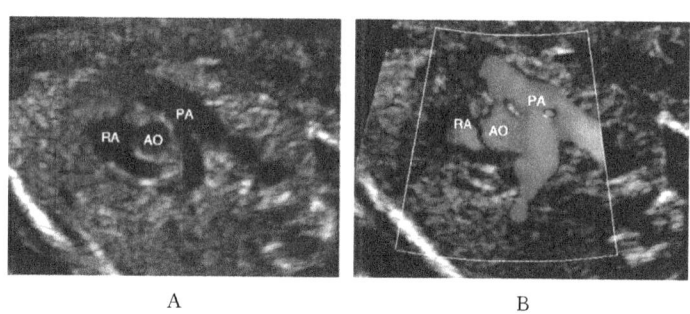

图 8-56 胎儿超声心动图大动脉短轴切面
A:二维显像;B:彩色多普勒显像。RA:右心房;AO:主动脉;PA:肺动脉

(二)二维超声心动图对胎儿单纯性室间隔缺损分型定位诊断标准

膜周型:单纯性室间隔缺损膜部室间隔可能部分存在,构成缺损的后下缘,也可能完全阙如,紧邻三尖瓣隔瓣,累及范围较大,常可累及肌部间隔的一部分,可在超声心动图的左心室流出道切面、大动脉短轴切面、心尖五腔心切面定位膜周部室间隔缺损;单纯膜部型:临床上单纯膜部型室间隔缺损非常少见,缺损局限于膜部室间隔,范围较小,在超声心动图大动脉短轴、左心室长轴、心尖五腔心切面定位膜部室间隔缺损;隔瓣下型:缺损大部分位于三尖瓣隔叶下方,三尖瓣隔瓣附着处构成缺损的上缘,距主动脉壁较远,位于流入道,可在超声心动图的标准心尖四腔心切面定位隔瓣下型室间隔缺损;嵴下型:缺损位于室上嵴的下方,与三尖瓣隔瓣之间有室间隔组织,在超声心动图的大动脉短轴切面上定位,显示缺损位于9~11点,断端回声增强;嵴内型:缺损位于室上嵴之内,缺损口周围有肌肉组织,在超声心动图大动脉短轴切面上定位,显示缺损位于12点位置;干下型:缺损位于肺动脉瓣下,在超声心动图大动脉短轴切面及右心室流出道切面上定位,在大动脉短轴切面上,缺损位于12点至1点间;肌部型:缺损位于心尖部和调节束后方的心肌组织内,位置较低,显示切面为心尖四腔心切面,心尖五腔心切面,左心室短轴切面及左心室长轴切面。二维声像图多难以显示其室间隔回声中断征象,而彩色多普勒血流成像可显示2~3 mm小的室间隔缺损,在双心室短轴切面可以更好地观察。

(三)胎儿单纯性室间隔缺损定量诊断方法

室间隔缺损的面积大小与肺循环相对阻力是室间隔缺损胎儿出生后血流动力学与病理生理改变的关键因素。①室间隔缺损直径近似主动脉瓣环直径或缺损面积>0.1 cm²/m² 体表面积诊断为大室间隔缺损,缺损大小对于左向右分流已无限制作用,为非限制性室间隔缺损;②室间隔缺损直径<1/3主动脉瓣环直径或缺损面积<0.1 cm²/m² 体表面积诊断为小室间隔缺损,缺损

大小对左向右分流起限制作用,为限制性室间隔缺损。

三、鉴别诊断及预后

(一)鉴别诊断

室间隔缺损不易与其他心脏畸形相混淆。但在心尖四腔心平面上,室间隔回声与超声声束平行,近心内膜垫处的室间隔较薄,超声的侧壁效应使该处回声失落,酷似缺损改变(图8-57),真正的室缺在缺损处显示有一强回声光点,这在鉴别诊断中尤为重要。另外,左室流出道膜部也常常因探头角度关系造成回声失落,调整探头声束可显示连续的室间隔流出道膜部(图8-58)。

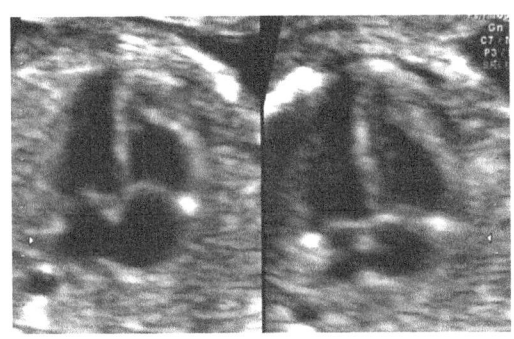

图8-57　假性室间隔缺损

妊娠20$^+$周,心尖四腔心观,左侧图像显示室间隔膜周似连续性中断(箭头);右侧图像为调整探头角度后,显示室间隔完整

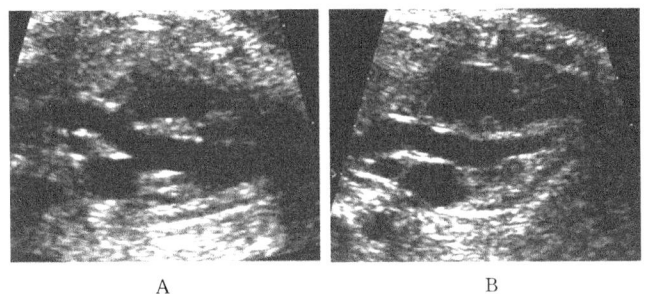

图8-58　假性室间隔缺损及主动脉骑跨

A.左心长轴切面因回声失落使室间隔主动脉壁的连线出现回声中断,犹如室间隔缺及主动脉骑跨;B.同一胎儿,调整声束方向后获得标准左心长轴平面,显示正常的室间隔及左室流出道

(二)预后

前面已经叙述了室间隔缺损产后的疾病转归情况。单纯小型室缺预后很好,产后大部分婴儿无症状。一组大样本的观察提示46%的室缺宫内自行关闭,23%的室缺一年内自行关闭,31%持续存在。仅一部分大型室缺因充血性心力衰竭而需要手术治疗。也有少数因心排血量不足,引起脑缺氧而导致癫痫发作或心律失常,如束支传导阻滞等。

产前超声发现室间隔缺损者,除了仔细检查整个心脏及心外结构外,还应建议做染色体检查。继续妊娠者产科处理无特殊,大型室缺或合并其他心内心外异常者分娩时应有小儿心脏科医师在场,以便处理可能发生的紧急情况。

(陈　寅)

第十二节　胎儿心脏房室间隔缺损

一、概述

(一)定义

房室间隔缺损是以房室瓣周围的间隔组织缺损及房室瓣发育异常为特征的一组先天性心血管畸形,由心脏胚胎发育期心内膜垫的不完全发育和房室间隔的不完全发育所致,亦称为心内膜垫缺损(ECD)或房室通道缺损。

(二)胚胎发育

胚胎发育第四周末,原始心管的背、腹两侧分别向管腔内突出,形成一对隆起,即前、后心内膜垫,两隆起相对继续向腔内生长,融合形成中间隔,将房室管分为左、右两侧房室管。心内膜垫向上生长参与构成原发隔,封闭原发孔;向下参与构成室间隔膜部,封闭室间孔;向左形成二尖瓣,向右形成三尖瓣。胚胎早期各种因素会导致心内膜垫发育异常,由于异常所发生的时间和受累组织结构不同,而产生一系列不同类型的病理改变。

(三)病理分型

AVSD 根据病变程度不同分为部分型、过渡型、中间型、完全型四种(图 8-59)。

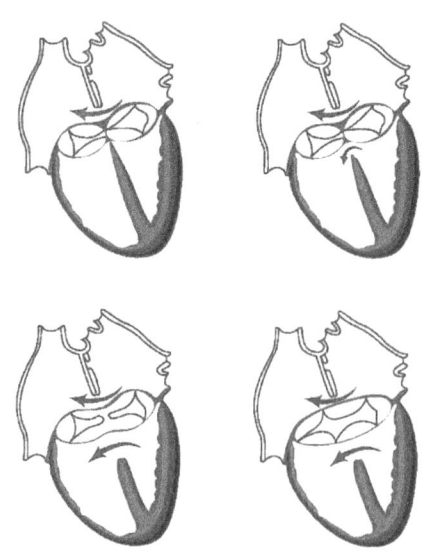

图 8-59　房室间隔缺损病理分型示意图

部分型:二尖瓣和三尖瓣的瓣环是分开的,常见的形式包括原发隔缺损和二尖瓣前叶裂。

过渡型:是部分型中的一个特殊类型,二尖瓣和三尖瓣的瓣环也是分开的,除了包括原发隔缺损和二尖瓣前叶裂外,还有小的膜部室间隔缺损。

完全型:包括大的室间隔及原发孔房间隔的缺损,共同房室瓣及房室环,共同房室瓣跨在缺损的室间隔上,Rastelli 根据前桥瓣形态及其腱索附着点分为 A、B、C 三个亚型;A 型,前桥瓣的腱索附着在室间隔嵴上,能有效地分为"两瓣",即左上桥瓣完全在左室,右上桥瓣完全在右室;B型,左前桥瓣发出腱索附着在室间隔右室面;C型,前桥瓣悬浮在室间隔上,没有腱索附着。

中间型:是完全型中的一个特殊类型,其共同房室瓣由一个舌样组织连接两个桥瓣分为左右两个瓣口,形成中间型。

(四)发病率、合并畸形及预后

AVSD约占活产新生儿的3.6/10 000,占所有先天性心脏畸形的2%左右,有40%~45%的唐氏综合征患儿有先天性心脏病,其中,大约有40%为AVSD,常为完全型。完全型AVSD也出现于患有遗传性内脏异位的患者(无脾综合征比多脾综合征更常见)。性别比例大约相等,或是女性稍多见。遗传性资料显示,孕妇既往分娩1胎AVSD患儿,下次妊娠再发风险2.5%;孕妇既往分娩两胎AVSD患儿,下次妊娠再发风险8%;如胎儿母亲为AVSD,妊娠发生风险6%;如胎儿父亲为AVSD,妊娠发生风险1.5%。

胎儿AVSD在母体内能够存活,如不合并其他畸形,心脏大小及左右心比例正常。出生后的预后取决于房、室间隔缺损的大小及房室瓣膜受累程度,以及是否合并其他畸形。完全型AVSD需尽早修复,修复应该选择在出生后6个月之内,不可逆性的肺血管阻力性疾病产生之前。对于有症状的婴儿,外科手术的选择包括姑息性肺动脉环缩术,以及心脏畸形的完全修复,包括一个或两个补片修补房间隔缺损(ASD)和室间隔缺损(VSD),双侧房室瓣的构建,但是术后易残留房室瓣反流,应对孕妇及家属进行告知。

二、超声诊断要点

AVSD根据病变程度及病理分型不同,其胎儿超声心动图表现不尽相同。

(一)部分型AVSD

胎儿部分型AVSD的超声心动图表现为:房间隔原发隔缺失,二尖瓣和三尖瓣位于同一水平,收缩期形成一条直线,房室瓣附着点位置差异消失,部分型AVSD可合并二尖瓣前叶和三尖瓣隔叶裂,胎儿期二维超声观察瓣叶裂直接征象有一定难度,但彩色血流多普勒显示二尖瓣和(或)三尖瓣瓣根处反流有提示作用。另外,垂位四腔心切面容易出现房间隔的假性回声失落,应用斜位或横位四腔心切面观察可避免伪像的发生。过渡型AVSD的胎儿超声心动图表现基本同部分型AVSD,在其基础上同时合并室间隔膜部小缺损,但胎儿期检出较困难。

(二)完全型AVSD

四腔心切面显示房间隔下部和室间隔上部共同缺损,十字交叉消失,左右房室瓣异常,形成一个较大的房室通道。叠加彩色多普勒血流显像时表现为舒张期心腔中央四个心腔血流信号相互混合交通,收缩期大部分病例合并房室瓣反流。完全型AVSD在四腔心切面的特征性表现使胎儿期AVSD的产前超声诊断有较高的灵敏度及准确性。

Machlitt A等发现AVSD的胎儿房室长度比(atrioventricular length ratio,AVLR)增加(正常值0.5),这一表现有助于AVSD的检出。当AVLR截断值超过0.6时83%的胎儿患有AVSD,假阳性率为5.7%(图8-60)。

三、鉴别诊断

完全型AVSD在四腔心切面有特征表现,胎儿期较容易诊断,有时需与大的继发孔ASD、大的膜周部 VSD、单心室等鉴别，主要鉴别点在于 AVSD 的十字交叉消失，而其他疾病均存在中心纤维体，房室瓣附着点位置差异仍然存在，因此，产前超声鉴别诊断不难。但是应多切面观察，避免因假性回声失落而造成假阳性。

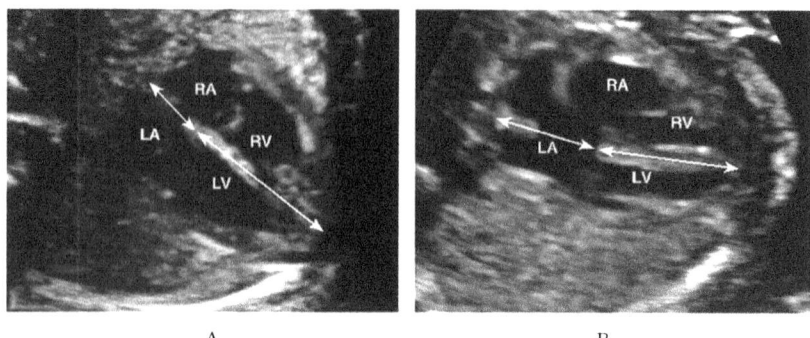

图 8-60　正常胎儿及房室间隔缺损胎儿的房室长度比（AVLR）
A：正常胎儿 AVLR，约为 0.5；B：房室间隔缺损胎儿的 AVLR 增加。
LV：左心室；RV：右心室；LA：左心房；RA：右心房

部分型 AVSD 胎儿期诊断容易漏诊和误诊，注意与增宽的冠状静脉窦（CS）鉴别，鉴别关键点在于冠状静脉窦位置更靠后，原发隔位置略靠前。当扫查切面靠后时，易将冠状静脉窦右房开口误认为是Ⅰ孔房间隔缺失，此时注意观察是完全显示二尖瓣的启闭还是仅显示为二尖瓣瓣环。若显示为瓣环，则说明扫查切面靠后，回声缺失有可能是冠状静脉窦的右房开口；反之，若完全显示二尖瓣的启闭，这时紧邻房室瓣环的房间隔缺失则为Ⅰ孔房间隔缺损。对于增宽的 CS，还应排除永存左上腔静脉（LSVC）或肺静脉异位引流入 CS。

完全型 AVSD 与部分型 AVSD 的鉴别比较容易，但过渡型 AVSD 与中间型 AVSD 的鉴别比较困难，尽管两者都有一孔房间隔缺损及室间隔缺损，但过渡型两个瓣环，两个瓣口；中间型是一个瓣环，两个瓣口，并且室间隔缺损相对较大。

（魏红霞）

第九章 眼科疾病的超声诊断

第一节 原发闭角型青光眼

一、临床概述

青光眼为常见病,是世界范围内第一位不可逆致盲眼病。不同的地域、种族的人群倾向患不同类型的青光眼。在我国,原发闭角型青光眼是最主要的青光眼类型。双眼盲患者91%由原发闭角型青光眼所致。这与中国人眼前段的解剖特质有关。原发闭角型青光眼最主要的发病机制是瞳孔阻滞,周边虹膜膨隆使房角部分或全关闭。

二、超声显像诊断

原发闭角型青光眼是因一种或多种眼前段结构大小或位置的相对或绝对异常引起的;或由虹膜后不同力量的综合作用,改变了眼前段解剖结构使房角关闭,鉴别这些受影响的部位是有效治疗的关键。超声生物显微镜(ultrasound biomicroscopy,UBM)扫描可以提供非常有诊断和鉴别诊断价值的资料。

(一)UBM 图像表现

1.周边虹膜膨隆使房角变窄或关闭,房角关闭主要原因为瞳孔阻滞。常见于急性闭角型青光眼和少数慢性闭角型青光眼。UBM 图像特点(图 9-1):①患者前房浅,晶状体位置靠前;②周边虹膜向前膨隆,房角狭窄或关闭;③通常虹膜根部较薄,附着相对偏后;④其他眼前节结构及其解剖关系仍旧正常。

(2)睫状体冠状部肥大,睫状突在解剖位置上前移,睫状沟消失,周边虹膜被推顶,虹膜根部机械性阻塞小梁网,称高褶虹膜综合征,是非瞳孔阻滞型。在 UBM 图像上有特征性表现(图 9-2):①中央前房深度正常或略浅;②虹膜中央平坦如正常眼;③膜根部多较厚,附着点偏前,睫状突肥大前移,将虹膜根部推向房角方向,形成房角急转变窄的特殊形态。周边虹膜不同程度的"高坪"样隆起,使房角入口处房角突然变窄甚至关闭。因此,房角关闭主要取决于睫状突肥大前移的程度以及周边虹膜"高坪"的高度。

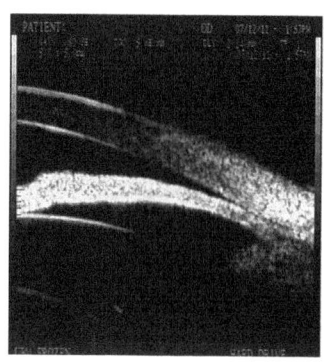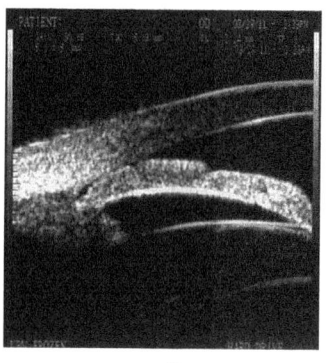

图 9-1　瞳孔阻滞型青光眼 UBM 图像

A.急性闭角型青光眼;B.慢性闭角型青光眼

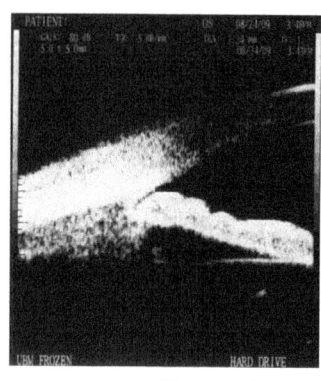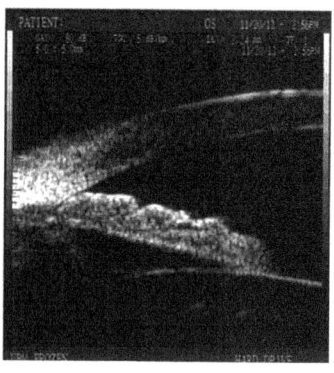

图 9-2　高褶虹膜综合征 UBM 图像

(3)虹膜与睫状体形态和位置异常,见于虹膜膨隆型慢性闭角型青光眼,这一类型称混合型青光眼,在我国是闭角型青光眼的主要类型,临床上很常见,UBM 显示以下特点(图 9-3):①前房浅,晶状体位置靠前;②虹膜膨隆,提示瞳孔阻滞因素仍然存在;③常伴虹膜根部肥厚,附着偏前,使虹膜根部易堆积在房角;睫状突肥大、前移也会推顶虹膜根部使房角变窄或关闭。

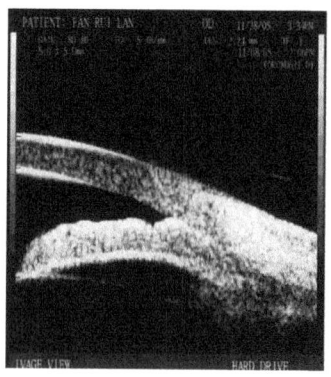

图 9-3　混合型青光眼 UBM 图像

(二)UBM 在抗青光眼术后的应用

1.YAG 激光虹膜切开术后

(1)瞳孔阻滞型原发闭角型青光眼,成功的激光虹膜切开术后,平衡了前房和后房间的压力梯度,瞳孔阻滞消除后,周边虹膜变平坦,房角增宽,部分或全周房角开放,术后眼压下降,早期患者甚至可治愈。成功的周边虹膜切开术后残留房角关闭也是常见的,特别是眼压控制差或已有青光眼视神经病变的患者,还需加用降眼压药物或手术治疗(图9-4A～C)。

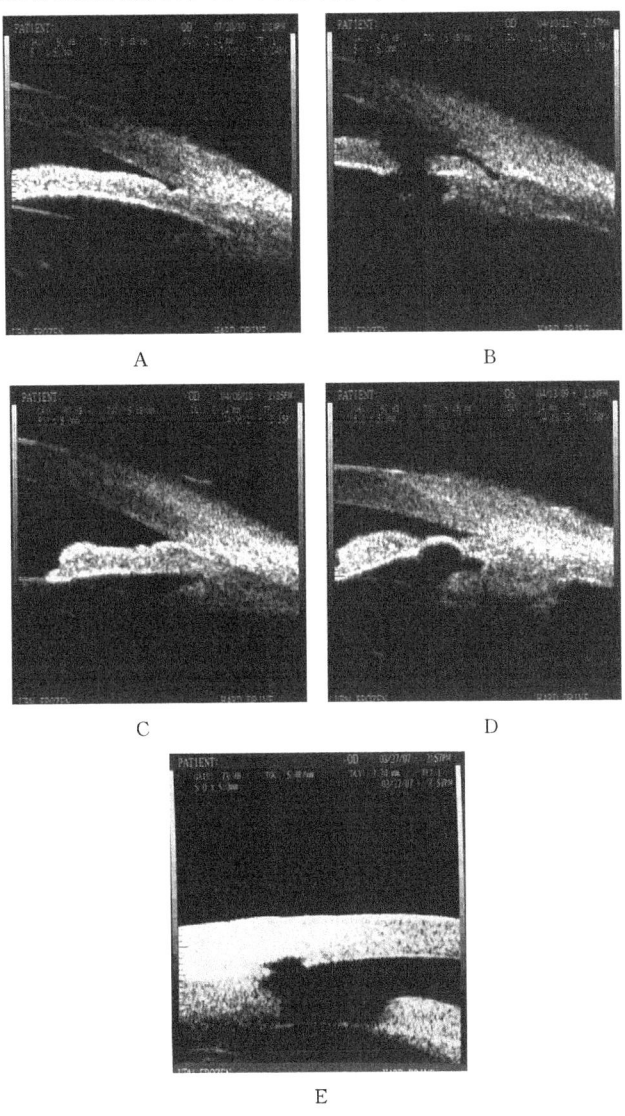

图9-4　YAG激光虹膜切开前、后UBM图像
A.激光前;B.激光后,房角开放;C.激光后残留房角关闭;D.虹膜切开术后色素上皮残留;E.相对应部位角膜内皮损伤

（2）高褶虹膜综合征患者,成功周边虹膜切开术后,自发性或散瞳等因素仍可使房角关闭,引起青光眼急性发作。通常需周边虹膜切开术联合周边虹膜成形术。但只采用激光治疗往往不能达到理想的效果。

（3）多种因素所致混合型青光眼,YAG虹膜切开手术消除瞳孔阻滞,部分患者眼压仍不能完全控制,联合周边虹膜成形术者治疗效果可提高。

YAG虹膜切开术是简单易行、安全有效的治疗方法。因患者前房浅,偶有不慎在虹膜切开的同时可能对角膜内皮造成损伤。若发现虹膜切开孔太小或未完全穿通,应及时补充治疗(图9-4D~E)。

2.青光眼小梁切除术后UBM扫描

可以清楚显示结膜下滤过泡的形态及巩膜瓣下滤道内口情况(图9-5)。根据滤过泡回声反射强度、巩膜瓣下的滤过通道是否通畅,将滤过泡分为低反射(L)、高反射(H)、囊泡样(E)和扁平(F)四型。L型滤过泡呈中低回声,巩膜瓣下的通道为充满液体的一无回声间隙,为理想的功能滤过泡;H型呈高反射滤过泡,通常巩膜瓣下的通道可见,眼压控制不及L型;其他类型的滤过泡意味手术失败,E型囊泡样滤过泡为限局的囊性液腔,周围被薄的高反射层包裹,已无明显滤过功效;F型滤过泡扁平,若滤口表面与巩膜瓣粘连呈高回声图像,表明巩膜瓣周围纤维增生,已有瘢痕形成。

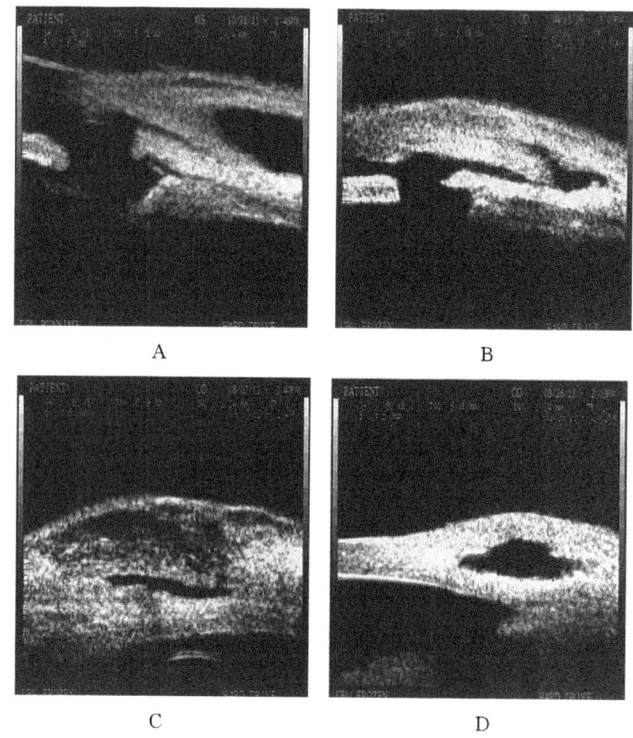

图9-5 小梁切除术后UBM图像

A.呈低回声的滤过通道及滤过泡;B.呈低回声的滤过通道;C.功能滤过泡;D.包裹型滤过泡

青光眼非穿透小梁切除术后UBM扫描可观察非穿透区保留的小梁网组织厚度及深层巩膜床情况是否合适等。显示巩膜瓣下的液性无回声间隙,术后常见H型滤过泡,有研究发现这样滤过泡的形态与术后眼压水平无显著相关性。

(冯小琴)

第二节 恶性青光眼

一、临床概述

恶性青光眼是房水不能从后房进入前房通过正常通道排出,而逆流积聚于玻璃体腔和玻璃体后,晶状体后的力量使晶状体-虹膜隔极度前移,使中央前房变浅或消失,房角关闭,眼压升高,故亦称房水逆流性青光眼。闭角型青光眼施手术后0.4%~6%发生恶性青光眼。白内障手术、无晶状体眼、全视网膜光凝、应用缩瞳药均有发生恶性青光眼的报道。临床观察发现,眼球前段小、角膜小、浅前房、眼轴短,有这样解剖倾向的眼术后易发生恶性青光眼。也有学者提出,恶性青光眼是因睫状突、晶状体及前部玻璃体表面之间存在解剖关系异常所致。这一观点也得到不少学者的认同。临床上恶性青光眼保守治疗无效时,采用玻璃体切割术,切除前界膜及基底部玻璃体,重建房水向前流动通道,前房恢复。解剖上,玻璃体前表面形成后房的后界,前玻璃体与房水存在密切的生理联系。病理生理学上,睫状体、晶状体、玻璃体及玻璃体前界面解剖学关系改变,将引起晶状体虹膜隔的前移。病理机制有以下几种可能:①房水逆流至后脱离的玻璃体后,导致晶状体-虹膜隔极度前移。液体积聚在比一般玻璃体更为致密的玻璃体凝胶的后方,阻碍了房水向前流动。提出"阀门样"机制,房水改为向后逆流,但这种单向阀门性质的机制尚不清楚。②松弛的晶状体悬韧带以及玻璃体的压力,引起晶状体前移位,并形成恶性循环,后段压力增高,晶状体进一步向前移位。③脉络膜肿胀使玻璃体腔的压力骤然增加,使晶状体、玻璃体和虹膜整体前移,房水沿后向前的压力梯度代偿流出前房更浅。无论机制如何,最终都是玻璃体腔的压力不能通过房水流出代偿,形成恶性循环。在容易发生房角关闭的小眼球,这种前移看起来很像急性瞳孔阻滞,但周边虹膜切除不能解除病情,产生了晶状体阻滞性青光眼的概念。迄今,有关发生恶性青光眼精确的病理生理机制尚不十分清楚,仍需深入研究和探讨。

二、超声显像诊断

恶性青光眼发作期间UBM影像特征是眼前段结构向前移位,相互关系异常,前房消失,伴或不伴睫状体上腔积液(图9-6~图9-10)。

(1)晶状体虹膜隔极度前移,中央前房极浅或消失。

(2)虹膜与角膜内皮广泛接触,房角关闭。

(3)前移的晶状体多与虹膜完全相贴,睫状突被牵拉向前移位,睫状突肿胀前旋,顶压晶状体赤道部与其相贴,与无晶状体眼的前玻璃体膜粘连。但有的病例睫状突与晶状体赤道部尚有窄的间隙,提示可能为非睫状环阻滞恶性青光眼。

(4)前周围玻璃体与睫状体及晶状体赤道部处于同位相贴状态。后房消失,这是诊断恶性青光眼的特征性标志,是与继发瞳孔阻滞性青光眼鉴别的要点。

(5)伴睫状体上腔积液者,睫状体环形浅脱离推已肿胀的睫状突前旋,使房角关闭,并加重睫状突与晶状体间阻滞。

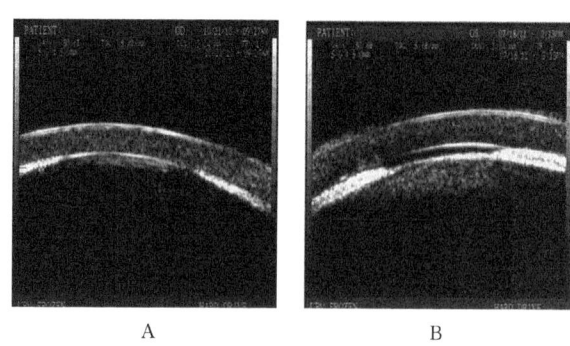

图 9-6 恶性青光眼急性发作 UBM 图像

A.中央前房消失;B.中央前房仅瞳孔区存在裂隙

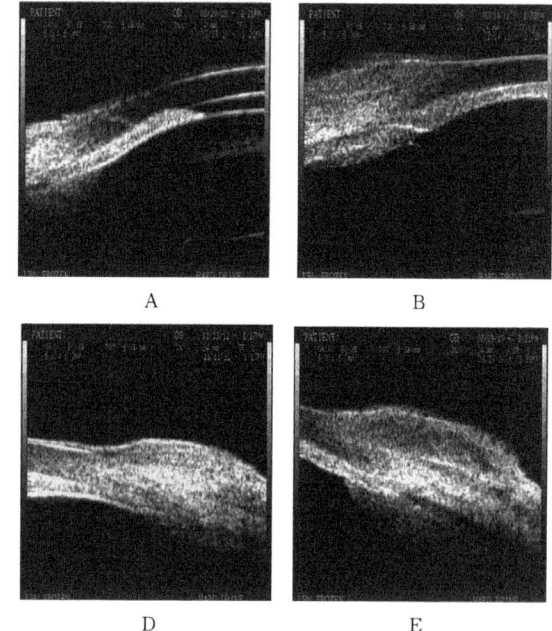

图 9-7 恶性青光眼发作眼前段矢状切面 UBM 图像

A.虹膜与角膜内皮相贴,房角关闭;B、C.极度前移的晶状体与虹膜完全相贴,睫状突前旋,后房消失;D.伴睫状体上腔积液

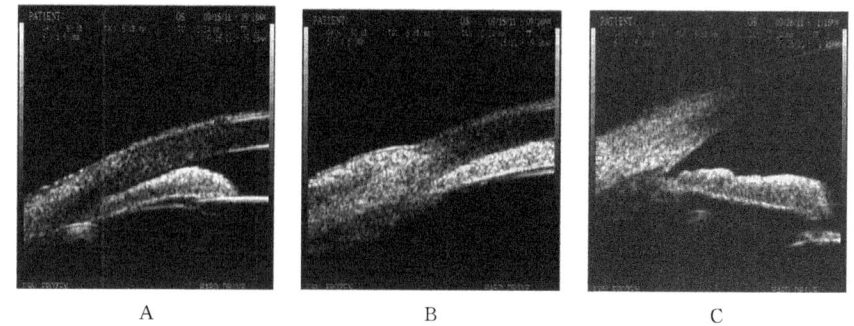

图 9-8 人工晶状体眼恶性青光眼 UBM 图像

A.中央前房极浅;B.虹膜与角膜内皮相贴,睫状体突前旋,后房消失;C.玻璃体切割术后,前房完全恢复

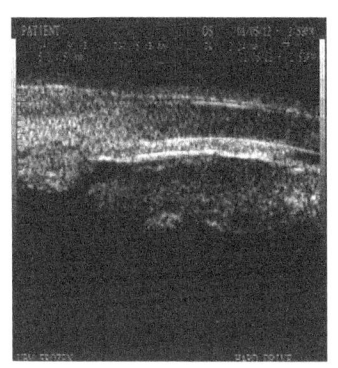 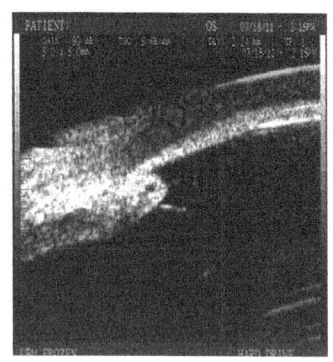

图 9-9　非睫状环阻滞恶性青光眼 UBM 图像
晶状体虹膜隔极度前移,前房消失,睫状突与晶状体赤道部之间有窄间隙

图 9-10　继发瞳孔阻滞青光眼 UBM 图像
前房消失,后房存在,可见细线状晶状体悬韧带回声

(陈美琴)

第三节　感染性眼内炎

一、临床概述

感染性眼内炎分为内源性、外源性。

(一)内源性眼内炎

内源性眼内炎由血源性感染或免疫抑制引起。常由败血症、细菌性心内膜炎以及其他部位的严重的细菌或真菌感染所致。真菌性感染多发生在器官移植后大量使用免疫抑制剂和化疗后肿瘤患者。急性炎症反应迅速波及眼内组织和液体,房水、玻璃体、视网膜、葡萄膜乃至巩膜。眼球多个组织结构弥漫性的急性炎症称眼内炎。全眼球炎是眼内炎症进一步进展加重,侵及巩膜及眼眶组织。患者眼内炎症发生以及病情轻重主要取决于致病菌毒力、患者机体抵抗力及自身的免疫功能。

临床主要眼部表现:①单眼或双眼球疼痛、视力下降,有的视力降至手动、光感。②急性眼内炎症表现,如结膜水肿充血,角膜混浊、水肿,前房积脓,玻璃体弥漫炎症浸润混浊,大多眼底已不能窥视。③病情进展眼部急性炎症侵及眼眶,患者症状进一步加重,出现眼球突出、眼球运动受限等。

(二)外源性眼内炎

外源性眼内炎较内源性眼内炎常见。外伤性感染性眼内炎占所有感染性眼内炎的20%～30%。眼球穿通伤并发眼内炎占2%～7%,多发生在穿孔性眼外伤,也见于内眼手术后,由化脓菌和其他致病微生物引起。临床上一旦发现眼内有感染征象,怀疑眼内炎,应及时检查处理。

1.细菌感染所致眼内炎有以下临床特点

(1)起病急,常发生在伤后1～2天或内眼手术后2～7天,可以迟发在手术后停用抗感染药物后。

(2)突然眼痛,视力下降甚至无光感。

(3)眼睑痉挛肿胀,结膜充血,前房积脓,渗出物及炎性细胞致玻璃体混浊,视网膜水肿,渗出性视网膜脱离,重者眼底不能窥见。

2.真菌感染者与细菌眼内炎不同

(1)潜伏期长,病程缓慢,发生在伤后数周,可发生在伤后第3周以后。

(2)早期症状轻。

(3)病变通常有限局倾向,多位于前部玻璃体,呈珍珠样、绒毛状混浊。炎症未能有效控制,病变可以充满玻璃体腔。

二、超声显像诊断

尽管内源性、外源性眼内炎在超声影像有相近之处,但病因不同,病变发展过程不完全相同,超声影像各有特点,本文分开叙述。

(一)内源性眼内炎

(1)单眼或双眼玻璃体可见不同密度的点状、线状、膜样回声及弱回声光团。弥漫回声光点、光团充满玻璃体腔,表明重度玻璃体浸润,若在密集的回声中出现无回声暗区,提示已有玻璃体脓肿形成。

伴玻璃体后脱离的眼中,首先应在高增益下对玻璃体下腔进行仔细观察,玻璃体下腔出现密集的回声光点,往往提示存在急性眼内感染。

(2)视网膜脉络膜增厚,病变加重脉络膜弥漫水肿增厚,回声增宽、减弱,其间出现低回声区,或发生非浆液性脉络膜脱离。

(3)伴渗出性视网膜脱离,或牵拉性视网膜脱离(图9-11)。

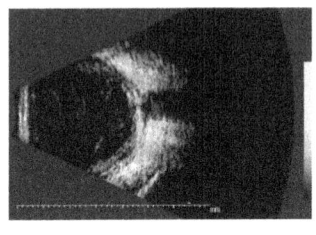 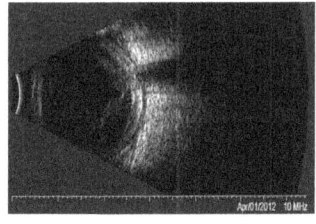 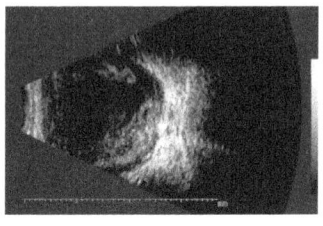

A　　　　　　　　　　B　　　　　　　　　　C

图9-11　眼内炎B型超声图

A.玻璃体内散在的回声光点、光团及形态不一的条形回声,脉络膜回声减弱,增宽;B.玻璃体混浊,视网膜水肿回声增厚,视网膜全脱离,脉络膜回声弥漫增厚;C.玻璃体内致密回声光团及不规则的无回声区

(二)外源性眼内炎

1.细菌性眼内炎(图9-12~图9-14)

(1)玻璃体暗区显示弥漫分布的弱回声光点,通常靠近视网膜的后玻璃体混浊重,严重者回声光点可充满玻璃体腔,有明显的后运动。当玻璃体内病变回声增强,出现不规则膜或团块回声,提示病变进展,其间出现无回声暗区,表明已出现玻璃体脓肿。

(2)视网膜脉络膜弥漫水肿,球壁回声增宽。

(3)经常伴有Tenon囊水肿或积液。

(4)部分病例出现渗出性或牵拉性视网膜脱离。

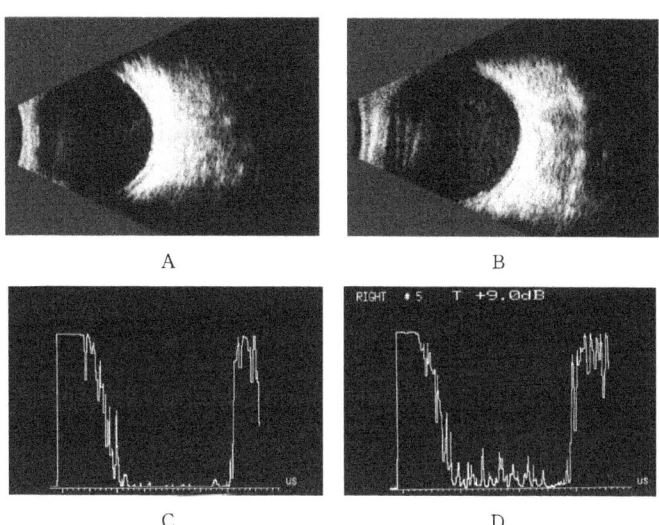

图 9-12　眼内炎 A、B 型超声图

A、B.眼内炎早期,提高增益,玻璃体内密集的弱回声光点;C、D.A 型超声扫描 T$^+$9 dB 玻璃体平段显示微小波和低振幅链

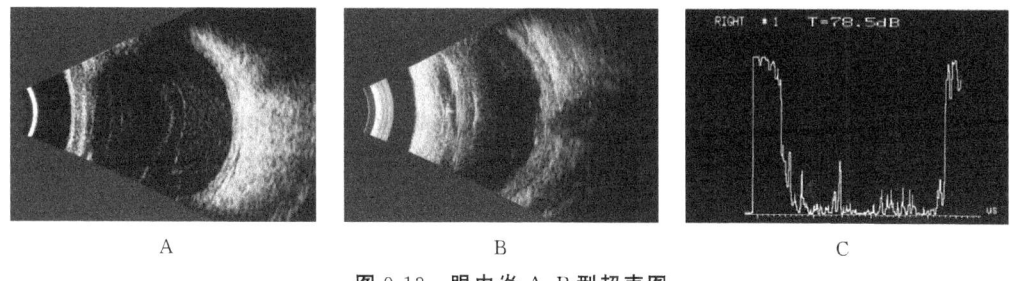

图 9-13　眼内炎 A、B 型超声图

A.后部玻璃体内密集的弱回声光点,中玻璃体腔有机化膜形成;B.玻璃体内弥漫的回声光点,伴视网膜水肿,球壁回声增宽,Tenon 囊水肿;C.A 型超声扫描,玻璃体平段密集小波及中小波

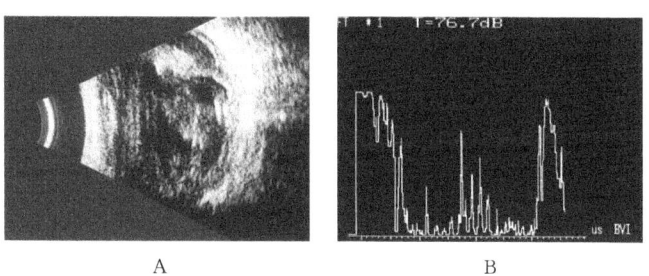

图 9-14　眼内炎 A、B 型超声图

A.玻璃体内充满回声光点、光团并出现暗区,表明玻璃体脓肿形成;B.A 型超声扫描,玻璃体平段显示密集的中小波及小波

(5)来自眼前节的感染,如前房积脓波及玻璃体,前部玻璃体混浊重,显示密集的回声光点、不定形回声光团,容易引起重视,发现早,常在后玻璃体仍透明时已进行处理。

另外,临床上眼外伤或内眼手术后,患眼视物不见,眼底不能窥视,超声探查发现玻璃体出现较多回声光点时,一定要鉴别是玻璃体积血还是眼内炎,除参照眼前节检查结果外,以下几点超声扫描所见可能为鉴别诊断提供帮助:①玻璃体积血常伴广泛玻璃体后脱离,眼内炎发生前无玻璃体后脱离者,一般不再发生玻璃体后脱离。②玻璃体积血由于重力关系,通常下方病变重。③眼内炎玻璃体内混浊呈弥漫分布,病程发展快,机化膜形成较玻璃体积血迅速,每天随诊都会有变化。

2.真菌性眼内炎(图9-15)

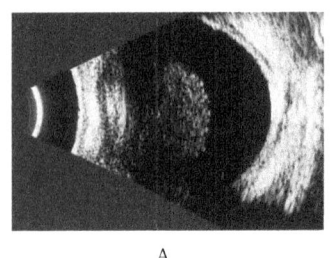
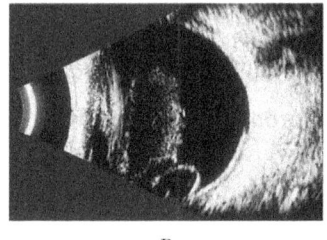
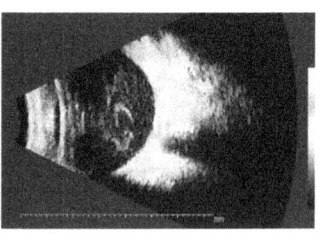

图9-15 真菌性眼内炎B型超声图

A.前部玻璃内强回声光点聚集成团,与正常玻璃体界限分明;B.前部聚集成团的病变旁有薄纱样膜形成,病变波及视网膜,视盘一侧视网膜上有一层混浊物沉着;C.真菌性眼内炎,玻璃体内充满点状、丝状回声及不规则形状较强回声

(1)玻璃体内回声光点反射较强,并聚集成团。

(2)病变位于前部玻璃体腔,与正常玻璃体界限分明。感染灶周围似有一层纱膜遮盖。

(3)病变可波及视网膜,但较细菌性眼内炎晚,病变轻。白色念珠菌感染者,在视网膜表面可见棉花球样的回声。病变未能控制,点状、细丝样及不定形回声充满玻璃体腔。

(包明稳)

参考文献

[1] 徐辉雄,徐光,向莉华.前列腺超声诊断学[M].上海:上海科学技术出版社,2023.
[2] 亓鹏.现代超声影像诊断与临床应用[M].汕头:汕头大学出版社,2022.
[3] 王刚,蔡怀秋,徐景俊.医学超声理论与实践[M].北京:中国纺织出版社,2023.
[4] 肖正坤,严东霞,陈敏华.超声扫查技巧与案例实践[M].沈阳:辽宁科学技术出版社,2023.
[5] 陈智毅.实用超声诊疗规范学习指导[M].北京:北京大学医学出版社,2022.
[6] 陈璐,李慧林,王玉荣,等.现代超声诊断精要[M].上海:上海交通大学出版社,2023.
[7] 谢红宁.妇产科超声诊断学[M].北京:人民卫生出版社,2023.
[8] 罗定强,彭海旭,杨林,等.基层超声诊疗实用操作手册[M].北京:科学技术文献出版社,2022.
[9] 何年安,杨冬妹,叶显俊.超声医学精要[M].合肥:中国科学技术大学出版社,2023.
[10] 潘宁.实用超声诊断技术与临床应用[M].北京:中国纺织出版社,2022.
[11] 谭静,刘军,张文军.常见病超声病例解析[M].北京:科学出版社,2022.
[12] 尹立雪,左明良.心血管超声疑难病例解析[M].北京:科学技术文献出版社,2023.
[13] 张凤秀.胃肠超声造影实践及图谱[M].北京:科学技术文献出版社,2023.
[14] 陈志奎,薛恩生,林礼务.乳腺疾病超声诊断学[M].北京:科学出版社,2022.
[15] 王嫣,陈锦云,李发琪.聚焦超声治疗技术与应用[M].重庆:重庆出版社,2023.
[16] 殷小茹.超声医学诊断进展[M].汕头:汕头大学出版社,2022.
[17] 陈志奎,薛恩生,林礼务.胃肠疾病超声诊断学[M].北京:科学出版社,2023.
[18] 张翠娟,朱凯丽,王晓霞.妇产诊疗与超声诊断[M].长春:吉林科学技术出版社,2022.
[19] 吕国荣,张诗婕.产时超声[M].厦门:厦门大学出版社,2023.
[20] 张慧,徐守红,赵金华.临床超声医学[M].沈阳:辽宁科学技术出版社,2022.
[21] 张波,牛丽娟,罗渝昆.甲状腺疾病超声图解100例[M].北京:人民卫生出版社,2023.
[22] 张波,汪龙霞,董虹美.妇科疾病超声图解100例[M].北京:人民卫生出版社,2023.
[23] 翟浩天.实用临床超声与诊断[M].长春:吉林科学技术出版社,2022.
[24] 贾志飞,陈赛君.血管超声常见疑问及解答[M].北京:科学技术文献出版社,2023.
[25] 刘刚,苟中山,蒋昀姗.产科超声快速入门[M].北京:中国人口出版社,2022.
[26] 崔立刚,付颖,薛恒.青年医师超声读片进阶[M].北京:科学技术文献出版社,2023.

［27］孙伟.医学影像诊断与超声技术［M］.青岛：中国海洋大学出版社，2023.

［28］顾鹏，李明星，刘健.临床超声医学［M］.沈阳：辽宁科学技术出版社，2022.

［29］吴青青.实用产前超声诊断学［M］.北京：人民卫生出版社，2023.

［30］姜玉新，李建初.超声医学与技术［M］.北京：人民卫生出版社，2022.

［31］王翠芝.现代超声医学与放射诊断［M］.上海：上海交通大学出版社，2023.

［32］王文平，董怡，段友容.原发性肝肿瘤超声造影［M］.上海：上海科学技术出版社，2022.

［33］廖建梅，沈浩霖，林宁.临床实用超声检查技术［M］.福州：福建科学技术出版社，2023.

［34］朱建国，林铭新，张凤英，等.心脏超声诊断学歌诀与图谱［M］.沈阳：辽宁科学技术出版社，2022.

［35］程文，张磊，李海霞.实用腹部超声诊断［M］.北京：科学出版社，2023.

［36］张迎舟，张宁，马祥敏，等.超声影像对豁免乳腺癌前哨淋巴结活检的影像学特点及诊断价值研究［J］.中国医学装备，2023，20（1）：78-81.

［37］高明玉，张清华，费伟.细针穿刺与超声造影诊断涎腺肿瘤良恶性的价值分析［J］.实用医院临床杂志，2023，20（2）：120-123.

［38］张桂成，刘闯，岳福岭，等.MRI 联合超声检查诊断卵巢囊实性病变的临床价值［J］.医学影像学杂志，2023，33（2）：345-347.

［39］张玉，冉素真，董虹美.异位妊娠的不同超声特征类型与血清 β-hCG 水平的相关性研究［J］.中国妇幼健康研究，2023，34（11）：67-73.

［40］李翔，程琳，谢聪.彩色多普勒超声在胆囊结石合并胆囊炎检查中的应用价值［J］.医学影像学杂志，2023，33（9）：1694-1696.